PACIFIC INTERNAL MEDICINE

Allergy / Rheumatology / Infection

알레르기
류마티스
감염

7

Vol

Pacific Books

PACIFIC
INTERNAL MEDICINE

머리말

좋은 의사가 되기 위해서는 수많은 노력이 필요합니다. 의사의 실수는 때로는 환자의 생사를 좌우할 수도 있기 때문에 많은 지식을 정확하게 아는 것도 요구됩니다. 그래서 공부할 양이 무척 많을 수밖에 없고 처음 배우는 학생들 입장에서 특히 내과는 정말 막막하기 그지없습니다. 모두들 내과 교과서의 두께를 보고 제일 먼저 놀라고, 글씨체가 너무 작아 놀라고, 내용이 너무 함축되어 있어서 또 한 번 놀라곤 합니다.

Pacific Internal Medicine은 이러한 여러분들의 짐을 덜어드리고자 만들어졌습니다. 딱딱한 내용을 부드럽게, 그리고 중요한 내용 위주로 체계적으로 전해드리고자 노력하였습니다. 의학의 발전 속도가 빨라진 탓에 짧은 시간 사이 내과에 많은 변화가 있었습니다. 각종 가이드라인이 새로 나오고, 내과 교과서들의 개정판이 나오면서 이 책 또한 수정 및 보완이 절실해졌습니다.

새로 개정된 Pacific Internal Medicine은 …

(1) 최신 교과서들(Harrison 19th ed. 등)과 국내·국제 가이드라인들을 적극 반영하였습니다.

(2) 이해에 도움이 될 만한 그림과 사진을 가능한 많이 추가하였습니다.

(3) 표준 한글 의학 용어들을 쓰고자 노력하였습니다. 최근 의사국가고시에서 한글 용어를 쓰고 있어 이에 맞추어 가기 위해서 입니다. 하지만, 임상 현장에서는 아직 영어를 혼용하고 있기 때문에 혼동을 줄이고자 영어 용어도 병기하였습니다.

(4) 방대한 양을 공부 하다 보면, 마치 길을 잃은 듯한 느낌을 받을 때가 있습니다. 여러분의 등대가 되고자, 각 단원의 시작 부분에는 용어 설명을, 마지막 부분에는 요약정리를 추가하였습니다.

지금도 열심히 학업에 힘쓰고 계시는 여러분들에게 큰 도움이 될 것이라 자신합니다. 이 책으로 공부하신 여러분 모두 환자를 위하는 좋은 의사가 되길 기원합니다.

내과학을 공부하시는 의대생 여러분께 당부드리고 싶은 말이 있습니다. 각 질환의 치료와 부작용등의 세세한 부분을 자세히 외우려고 하기보다는, 질환들의 큰 범주와 병인과 같은 기본개념을 튼실히 다지려고 하는 것이 바람직하다는 것입니다. 의학의 발전이 매우 빠르고 4~5년에 한번씩 나오는 교과서들도 그에 맞추어 빠르게 바뀌기 마련이기에, 세세한 내용에 집착하기보다는 큰 원리를 온전히 습득하고, 그 틀에 맞추어 작은 내용들을 익히는 것이 효과적이기 때문입니다.

2016년 1월

편저자 일동

PACIFIC
INTERNAL MEDICINE

CONTENTS

Allergy

Rheumatology

CONTENTS

CONTENTS

Infection

PACIFIC

INTERNAL MEDICINE

PACIFIC INTERNAL MEDICINE

Allergy

PACIFIC
INTERNAL MEDICINE

01 Chapter

서 론

Introduction

이 책에서는 다른 내과 참고서들에서 잘 다루지 않는 면역학의 일반적인 내용들에 대해서 좀 더 보충해서 다루기로 하였습니다. 기본적으로 알아 두어야 하는 내용이므로 가볍게 보고 넘어가도록 합시다. 특히 과민반응의 분류는 두고두고 시험에 출제되고 매우 중요하므로 반드시 암기하시기 바랍니다.

1 정의

1) von Pirquet(1906)

(1) Allergy(changed reactivity) = Allos(other, changed) + Ergos(action, efficacy)

(2) 항원 자극에 면역반응이나 과민반응을 일으키느냐에 상관없이 달라진 반응 상태

(3) 우리 몸에서 나타나는 현상 중에서 예상하는 반응과 다르게 나타남을 의미

(4) 면역반응(immune reaction) + 과민반응(hypersensitivity reaction)

2) 면역반응(immune reaction)

(1) 인식 단계(recognition phase)

항원 자극 이전에 존재하던 성숙된 림프구 표면에 존재하는 특이 수용체에 외래 항원이 결합하는 과정. 외부 항원은 항원제시세포(antigen presenting cell)에 의해 세포 내부에서 분해되어 펩티드로 세포 표면에 발현됨

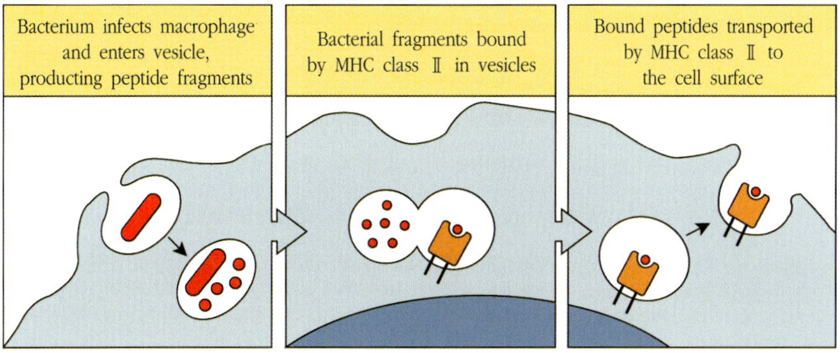

그림 1-1 면역반응(인식 단계)

(2) 활성화 단계(activation phase)

항원을 인식한 후 림프구는 증식과 분화를 하게 된다. B세포는 항체를 분비하는 세포로 분화하며 T세포는 다양한 cytokine을 분비하여 면역반응을 유도한다.

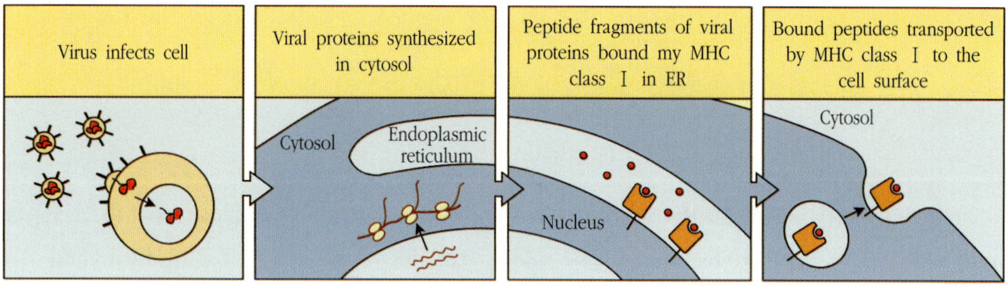

그림 1-2 면역반응(활성화 단계)

(3) 실행 단계(effector phase)

활성화된 면역계는 항원 제거 기능을 수행하는데 항원 특이 림프구를 비롯하여 식세포, 비만세포, 호중구, 호염구, 호산구 등 다양한 세포가 기능을 수행한다.

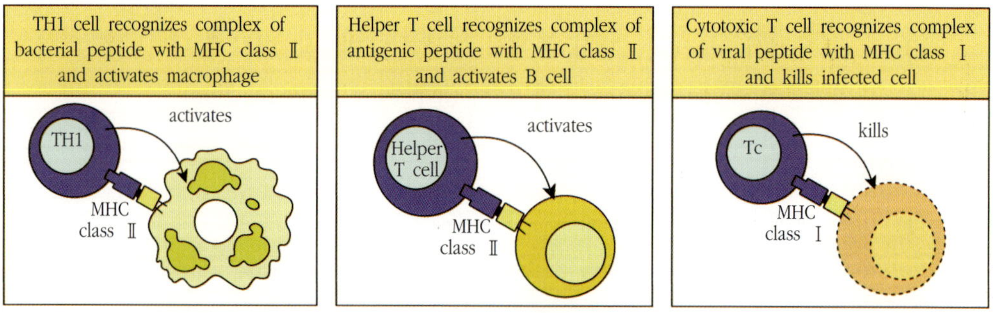

그림 1-3 면역반응(실행 단계)

3) 과민반응(hypersensitivity reaction)

(1) 인간의 생체는 병원체에 대해서는 면역반응이 일어나서 균을 사멸시키고 비병원체에 대해서는 면역관용이 생기는 것이 일반적인데 비병원체에 대해서 면역관용이 아니라 과도한 면역반응이 생겨 인체에 해를 주는 반응을 말한다.

(2) 과민반응에 의해 생기는 allergic diseases와 allergic reaction은 종종 allergy라고 불리고 있으며 '특정 면역 기전에 의해 발생되는 과민반응'으로 정의된다.

(3) 관련된 용어로 atopy는 allergic disease가 쉽게 생길 유전적 경향을 의미한다.

2 분류

1) Coombs and Gell, 1963

(1) IgE가 발견되기 전 임상적인 관찰과 분류를 위주로 처음 만들어졌다.

(2) 이들 분류는 항원에 대한 과민반응의 초기 발생기전에 기초를 두었고, 추가로 일어나는 반응과 질환 자체는 과민반응의 분류를 염두에 두지 않았다.

(3) Gell and Coombs'에 의한 과민반응의 분류(modified by Janeway and Travers)
→ 발병 기전의 연구로 새롭게 아형을 추가하여 만들어진 분류

	Type Ⅰ	Type Ⅱ		Type Ⅲ	Type Ⅳ		
Immune reactant	IgE	IgG		IgG	TH1 cells	TH2 cells	CTL
Antigen	Soluble antigen	Cell-or matrix-associated antigen	Cell-surface receptor	Soluble antigen	Soluble antigen	Soluble antigen	Cell-associated antigen
Effector mechanism	Mast-cell activation	Complement, FcR+cells (phagocytes, NK cells)	Antibody alters signalling	Complement, Phagocytes	Macrophage activation	IgE production, Eosinophil activation, Mastocytosis	Cytotoxicity
Example of hypersensitivity reacting	Allergic rhinitis, asthma, systemic anaphylaxis	Some drug allergies (eg, penicillin)	Chronic urticaria(antibody against FCeR1 α)	Serum sickness, Arthus reaction	Contact dermatitis, tuberculin reaction	Chronic asthma, chronic allergic rhinitis	Graft rejection

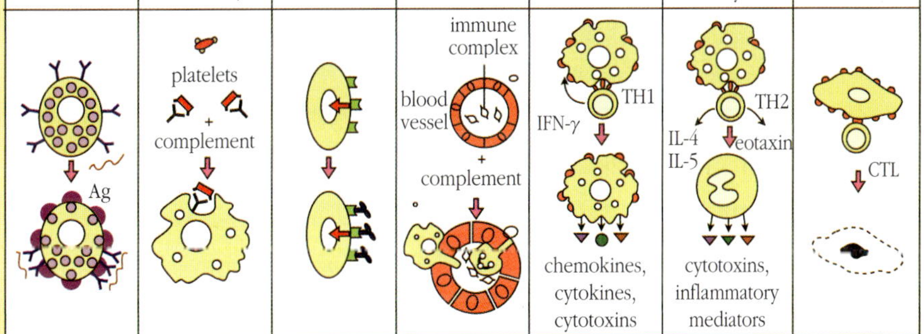

그림 1-4 과민 반응의 분류, Modified Gell and Coombs classification

① **1형 과민반응(IgE-mediated hypersensitivity)**은 이미 생성된 항체에 감작된(sensitized) 조직세포와 원인 항원(혹은 알레르겐)간의 반응으로 과민반응이 시작된다. 항체에는 IgA, IgG, IgM, IgD, IgE 5가지 종류가 있는데, 이 중 **IgE에 의해 매개되는 반응이 1형 과민반응**이다. IgE는 비만세포(mast cell) 또는 호염기구(basophil)의 표면 수용체에 대한 친화력이 매우 높아 대부분 이들 세포와 결합되어 있다. 원인 항원이 재차 유입되면 감작된 세포의 표면에 있는 IgE와 결합하여 일련의 반응이 일어나서, 최종적으로는 이들 세포 내의

여러 화학매체들이 유리되어 즉시형 과민반응이 발생하게 된다. 1형 과민반응은 과민반응 중 가장 빠른 시간, 즉 항원에 노출된 수분 내에 일어나며 일명 아나필락시스 반응이라고도 한다. 대표적인 질환으로는 **두드러기, 혈관부종, 아나필락시스, 천식이나 알레르기 비염의 조기증상(천식의 후기증상은 type 4)** 등이 있다.

② **2형 과민반응(Antibody dependent cytotoxic hypersensitivity)**은 **세포표면에 있는 항원성분과 반응하는 항체**에 의해 시작되는 반응으로서 세포독성(cytotoxic) 혹은 세포용해성(cytolytic) 반응으로 부른다. 항원이 적혈구나 혈소판 등의 세포에 부착되고, 이때 생산되는 항체의 종류가 IgG 혹은 IgM인 경우에 보체를 활성화시켜 과민반응이 시작된다. 예를 들어, 페니실린에 의한 과민반응 중 **용혈성 빈혈**이 대표적인 예이다. 페니실린이 적혈구의 세포막과 결합하고, 이에 대한 항체가 생성되어 적혈구가 파괴된다. 그러나 일부에서는 세포표면에 있는 항원에 결합한 항체가 세포독성 작용을 나타내는 것이 아니라 오히려 세포를 자극하는 경우가 있다. 예를 들어, **그레이브스병(Graves' disease)**인 경우 TSH 수용체에 대한 IgG 항체가 만들어지는데, 이는 갑상선 호르몬 분비를 자극하여 갑상선기능항진증을 유발한다. 비슷한 발생기전으로 일부 만성 두드러기 환자에서 고친화력 IgE 수용체의 α-subunit(FceRIa)에 대한 IgG 항체가 만들어져 비만세포 등에 세포독성을 나타내는 것이 아니라 이를 자극하여 화학매체가 유리되어 두드러기가 발생한다. 이처럼 2형 과민반응은 세포표면에 있는 항원에 대한 IgG 항체의 생성으로 시작되지만, 후속 결과는 매우 다른 양상으로 나타난다. 즉 한쪽에서는 세포독성을 나타내고, 다른 한쪽으로는 세포의 기능을 변화시켜 본래의 세포 기능을 증가 혹은 감소시킨다. 이런 이유로 Janeway와 Travers는 1995년 Gell-Coombs'의 분류를 보완한 분류체계를 제시하였는데, 2형 과민반응을 세포독성을 나타내는 아형(Type Ⅱa)과 세포를 자극하는 아형(Type Ⅱb)으로 세분하였다.

③ **3형 과민반응(Immune complex-mediated hypersensitivity)**은 항원이 많은 상태에서 항원과 항체가 만나 면역복합체를 형성하고, 면역복합체 자체로 보체를 활성화시켜 세포독성을 나타내는데, 항원-항체 복합체에 의한 **사구체신염(glomerulonephritis), 혈관염(vasculitis), 혈청병(serum sickness)**이 대표적인 예이다.

④ **4형 과민반응(Cell-mediated hypersensitivity)**은 세포 매개성 과민반응으로 Th1(type Ⅳa_1 hypersensitivity), Th2(type Ⅳa_2 hypersensitivity), cytotoxic T cell(type Ⅳb hypersensitivity)의 개념이 도입되며 세 가지 아형으로 분류되

었다. Type Ⅳa_1 과민반응은 전형적인 세포 매개성 과민반응으로 니켈 등에 의한 접촉성 피부염, 결핵 피부반응검사인 Tuberculin test 때 양성 소견, 결핵 환자에서 볼 수 있는 tuberculoma 등의 granuloma를 예로 들 수 있다. Type Ⅳa_2 과민반응은 원인 알레르겐에 노출 후에 호산구성 염증을 동반하는 Th2 반응이 일어나는 천식의 후기 반응이 대표적인 예이다. 천식이나 알레르기비염, 아토피피부염에서 이러한 소견을 볼 수 있다. Type Ⅳb 과민반응은 cytotoxic $CD8^+$ T 세포에 의해 일어나며 제1형 당뇨병인 인슐린의존성 당뇨병, 이식 거부 반응 등의 기전으로 작용한다.

(4) 과민성 반응(또는 조직 손상 기전)에 의한 알레르기 반응의 분류

표 1-1 과민반응의 형태와 대표적인 질환

과민성 반응의 형태	대표적인 질환
Type Ⅰ hypersensitivity reaction : IgE-mediated	
즉각형(immediate type) 아나필락시스형(anaphylactic type)	아토피성 질환 : 천식, 두드러기, 알레르기 비염, 알레르기 위장병증 등 아나필락시스(anaphylaxis)
Type Ⅱ hypersensitivity reaction : antibody(IgG, IgM)-mediated	
Type Ⅱa 세포 독성 or 용해성 (cytotoxic or cytolytic type)	자가 면역 질환 : 용혈성 빈혈, 혈소판 감소증, Rh 신생아용혈병(hemolytic disease of newborn) 수혈 반응, Goodpasture 질환, 천포창(pemphigus)
Type Ⅱb 세포 자극형(cell stimulating type)	중증근육무력증(myasthenia gravis), Graves' disease, 만성 두드러기(chronic urticaria), vasculitic skin rashes
Type Ⅲ hypersensitivity reaction : Immune complex-mediated	
독성 결합체형(toxic complex type)	혈청병(serum sickness), 혈관염(vasculitis), 사구체신염(glomerulonephritis), 〈과민성 폐장염(hypersensitivity pneumonitis)〉, SLE, RA
Type Ⅳ hypersensitivity reaction : T cell-mediated	
Type Ⅳa_1($CD4^+$ type 1 T lymphocytes) 지연형(classical delayed type)	접촉성 피부염, Tuberculin 반응, 과민성 폐장염(hypersensitivity pneumonitis), RA
Type Ⅳa_2(CD4 type 2 T lymphocytes) 세포매개 호산구성(cell-mediated eosinophilic)	만성 천식, 만성 알레르기 비염, 아토피 습진(atopic eczema), late phase allergic reactions, ABPA
Type Ⅳb(cytotoxic CD8 T lymphocytes) 조직 손상형(tissue injury by cytotoxic T cell)	1형 당뇨(early onset IDDM), 이식 거부 반응, GVHD

여기서 **잠깐 !!**

- **A**(anaphylaxis) **C**(cytotoxic) **I**(immune complex) **D**(delayed type)로 외우시는 거 아시죠?

2) 체액성 및 세포성 면역반응

(1) Coombs와 gell의 분류에서 Ⅰ, Ⅱ, Ⅲ형은 항체가 관여하는 체액성(humoral) 면역반응이고, Ⅳ형은 주로 T세포와 대식세포(macrophage)가 관여하는 세포매개(cell-mediated) 면역반응이다.

(2) 체액성 및 세포성 면역반응의 비교

표 1-2 체액성 및 세포성 면역반응의 비교

	체액성	세포성
세포의 종류	B림프구, 형질세포	T림프구
작동자	항체	감작세포, 사이토카인
방어대상	세균, 바이러스	바이러스, 결핵균, 진균

3 원인

여기서 잠깐 !!

• 알레르기의 원인에서 가장 많이 언급되는 것은 집먼지진드기이다. 그리고 꽃가루의 경우는 의사고시에서 예전에 가을철에 가장 흔한 꽃가루의 원인을 고르는 문제들이 자주 출제되었다.

1) 알레르겐(allergen) : 임상적 알레르기 반응을 일으키는 항원

(1) 흡입성(inhalant)

대부분 2～60μm의 크기가 잘 일으키며, 10μm 이하의 것만이 기관지 내로 들어가므로 천식보다는 알레르기성 비염을 잘 일으킨다.

① 진드기(mite) : 집먼지진드기(house dust mite), 귤응애(citrus red mite)

② 꽃가루(pollen) : 계절성(seasonal)

- 수목(3～4월) : 오리나무, 자작나무, 포플러 나무, 소나무, 참나무, 일본삼나무
- 목초(6～8월) : 잔디, 큰조아재비, 호미풀, 오리새
- 잡초(8～10월) : 쑥, 돼지풀, 명아주, 비름

③ 그 외 : 곰팡이 포자, 동물 상피

(2) 음식(food) : 땅콩, 과일, 해산물, 계란, 우유

(3) 곤충(insect) : 바퀴벌레, 곤충의 날개(wing)나 침(sting), 곤충에게 물림

(4) 직업적 물질(occupational) : **TDI(Toluene Diisocyanate), reactive dye,** 목분진(wood dust), 약제, 납땜, 버섯 포자

(5) 약물(drug, hapten) : 항생제, 마취제, 조영제

표 1-3 교차반응을 보이는 흡입성 항원과 식품

Inhalant allergen	Food
Birch pollen(**자작나무 꽃가루**)	Hazelnut, apple, pear, peach, plum, cherry
Ragweed pollen(**쑥 꽃가루**)	Melon, banana
House dust mite(**집먼지진드기**)	Snail
Latex	Banana, chestnut, avocado, kiwi fruit

2) 공기 오염(air pollution)

(1) 실외 오염 : 자동차, 공장의 매연

(2) 흡연(smoking)

3) 감염(infections)

(1) 바이러스 감염

(2) 세균 감염

(3) 예방 접종

(4) 기생충 감염

4 주요 병리기전

여기서 삼깐!!

• 병리기전은 면역학에서는 다루어질지 모르나 내과에서는 잘 다루어지지 않는다. 기본적으로 안다고 생각하고 잠깐만 훑고 지나간다. 참고로 병리기전에 처음 나오고 많은 양을 차지하고 있는 비만세포는 2008년 의사고시 시험에 출제되었다. 면역 글로불린도 IgE가 1형 과민반응에 관여한다는 정도만 알면 된다.

1) 비만세포(mast cell)

(1) 활성화 인자(activation)

① 면역학적 활성화(allergen)

비만세포 표면의 IgE에 대한 수용체와 결합

→ 비만세포 활성화, 과립의 분비(degranulation)

→ 화학매체(chemical mediator) 분비

② 비면역학적인 자극 : 기계적 외상, 열 외상, 독(venom), anaphylatoxin, 약제(조영제, 모르핀, 근이완제, plasma expander, polymyxin-B)

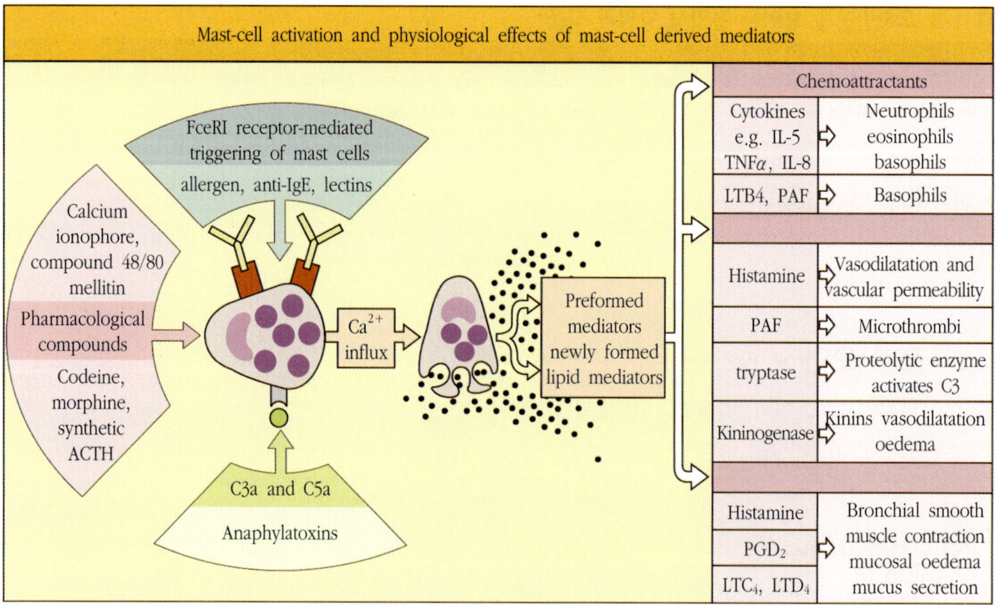

그림 1-5 비만세포의 역할

(2) 비만세포(mast cell)가 분비하는 화학매체(chemical mediator)

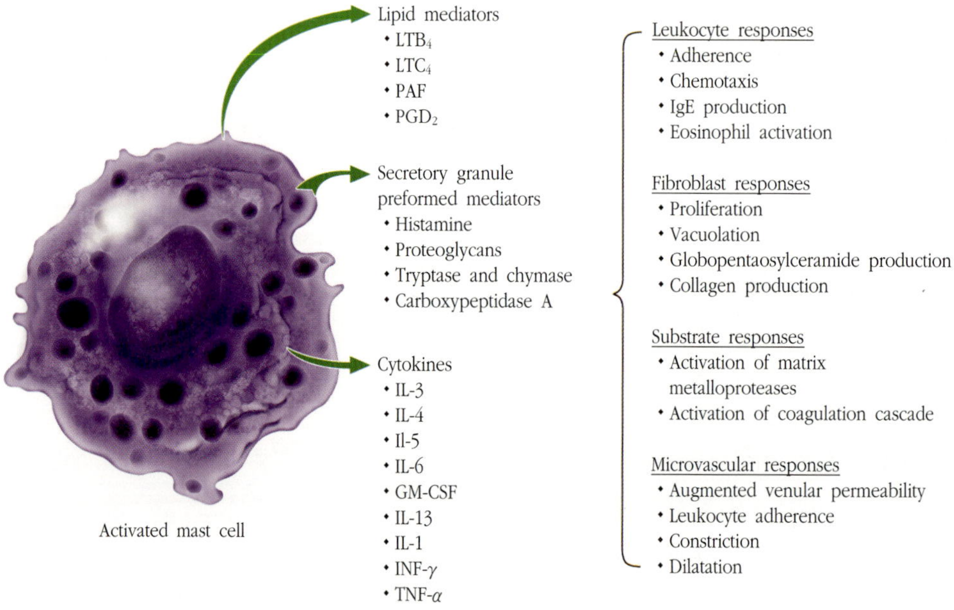

그림 1-6 비만세포가 분비하는 화학물질

표 1-4 비만세포가 분비하는 화학매체

Mediator	Effects
Preformed mediators	
Histamine	평활근 수축, 조직 부종, 점액 분비, 섬유모세포(fibroblast) 증식, collagen 합성, 내피세포증식
Heparin proteoglycan	항응고, storage matrix for mast cell mediator, 섬유모세포(fibroblast) 활성화, growth factor가 분해되거나 작용을 하는 것을 막음, 내피세포 이동
Tryptase	C3a와 bradykinin 생성, 신경펩티드 분해, 기도 과민성 증가, collagenase의 간접적 활성화, 섬유모세포(fibroblast) 증식, collagen 합성, 골 재형성(bone remodelling)
Chymase	점액 분비, 세포외 기질 분해
Acid hydrolase	
Eosinophil chemotactic factor	Chemotactic attraction of eosinophils
Neutrophil chemotactic factor	Chemotactic attraction of neutrophils
Newly synthesized mediators	
LTB4	Chemotactic attraction of neutrophils
LTC4, LTD4, LTE4 SRS-A(Slow-Reacting Substance of Anaphylaxis)	평활근 수축, 조직 부종, 점액 분비
PGD2, **PGE2, PGF2α**	평활근 수축, 조직 부종, 점액 분비
BK-A(Basophil Kallikrein of Anaphylaxis)	Bradykinin 형성 위해 kininogen 분해(cleaves kininogen to form bradykinin)
Thromboxane A2	
PAF(Platelet Activating Factor)	Platelet을 활성화 시켜 serotonin과 다른 매개체 분비 : 평활근 수축, 조직 부종, 점액 분비, 중성구와 호산구 화학주성, 혈관 투과성 증가
Cytokine : IL-1, 3, 4, 5, 6, 8 / **TNF-α** / GM-CSF	

(3) 아라키돈산(arachidonic acid)

① Prostaglandin 생합성

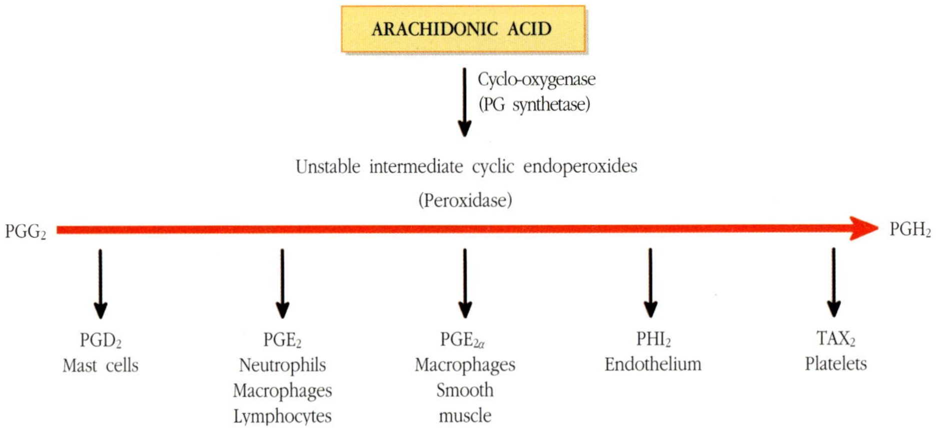

그림 1-7 Prostaglandin의 합성

② Leukotriene 생합성

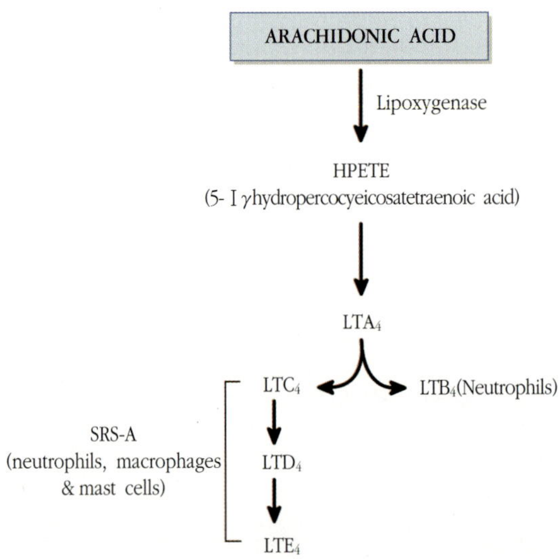

그림 1-8 Leukotriene의 합성

(4) 저장물질, 분비물질

① 비만세포(mast cell)

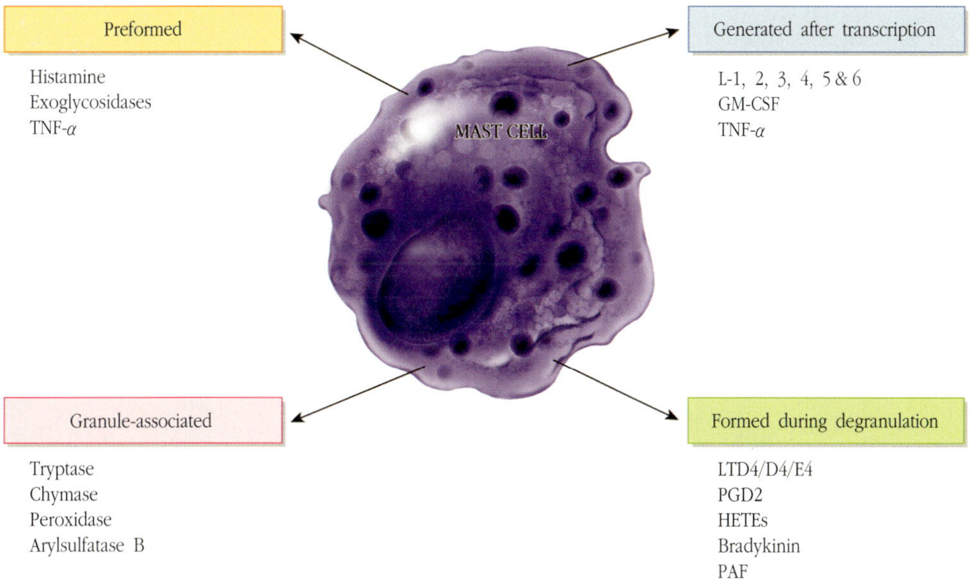

그림 1-9 비만세포에서 분비되는 물질들

② 호산구(eosinophil)

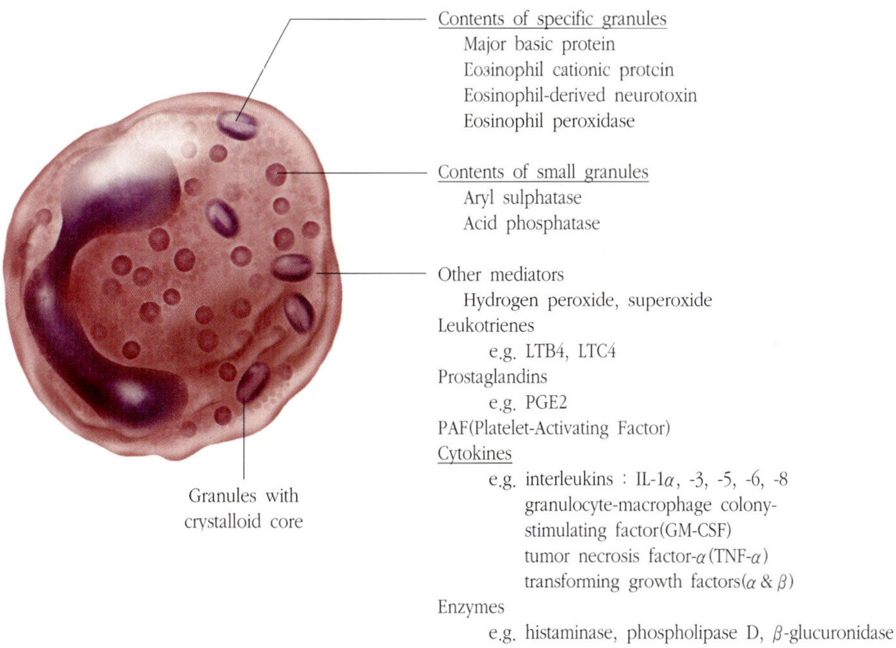

그림 1-10 호산구에서 분비되는 물질들

2) 보체(complement)

표 1-5 Biologic activities of some complement components

Component	Activity
C4a weak anaphylatoxin	Evokes histamine release from basophils and mast cells
C3a	Anaphylatoxin; evokes histamine release from basophils and mast cells
C5a	Anaphylatoxin; evokes histamine release from basophils and mast cells; potent chemoattractant for monocytes and neutrophils
C3b, C3bi	Enhancement of phagocytosis by neutrophils and monocytes; promotes immune-complex binding to cells within monocyte-macrophage system, as well as neutrophils; C3b with Bb forms alternative pathway C3 convertase and amplifies alternative pathway; promotes solubilization of immune complexes
C5~9	Membrane attack complex; forms transmembrane channels leading to cell destruction

3) 면역글로불린(immunoglobulin)

표 1-6 Physical, chemical, and biologic properties of human immunoglobulins

특성	IgG	IgA	IgM	IgD	IgE
일반적 분자형태	Monomer	Monomer, dimer	Pentamer, hexamer	Monomer	Monomer
아형	G1, G2, G3, G4	A1, A2	None	None	None
분자량, kDa	150	160, 400	950, 1150	175	190
혈청 농도(일반 성인), mg/mL	9.5~12.5	1.5~2.6	0.7~1.7	0.04	0.0003
전체 혈청 Ig중 비율	75~85	7~15	5~10	0.3	0.019
혈청 반감기, days	23	6	5	3	2.5
합성 속도, mg/kg/day	33	65	7	0.4	0.016
항체 결합가	2	2,4	10,12	2	2
Fc를 통해 결합하는 세포	Macrophages, neutrophils, large granular lymphocytes	Lymphocytes	Lymphocytes	None	Mast cells, basophils, B cells
생물학적 특성	태반 통과, secondary Ab for most antipathogen responses	Secretory immunoglobulin	Primary Ab responses	Marker for mature B cells	Allergy, antiparasite responses

5 진단

여기서 잠깐 !!

- 병력 청취가 기본적으로 가장 중요한 진단방법임을 잊지 말자. 그 외에도 피부 검사와 천식에서의 검사법들이 중요한 부분이다.

1) 병력 청취(history taking)

가장 중요하다.

(1) 즉시형 과민반응의 존재 여부 확인

(2) 특정 원인 물질 이력 확인 : 무엇이 증상을 유발하는가

(3) 임상양상의 유형 및 연쇄 : 호소하는 증상, 증상은 언제, 어디서 유발되는가

(4) 환경 조사

(5) 비면역학적 요인들

2) 신체 검진(physical examination)

다음과 같은 증상은 주의해서 확인해야 한다.

(1) 결막염(conjunctivitis)

(2) 비루(rhinorrhea), 천명(wheeze)

(3) 두드러기(urticaria), 혈관부종(angioedema), 습진(eczema)

(4) 입으로 숨 쉼(adenoid face), 눈 밑 보라색 색소 침착(allergic shiner)

3) 피부 검사(skin test)

In vivo allergen-specific IgE assay, 즉시형 반응조사에 이용

(1) 소피시험(scratch test) : 피부를 긁고 15～30분 뒤 관찰

(2) **단자시험(prick test)** : 검사 시약을 피부에 떨어뜨리고 소독된 침으로 얇게 찌름, 15～20분 뒤 시약 닦아내고 관찰, **특이도 높다**.

(3) **피내시험(intradermal test)** : 시약을 주사를 이용하여 지름 3mm 정도 팽진이 생기도록 피내에 주입, 단자 시험에 비해 많은 항원 투입, 15분 후 관찰, **위양성↑, 민감도↑**

(4) 피부 검사 결과의 해석

① **양성 대조** : **histamine** 1mg/mL for prick test, 0.1mg/mL for intradermal test

② **음성 대조** : **생리식염수**

③ 1+ : Allergen/Histamine ratio < 1/2

2+ : 1/2 ≤ Allergen/Histamine ratio ≤ 1

3+ : 1 < Allergen/Histamine ratio < 2

4+ : Allergen/Histamine ratio ≥ 2

→ 대개 3+부터 의미가 있고, 발적이 아닌 팽진만이 의미 있음

(5) 제한점 : 피부묘기증(dermographism)에서 위양성, 항히스타민제 복용 시 위음성

표 1-7 피부반응 검사를 시행하기 전 피해야 할 약물

Medications to avoid before skin testing	기간
H1 and H2 blockers	≥ 72 hrs
fexofenadine(Allegra®)	5~8 days
loratadine(Claritin®)	7 days
cetirizine(Zyrtec®)	7~10 days
Tricyclic antidepressants(doxepin)	7 days
Antipsychotic agent(risperidone, olanzapine, ziprasidone)	7 days
Beta-blockers	7 days

4) In vitro assay of IgE

(1) Serum total IgE : PRIST(Paper Radioimmunosorbent Test) : allergic disease에서 정상인 경우가 많아 진단적 가치 제한적

(2) Allergen specific IgE : RAST(Radioallergosorbent Test), MAST(Multiple Thread Allergosorbent Test)

표 1-8 Skin test와 RAST의 비교

	장점	단점
Skin test (in vivo)	• 검사방법이 용이 • 한 번에 다수의 항원 식별가능 • 단시간 내에 검사가능 • 검사비용이 저렴 • 병력 및 RAST와의 일치율이 높음 • **높은 예민도**	• 결과 해석에 이견 • 심한 피부질환자는 검사 불가 • 항히스타민이나 항알레르기 약제 복용 중에는 검사 불가 • 직접 항원 주입에 의한 위험성
RAST (in vitro)	• 환자에게 위험하지 않다. • 검사결과가 일시적이고 반정량적이다. • 투여 약물에 영향을 안 받음 • 항원의 안정성이 높다. • 피부 묘기증이나 피부 질환이 있는 환자에서도 실시 가능 • 병력 및 피부 검사와의 일치율이 높다. • 혈청 보관 후 여러 검체의 동시검사가 가능	• 고가의 장비가 필요 • 방사능 물질 취급 • 항원에 따라 각각 검사를 해야 하므로 비경제적 • 예민도가 낮다. • 불필요한 검사를 실시할 수 있다. • 검사시간이 오래 걸림

5) CBC(Complete Blood Cell count) with differential count

호산구수(eosinophil count) : 다양한 원인으로 상승하므로 특정적 진단에는 별로 도움이 되지 않는다.

6) 가래 검사(sputum exam)

호산구(eosinophil)

7) Patch 검사

(1) 접촉 피부염(contact dermatitis) 의심될 때 시행(type Ⅳa1 hypersensitivity)

(2) 22개의 흔한 접촉성 allergen을 환자의 등에 붙이고 3일 후 피부반응 확인

8) 호흡 기능의 평가

천식의 진단에 중요

(1) 메타콜린 유발 검사(methacholine challenge test)

(2) 기관지확장제 반응 검사(bronchodilator response test)

9) 유발 검사(provocation test)

(1) 기관지 유발 검사(bronchial provocation test)

① 비특이적 기관지 유발 검사 : PC20(FEV_1이 20% 감소하는 물질의 양)

표 1-9 비특이적 기전에 의한 기관지수축 유발물질

물리적	물리화학적	약물학적	
기도의 한랭 기도의 건조	SO_2 O_2 KCl	히스타민 메타콜린 아세틸콜린 카바콜	아드레날린 길항제 세로토닌 PG F_2a 아데노신

② 특이 항원 기관지 유발 검사

- 초기 반응(early asthmatic reaction)
- 후기 반응(late asthmatic reaction)

표 1-10 특이 항원 기관지 유발 검사

	초기 반응(early reaction)	후기 반응(late reaction)
발생	Allergen에 노출된 후 1시간 이내	노출된 후 4~6시간 뒤
기전	Mast cell이 중요한 역할 기관지 평활근의 수축유발	Eosinophil이 중요한 역할 Airway의 hyperresponsiveness 유발
작용 약물	β_2-agonist(bronchodilator)에 의해 억제됨 Cromolyn sodium	Corticosteroid에 의해 억제됨 Cromolyn sodium

(2) 그 외 : nasal provocation test, oral challenge test

6 치료

여기서 잠깐 !!

• 이후에 나오는 대부분의 장에서 언급되는 치료는 다음에서 크게 벗어나지 않는다. 모든 알레르기 질환의 치료법이 비슷비슷하므로 이런 약물들이 있다는 것들만 알아두자. 다만 호흡기 부분에서 언급되는 천식의 치료법은 매우 중요하다.

1) 회피(allergen avoidance)

2) 약물치료

(1) Mast cell membrane stabilizing agents

Cromolyn sodium

(2) 화학매체 길항제(chemical mediator antagonists)

① 항히스타민제(antihistamine)

② Leukotriene antagonists

(3) 항염증제(anti-inflammatory agents)

Corticosteroids

(4) 기관 특이적 약물치료

① 비충혈 억제제(decongestants)

② 항콜린제(anticholinergics) : ipratropium

③ β-adrenergic receptor agonist

④ Theophylline

3) 면역치료

(1) 적응증

① 원인 항원에 대한 IgE 매개 반응과 증상의 연관성이 확실한 경우 : 알레르기성 비염, 알레르기성 천식, 아나필락시스 등

② 항원의 회피가 불가능한 경우

③ 약물치료로 만족할만한 결과를 얻지 못하는 경우

④ 계속적인 치료가 가능한 경우(순응도가 좋은 경우)

⑤ 식품 알레르기, 두드러기, 아토피 피부염 등에서는 아직 효과가 확인되지 않음

(2) 면역치료 대상이 되는 항원(allergen)

① 집먼지진드기(house dust mite)

② 꽃가루(pollen)

③ 벌 독(bee venom)

④ 곰팡이 포자(mold spores)

(3) 면역치료의 결과로 인한 변화

① 항원 특이적 IgG의 증가(IgE → IgG shift)

② 지속적 치료 후의 항원 특이적 IgE의 감소

③ 특이 IgE의 계절적 상승이 줄어듦

④ 항유전자형의 항체(antiidiotypic antibodies) 증가

⑤ 항원이 호염기구의 히스타민 분비를 유발하는 것이 줄어든다.

⑥ suppressor T cell의 증가

⑦ 히스타민 분비 요인의 감소

⑧ $CD4^+$ 세포의 Th2형에서 Th1형으로의 변화

(4) 금기(contraindication)

① 절대 금기 : 심한 면역질환이나 악성종양, 응급상황에서 epinephrine 사용이 불가능한 질환(심한 고혈압, 관상동맥질환, β-blocker 장기 사용자), 환자의 순응도가 떨어지는 경우

② 상대 금기 : 5세 미만, 50세 이상, 심한 천식, 임신

PACIFIC
INTERNAL MEDICINE

02 Chapter

알레르기 비염

Allergy Rhinitis

천식은 호흡기에서 다루는데, 알레르기 비염은 천식 외 호흡기 알레르기 질환 중에서 가장 중요한 질환입니다. 1형 과민반응에 의한 질환이고 원인 항원은 꼭 알아야 합니다. 치료 약물도 어느 증상에 효과가 있는지 봐두도록 합시다.

1 정의

IgE 매개 염증반응에 의한 재채기, 콧물, 코막힘, 코 가려움

2 역학

Allergic rhinitis 환자의 40%가 asthma 증상 보이고, asthma 환자의 70%는 rhinitis 증상을 경험한다. Type Ⅰ hypersensitivity로서 상호 연관성이 크다.

3 발생기전

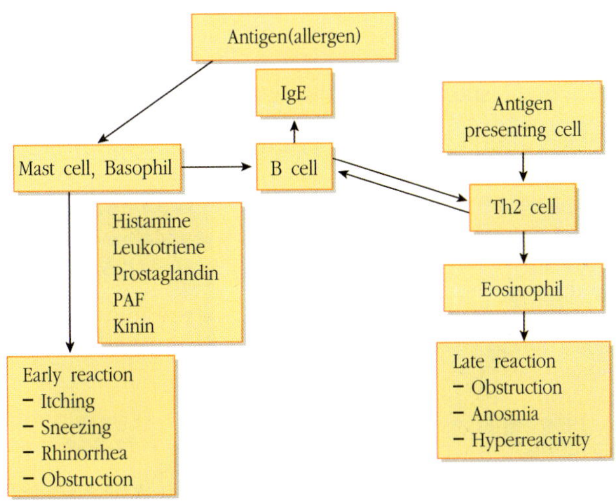

그림 2-1 알레르기 비염의 병태생리

4 임상양상

1) 3대 증상(symptom triad)

Watery rhinorrhea / Sneezing / Nasal obstruction

2) 임상 경과 → 기관지 천식과 유사하게 둘로 나뉨

(1) Early reaction : mast cell → 화학매체(chemical mediators)가 작용
Sneezing / Itching / Watery rhinorrhea

(2) Late reaction : 2~6시간 지난 후, 염증세포(호중구, 호산구, 호염구), Th2
Nasal obstruction / Anosmia / Hyperreactivity

5 진단

1) 병력 청취(history) → 알려진 allergen 노출 후 생기는 증상 위주로

(1) Sneezing-Rhinorrhea type : 발작적 재채기, 수양성 비루(watery rhinorrhea), 가려움, 코막힘, 일주기성 변화, 결막염이 주요 증상

(2) Obstructive type : 점액성 분비물, 심한 코막힘이 주요 증상, 가렵거나 재채기는 드물다, 일주기성 변화가 없다.

(3) 진단에 도움이 되는 소견 : 다른 allergic disease, allergic disease의 가족력, avoidance 후 증상이 좋아진다.

2) 신체검사

(1) 비강이 창백하고 비갑개가 붓고 투명한 분비물을 관찰

(2) 진단 기구 : nasal speculum, rhinoscopy

(3) allergic shiner, allergic salute, nasal crease

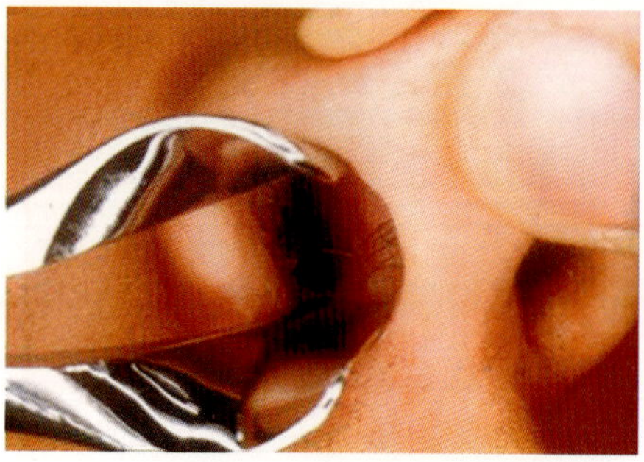

그림 2-2 Nasal speculum

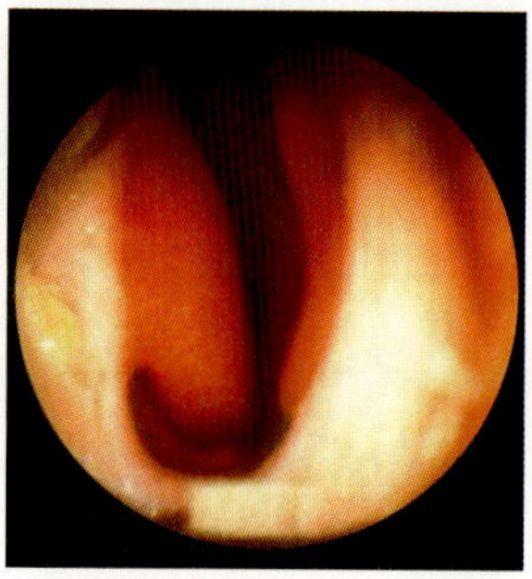

그림 2-3 Rhinoscopy

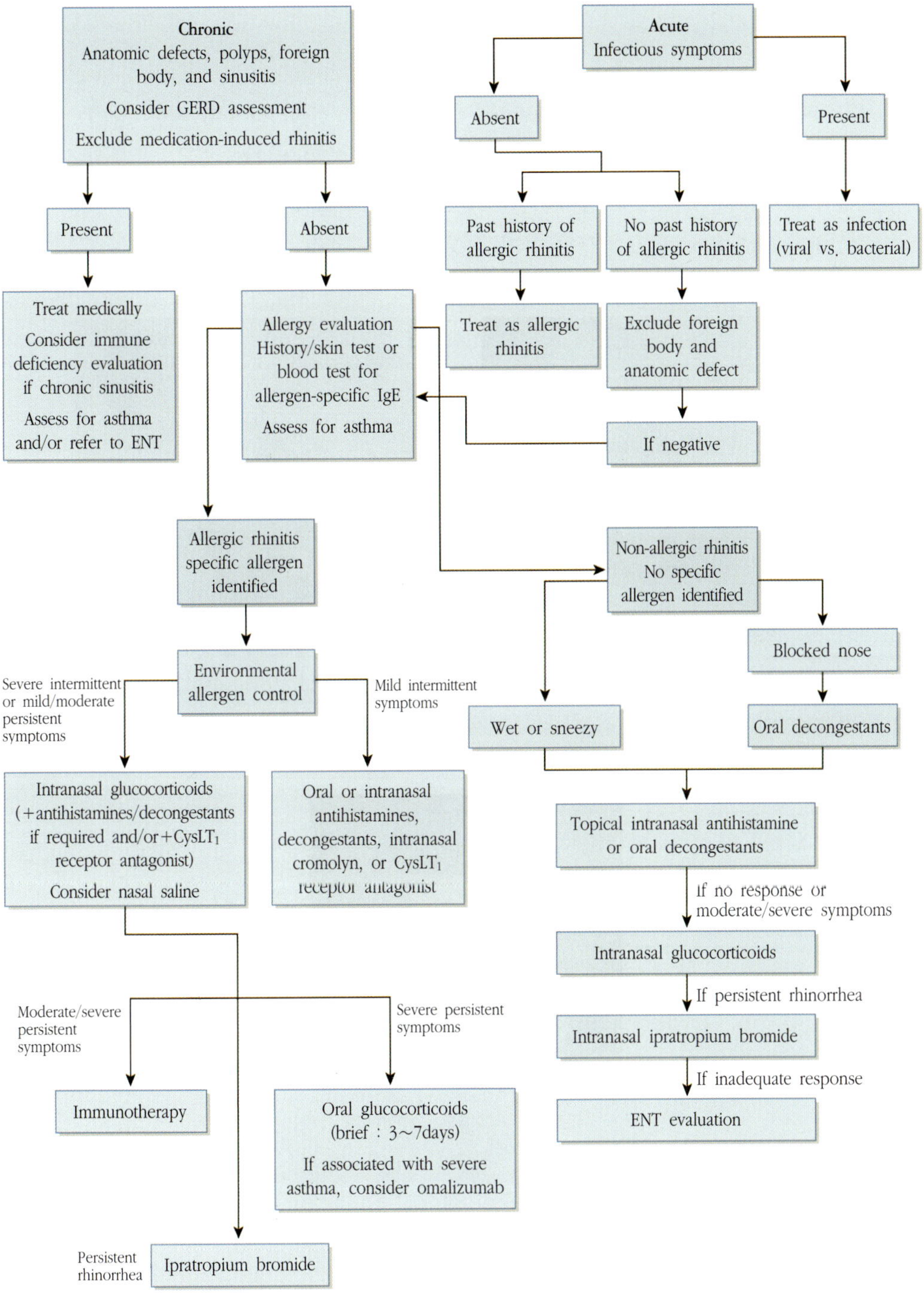

그림 2-4 Algorithm for the diagnosis and management of rhinitis. ENT, ear, nose, and throat surgeon.

3) 검사소견

(1) Total and **specific IgE** 증가(PRIST, RAST)

(2) **피부 단자검사(skin prick test)** : 원인 항원을 검출, 값싸며 빠른 방법

(3) Nasal challenge test : 증상을 재현하여 원인 항원을 진단

(4) Nasal peak flow : 비강 폐색을 확인하고 치료효과를 추적

(5) Rhinomanometry : 비강의 공기 유통 저항을 측정

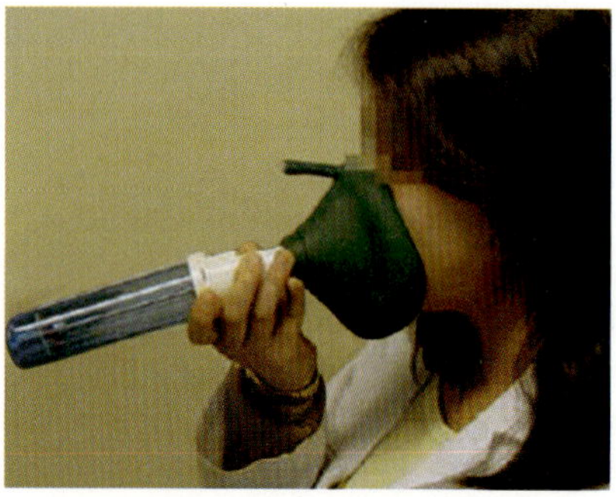

그림 2-5 Nasal peak flow

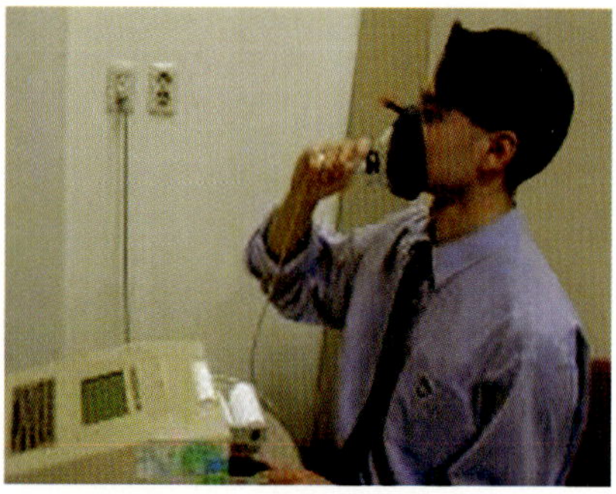

그림 2-6 Rhinomanometry

(6) Acoustic rhinometry : 음파로 비강의 해부학적인 폐색 정도를 측정

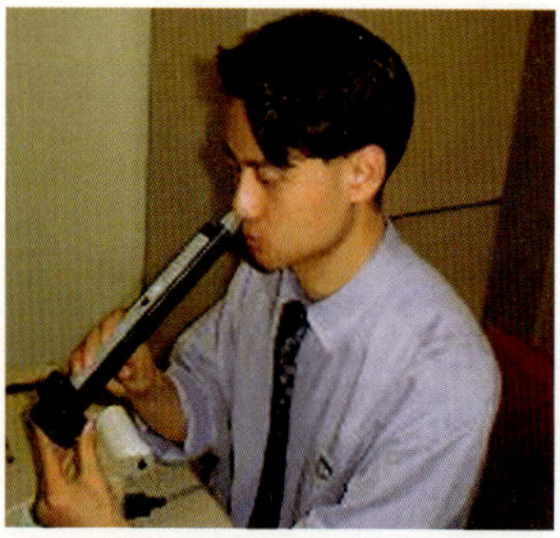

그림 2-7 Acoustic rhinometry

(7) Olfaction test : anosmia의 객관적 검사법

(8) Mucociliary function test

6 감별진단

표 2-1 Rhinitis의 종류

		skin test	predominant cells in secretion
Infectious	Common cold	−	NØ
	Rhinosinusitis	−	NØ
Noninfectious	Seasonal allergic	+ ① 봄(3~4월) : 나무(tree pollen) ② 늦봄~여름(6~8월) : 풀(grass pollen) ③ 늦여름~초가을(8~10월) : 잡초류(weed pollen) 쑥 - 계절별의 m/c cause	EØ
	Perennial allergic	+ 집먼지진드기(house dust mite) : m/c	EØ
	Perennial nonallergic	−	EØ
	Nasal polyp	+/−	EØ
	Atrophic rhinitis	−	Few cells

* NARES(non-allergic rhinitis with nasal eosinophilia syndrome) : 통년성 비염, allergic rhinitis보다 평균 연령이 높고(39세) specific IgE(−)의 소견을 보인다.
* Rhinitis의 원인으로 food allergy는 드물다.

1) 염증성 비염(Inflammatory rhinitis)

(1) 바이러스 비염(Viral rhinitis)

화농성 비루와 함께 코 점액 도말검사상 호중구 증가가 동반됨

cf) 부비동염(sinusitis) : 침범된 부비동의 압통과 화농성 비루를 동반

(2) 비알레르기성 호산구성 비염(Nonallergic rhinitis with eosinophilia syndrome)

① 코막힘, 재채기, 콧물, 가려움증 등을 호소

② 알레르기 피부검사와 특이 IgE 항체 검사상 음성을 나타내고, 코 점액 도말검사상 호산구 증가가 동반됨

2) 혈관운동성 비염(Vasomotor rhinitis)

(1) 비특이적 자극에 대한 코의 자율신경계 항진으로 코막힘과 후비루를 유발

(2) 재채기, 콧물, 가려움증, 결막염, 전신적인 반응은 거의 없음

(3) 알레르기 피부검사와 **특이 IgE 항체 검사상 음성**을 나타내고, **호산구 증가는 동반되지 않음**

3) 약물성 비염(Rhinitis medicamentosa)

국소 비충혈제거제의 남용으로 인한 혈관확장으로 생기는 코막힘

4) 호르몬성 비염(Hormonal rhinitis)

임신, 경구피임약, 갑상선항진증, 갑상선저하증 등과 연관해서 발생하는 만성 코막힘과 콧물

5) 해부학적 비염(Anatomic rhinitis)

이물질, 비중격 편위, 암 등으로 인해 주로 한쪽으로 발생하는 코막힘

7 비염의 합병증

1) 장액성 중이염(otitis media)
2) 부비동염(sinusitis)
3) 후각상실(anosmia)
4) 천식
5) 비용종(nasal polyp)
6) URI

8 치료

1) 회피요법 : TOC

알레르기 질환의 치료에 이론상 가장 이상적이다(먼저 정확한 원인 진단 선행)

(1) **침대, 매트리스, 천으로 덮인 가구 등을 집안에서 제거하는 것이 최선이다. 가죽, 비닐, 플라스틱, 나무로 된 가구로 대체 사용한다.**

(2) 침대 제거가 불가능할 경우 매트리스와 베개를 알레르겐이 통과할 수 없는 특수 천으로 싼다.

(3) 이불은 **54℃ 이상의 물로 자주 세탁한다(주 1~2회)**.

(4) 집안의 **습도를 50% 이하로 유지**한다. **온도는 16~20℃로 유지**한다.

(5) 매트리스를 제거할 수 없는 경우에는 집먼지진드기의 번식을 억제할 수 있는 약물을 주기적으로 뿌려준다.

(6) 일반적으로 HEPA filter를 장착한 특별한 경우가 아니면 진공청소기는 큰 효과가 없다.

(7) 담배 같은 자극제의 노출 피한다.
(8) 개, 고양이 등의 애완동물을 키우지 않는다.
(9) 방바닥은 장판으로 하고 매일 닦는다.
(10) 화분이 날리는 계절에는 외출을 삼가고 창문을 잘 닫는다.
(11) 오염된 공기, 급격한 온도 변화, 자극성인 냄새, 정신적 스트레스를 피한다.
(12) air conditioner 사용한다(실내의 pollen, mold, dust mite allergen 농도 낮춘다).

2) 대증요법

위의 방법을 시행함에도 증상이 지속될 때는 대증요법을 추가한다.

표 2-2 Rhinitis의 치료

Drug	Sneezing	Pruritus	Rhinorrhea	Congestion	Inflammation	onset of action
Antihistamine	＋＋＋＋	＋＋＋＋	＋＋＋	＋	－	Rapid
Sympathomimetics	－	－	＋	＋＋＋＋	－	Rapid
Glucocorticoids	＋＋＋	＋＋＋	＋＋＋	＋＋＋＋	＋＋＋＋	Slow(days)
Cromolyn nedocromil sodium	＋＋	＋	＋	＋	＋＋	Slow(weeks)
Anticholinergics	－	－	＋＋＋＋	－	－	Rapid
Immunotherapy	＋＋＋＋	＋＋＋＋	＋＋＋＋	＋＋＋＋	＋＋＋＋	Slow(months)

* Inflammation에 효과 : glucocorticoids, immunotherpay, anticholinergics는 rhinorrhea에만 효과, antihistamine은 congestion에 효과 없다.

꼭 알아둡시다!!

중증도에 따른 치료

- **경증** : 경구 항히스타민제, 비강 내 항히스타민제, 비강 내 cromolyn 예방
- **중등도~중증** : 비강 내 glucocorticoids＋경구 항히스타민제
- **지속성** : 매일 비강 내 glucocorticoids와 경구 항히스타민제, decongestant 병용, 국소 ipratropium 사용(이런 환자에서 면역치료가 유용)

(1) 항히스타민제(antihistamine)

① 1세대 항히스타민제

- 항히스타민 효과는 우수
- Blood brain barrier를 통과
- 졸음을 유발하는 단점이 있으므로 요즈음은 잘 사용되지 않는다.

② 2세대 항히스타민제

- 뇌혈관 장벽(blood brain barrier)을 통과하지 못하므로 졸음을 유발하는 부작용이 매우 적거나 거의 없다.
- 효과는 1세대와 동일
- 종류 : fexofenadine, loratadine, desloradine, cetirizine, azelastine

③ 국소 항히스타민제(local antihistamine, intranasal spray)

- 비강 내에 직접 분무하는 국소요법 약제로 졸음의 부작용이 없다.

여기서 잠깐 !!

- Antihistamine은 가려움증이나 흐르는 콧물, 재채기는 완화시키지만 코막힘에는 효과가 없다. 그래서 코막힘에 효과가 있는 α-adrenergic agent와 함께 사용한다.

(2) Intranasal cromolyn sodium

Mast cell degranulation & mediator 방출을 억제한다. 부작용이 거의 없으나 약효가 약해서 요즈음은 사용 빈도가 줄었다. 예방약제로 사용 가능하다.

(3) α-adrenergic agents(pseudoephedrine)

Nasal decongestant로 antihistamine과 같이 사용

CIx: narrow angle glaucoma, urinary retention, severe hypertension, marked coronary artery disease, first trimester pregnancy

여기서 잠깐 !!

- 비강 분무 형태의 α-adrenergic agent를 장기간 사용 시 부작용(rhinitis medicamentosa)이 발생할 수 있음을 기억해야 한다.

(4) Steroid : 가장 강력함(most potent)

① Topical steroid(intranasal)

항염증작용이 우수하여 많이 사용되며 다른 약물로 효과를 보지 못하는 비폐색에 사용한다.

② Systemic steroid

효과는 우수하나 부작용의 위험성 때문에 심한 경우에 일시적으로 주의하여 사용한다.

(5) 항콜린제(intranasal anti-cholinergics, ipratropium)

분비물을 줄이는 효과가 좋고, non-allergic rhinitis에 주로 쓴다, 재채기와 코막힘에는 효과 없다.

(6) Leukotriene 길항제

비염에서 일부 효과가 있으나 가격이 비싸다.

3) 면역치료

(1) 화분과 집먼지진드기에 의한 알레르기 비염에서 치료효과와 천식의 예방효과가 증명

(2) 치료과정이 오래 걸리고(3~5년) 예측이 어려우며 비용이 많이 드는 단점

(3) 금기

① 중한 심혈관계 질환 환자, unstable asthma

② β-blockers를 사용하는 환자에서는 주의하여 사용

여기서 잠깐 !!

- 면역요법의 대상 질병은 알레르기성 비염, 알레르기성 천식(증상이 심한 천식에선 금기), 벌독 아나필락시스가 있다. 습진, 식품 알레르기, 만성 두드러기는 아님

꼭 알아둡시다!!

꼭 기억합시다.

- 계절별 항원
  - 봄(3~4월) : 나무(tree pollen)
  - 늦봄~여름(6~8월) : 풀(grass pollen)
  - 늦여름~초가을(8~10월) : 잡초류(weed pollen), 쑥-계절별의 m/c cause
- 통년성 항원 : 집먼지진드기(m/c)
- 임상양상 : 코막힘, 재채기, 수양성 콧물
- 진단 : 피부 반응 검사, 특이 IgE 검사(RAST, MAST), Nasal challenge test
- 치료
  - 회피요법이 TOC!!!
  - 약물 : 항히스타민(경구/비강내), cromolyn(경구/비강내, 예방), glucocorticoids(비강내)
    *모든 증상에 효과 좋은 것은 glucocorticoids!!!
- 면역요법의 대상이 된다.

PACIFIC
INTERNAL MEDICINE

03 Chapter

두드러기 및 혈관부종

Urticaria & angioedema

두드러기의 종류에 따른 감별진단과 치료법이 중요합니다. 최근 의사고시에 출제되고 있는 유전성 혈관부종과 dermographism에서 특이적인 진단방법들과 치료에 대해서 anti-histamine을 중심으로 알아 두도록 합시다.

1 정의

표 3-1 두드러기와 혈관부종의 비교

두드러기(담마진, urticaria, hive)	혈관부종(angioedema)
피부 혈관에 투과성↑→ 혈장성분이 일시적으로 조직 내에 축적	두드러기와 유사
진피 상부 혈관 주위, 경계 명확, 가운데 부분 창백한 팽진의 형태	진피나 피하지방 포함
Lewis triad : erythema / edema / flare	Burning sense > itching sense

2 역학

1) 누적 유병률 : 15~20%
2) 모든 연령대에서 잘 발생
3) Acute type(<6주)은 어린이에서 호발, chronic type(≥6주)은 젊은 성인에서 뚜렷한 원인 모른 채 호발

3 두드러기와 부종을 일으키는 화학매체

1) 피부의 비만세포 : histamine, PGD2, leukotriene C or D, PAF(혈소판 활성인자)
2) 보체계 : C3a, C4a, C5a(anaphylatoxins)
3) Hageman 인자 의존성 경로 : bradykinin
4) 단핵구 : histamine 분비 인자, chemokines

4 두드러기(urticaria) 분류

1) Ordinary urticaria

(1) 특정 항원에 의해 과민반응으로 나타나는 경우, 50%는 혈관부종과 동반된다.

(2) 치료

① 알려진 원인 물질의 회피

② **H_1 항히스타민제 → TOC : 주로 hydroxyzine, chlorpheniramine**

③ 필요하다면 H_2 항히스타민제나 ephedrine, leukotriene 길항제를 추가

④ 스테로이드 : 거의 사용하지 않는다.

⑤ Anaphylaxis가 발생한 경우에는 epinephrine 0.3~0.5mL(1:1000) 투여

표 3-2 Ordinary idiopathic urticaria

구분	특징 및 임상상	진단	치료
acute <6주	Atopy 환자 Food/drug	Detailed Hx Skin test Provocation Lab	유발원인 규명/제거 악화요인 회피 항히스타민제 Systemic steroid(rarely)
chronic >6주	주로 성인, 여성 호발 밤에 심한 가려움 Skin rash < 24hr Delayed pressure urticaria 자주 동반		

2) Physical urticaria

(1) **피부묘기증(dermographism)** : 압력을 주거나 누르면 발생

① 유병률 : 1~4%, 10~20대에 peak, 평균 유병기간 5년 미만

② 진단 : 손톱이나 뾰족한 물체로 피부를 그으면 그 자리가 창백한 선 모양이 생기고, 그 후에 edema와 주변의 erythema 생긴다.

③ 가려움증을 동반하는 경우 두드러기와 연관이 있으며, IgE에 의해 매개

④ 치료 : 증상 있을 때 **H_1/H_2 항히스타민제**

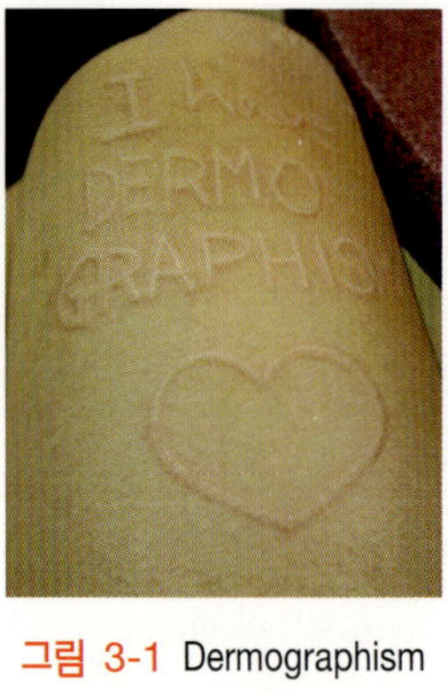

그림 3-1 Dermographism

(2) 한랭 두드러기(cold urticaria)

① 발병기전 : 추위에 노출되면 진피내 항원이 conformational change를 일으켜 이로 인해 IgE mediated reaction으로 비만세포의 과립 분비가 유발된다.

② 진단 : **ice cube test**(얼음조각을 5분간 피부에 놔두었다가 뗌)
cold agglutinin, cryoglobulin

③ 치료 : **Cyproheptadine** ± Hydroxyzine

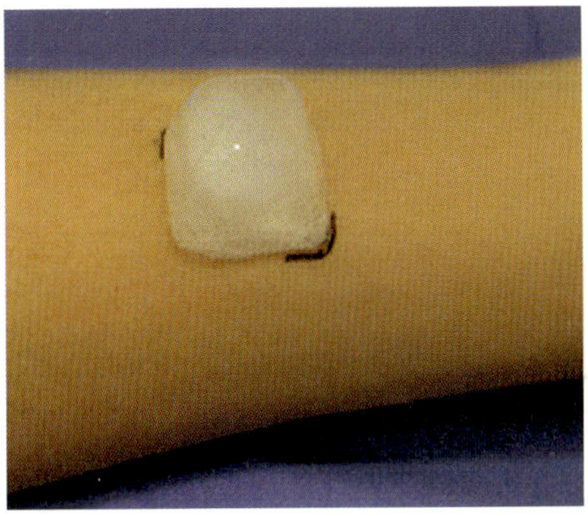

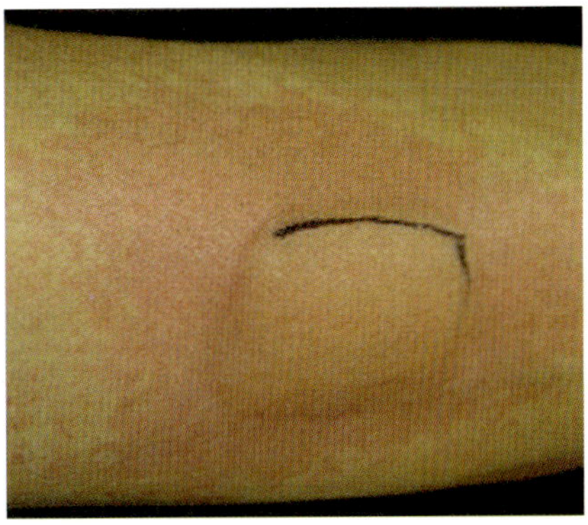

그림 3-2 Ice cube test

(3) 콜린성 두드러기(cholinergic urticaria) : 더울 때 발생하는 피부병변

① 발병기전 : 전신적인 체온 상승에 의해 피하 혈관에 parasympathetic Ach 분비 증가로 좁쌀 크기의 두드러기와 넓은 부위의 홍반 발현

② 유발인자 : 운동, 뜨거운 물에 목욕, 감정적 스트레스, 뜨거운 음식

③ **진단 : 운동으로 유발검사, methacholine intradermal test**

④ 치료 : **hydroxyzine**

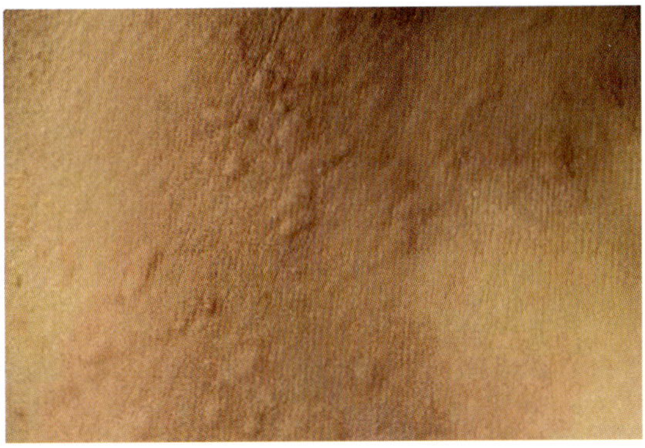

그림 3-3 Cholinergic urticaria

(4) 진동성 혈관부종(vibratory angioedema)
① 콜린성 두드러기와 연관된 후천성 질병으로 진동에 직업적으로 수년간 노출되면 발생가능
② 상염색체 우성으로 유전되는 경우는 얼굴의 화끈거림을 수반한다.

표 3-3 Urticaria의 분류

		특징 및 임상상	진단	치료
Physical urticaria	Dermographism	20~30대 마찰성 자극 부위에 가려움 동반 /팽진	Dermographometer	증상 있을 때만 H1+H2
	Delayed pressure urticaria	30대 남성 수시간 동안 압박을 받은 부위 통증이나 가려움 동반한 종창	Dermographometer	H1 안 듣는다. Steroid/NSAID
	Cholinergic urticaria	운동, 더운물, 발열 등에 의해 15~30분 내 가려움을 동반 하는 팽진 발생 1~2mm의 small wheal 몸통의 윗부분과 다리에 흔함 실신, 두통, 심계항진, 천명 동반가능	42℃에서 10분간 목욕 **운동** **Methacholine intradermal test**	H1(**hydroxyzine**) or danazol
	Cold urticaria	한냉자극 노출 시 팽진이 특징 젊은 성인 호발	**Ice cube test**	Avoidance, **cyproheptadine**
	Solar urticaria	UV 가시광선 노출 수분 이내 발생 1형 과민반응	Photo test	High SPF sunblock PUVA
	Rare cases : aquagenic urticaria(물에 노출 시 발생, 온도 무관) vibratory urticaria(진동 → 전신에 홍반, 두통)			
Urticarial vasculitis		**3형 과민반응** 피부병변이 24시간 이상 지속 **가려움증보다는 작열감/통증** 관절통/소화기증상 동반 색소침착 가능	Bx(직접 면역형광법) CBC, ESR, ANA, routine Lab, UA	AntiH/NSAID **colchicine, dapsone, hydroxychloroquine systemic steroid,** Azathioprine plasma exchange

✓H1 : chlorpheniramine, diphenhydramine

5 혈관부종(angioedema) 분류

1) 유전성 혈관부종(hereditary angioedema)

(1) 발병기전 : 유전적으로 **C1 esterase inhibitor가 결핍(85%) 되거나,** 기능장애로

인하여 C2 kinin과 bradykinin이 증가한다. 이들은 혈관 투과성을 증가시켜 혈관 부종을 발생시킨다.

여기서 잠깐 !!

- C1INH는 classical complement, coagulation, kinin pathway 등에서 다양한 역할을 하는 단백 분해 효소입니다. 이것이 부족하게 되면 classic complement pathway가 activation이 되어 소모적으로 **C1q, C2, C4**가 감소하게 됩니다. 이를 측정하여 유전성 혈관부종을 진단할 수 있습니다. 하지만, 증상 자체는 다른 기전인 bradykinin 증가로 인한 것입니다.

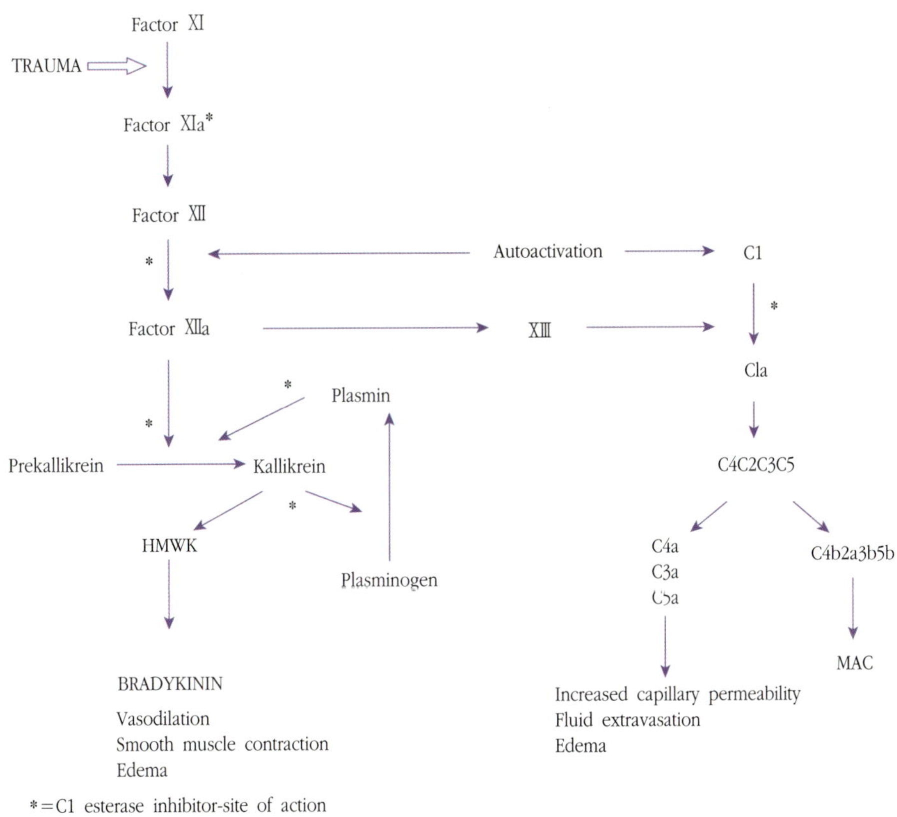

그림 3-4 보체계와 bradykinin system

(2) 유전 양식 : **상염색체 우성(AD)**

(3) 임상양상

① 피부 : **가려움증이나 두드러기를 동반하지 않는 부종**

② 위장관 : 점막에 부종 발생하여 오심, 구토, colicky한 복통 일으킨다.

③ 후두, 상기도 : 부종으로 인한 호흡곤란 → 가장 흔한 사망원인

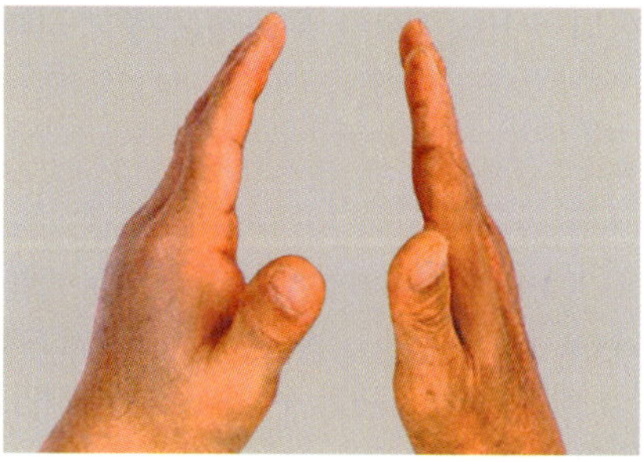
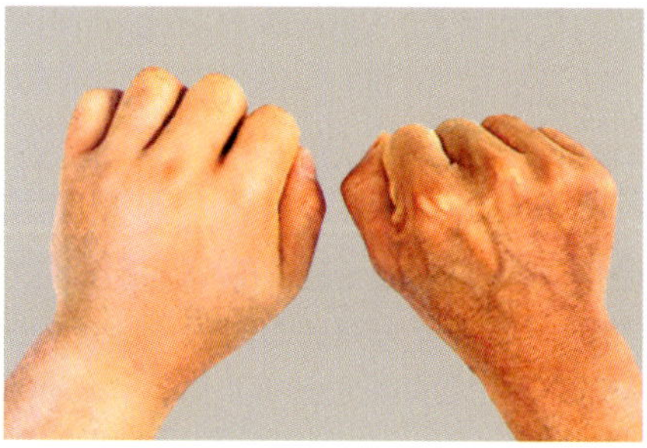

그림 3-5 왼손에 발생한 부종

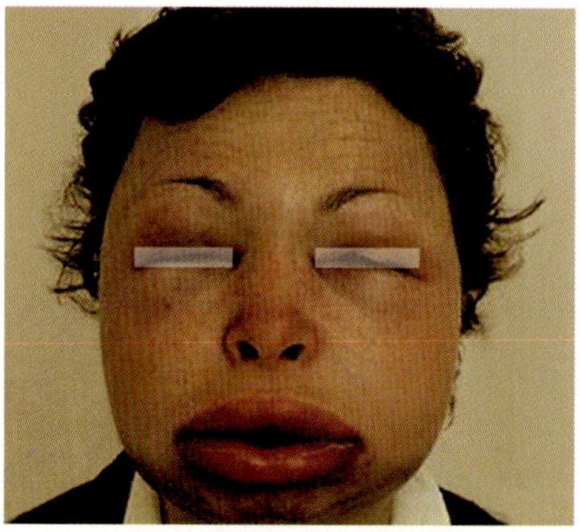

그림 3-6 얼굴에 발생한 부종

(4) 진단

① 40세 이전 발병, 가족력

② 선별검사 : **C4 level 저하**

③ 확진 : **C1 esterase inhibitor level의 저하** 또는 비정상적인 기능

(5) 치료

① Acute attack : 기도 유지가 중요!

- 에피네프린(epinephrine)
- 항히스타민제(antihistamine)
- FFP(신선동결혈장, Fresh Frozen Plasma) IV : C1 esterase inhibitor 공급
- antifibrinolytics[**ε-aminocaproic acid(EACA), tranexamic acid**]

② Chronic hereditary angioedema : 에피네프린이나 항히스타민제는 도움이 안 됨

- **정제 C1 esterase inhibitor → DOC**
- **ε-aminocaproic acid(EACA) : plasmin inhibitor**

  (CIx : thrombotic tendencies, ischemia d/t atherosclerosis)
- 예방적 stanazol, danazol(synthetic androgen) : 여자에 사용

- Methyltestosterone : 남자에 사용
- Bradykinin B2 receptor antagonist, Kallikrein inhibitor 사용도 고려
- 환자 교육이 매우 중요

2) 후천성 C1 esterase inhibitor 결핍

(1) 발병기전 : lymphoma와 같은 악성 종양이나 C1INH에 대한 자가 항체(autoantibody)에 의해서 발생

(2) 임상양상 : 두드러기는 드물며 피부나 위장관계, 호흡기계에 혈관부종을 일으켜 복통이나 기도폐쇄의 급성증상을 일으킨다.

(3) 진단

① 선별검사 : **C4 level ↓**

② 확진 : **C1INH → C1 기능은 정상일 때**

3) ACEI 유발 혈관부종

(1) 발병기전 : ACEI(Angiotensin Converting enzyme inhibitor)에 의해 bradykinin이 분해되지 못하고 bradykinin이 축적되어 혈관부종을 발생시키며, 혈관부종이 있는 환자에게 ACEI 투여가 금기

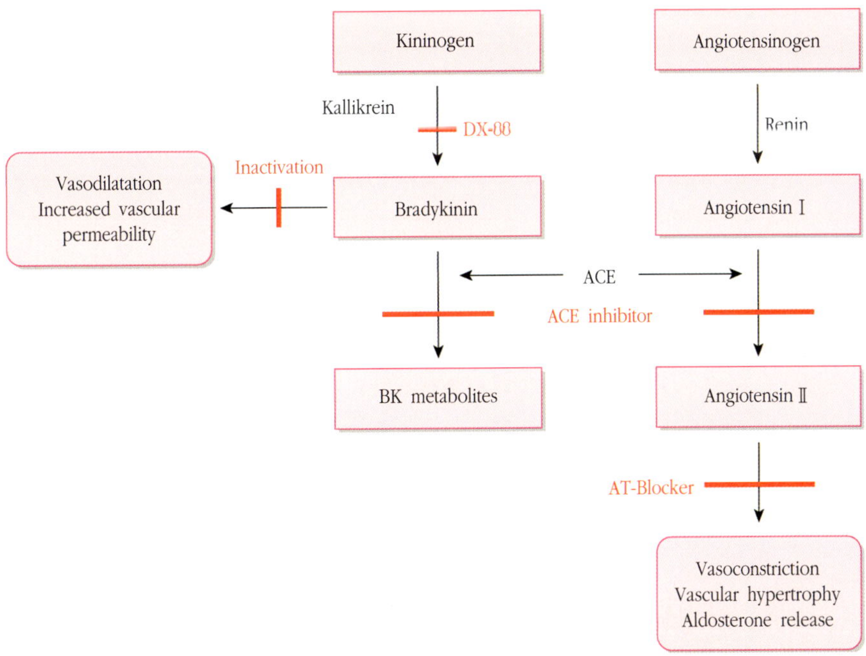

그림 3-7 ACEI 유발 혈관부종

ACE : Angiotensin converting enzyme; AT-II : Angiotensin II receptor blocker; BK : Bradykinin

(2) 진단 : 병력 청취로 알 수 있다.

(3) 치료

① ACEI 사용 중단

② 심한 발작 시 기관삽관, epinephrine, systemic steroid 사용

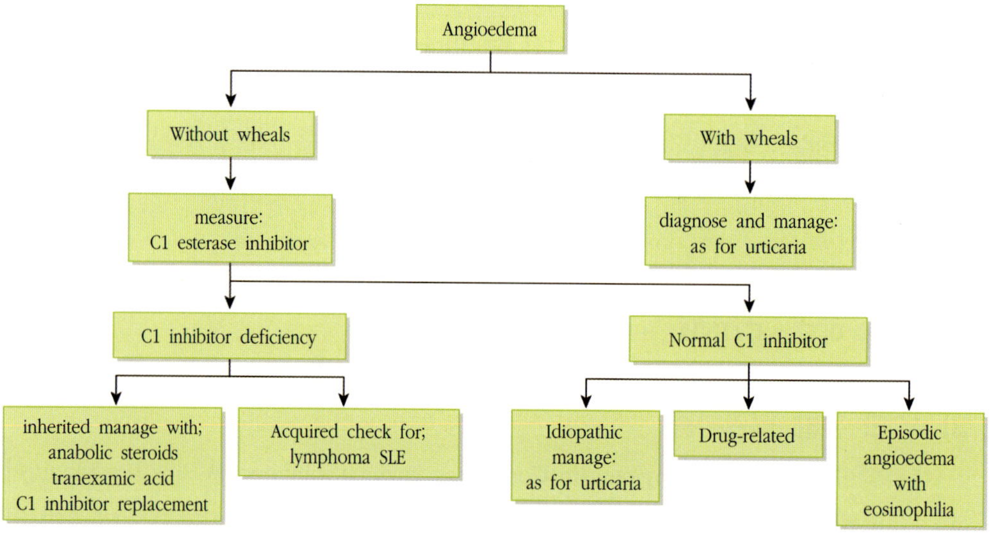

그림 3-8 Angioedema 환자의 진단 알고리즘

표 3-4 혈관부종의 종류

	특징 및 임상상	진단	치료
유전성 혈관부종	• **C1 esterase inhibitor deficiency** • AD, onset in youth • Abd pain common • Laryngeal edema relatively common • Urticaria & pruritus 없음	• Type 1 : **– Screening : C4↓** **– 확진 : C1EI↓** cf. type 2 : 기능이상, 불활성 C1EI	• FFP or C1EI 농축액 • **Danazol**/Stanazol • Tranexamic acid(antifibrinolytic)
Acquired C1EI deficiency	• C1EI의 합성은 →↑, 소비↑에 의한 deficiency • 임상상은 동일	• **Screening : C4↓** • **확진 : C1↓**	• 원인질환(lymphoma, SLE 등의 lymphoprolif. malig) 발견 및 치료 • 급성 혈관부종 발작 시 C1EI 농축액 • 예방적 Danazol/Stanazol
ACEI induced angioedema	• Bradykinin 효과 증폭에 의함 • H & N, esp. 입술/혀에 많다.	• 병력에서 의심하는 것이 중요	• 심한 발작 시 Epinephrine/Systemic steroid/ Intubation

✓유전성 혈관부종 : 두드러기, 소양증 없이 복통만이 동반될 때 의심

✓유전성과 후천성의 감별

1) Screening test : C4는 모두에서 감소

2) 확진 : 유전성에서는 C1EI가 감소, 후천성에서는 C1이 소모되어 C1 감소

04 Chapter

식품 알레르기

Food allergy

크게 중요하지는 않은 부분입니다. 진단방법에 식사 일기(diet diary)가 있다는 것과 확진방법은 유발검사라는 것을 꼭 알아두도록 합시다.

1 용어

1) Adverse reaction to food(음식물 유해반응) : 음식물 섭취 후 나타날 수 있는 모든 종류의 원하지 않는 반응을 총칭
2) Food hypersensitivity(allergy) : 생리적 효과와 무관한 면역 반응
3) Food anaphylaxis : IgE and mediator의 분비와 관련
4) Food intolerance : 식이 불내성
5) Food toxicity(poisoning) : microorganism 또는 exotoxin이 원인
6) Food idiosyncrasy : 면역 기전과 관련 없음
7) Pharmacologic food reaction : drug-like effect

2 역학

1) 소아에서 0.3~7.5%, 나이가 들수록 점점 감소
2) 우유 알레르기 : 1% of infants, 0.1% of general population
3) 병력에서 증상이 있더라도 double-blind food challenge test를 시행하면 33%에서만 증명된다. 주로 새우나 게 같은 갑각류, 땅콩, 복숭아, 사과 등에 있다.

3 임상양상

1) 특징

(1) 특정 음식과 연관된 증상들

(2) **섭취 후 2시간 이내에 급격히 발생**, 48시간이 넘는 경우는 드물다.

(3) 원인이 되는 음식물을 중단했을 때 증상이 소실된다.

2) 각 장기에 관련된 증상

(1) 소화기계 증상

① 입술 및 구강 점막 : 가려움증(pruritis), 부종

② 식욕 저하, 오심, 구토, 복통, 설사, 혈변

③ 그 외 : protein-losing enteropathy, 흡수장애, 간비비대증

(2) 피부 증상

① 두드러기(urticaria)

- Epidermis, upper dermis
- 긁거나 열에 의해 악화되는 홍반성의 올라오는 가려운 피부 병변

② 혈관부종(angioedema)

- Lower dermis, subcutaneous tissue
- 조직의 비대칭적 팽창, 보통 가렵지 않다.
- 흔한 곳 : 입주변, 안와 주변, 혀, 성기, 사지

(3) 호흡기 증상 : 호흡기계의 알레르기 질환 증상(rhinitis, asthma symptom)

(4) 요로계 증상 : 야뇨증

(5) 아나필락시스(anaphylaxis)

(6) 중추신경계(CNS) : 두통, 우울증, 무기력, 기분 변화

4 진단

1) 병력 청취 : 원인이 되는 음식과 알레르기 증상 사이의 관계를 확인

다음과 같은 경우에는 음식물 섭취와 증상의 발현이 일치되지 않으므로 병력만으로는 진단이 어려운 경우가 있다.

(1) 늦게 반응이 오는 경우 : 효소에 의해 소화된 이후 항원으로 작용, 이 경우에는 피부 단자검사 시에도 반응하지 않는다.

(2) 간헐적으로 증상이 있는 경우
   ① 원인 음식물을 섭취해도 증상이 발현되지 않을 수 있다.
   ② 단백질의 물리적 상태(요리 여부)에 따라 항원성 변화
   ③ 흡수되는 양 : 소화가 안 될 경우에만 항원이 잔류

(3) 첨가제(additive) 또는 오염물질(contaminants)에 의한 경우
   ① 음식물 속에 항원이 숨어 있는 경우
   ② 조미료 또는 색소(tartrazine or yellow dye No.5)
   ③ 우유나 고기 속의 항생제

(4) 자연적으로 증상이 소멸되고 재발

2) 식사 일기(diet diary)

(1) 모든 종류의 음식, 음료, 약물의 섭취와 증상을 기록한다.

(2) 간헐적으로 증상이 있는 경우에 유용

(3) 충분한 자료가 축적되면 섭취한 물질과 증상을 대조하여 진단

3) Elimination diet for 7~14days

(1) 거의 매일 증상이 있는 경우에 유용

(2) 병력에서 원인으로 의심되는 음식물을 철저히 회피하고 **증상의 소멸을 관찰**

(3) 의심되는 물질이 없는 경우에는 total elimination diet : starch, sucrose, amino acid, corn oil, vitamin, mineral 만을 섭취하고 관찰

(4) 증상이 소실된 이후 2일 간격으로 개별 음식을 추가해 본다.

(5) 원인 음식물을 재차 섭취할 때 systemic or anaphylactic reaction 위험성

4) Laboratory tests

(1) In vivo test
   ① 전신 반응의 위험성이 있으므로 조심
   ② 피부 단자검사 : peanut, nut, egg, milk, soy, fish, shellfish의 경우 유용
   ③ **유발 검사** : 가장 특이적인 진단방법
   ④ **이중맹검유발검사(Double blind placebo controlled food challenge test)** : 가장 민감한 진단방법

표 4-1 Food allergy의 종류

Allergen	Positive(%)	Allergen	Positive(%)
Shrimp	21.7	Chestnut	10.6
Crab	20.2	Apple	10.6
Clam	19.8	Wheat grain	7.8
Peanut	16.5	Buckwheat flour	5.2
Broad bean	13.0	Milk	4.7
Asparagus	12.2	Pork	4.2
Lettuce	12.2	Beef	4.2
Peach	11.3	Egg	2.6
Cabbage	11.3	Mackerel	2.6

(2) In vitro test

① RAST(Radioallergosorbent Test), ELISA

② 장점 : 위험성이 떨어지고 피부의 상태(eczema, dermographism)에 상관없이 시행 가능하다.

5 치료

1) 대증 치료(symptomatic treatment)

(1) 항히스타민제(antihistamine) : 피부 병변에 효과

① 1세대 항히스타민제(chlorpheniramine, hydroxyzine)의 부작용 : 졸림, 구강 건조, 현훈, 소화기관 자극

② 2세대 항히스타민제(cetirizine, loratadine, ebastine, epinastine, fexofenadine) : 뇌혈관 장벽을 통과하지 못하므로 졸림의 부작용이 매우 적거나 거의 없다.

(2) 교감신경 흥분제(sympathomimetics) : 피부 병변에 효과

① 혈관 수축(vasoconstriction)

② 종류 : ephedrine, epinephrine

③ 부작용 : 불면, 떨림(tremor), 빈맥

④ 항히스타민제와 동반 사용(진정 효과와 불면 증상이 서로 상쇄)

(3) 항콜린제 : 소화기계 증상에 효과(설사, 복통)

(4) 스테로이드(corticosteroid)

가장 효과적인 약제이지만 전신적인 부작용이 있으므로 심한 경우 일시적인 투여 이외에는 적응되지 않는다.

2) 특이적 치료(specific treatment)

(1) **회피(avoidance)**

① 정확한 진단이 선행되어야 한다.

② 정확한 원인 진단 없이 추측하여 회피하면 편식 위험성

(2) 가열, 탈수 등의 조작을 통해 항원성을 파괴하거나 변형

(3) 면역요법(immune therapy, hyposensitization)

음식물 알레르기에서는 권장되지 않는다.

6 예방

1) 모유수유를 권장 : 아직 효과 여부에 논란이 있다.
2) 음식물 알레르기를 잘 일으킬 위험성이 있는 경우, 음식물 알레르기를 잘 일으키는 우유, 계란, 닭고기, 돼지고기, 밀, 시리얼, 땅콩, 생성, 조개, 감귤 등을 처음 6개월에 회피하는 것이 권장된다.
3) 모유를 먹일 경우, 어머니가 먹은 항원이 모유를 통해서 전달될 수 있으므로 어머니도 원인 음식물, 특히 우유를 피한다.

P A C I F I C
INTERNAL MEDICINE

05 Chapter

약물 알레르기

Drug allergy

Immunologic(IgE mediated) drug reaction과 non-immunologic anaphylactoid reaction을 감별하는 것이 중요합니다. **그리고 어떤 약물들이 알레르기를 유발하는지 알아두도록 합시다.**

1 약물 유해반응(adverse drug reaction)

1) 정의

치료의 실패, 우연 혹은 고의적 중독 그리고 약물 남용을 제외한 약품에 의한 모든 치료 이외의 결과 이 중 면역학적 약물 반응으로 인하여 나타나는 것을 약물 알레르기라고 한다.

2) 분류 및 원인

표 5-1 Drug allergy의 분류

	Type A(augmented) reactions(80%)		Type B(hypersensitivity) reactions(20%)
특징	• Predictable from the known pharmacology of the drug • Dose-dependent • Common, but mild		• Unpredictable from knowledge of the pharmacology • No simple dose-dependency • Uncommon, but severe, immunology
종류	• Toxicity-overdose • Side effects • Secondary(indirect) effects • Drug-drug interactions		• Non-immunologic basis : Idiosyncrasy, Pseudoallergic reactions • Immunologic basis: Allergy
원인	• Aspirin & NSAIDs • Anti-tbc drugs • Anesthetic agents • Cisplatin • Antiarrhythmic agents • Antisera	• β-lactam antibiotics • Nitrofurantoin • Allopurinol • Radiocontrast media • Heavy metals • Enzymes	• Sulfonamides • Anticonvulsants • Antipsychotic tranquilizers • Antihypertensive agents • Organ extracts(insulin) • Vaccines(egg-based)

여기서 잠깐!!

Pseudoallergic reaction

- 알레르기 반응과 비슷한 양상을 보이지만 면역학적으로 매개되지 않음
- 이전에 감작되지 않은 처음 노출되는 환자에서도 발생
- 약물이 직접 mast cell이나 basophil에서 histamine 배출을 자극, complement activation, arachidonic acid metabolism에서 inflammatory mediator 생성, contact coagulation system의 활성화 유도
- aspirin 유발 천식, 방사선 조영제에 의한 아나필락시스양 반응, ACEI에 의한 혈관부종 등이 이에 해당된다.

2 분류

1) 전신적으로 나타나는 경우

(1) 아나필락시스(anaphylaxis) : 다른 알레르기와 비슷한 피부, 소화기, 호흡기 증상과 함께 저혈압, 빈맥 등의 심혈관계 증상이 나타나며, 후두부종이나 심혈관 허탈이 주된 사망원인이다.

① 1형 과민반응(IgE mediated)

- β-lactam antibiotics : penicillin, cephalosporin
- 항림프구 글로불린(antilymphocyte globulin), 키모파파인(chymopapain), 라텍스(latex)

② 3형 과민반응(immune complex mediated) : 수혈과 관련된 아나필락시스

③ 비면역학적 기전

- 비스테로이드성 소염진통제(NSAID) : 아라키돈산(arachidonic acid)의 대사과정에서 COX(cyclooxygenase)를 억제하여 leukotriene 생성을 증가시켜 발생
- 방사선조영제(radiocontrast) : 직접 호염구(basophil)로부터 화학매체(chemical mediator)의 분비를 자극하여 발생

(2) 과민증후군(hypersensitivity syndrome)

① 피부병변과 함께 혈액, 폐, 간, 콩팥, 심장 등 인체 주요 장기를 침범하기 때문에 경우에 따라서는 치명적인 결과를 초래할 수 있다.

② 원인 약물 : phenytoin, carbamazepine, phenobarbital과 같은 항경련제, sulfasalazine, sulfonamides 등의 설파제, allopurinol, dapsone 등

③ 치료 : 전신 장기에 침범한 경우 입원치료 필요, 특히 과립구감소증, 빌리루빈 상승 혹은 prothrombin time을 지연시키는 간염 등이 있으면 반드시 입원 치료 필요, 조기에 스테로이드를 사용하는 것이 치명적인 결과를 예방할 수 있다.

(3) 혈청병(serum sickness)

① 임상상 : 발열, 단백뇨, 구토, 구역질, 사구체신염, 혈관염, 말초신경염 등 투여한 약물에 대한 특이 항체가 생성되어 면역복합체가 형성되고 조직 손상이 초래된다.

② 원인 약제 : 항림프구 글로불린에 사용하는 여러 가지 동물혈청, 세팔로스포린, 술폰아마이드(sulfonamide), 하이단토인(hydantoin) 등

(4) 홍반성 루푸스(lupus erythematosus)

2) 약물에 의한 피부발진

(1) 두드러기(urticaria) 혹은 혈관부종(angioedema)

(2) 홍반성 반점구진성 발진(erythematous maculopapular rash) : 80%

① 홍역상(morbilliform) 발진 : 반(macule)이 뚜렷하고 분명한 경계

② 장미진(roseolar) 발진 : 피부 색조 변화가 옅음

③ 성홍열양 발진(scarlatiniform eruption) : 여러 개의 병변이 융합되어 큰 판 형성

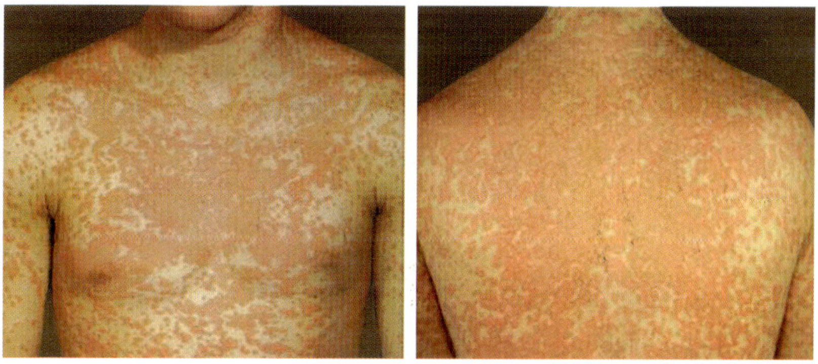

그림 5-1 Drug eruption

④ 성인은 약물알레르기가 가장 큰 원인이며 소아에서는 감염이 가장 큰 원인

⑤ 감별 방법 : 피부 발진 발생 시 약물 복용력

(3) 수포성 발진(bullous eruptions)

① 다형 홍반(Erythema Multiforme, EM)

- 임상상 : 피부와 점막에 발생하는 자주 재발하는 급성 염증성 질환, 홍체 모양의 병변을 나타낸다.
- 경과는 대개 양호하고 self-limited로 증상이 가벼운 경우에는 대증적인 치료 이외에는 특별한 치료가 필요 없으며 2~3주 후에 소실된다.

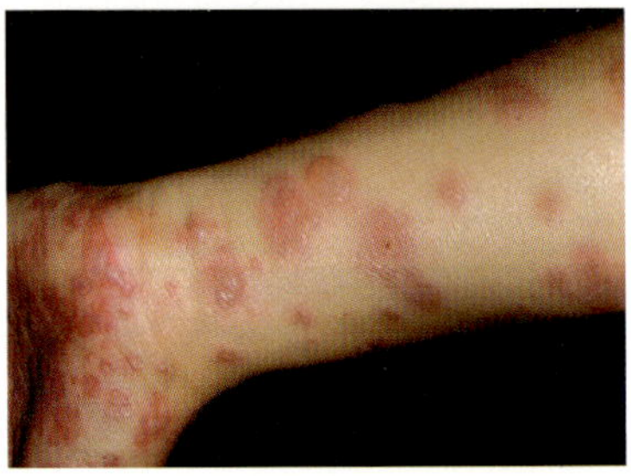

그림 5-2 Erythema multiforme

② Stevens-Johnson Syndrome(SJS, erythema multiforme major)

- 임상상 : 심한 점막 병변과 수포성 피부 병변이 동반, 구강점막, 구순이 가장 흔히 침범되어 회색의 가성막 및 출혈성 가피를 형성, 눈을 침범하여 결막염, 안검부종, 홍채염, 각막의 미란 등이 발생, 점막의 병변은 코, 인두, 후두, 식도 등으로 확대되기도 한다. 폐렴과 심부전을 일으키는 경우 사망하는 수도 있다.
- 특징 : 피부탈락이 10% 이하, 사망률은 5~25% 정도
- 치료 : 수액 및 전해질 균형 유지, 눈의 병변은 안과 검진, 전신적 스테로이드의 사용

③ 중독성 표피 괴사융해증(Toxic Epidermal Necrolysis, TEN)

- 임상상 : 수포성 병변이 전신에 발생하는 반응성 홍반, 치료 후 점막의 반흔이 남을 수 있음, 눈의 후유증이 가장 심각한 합병증
- 특징 : 피부탈락이 30% 이상, 치사율이 30% 정도
- 치료 : 화상에 준하는 치료, 전해질과 단백질의 균형을 유지하고 2차 세균 감염을 예방하는 것이 중요, 스테로이드제 사용은 금기

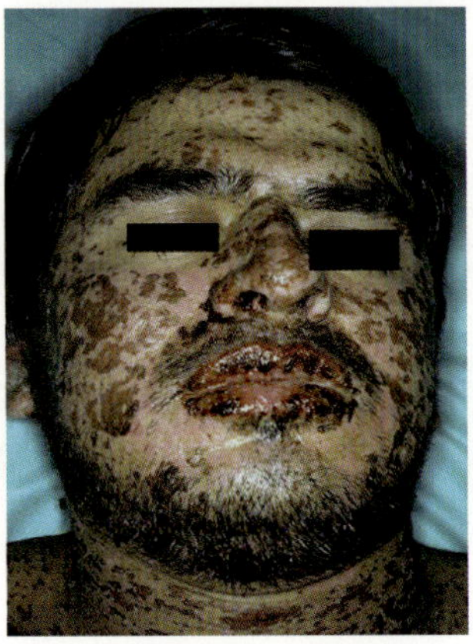

그림 5-3 Stevens-Johnson Syndrome

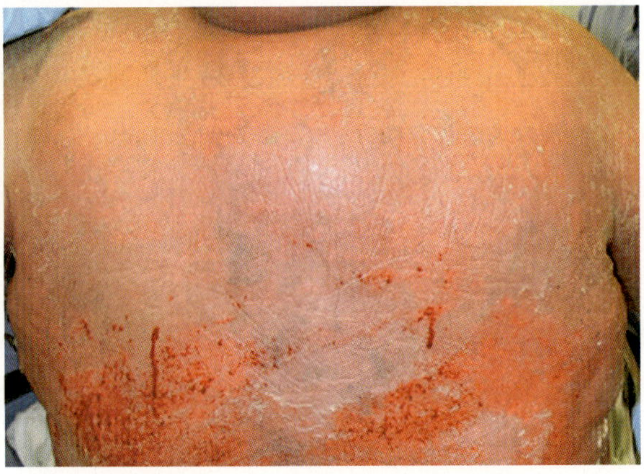

그림 5-4 Toxic Epidermal Necrolysis

(4) 혈관성 자반증(vascular purpura) : 주로 다리에 발생하는 두드러진 점상출혈 병변, 진피 표층에 있는 혈관의 염증에 의해 발생, 약물로 인한 경우는 10% 이하

(5) 약물에 의한 광과민증(drug induced photosensitivity) : 빛에 대해 매우 심한 반응 또는 이상 반응을 보이는 경우

(6) 고정 약진(fixed drug eruptions)

① 약물 복용 후 수시간 이내에 나타나는 단발성 또는 다발성의 1~10cm 크기의 소양감을 동반한 염증성, 홍반성 판, 투여할 때마다 동일한 부위에 병변이 재발되는 독특한 형태의 약진

② 대표적 약물 : phenolphthalein, barbiturates, tetracyclines, sulfonamides 등

(7) 결절 홍반(erythema nodosum) : 특히 하지에 주로 분포하는 압통성의 적색 결절성 홍반, 원인 약물로는 sulfonamide, 경구 피임제, bromide, iodide 등이 있다.

(8) 태선양 발진(lichenoid eruption) : 편평태선과 거의 유사한 발진

3) 간 장애

(1) 약물에 의한 간염

① 발열, 호산구증가증, 발진, 압통, AST/ALT 상승, 황달을 동반

② 대표적 약물 : isoniazid, rifampin, pyrazinamide 등의 항결핵제와 halothane 등

(2) 약물에 의한 담즙정체(cholestasis) 반응

① 황달(jaundice), alkaline phosphatase의 상승, 자가항체의 검출이 특징적

② 대표적 약물 : erythromycin, nitrofurantoin 등

4) 기관지 및 폐실질 장애

(1) 기도수축 또는 천식반응 : 비스테로이드성 소염진통제(NSAIDs)는 아라키돈산(arachidonic acid)에서 prostaglandin의 대사를 차단하고, 그 대신 leukotriene 생성을 증가시켜 천식을 유발하거나 악화시킨다.

(2) 기침 : 대표적인 항고혈압제인 ACE inhibitor에 의해 마른기침이 유발

(3) 폐실질의 침윤성 혹은 섬유화성 장애(infiltrative and fibrotic parenchymal injury)

5) 혈액 장애

(1) 용혈성 빈혈(hemolytic anemia) : 적혈구에 면역복합체의 흡착에 의한 용혈반응

(2) 혈소판감소증(thrombocytopenia) : 면역복합체-매개성 반응

(3) 백혈구감소증(agranulocytosis) : 대부분의 원인은 골수를 억제하기 때문

(4) 호산구증가증(eosinophilia)

6) 콩팥 장애

(1) 사구체신염(glomerulonephritis)이나 간질성신염(interstitial nephritis)의 경우는 약제에 의한 혈청병에 동반

(2) 페니실린에 의한 알레르기성 간질성신염의 경우에는 발열, 발진, 혈뇨, 단백뇨, 호산구증가증 등이 특징적인 임상상

(3) 콩팥 증후군(nephrotic syndrome)은 금(gold), 항경련제(anticonvulsant), 항생제, 페니실라민(penicillamine) 등에 의해 발생

3 진단

1) 진단기준(Diagnostic criteria)

(1) 면역 반응이 나타날 수 있는 충분한 시간(대개 7～10일)이 경과해야 한다.

(2) 약물의 pharmacologic 또는 toxic effect가 아닌 반응 양상이다.

(3) 반응이 용량 의존적(dose-dependent)이지 않고 약물 상호작용이나 흡수 배설 장애에 의한 것이 아니다.

(4) 발진, 발열, 호산구증가증과 같은 과민성반응을 시사하는 특징을 보임

(5) 의심되는 약물을 끊으면 임상적 호전을 보인다(대부분 48～72시간 이내).

(6) 약물을 다시 투여하였을 때 반응이 다시 나타난다(재현성).

2) 환자의 병력 청취(가장 중요)

약을 사용한 시기와 피부 병변과의 상관관계를 알기 위하여 필요

3) 의심되는 약의 사용 금지

의심되는 약을 제거하여 병변이 소실되면 의심할 수 있다.

4) 피부 시험(Skin test)

(1) 단자 검사와 피내 검사(skin prick & intradermal test)

(2) 첩포 검사(Patch test)

(3) 피부 시험으로 진단되지 않는 약물 : aspirin, NSAIDs, 혈관조영제, 국소마취제

5) 전신 유발시험(Challenge administration)

(1) 정확한 진단을 위한 유일한 방법
(2) 의심되는 약을 재투여하여 동일한 병변을 유발하는 방법
(3) 응급처치를 위한 준비가 완비된 상태에서 시행

6) 혈청 특이항체 측정

(1) 약에 대한 특이 IgE 항체를 RAST로 측정하는 방법
(2) 페니실린, 인슐린, ACTH의 경우에 한하여 제한적으로 사용

4 치료

1) 급성 반응에 대한 처치

(1) 약물 알레르기가 의심되면 그 약제를 끊는 것이 가장 근본적인 치료
(2) 아나필락시스 : 에피네프린 투여 및 심폐기능의 회복과 유지를 위한 치료
(3) 피부 증상의 정도에 따라 항히스타민제 및 스테로이드 투여 고려

2) 대체 요법

면역학적으로 교차반응이 없는 약제로 대체하는 것이 바람직하다.

3) 탈감작 요법(Desensitization)

약제가 치료에 필요하나 달리 대체할 약이 없는 경우에 시행

4) 예방

(1) 분명한 적응증이 아니면 약물을 사용하지 않음
(2) 약물 처방전에 약물 사용력을 정확히 청취해서 불리한 작용이 발생한 약물 및 이와 관련되는 약물의 사용을 피함
(3) 약물 알레르기를 예측 가능한 검사법이 있으면 시행하여 안전성 여부 확인
(4) 가급적 약물 알레르기를 일으키지 않는 약물들을 사용

PACIFIC
INTERNAL MEDICINE

06 Chapter

곤충 알레르기

Insect sting allergy

시험에 출제되는 단원은 아니니 가벼운 마음으로 한번 훑어보시면 됩니다.

1 곤충독 알레르겐

1) 대부분 효소
2) 분자량 : 13~15kD
3) 동일한 과 내에서는 교차항원성이 매우 강하나 과가 다르면 교차항원성이 약하다.

2 임상양상

1) 즉시형 반응(4시간 이내)

(1) 국소형(local) : 일시적 통증, 홍반, 부종 등
(2) 광역형(large local) : 자상된 팔, 다리의 대부분
(3) 전신형(systemic) : 자상부위 연속성 없이 전신에 관찰, 두드러기, 혈관부종, 기관지연축(bronchospasm), 아나필락시스
(4) 중독형(toxic) : vasoactive amine, 즉시형 전신반응 유사, 비교적 짧은 시간에 많은 곤충에 자상 입은 경우

2) 지연성 반응(4시간 이후)

(1) 혈청병(serum sickness)
(2) 길랑－바레(Guillain-Barré) 증후군
(3) 신우신염
(4) 심근염

3 진단

1) 병력 및 진찰
2) 피부반응 검사 : 가장 예민하고 신속한 검사
3) 체외검사 : 곤충독 특이 IgE
   (1) 피부시험 양성자의 80%만 양성
   (2) 예민도가 피부시험보다 낮음

4 치료

1) 응급치료

단순한 국소형 증상에는 특별한 치료 필요 없음, 광역형 반응을 보이는 경우 냉찜질 등이 도움이 된다. 전신반응이 나타나는 경우 에피네프린 피하주사가 효과적, 항히스타민제도 피부 소양감, 두드러기를 해소한다.

2) 장기치료

(1) 회피
(2) 에피네프린 접종 교육 : 성인용은 1:1,000, 소아용은 1:2,000으로 에피네프린 0.3mL 접종 키트를 휴대 및 교육
(3) 면역요법 : 곤충에 쏘인 후 전신반응을 보인 환자에서 피부시험 또는 혈청학적 검사에 양성반응을 보인 경우만 시행

07 Chapter

운동 알레르기

Exercise related Allergy

치료와 예방방법 정도만 알아두시면 됩니다.

1 운동 유발성 천식

운동 후에 일시적인 기관지 수축이 일어나 천식 증상이 유발되는 것, FEV_1(1초간 노력성 호기량) 15% 감소

1) 역학

(1) 기관지천식 환자의 45~80%

(2) 소아에서 운동유발 천식 : 성인천식 환자에 비해 7~8배

(3) 성별 : 중증이 남아에서 많다.

(4) 호흡기 감염, 찬 공기, 원인 항원 노출 후 빈발한다.

(5) 계절적 : 여름철에 가장 낮고 나머지는 차이 없다.

2) 병인

(1) 운동 중
두 부분의 평형이 기관지확장이 약간 되는 쪽으로 진행

(2) 운동이 끝나는 시점
분비된 카테콜아민은 급격히 사라지고 기관지수축 유발 매개체에 의한 기관지 수축

(3) 불응기(Refractory period)
기관지수축 유발 매개체가 새로이 생성되는데 시간이 필요

3) 임상양상

(1) 호흡곤란, 천명음, 기침

(2) 심한 운동 후 5~10분 후부터 증상 심함, 이후 호전되어 30분 정도면 대부분 호전

(3) 일부 환자 : 수시간씩 증상 지속

(4) 후기 반응 : 일부 환자에서 보고

4) 진단

(1) FEV_1 또는 PEFR : 15% 감소

(2) 달리기 방법(free running) : 천식유발 가장 잘 됨, 6분간 최대 능력으로 달리기

(3) 답차(treadmill) 검사법

(4) Cycloergometer 검사법

5) 치료 및 예방

운동 전에 β-agonist 또는 mast cell stabilizing agent(cromolyn)를 투여하면 급성 악화를 예방할 수 있다.

2 운동 유발성 두드러기

1) 콜린성 두드러기(cholinergic urticaria)

(1) 체온을 0.7~1℃ 올릴 수 있는 조건에서 땀이 나며 소양감을 동반 2~4mm 작은 두드러기 발생

(2) 주로 목, 가슴에서 시작해서 얼굴, 사지 등으로 퍼진다.

(3) 눈물, 침, 설사 등 콜린성 증상 동반 가능

(4) 운동 이외 : 열, 스트레스, 매운 음식 등으로 유발

(5) 진단 : 운동유발 검사(가장 예민함)

(6) 치료 : 항히스타민제, hydroxyzine, cyproheptadine

2) 아나필락시스양 두드러기

10~15mm로 크기가 크고, 온수욕 등 체온 상승으로 유발되지 않는 것으로 감별 가능하다.

3 운동 유발성 아나필락시스

1) 운동에 의해 두드러기, 상기도 협착, 혈관 허탈
2) 대개 10세 이상 소아 또는 성인
3) 운동 후 수분에서 20분 이내 10~15mm 크기의 두드러기 나타나며 호흡곤란, 천명음, 복통, 설사, 어지러움, 실신, 쇼크
4) 콜린성 두드러기와의 차이점
   (1) 체온상승과 관련 없음
   (2) 두드러기의 크기가 더 크다(10~15mm)
   (3) 메타콜린 피내시험 음성
5) 치료
   (1) 아나필락시스에 해당하는 치료
   (2) 자가 주사 에피네프린
   (3) 운동 전후 금식

PACIFIC
INTERNAL MEDICINE

08 Chapter

아나필락시스

Anaphylaxis

아나필락시스의 감별진단, 증상 및 징후, 치료에 대해 알아두시기 바랍니다.

1 정의

과거에 노출된 적이 있는 항원에 대한 급격한 면역 매개성 전신적 반응

1) 구성요소

(1) 감작 항원(sensitizing antigen)

(2) IgE 항체 반응(IgE antibody response)

(3) 항원에의 재노출(reintroduction of antigen)

(4) 비만세포 과립 분비(mast cell degranulation)

(5) 화학매체에 의한 여러 병적 반응의 시작

2) 아나필락시스양 반응(anaphylactoid reaction)

Alternative pathway에 의한 mast cell 활성화로 전신적 반응이 아나필락시스처럼 생기는 것

표 8-1 Anaphylaxis와 anaphylactoid reaction 비교

	Anaphylaxis	Anaphylactoid
Sensitization이 필요한가?	○	X
첫 노출에도 반응이 발생할 수 있는가?	X	○
알레르기 피부 검사에 의해 반응이 예상되는가?	○	X

2 원인

표 8-2 common causes for anaphylaxis and anaphylactoid and allergic reactions

Drugs	β-Lactam antibiotics, Acetylsalicylic acid(ASA), Trimethoprim-sulfamethoxazole, Vancomycin, Nonsteroidal anti-inflammatory drugs(NSAIDs), Virtually any drug
Foods and additives	Shellfish, Soybeans, Nuts, Wheat, Milk, Eggs, Salicylates, Seeds, Sulfites
Others	Hymenoptera stings, Insect parts and molds, Radiographic contrast material, Latex

3 감별진단

1) 혈관미주신경성 실신(vasovagal syncope)

대개 유발 인자가 있고, 호흡기 증상은 있으나 피부 증상이 없는 경우가 많다.

2) 유전성 혈관부종(hereditary angioedema)

(1) 후두부종 ± 복통

(2) 느리게 발병, 두드러기나 저혈압 없음

(3) 가족력

3) 부정맥, MI, aspiration, 간질발작 등과도 감별

4 진단

1) 병력 청취

2) 증상과 징후

(1) 피부증상 : 홍반, 가려움증 → 두드러기(m/c) ± 혈관부종

(2) 호흡증상 : 후두부종, 기관지연축, respiratory distress

(3) 심혈관계 증상 : 저혈압, 쇼크, 서맥, 부정맥

(4) 위장관 증상 : 오심, 구토, 복부통증, 설사

3) 반응의 시작

일반적으로 항원에 노출되고 나서 **수초에서 수분 이내**에 반응이 시작되나 수시간 후로 지연될 수도 있다.

4) 신체검사

(1) 신체 검진 소견 : 홍조, 두드러기, 미만성 홍반성 발진, 부종, 호기성천명(expiratory wheezing), 흡기성천명(inspiratory stridor), 청색증, 저혈압

(2) 상기도폐쇄 : 쉰목소리(hoarseness), 발성장애(dysphonia), 삼킴장애(difficulty swallowing), 목소리변화(change in voice), 협착음(stridor)

(3) 하기도폐쇄 : 천명(wheezing), 기침, chest tightness

5) 특이적 진단 검사

(1) 음식물 일기(diet diary)

(2) 반응 중 serum β-tryptase level 측정

증가는 비만 세포의 활성화를 의미하며 전신 마취 중 혈압 저하가 있을 때나 사망한 환자의 검사에 유용할 수 있다.

(3) 혈중 히스타민, 요중 히스타민/대사물

(4) Specific IgE

5 치료

1) ABC check

(1) Airway

(2) Breathing

(3) Circulation

2) 그 밖의 치료

(1) 에피네프린(1:1000)을 SC/IM 0.3~0.5ml q10~15min, 난치성 저혈압의 경우에 피네프린(1:10000)을 IV 2.5ml q5~10min

(2) Supine position, legs elevated

(3) Tourniquet : 반응부위 보다 근위부에

(4) Normal saline, dopamine : 저혈압 발생시

(5) Diphenhydramine(antihistamine), aminophylline : 두드러기－혈관부종, 기관지연축에 효과

(6) IV glucocorticoids : 급성 반응에는 효과 없지만, 후기 반응인 기관지연축, 저혈압, 두드러기에는 도움이 될 수 있다.

6 예방

1) 알려진 항원을 회피하는 것이 가장 좋은 예방법이다.
2) 에피네프린 휴대(EpiPen)
3) 환자의 교육이 중요, 소아의 경우 아이를 돌보는 사람들의 교육도 필요하다.
4) 방사선 조영제 사용 시 전처치 약물로 어느 정도 예방이 가능하며, 고삼투압 조영제 대신 등장성 비이온성 혈관조영제를 사용하는 것이 좋다.
5) Aspirin에 의한 알레르기 병력이 있는 경우 aspirin 및 NSAIDs는 사용금지, acetaminophen, COX2 inhibitor는 사용 가능

PACIFIC INTERNAL MEDICINE

Rheumatology

PACIFIC
INTERNAL MEDICINE

Chapter 01

서 론

Introduction

관절 및 근육뼈대계통 증상을 호소하는 환자에서는 우선 다음 네 가지를 평가해야 합니다.

1) **관절의 문제인가, 관절 외 구조물의 문제인가?**
2) **임상양상이 급성인가 만성인가?**
3) **관절의 침범이 국소적인가, 전신적인가?**
4) **염증성 질환인가, 비염증성 질환인가?**

관절 및 근육뼈대계통 질환의 접근

1 관절의 문제인가, 관절 외 구조물의 문제인가?

1) 관절의 구조(어디를 침범했는지?)

(1) 관절 구조물 : 활막(synovium), 골단판(bony end plate), 연골(cartilage), 관절낭(joint capsule), ligament(관절강 안쪽의 인대)

(2) 관절 외 구조물 : 힘줄(tendons), 윤활낭(bursae), 근육(muscles), 근막(fascia), bone (관절강 바깥쪽의 뼈)

cf) 활막(Synovium) : 관절강을 lining하고 있는 membrane

2) 대표적인 류마티스 질환에서 관절염은 각각 다음 구조물의 이상으로 발생

(1) 활막(synovium) : 류마티스 관절염(rheumatoid arthritis)

(2) enthesis : 강직척추염(ankylosing spondylitis) → 인대가 뼈에 붙는 부위에서

(3) 관절강(joint space) : 통풍(gout)

(4) 골단판(bony end-plate) : 무혈성괴사(avascular necrosis)

(5) 연골(cartilage) : 골관절염(osteoarthritis)

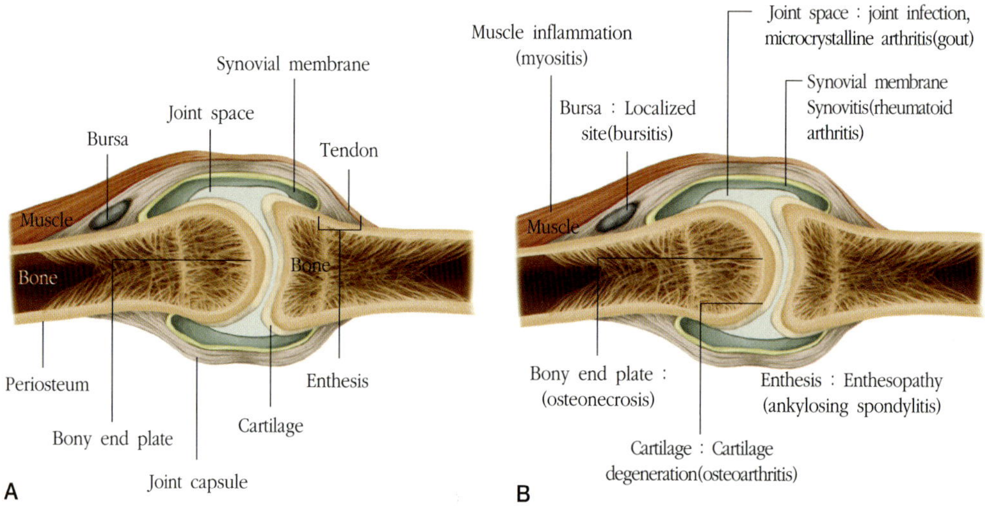

그림 1-1 A, 관절 구조. B, Sites and types of rheumatic disease.

3) 관절 외 구조물이 아닌 관절 자체의 문제(관절염)임을 시사하는 임상적 소견

(1) **깊거나 미만성의 관절통**

(2) **수동, 능동 움직임에 대한 관절 운동 범위의 제한**

(3) **활막 증식이나 삼출 또는 골확장에 의한 관절 부종**

(4) **관절마찰음, 불안정성, 고정(locking), 변형**

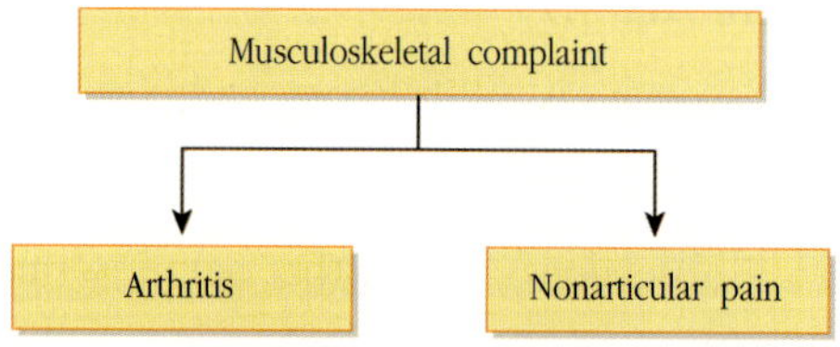

그림 1-2 근골격계 증상

표 1-1 관절통과 관절 주변 통증의 감별점

	Arthralgia	Periarticular pain
Pain on motion	Active movement Passive movement	Active movement
Swelling	(+)	(−)
Deformity	(+)	(−)
Crepitus(마찰음)	(+)	(−)

2 급성인지 만성인지 감별한다.

1) 발병(onset)

(1) abrupt : 감염성 관절염, 통풍

(2) indolent : 골관절염, 류마티스 관절염, 섬유근육통(fibromyalgia)

2) 진행(course)

(1) chronic : 골관절염

(2) intermittent : 통풍

(3) migratory(침범관절이 이동하는 경우) : 류마티스열(rheumatic fever), 임균성 관절염(gonococcal arthritis), 바이러스성 관절염(viral arthritis)

3) 기간(duration)

(1) acute(6주 미만) : 감염성(infectious) 관절염, 결절 유발성(crystal-induced), 반응성(reactive)

(2) chronic(6주 이상) : 골관절염, 류마티스 관절염

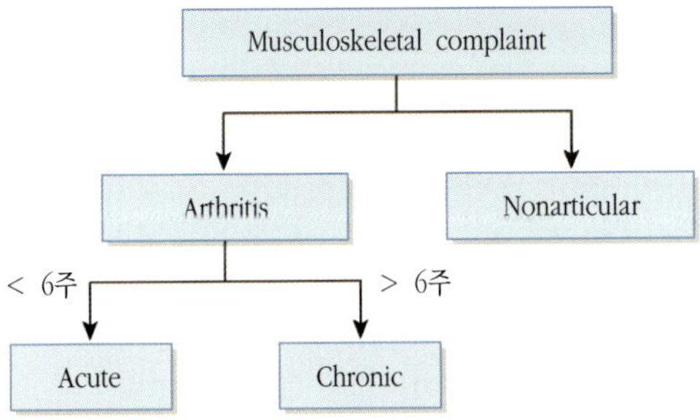

그림 1-3 급성과 만성 통증의 경계는 6주이다.

3 관절의 침범이 국소적인가, 전신적인가?

1) 관절의 수(number)

(1) 단일관절성(monoarticular) : 외상성 관절염, 통풍, 유육종증(sarcoidosis), 재발 류마티즘(palindromic rheumatism)

(2) 소수관절성(oligoarticular, 2~3개), 다발관절성(polyarticular, 4개 이상) : 강직 척추염, 다발근육염(polymyositis), 류마티스 관절염, SLE, 섬유근육통

2) 대칭성(symmetricity)

(1) symmetric : 류마티스 관절염

(2) asymmetric : 척추관절염, 통풍

3) 상하지(extremity)

(1) 상지(upper extremity) : 류마티스 관절염

(2) 하지(lower extremity) : 반응관절염, 통풍(발병시)

4) 분포(distribution)

(1) 축성(axial) : 골관절염, 강직척추염

(2) 말초(peripheral) : 류마티스 관절염(경추를 제외한)

5) 동반 전신 증상(systemic features)

(1) 열 : SLE, 감염

(2) 발진 : SLE, 반응관절염, 피부근육염(dermatomyositis)

(3) weakness : 다발근육염, 류마티스성 다발성 근육통(polymyalgia rheumatica)

(4) morning stiffness : 염증성 관절염(inflammatory arthritis)

6) 타 장기 증상(involvement of other organ systems)

(1) 눈 : 베체트병(Behcet's disease), 유육종증, 반응관절염

(2) 소화기계 : 피부경화증(scleroderma), 염증성장질환(inflammatory bowel disease)

(3) 비뇨생식기계 : 반응관절염, 임균혈증(gonococcemia)

(4) 신경계 : 라임병(Lyme disease), 혈관염(vasculitis)

4 염증성 질환인가, 비염증성 질환인가?

1) 염증성(Inflammatory)

(1) **원인**

① 감염성 관절염 : *Neisseria gonorrhoea, Mycobacterium tuberculosis*에 의한

② 결정유발 관절염 : 통풍, CPPD

③ 면역성 : 류마티스 관절염, SLE

④ 반응성 : 류마티스열, 반응관절염

⑤ 특발성(Idiopathic)

(2) **염증의 주요 징후** : 홍반(erythema), 온기(warmth), 통증(pain), 종창(swelling)

(3) **전신 증상** : 피로, 발열, 발진, 체중감소, 조조강직

(4) **검사소견** : ESR & CRP↑, 혈소판 증가, 빈혈, 알부민 감소

(5) **관절 강직**

① 휴식에 의해 악화되나, 움직일수록 또는 항염증 약물에 호전되는 경우

② 수시간 반복되는 경우

2) 비염증성(Non-inflammatory)

(1) 원인 : 외상, 골관절염, 종양, 섬유근육통(Pain amplification)

(2) 징후(sign)

① 활막의 종창(Synovial swelling) 혹은 warmth 없는 통증

② 염증성 소견, 전신 증상 없음

③ 검사소견은 정상

(3) 관절 강직

① 지속시간은 1시간 내

② 활동 후 악화

표 1-2 염증성과 비염증성 관절염의 비교

		Inflammatory	Non-inflammatory
Local	Symptom/Sign	Pain ± swelling ± redness ± heat	Pain ± swelling
Systemic	Fever, weight loss, anorexia	May be(+)	(−)
	ESR, CRP	Elevated	Normal
	Morning stiffness	>1 hour	<1 hour
Joint fluid		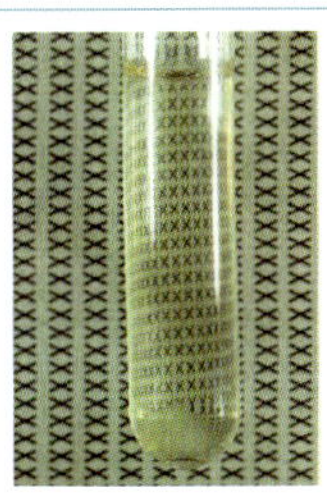	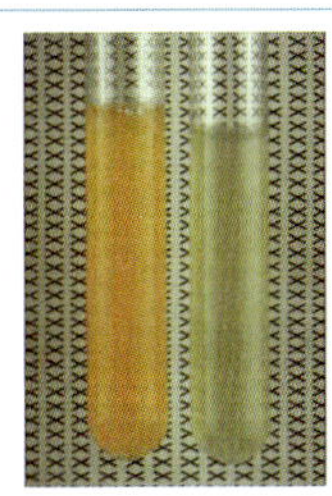

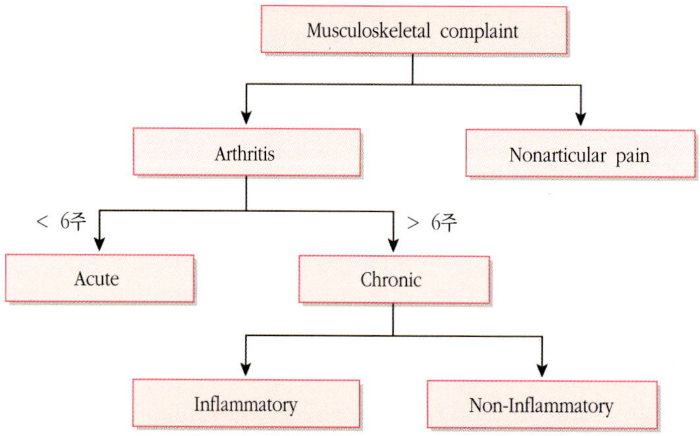

그림 1-4 염증성과 비염증성 관절염

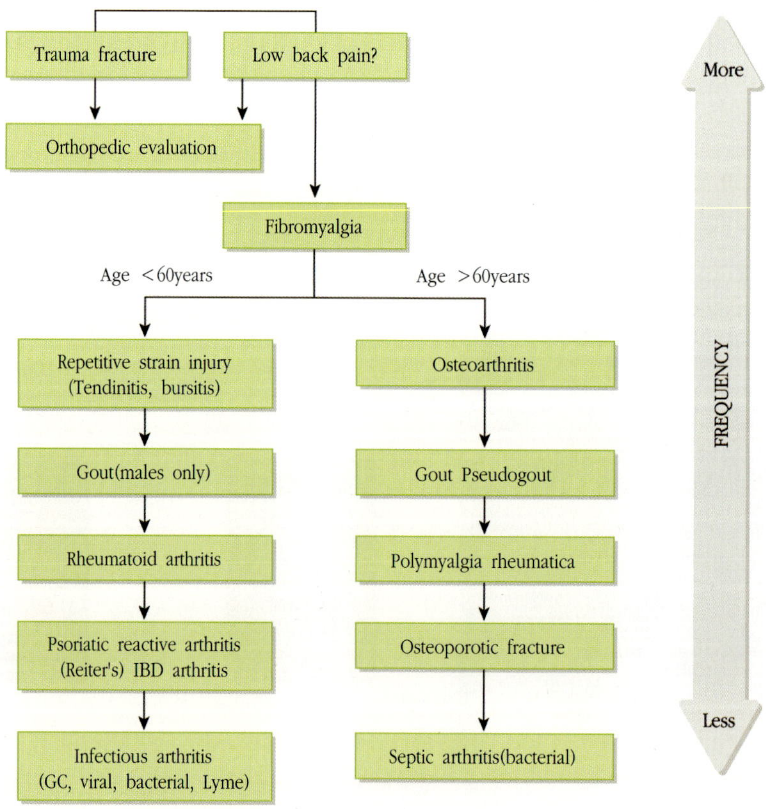

그림 1-5 알고리즘 : 빈도를 고려한 근골격계 질환 상태

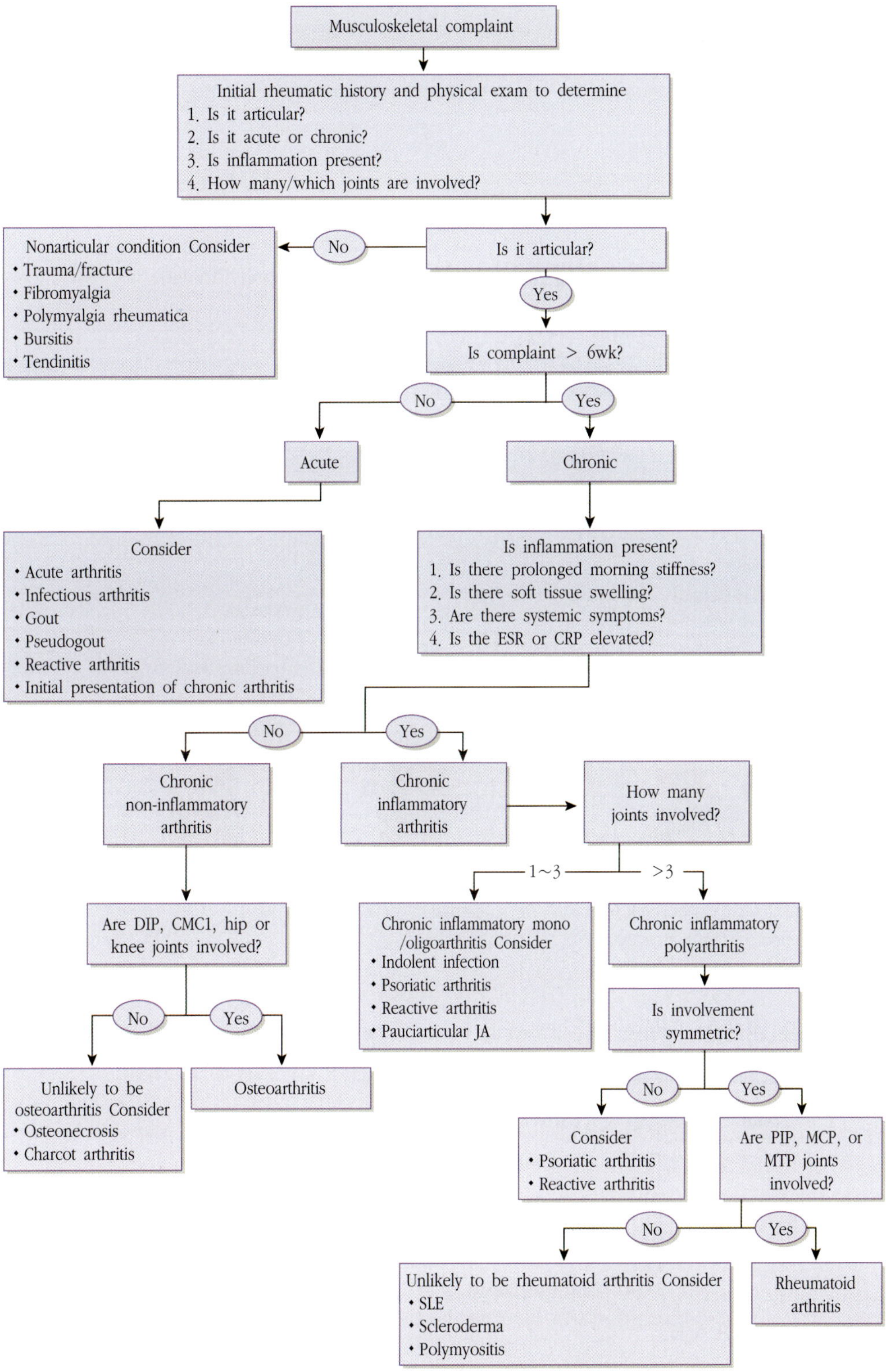

그림 1-6 근골격계 통증의 진단 알고리즘

5 그 외에 고려할 점

나이, 성별, 인종, 가족력, 외상 여부, 약물복용 여부가 도움이 된다.

6 각 질환에 대한 간단한 설명

1) 급성 단일관절염 & 다발관절염(Acute monoarthritis & polyarthritis)

표 1-3 대표적인 염증성 관절 질환

	Gout	Septic arthritis	Viral arthritis	DGI	CTD
원인	Monosodium urate	*S. aureus* *Streptococcus*	HBV, Rubella, Parvovirus	*N. gonorrhea* infection	SLE, DM, SSc, vasculitis etc.
진단	관절 천자 후 편광현미경 관찰	**관절 천자 후 smear & culture**	임상양상 항체 검사	관절액 검사 혈액, 소변 배양	임상적 진단기준
치료	급성기(NSAIDs, 콜히친, steroid) Uric acid 낮추기 (Allopurinol, Probenecid, Benzbromarone)	Drainage Antibiotics	NSAIDs로 대증치료	IV ceftriaxone +cefixime p.o. (or ciprofloxacin)	NSAIDs Hydroxy-chloroquine Prednisolone
사진	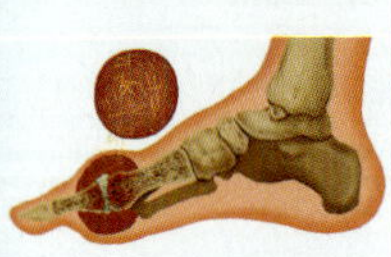	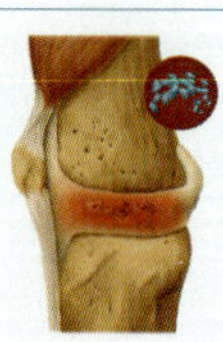	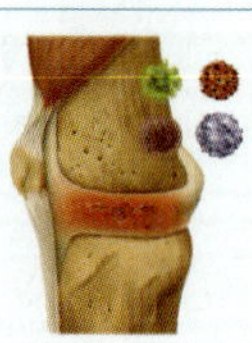	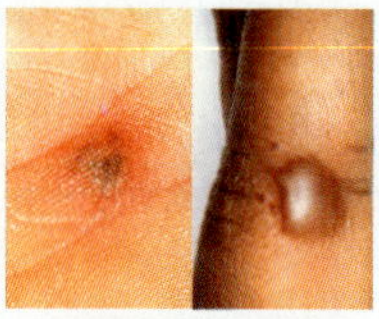	

DGI : Disseminated gonococcal infection; DM : dermatomyositis;
CTD : Connective tissue disease; SSc : Systemic sclerosis

2) 만성 염증성 다발관절염(Chronic inflammatory polyarthritis) : RA와 SpA

(1) Peripheral : 류마티스 관절염(골관절염과 같이 〈표 1-4〉에 정리)

(2) Axial : 척추관절병증(SpA)

① 특징 4가지

- 염증성 허리통증(Inflammatory back pain)
- 천장 관절염, 엉치엉덩관절염(Sacroiliitis)
- 골부착부병증(Enthesopathy)
- HLA-B27

② 분류

- 강직척추염(Ankylosing spondylitis)
- 반응관절염(Reactive arthritis-Reiter's syndrome)
- Inflammatory bowel disease associated arthritis
- 건선관절염(Psoriatic arthritis)

3) 만성 비염증성 관절염(Chronic noninflammatory arthritis)

표 1-4 대표적인 비염증성 관절 질환(마지막 RA는 염증성이지만 OA와 비교위해 첨부)

	원인	진단	치료	사진
Ankylosing spondylitis	HLA-B27 male > female	Sacroiliac joint arthritis Bamboo spine	• NSAIDs • Sulfasalazine • Anti-TNF antibody	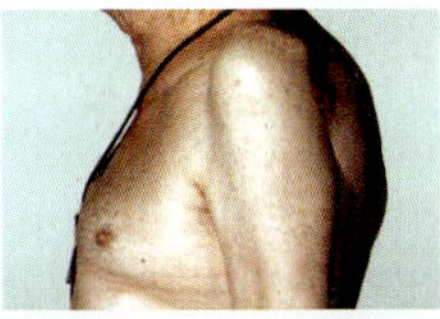
Reactive arthritis	Urethral infection Chlamydia GI infection	임상 진단	• NSAIDs • Sulfasalazine • Antibiotics?	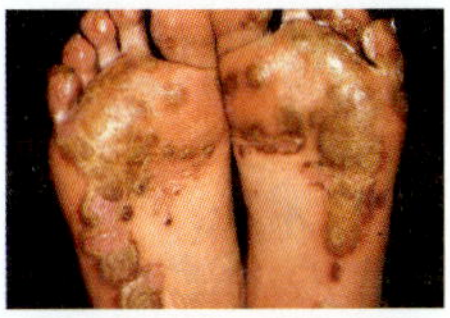
Psoriatic arthritis	Psoriasis	Psoriatic lesion Arthritis	• NSAIDs • DMARDs	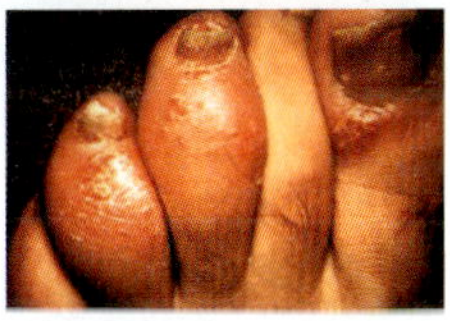
Avascular necrosis of the bone (류마티스에서는 중요치 않아요)	Alcohol Steroid Decompression	증상 X-ray MRI Bone scan	• Symptomatic • Surgery	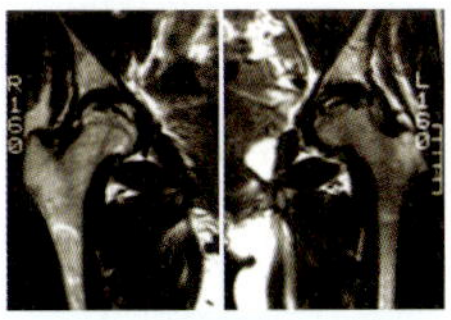
Osteoarthritis	Loss of cartilage	Arthralgia X-ray	• 대증치료 Acetaminophen NSAIDs, Tramadol • Structure modifying agent Glucosamine, chondroitin, Avocado/Soybean, Diacerein	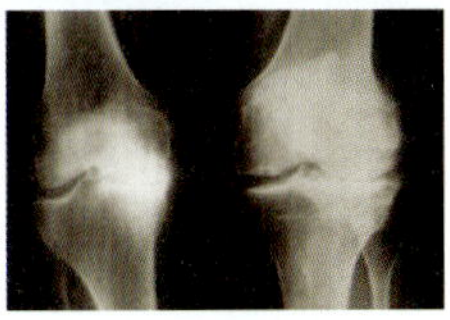
Rheumatoid arthritis (chronic inflammatory polyarthritis에 속함)	Synovial prolif-eration with inflammatory cell infiltration	F1NISH3 → RA 참조	• 대증요법 NSAIDs, • Glucocorticoids • DMARDs → RA 참조 • Biologic agents Infliximab, etanercept, adalimumab	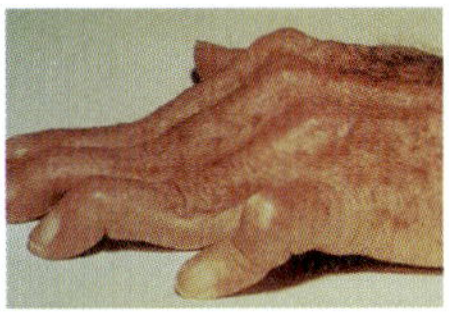

류마티스 질환과 검사

1 관절액 천자

1) 기본 검사로 보체 검사, Gram stain 등 진행
2) 일단 WBC 수에 따라 분류해 보면, <2,000, 2,000~50,000, >50,000으로 나눌 수 있다.
   (1) **<2,000 : OA, traumatic arthritis(염증과 관계가 없으니까)**
   (2) **2,000~50,000 : inflammatory(RA, Gout, CPPD)**
   (3) **>50,000 : septic(항생제를 사용한 경우 50,000보다 작을 수 있으므로 주의)**

표 1-5 Synovial fluid findings in rheumatoid arthritis and other forms of arthritis

Synovial characteristics	Rheumatoid arthritis	Gout/ pseudogout	Reiter's/ psoriatic arthritis	Septic arthritis	Osteoarthritis, traumatic arthritis
Color	Yellow	Yellow-white	Yellow	White	Clear, pale yellow or bloody
Clarity	Cloudy	Cloudy-opaque	Cloudy	Opaque	Transparent
Viscosity	Poor	Poor	Poor	Poor	Good
Mucin clot	Poor	Poor	Poor	Poor	Good
WBC(count/mm^3)	**2,000~50,000**	2,000~50,000 or higher	2,000~50,000 or higher	50,000~300,000	**<2,000**
% PMN leukocytes	>70	>70	>70	>90	<25
Glucose levels	10~25% less than serum*	10~25% less than serum	10~25% less than serum	70~90% less than serum	5~10% less than serum
Total protein	>3.0g/dL	>3.0/dL	>3.0 g/dL	>3.0g/dL	1.8~3.0g/dL
Complement	Low	Normal	High	High	Normal
Microscopic features	"RA cells"	MSU and CPPD **crystals**	"Reiter's cells"	Microbes (Gram stain)	Cartilage fibrils
Culture	(−)	(−)	(−)	(+)	(−)

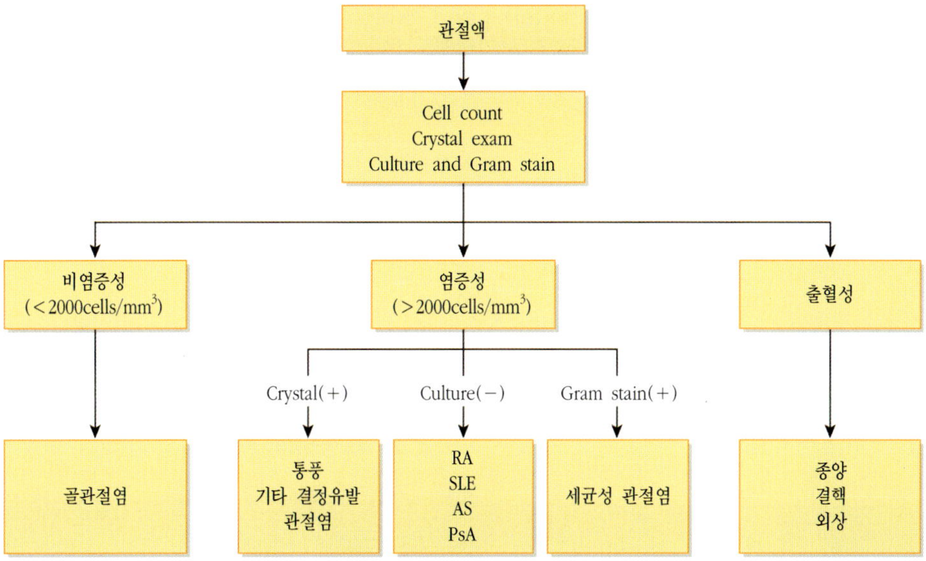

그림 1-7 알고리즘 : 관절액 천자를 통한 진단과정

3) 적응증

(1) 단일관절염

(2) 관절 내 삼출액(joint effusion)을 가진 외상

(3) 만성적 다발관절염 환자에서 단일관절염 관찰시

(4) 관절 내 감염, 결정유발성 관절염, 혈관절증(hemarthrosis) 의심 시

2 자가항체

1) ANA(Antinuclear Antibodies)

(1) 음성이라면 SLE 배제 가능(∵ SLE의 >95%에서 양성)

(2) 양성이라면

① 면역형광현미경 Pattern과 titer에 따라

② Specific ANA에 따라 → SLE 참조

표 1-6 대표적인 ANA의 pattern과 자가면역 질환

Peripheral(Rim)	Diffuse	Speckled	Centromere	Nucleolar
SLE	비특이적	비특이적	CREST	Systemic sclerosis Inflammatory myositis

표 1-7 Antinuclear antibody(ANA) patterns and clinical associations

ANA Pattern	Antigen Identified	Clinical Correlate
Diffuse	Deoxyribonucleoprotein	Nonspecific
	Histones	Drug-induced lupus, lupus
Peripheral(rim)	ds-DNA	50% of SLE(specific)
Speckled	U1-RNP	>90% of MCTD
	Sm	30% of SLE(specific)
	Ro(SS-A)	Sjögrens 60%, SCLE, neonatal lupus, ANA(−) lupus
	La(SS-B)	50% of Sjögrens, 15% lupus
	Scl-70	40% of diffuse scleroderma
	PM-1	Polymyositis(PM), dermatomyositis
	Jo-1	PM w/pneumonitis+arthritis
Nucleolar	RNA polymerase I, others	40% of PSS
Centromere	Kinetochore	75% CREST(limited scleroderma)

2) 류마티스 인자(Rheumatoid factor, RF), anti-CCP Ab
   (1) 두 항체 모두 sensitive 하지만 anti-CCP Ab만 specific
   (2) 예후와도 관계있음(titer가 높으면 관절 외 증상 많음, 예후 나쁘다)
3) ANCA(Antineutrophil Cytoplasmic Antibodies) : 호중구의 cytoplasm에 존재하는 단백질에 대한 Ab
   (1) c-ANCA(cytoplasmic)
      ① Diffuse pattern, proteinase-3에 대한 자가항체
      ② Granulomatosis with polyangiitis(Wegener's)에 특이적
   (2) p-ANCA(perinuclear)
      ① Localized pattern, myeloperoxidase가 주 항원
      ② 결절다발동맥염(PAN), Eosinophilic granulomatosis with polyangiitis(Churg-Strauss)에서 관찰되지만, 비특이적
4) Antiphospholipid Antibody syndrome → SLE 참조
   (1) 어떤 상태 : phospholipid나 cardiolipin에 대한 항체와 관련되어 과응고상태(hypercoagulable state)가 된 것
   (2) 검사소견 : PTT↑, VDRL 검사 위양성
   (3) 어떻게 발견되나? 건강한 여성에서 spontaneous abortion 병력으로

Chapter 02

전신 홍반 루푸스

Systemic lupus erythematosus

증례

22세 여성이 1개월 전부터 발열, 관절통과 하지부종이 발생하여 내원하였다. 체온 37.5℃, 얼굴에 홍반이 있었고, 양쪽 수지관절에 종창이 있었다. 말초혈액검사상 Hct 27%, WBC 2,300, Plt 50,000, 소변검사에서 단백(+++), 적혈구 20～30/HPF, 백혈구 10～15/HPF, 과립원주(granular cast)가 관찰되었다.

진단기준을 외우셔야 합니다. 단순히 어떤 항목이 있다는 것 뿐 아니라 각각의 특징적인 사항도 눈여겨보세요. 특히 SLE(Systemic Lupus Erythematosus)를 진단하는 lab 소견 중 SLE 관련 자가항체에서 높은 특이도, 높은 예민도, 질병의 활성도를 나타내는 것을 잘 알아두셔야 합니다. Antiphospholipid syndrome에 대하여는 임상적 특징을 잘 파악해두세요. 치료도 구별해서 알아두셔야 합니다.

- **S**ystemic : 전신증상이 나타난다.
- **L**upus : 늑대가 물어뜯는다는 의미, discoid rash를 묘사
- **E**rythematous : 가장 특징적인 malar rash를 묘사

1 개념

조직과 결합하는 자가면역항체 및 면역복합체에 의해 조직과 세포가 손상 받는 질환을 의미하며 동일한 전신홍반루푸스 환자에서도 다양한 임상상이 가능하다.

꼭 알아둡시다!!

- **무엇?** 자가면역질환
- **어디를 공격?** 세포 구성 성분(핵, 세포질, 세포막 항원)을 공격
- **증상은?** 세포가 있는 곳은 어디나 systemic하게

2 유병률

환자의 90%가 가임 여성, 흑인>백인

3 병인

1) 이상 면역반응

(1) 선천성 면역(Innate immunity by dendritic cell)의 활성화

(2) 적응 면역 세포(Adaptive immunity cell)의 활성 억치 저하

(3) $CD4^+$ 및 $CD8^+$ 세포들에 대한 조절 및 억제 저하

(4) Apoptotic cells과 면역 복합체의 제거 감소

→ 자가항원(self-antigen)에 쉽게 반응해서 자가항체와 면역 복합체를 만들어내고, 이것이 대상 조직(target tissue)에 결합되어 보체와 phagocytic cell을 활성화시키고 여러 가지 cytokine이 분비되어 염증반응 발생

2) 유전적 요인

여러 가지 유전자와 관련되어 있다(multigenic). 정상 유전자도 아주 적게 이상 면역반응을 일으키는데 이러한 반응들이 쌓여서 질환이 나타난다고 생각된다.

(1) Early component of complement(C1q, r, s, C2, C4)를 발현하는 gene 결핍 시 SLE 증가

(2) 질환 감수성에 기여하는 gene(다음과 관련된 gene에 이상 시 SLE 증가)

① Apoptotic cell 제거 : C1q, MBL

② 면역 복합체 제거 : FcR 2A, 3A

③ Antigen presentation : HLA-DR2, 3, 8

④ B cell maturation : IL-10

⑤ T cell 활성 : PTPN22

⑥ Chemotaxis : MCP-1

3) 호르몬 요인

여성에 많고, 에스트로겐 제제를 복용한 여성에서 더 높게 나타난다(estradiol이 B세포와 T세포의 수용체에 결합되어 활성화 및 생존을 증가시킨다).

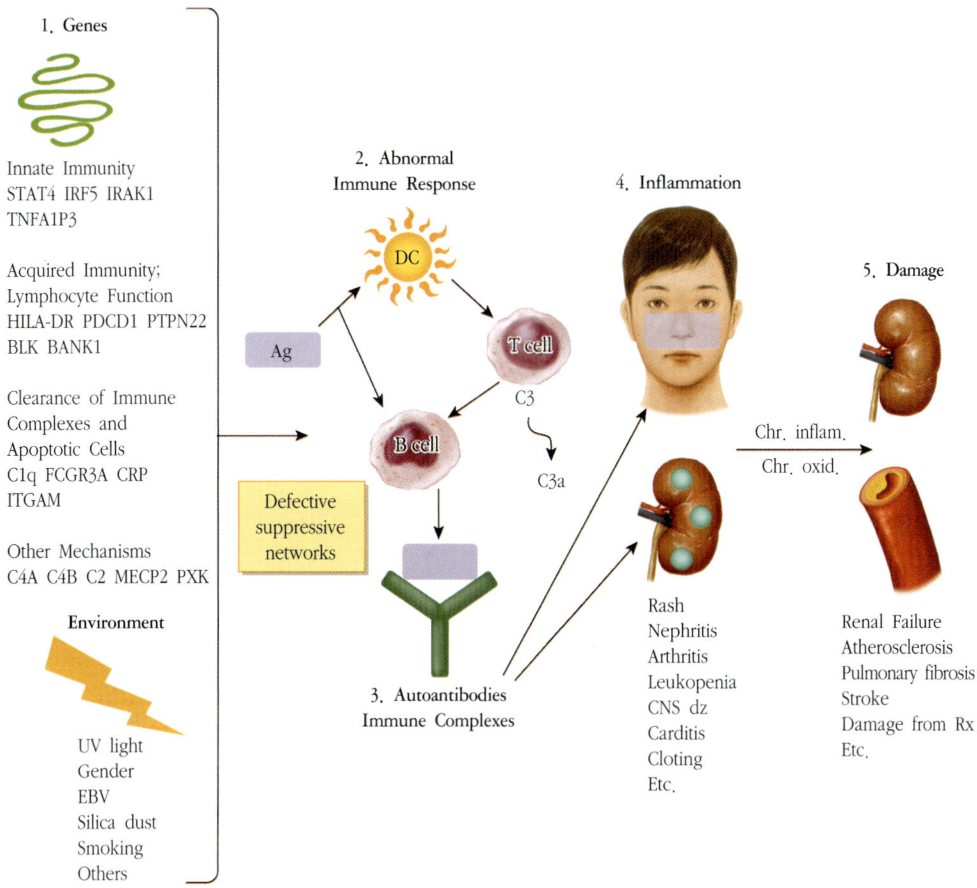

그림 2-1 Pathogenesis of SLE

4) 환경적 요인

(1) 감염(바이러스 및 세균) : 교차 반응 때문에

(2) 약제, 자외선(UV-B)

4 병리

1) 피부

(1) DEJ(Dermal-Epidermal Junction)에 면역글로불린 침착, 염증반응

(2) Basal keratinocytes 손상

(3) 임상적으로 정상으로 보이는 피부에서도 DEJ에 면역글로불린 침착 가능

2) 신장

(1) 면역글로불린이 침착되어 사구체신염을 일으킨다.

(2) 진단과 치료선택에 중요하다.

(3) WHO 분류를 많이 사용해 왔지만 ISN(International Society of Nephrology)/ RPS(Renal Pathology Society) 분류가 발표되어 대체됨

① WHO 분류에서 크게 6가지로 나눈 것은 ISN/RPS에서도 같지만 각 분류마다 active ds.에 ‘A’, chronic ds.에 ‘C’를 붙임(가역성 여부를 알 수 있도록)

② Class Ⅰ, Ⅱ : 광범위한 비가역성 변화를 보일 경우 치료하지 않음

③ Class Ⅲ, Ⅳ : 적극적인 면역억제 치료 필요함

표 2-1 ISN/RPS classification

Class Ⅰ	Minimal mesangial LN
Class Ⅱ	Mesangial proliferative LN
Class Ⅲ	Focal LN*(<50% of glomeruli) Ⅲ(A) : active lesions Ⅲ(A/C) : active and chronic lesions Ⅲ(C) : chronic lesions
Class Ⅳ	Diffuse LN*(≥50% of glomeruli) Diffuse segmental(Ⅳ-S) or global(Ⅳ-G) LN Ⅳ(A) : active lesions Ⅳ(A/C) : active and chronic lesions Ⅳ(C) : chronic lesions
Class Ⅴ	Membranous LN
Class Ⅵ	Advanced sclerosing LN(≥90% globally sclerosed glomeruli without residual activity)

* Indicate the proportion of glomeruli with active and with sclerotic lesions.
* Indicate the proportion of glomeruli with fibrinoid necrosis and with cellular crescents.
* Indicate and grade(mild, moderate, and severe) tubular atrophy, interstitial inflammation and fibrosis, severity of arteriosclerosis, or other vascular lesions.
* Class Ⅴ may occur in combination with Ⅲ or Ⅳ in which case both will be diagnosed.
LN : lupus nephritis

3) 혈관

백혈구파괴 혈관염(Leukocytoclastic vasculitis)이 가장 흔하다.

4) Heart

Libman-Sacks endocarditis : nonbacterial verrucous(사마귀 모양)

5 진단(criteria for diagnosis)

표 2-2 SLE 진단기준

Clinical Manifestations	Immunologic Manifestations
Skin	ANA > reference negative value
Acute, subacute cutaneous LE	Anti-dsDNA
Chronic cutaneous LE	Anti-Sm
Oral ulcers	Antiphospholipid
Alopecia	Low serum complement
Synovitis	Positive direct Coombs test
Renal	
Prot/Cr ≥ 0.5	
RBC casts	
Biopsy[a]	
Neurologic	
Seizures, psychosis, mononeuritis, myelitis, peripheral or cranial neuropathies, acute confusional state	
Hemolytic anemia	
Leukopenia(< 4000) or Lymphopenia(< 1000)	
Thrombocytopenia(< 100,000)	

a Renal biopsy read as systemic lupus qualifies for classification as SLE even if none of the other above features are present

Interpretation : Presence of any 4 criteria (must have at least 1 in each category) qualifies patient to be classified as having SLE with 93% specificity and 92% sensitivity

Abbreviations : ANA, antinuclear antibody; Cr, creatinine; LE, lupus erythematosus; Prot, protein.

6 임상양상

1) 전신 증상

(1) 전신증상으로 피로, 근육통, 관절통은 거의 모든 때에 존재

(2) 심한 전신증상으로 발열, 탈진, 체중감소, 빈혈 등이 가능

2) 근골격계 증상

(1) 관절염/관절통(Arthritis/arthralgia)

① **가장 흔한 증상**

② PIP & MCP joint, wrist, knee에 흔함 → 연조직 부종 및 관절 압통

③ **관절 변형(10%에서 deformity 초래) 및 방사선학적 골미란(erosion) 드묾**

(2) 근육염(Myositis) : 근 위약, creatine kinase 상승, MRI 이상, 생검소견 상 근육 괴사 및 염증

(3) 약제 치료에 따르는 근력 약화 : glucocorticoid(흔함), antimalarial(적음)

(4) 뼈의 허혈성 괴사 ← SLE 자체 또는 steroid Tx.에 이차적으로
→ Active SLE의 증상이 없이 단일 관절 통증 지속 시 의심

3) 피부 증상

(1) **나비모양 발진**(Malar rash, butterfly rash)

① 홍반성 구진 발진(Fixed erythematous papular rashes) : 볼, 코, 턱, 귀 등에 nasolabial fold를 침범하지 않음(광과민증이 있으니까, 빛이 닿기 쉬운 이러한 부위에 홍반이 나타남)

② **광과민성**(Photosensitive)

③ **흉터(−)**, 모세혈관확장증(telangiectasia)(+)

④ SLE에서 가장 흔한 발진

(2) **원반모양 홍반루푸스**(Discoid Lupus Erythematosus, DLE)

① SLE의 20%에서 발생

② 중심부는 탈색소성으로 위축되어 피부부속기관이 영구적으로 파괴됨
→ 흉터(+), 색소 침착을 남김

③ 경계부는 주위 피부보다 약간 올라와 있으며 과다색소성으로 비늘 생성 (Slightly raised scaly hyperpigmented erythematous rim)

④ 치료 : topical or locally injected glucocorticoid, systemic antimalarials

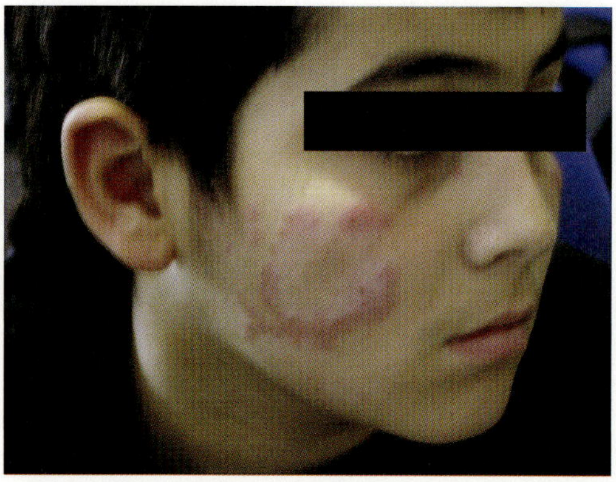

그림 2-2 Discoid rash

(3) 아급성 피부루푸스(Subacute Cutaneous Lupus Erythematosus)

① 광과민성, 건선과 유사하게 비늘이 있는 붉은 반이 전신에 분포, 재발성

② Anti-Ro Ab와 연관

(4) 탈모(alopecia)

① SLE에서는 다시 자람

② DLE에서는 다시 자라지 않음

(5) Vasculitic skin lesion : 자색반, 궤양, subcutaneous nodule, nail fold infarct

4) 신장증상 → 가장 심각한 합병증

루푸스 콩팥염(Lupus nephritis) : SLE 환자의 생존에 중요한 인자

(1) 병리적 소견 : 루푸스 콩팥염의 병리적 분류 → ISN/RPS classification 참조

→ 치료 결정에 중요한 요소 → **신생검**이 치료계획 수립에 중요

① Class Ⅲ, Ⅳ 환자의 절반 정도에서 신 증후군, 대부분에서 고혈압 발생

② **Class Ⅳ(Diffuse proliferative GN)** 환자가 치료를 받지 않을 경우 대부분의 환자가 2년 내에 ESRD 진단

→ 콩팥 손상이 비가역이 아니라면 적극적인 치료(systemic glucocorticoid + cytotoxic drug)가 필요하다.

③ Class Ⅴ : proliferation 동반되지 않았을 경우 DPGN에 비해 예후가 좋다.

(2) 질병 활성도를 반영 : anti-dsDNA Ab↑, complement(C_3, C_4, CH_{50})↓

(3) Anti-dsDNA Ab↑, complement(C_3, C_4, CH_{50})↓ → severe nephritis를 시사

표 2-3 Lupus nephritis의 분류 및 예후

WHO classification of lupus nephritis		예후
Class Ⅰ	Normal	Excellent
Class Ⅱ	Purely mesangial ds	
Class Ⅱa Class Ⅱb	Normocellular Hypercellular	Good Good
Class Ⅲ	Focal segmental proliferative GN	Moderate
Class Ⅳ	Diffuse proliferative GN(OPGN)	가장 多, 가장 예후 나쁨
Class Ⅴ	Membranous GN	Moderate
Class Ⅵ	Mixed membranous and proliferative GN	Poor

여기서 잠깐!!

• Lupus nephritis에서 문제로 나오는 것은 가장 흔하고 가장 예후가 나쁜 class Ⅳ뿐이라고 생각하셔도 될 겁니다. → 죽을 死(4)라고 외우죠.

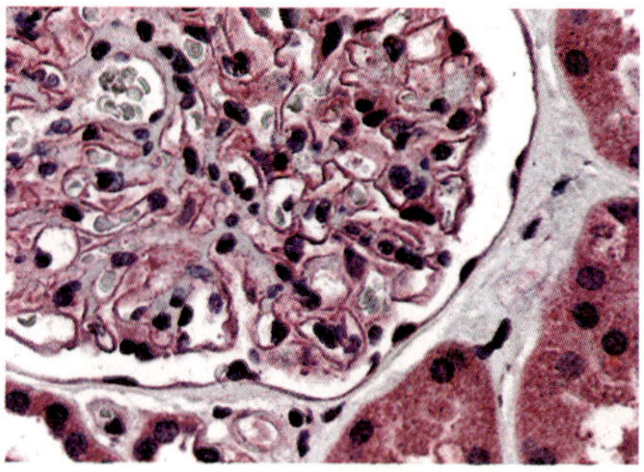

그림 2-3 Class Ⅱ

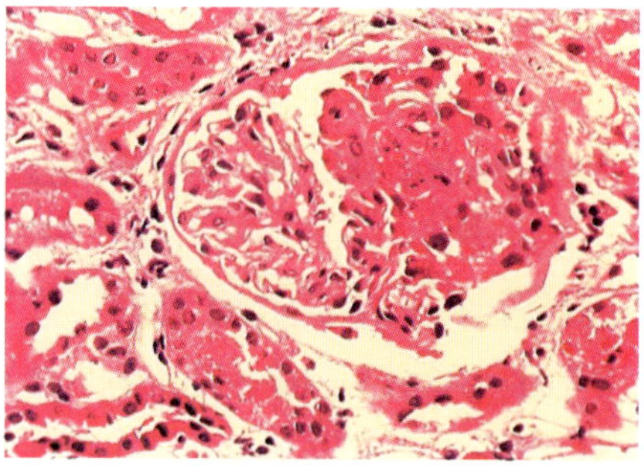

그림 2-4 Class Ⅲ

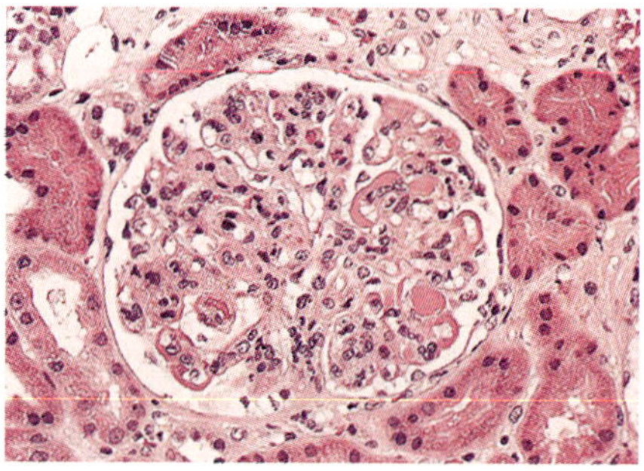

그림 2-5 Class Ⅳ

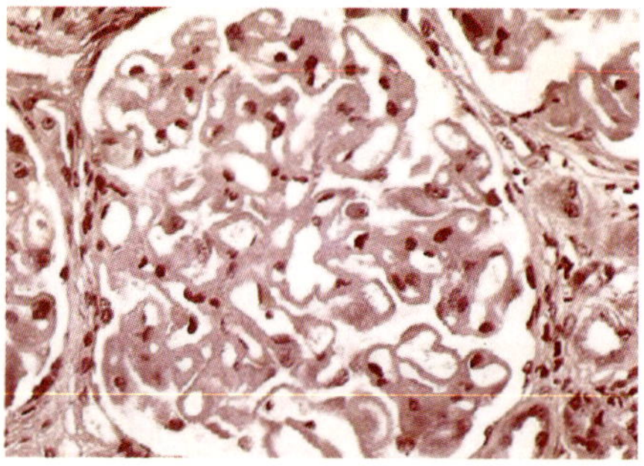

그림 2-6 Class Ⅴ

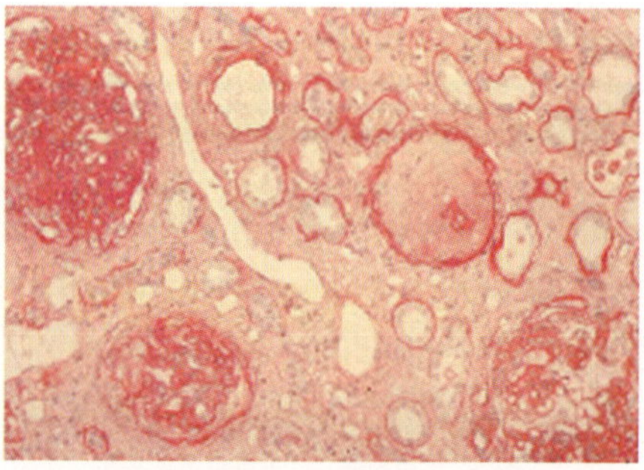

그림 2-7 Class Ⅵ

5) 신경계 증상

(1) Lupus와 관련된 CNS 질환

Diffuse process(면역억제 치료 필요)인지 vascular occlusive disease(항응고 치료 필요)인지 감별하는 것이 필요하다.

① 인지장애(cognitive dysfunction) : 가장 흔한 diffuse CNS lupus

② 두통 : 편두통이나 긴장성 두통과 구별하기 힘들 수 있다.

③ 발작 : 항경련제와 면역억제 치료 병용

④ 정신병

⑤ 척수병증

(2) 감별해야 할 CNS 질환

① 감염(면역억제에 의해)

② Glucocorticoid 유발 정신병

→ 치료 시작 1주경에 발생하며 약제를 줄이거나 중지하면 좋아진다.

6) 혈관폐쇄 증상

(1) 일과성허혈발작(Transient ischemic attacks), 뇌졸중, 심근경색의 유병률 증가

(2) 특히 **antiphospholipid Ab**가 있는 환자는 과응고 상태이므로 잘 발생한다.

(3) SLE 환자에서 **죽상동맥경화증(atherosclerosis) 증가**와 관련된 위험인자

① 고령

② 고혈압

③ Dyslipidemia, Dysfunctional proinflammatory HDL

④ 반복적인 질환의 활성

⑤ 고용량의 glucocorticoid

⑥ Homocysteine 증가

7) 혈액학적 소견

(1) 범혈구감소증

① 빈혈

- Anemia of chronic illness(70%) : normocytic normochromic
- 용혈성 빈혈(10%) : 고용량의 스테로이드 치료가 필요하다.

② 백혈구감소증 : 보통 lymphocytopenia

- 백혈구 감소 자체는 감염이 증가되지 않아 치료가 필요 없다.

③ 혈소판감소증

- 출혈이 없고, PLT >40,000/uL이면 치료가 필요 없다.
- 심한 혈소판 감소증에서는 고용량의 스테로이드 치료가 필요하다.

(2) 혈전증

① 어떤 크기의 혈관에도 발생 가능

꼭 알아둡시다!!

APS(Antiphospholipid antibody Syndrome)

1) Antiphospholipid Ab를 보유한 환자에서 동맥이나 정맥의 혈전증, 반복적인 유산의 특징을 보이는 것을 말한다. → 혈전증 : 일과성허혈발작, DVT, 폐색전증 등 다양하게 보임
2) 혈소판감소증, 용혈성빈혈
3) 진단
   (1) 동맥 혹은 정맥의 **혈전증 병력 1회 이상 or 반복적인 유산**(10주 초과 정상태아의 사망, 심한 전자간증 or 자간증으로 인한 34주 미만 정상태아의 조산 or 10주 이전의 자연유산이 3회 이상 연속될 때)
   (2) 12주 이상의 간격을 두고 2회의 aPL(+)
4) Antiphospholipid Ab
   (1) **Anti cardiolipin Ab**
      • Membrane phospholipid의 성분인 cardiolipin에 대한 Ab로 혈전증과 관련이 깊다.
      • Cardiolipin은 매독검사의 주요 항원이기도 하여 매독 검사에 false(+) 결과를 보인다. → VDRL false(+)
   (2) **Lupus anticoagulant**
      • 혈액응고 과정에는 인지질이 필요하지만 APS 환자에는 항인지질 항체가 있어 혈액응고 과정에 이상이 생겨 in vitro에서 aPTT가 연장되는 결과를 보인다.
      • 정상 혈장과 APS 환자의 혈장을 1:1로 섞었을 때 aPTT가 여전히 연장되어 있다면 양성(만약 섞었을 때 aPTT가 정상화 되면 응고인자의 부족)
   (3) **Anti β_2-glycoprotein Ⅰ Ab**
      • Anti-cardiolipin Ab의 target이 되는 혈청 단백질로 최근 많이 이용되고 있다.
5) In vivo에서는 반대로 hypercoagulable state를 만든다.
   (1) APS는 일차적으로 생길 수도 있고 다른 질환에 이차적으로 생길 수도 있다.
   (2) SLE가 바로 이차적으로 APS를 일으키는 대표적인 질환이다.
6) 치료 : long-term anticoagulation
   (1) 혈전증 발생 후 평생 와파린 단독 or 저용량 아스피린 병합 요법(INR 2.5~3.5)
   (2) 산아손실은 **저분자 헤파린과 저용량 아스피린 병합 요법**으로 예방
   (3) 자가항체만 있는 경우 치료하지 않으나, SLE가 합병된 경우 저용량 아스피린 투여

② 혈관염, Lupus anticoagulant, anti cardiolipin Ab와 관련 있음

③ 항응고 치료로 대처

8) 심폐증상

(1) 심장증상

① 심막염 : 가장 흔함

② 심근염, 심근경색

③ 심내막염 : Libman-Sacks

• 심장판막 기능부전(MR, AR) 및 색전증

(2) 폐증상

① **흉막염**(흉수 동반하기도 함) : 가장 흔함

- 경증 : **NSAIDs에 반응 잘함**
- 중증 : glucocorticoid

② 간질성 폐렴, 섬유화, 폐포내 출혈 : 적극적인 면역억제 치료가 필요

③ 루푸스 폐렴(Lupus pneumonitis)

- 발열, 호흡곤란, 기침
- Chest infiltration and atelectasis
- Tx : 스테로이드

여기서 **잠깐 !!**

- SLE 환자에서 chest infiltration의 가장 흔한 원인은 infection
  → **sputum culture & 경험적 항생제**

9) 소화기 증상

(1) SLE flare 시 : 오심, 설사, 복통 가능

(2) AST, ALT 상승

(3) Intestine의 vasculitis

① 천공, 허혈(ischemia), 출혈, 패혈증 등 유발

② Systemic glucocorticoid therapy에 잘 반응한다.

10) 안과 증상

Sjögren's syndrome, 결막염, 망막 혈관염, 시신경염

7 Laboratory tests

진단, 치료 경과 및 부작용 관찰을 위해서 시행한다.

1) 자가항체 검사

(1) **ANA(Antinuclear Antibodies)**

① Sensitive 높음(=**screening에 가장 유용함**), 진단기준에 포함

② 95% 이상에서 양성, 여러 번 음성이면 SLE 배제

(2) **Anti-dsDNA**

① 특이도가 높은 항체로, 진단기준에 포함

② 일부 환자에서 질병활성도, 콩팥염, 혈관염과 상관관계 있음

(3) **Anti-Sm Ab** : **특이도가 높은 항체**로, 진단기준에 포함

(4) Antiphospholipid Ab

① 진단기준에 포함

② 혈액응고경향, 반복유산 및 혈소판감소증과 관련됨

→ 가임기 SLE 환자 : aPL, anti-Ro screening 필요(APS와 신생아 루푸스)

(5) 임상증상이 없이 항체만 양성일 경우 앞으로 SLE 증상이 발현될 가능성이 높지만 SLE 진단하지 않는다.

2) 진단을 위한 기본 검사

SLE가 의심되면 ANA, CBC, platelet count, urinalysis를 해본다.

3) 질병 진행에 따른 검사

(1) 침범 장기와 관련된 검사들을 시행한다.

Hemoglobin, platelet counts, urinalysis, serum creatinine, albumin 측정

표 2-4 SLE에서의 항체

항체	빈도(%)	임상적 의미
ANA	98	Sensitive, screening에 유용, 반복(−) 시 SLE 아닐 것
Anti-dsDNA	70	Specific, disease activity, nephritis, vasculitis와 관련
Anti-Sm	25	Specific, disease activity와 상관없다.
Anti-RNP	40	Not specific, polymyositis, scleroderma, MCTD에서 high titer
Anti-Ro(SS-A)	30	Not specific, nephritis risk 감소 Sjögren's syndrome, subacute cutaneous lupus, neonatal lupus with congenital heart block 관련
Anti-La(SS-B)	10	Not specific, nephritis risk 감소 Sjögren's syndrome과 관련, anti-Ro와 함께 나타난다.
Antihistone	70	Drug-induced lupus와 관련(95%)
Antiphospholipid	50	Not specific, Anticardiolipin, Lupus anticoagulant(+)면 clotting, thrombocytopenia, fetal loss의 risk 증가
Antierythrocyte	60	Hemolysis와 관련
Antiplatelet	30	Thrombocytopenia와 관련
Antineuronal	60	CNS lupus와 관련
Antiribosomal P	20	CNS lupus와 관련

꼭 알아둡시다!!

Tips

• 너무 많죠? 여기서 SLE에 specific한 anti-dsDNA와 anti-Sm는 진단기준에도 들어가 있죠. ANA는 screening에 좋은 검사입니다. Anti-Ro는 neonatal lupus, sicca syndrome과 관련되어 있고, antiphospholipid(aPL)은 APS(Antiphospholipid Syndrome)와 관련이 있고 antihistone은 DLE와 관련이 있습니다. Anti-dsDNA는 disease activity를 반영합니다.

(2) 질병활성도를 반영하는 것

① **Anti-dsDNA Ab↑, Complement↓(C3가 가장 많이 이용)**

② ESR ↑

③ serum BLyS, urinary TWEAK, NGAL, MCP-1 등

cf. 확실히 indicator로 사용되는 것은 없다.

(3) Flare를 예상할 수 있는 test를 찾아서 그것의 변화에 맞게 치료해야 한다.

8 임신과 SLE

1) 수태율(fertility rate)은 정상

2) 사산, 유산 증가(30~50%), 특히 높은 질병 활성도, aPL, 콩팥염의 경우

3) 치료 : Hydroxychloroquine이 1차로 사용되며 이후 steroid, azathioprine 고려

(1) Systemic glucocorticoid(질병 활성도를 낮춰줌)

① prednisone/prednisolone(태반효소에 의해 불활성화 되므로 태아에 영향은 없음)

② 금기 : dexamethasone, betamethasone

(2) Heparin(LMWH) & 저용량 아스피린

aPL(+)이고 fetal loss 경험이 있는 산모에게 효과적

4) 신생아 루푸스

(1) 드물다.

(2) Anti-Ro antibody(+) 산모의 1~5%에서 발생(∵ 태반을 통과)

(3) 임상양상 : 발진 및 선천성 심장차단(congenital heart block)(드묾)

(4) Anti-Ro(+) 산모에서는 fetal heart rate를 잘 관찰해야 한다.

9 치료

어차피 no cure, no complete remission

1) 치료목표

(1) Acute, severe flares를 조절해야 한다.

(2) 장기 손상을 최소화해야 한다.

2) 치료 → 자세한 dose는 〈표 2-5〉 참조한다.

(1) Non-life-threatening disease → 보존적 치료

① 치료 대상 : **주요 장기 침범 ×**, 피로, 통증, SLE 자가항체를 가진 환자

② **진통제** : **NSAIDs, acetaminophen**

- 관절염, 관절통, 경한 장막염(심장막염, 흉막염 등), 발열에 사용
- 부작용(일반인에 비해 빈도가 높음)
  - NSAIDS 유발 무균뇌막염, 혈청 AST/ALT 상승, 고혈압, 신기능 저하
  - 심근 경색

③ **Antimalarials** : **hydroxychloroquine, chloroquine, quinacrine**

- 피부염, 관절염, 피로감에 사용 → Disease flare 감소
- 부작용 : 망막독성

④ 조절 안 되고 삶의 질이 안 좋을 때 저용량 systemic glucocorticoid

(2) Life or Organ-threatening SLE → 적극적 면역억제치료

① 치료 대상 : 주요 장기 침범되었거나, 생명을 위협하는 증상을 보일 때
사구체콩팥염, 중추신경계 질환, 심근염, 심막염, 폐렴, 흉막염, 심한 근염, 심한 용혈성 빈혈, 심각한 백혈구감소증, 혈소판감소증

② **High-dose systemic glucocorticoid**(prednisone 1mg/kg, oral)

- Life or Organ-threatening SLE의 주요 치료 약제
- **고용량을 단기간에 사용**하는 것이 추천되고 있음
  → 4~6주간 고용량 사용하고 임상상황이 허용하는 한 빠르게 감량
  심한 악화를 겪었던 환자에서는 수년간 저용량 유지치료 필요
- 부작용 : 감염, 고혈당, 고혈압, 골다공증

③ **Cytotoxic/immunosuppressive agent**

- 콩팥염외의 상황에 대해서는 연구가 별로 이루어지지 않았다.
- **Cyclophosphamide**(alkylating agent) 혹은 **MMF**(Mycophenolate Mofetil)

이 주로 이용(Azathioprine도 가능하지만 반응이 늦게 나타남)
- ISN grade Ⅲ or Ⅳ에서 glucocorticoid와 같이 사용하였을 때 ESRD로의 진행을 늦추고 survival 증가
- 치료 시작 후 3~16주가 지나야 반응이 나타난다(glucocorticoid는 24시간 내에 반응 보인다).
- Cyclophosphamide IV : 500~750mg/m^2 monthly for 3~6months
  - cyclophosphamide 끊으면서 MMF 혹은 azathioprine 시작
- 부작용 : 비가역적 난소 및 고환 기능부전, 오심, 무기력감, 탈모

④ Cyclophosphamide와 MMF 이외의 면역억제제
- Azathioprine(purine analogue)
  - SLE flare와 glucocorticoid의 유지 용량을 줄일 수 있다.
  - Faster acting treatment(glucocorticoid+cyclophosphamide or MMF)로 호전된 증상을 유지
- Methotrexate : 관절염과 피부염에 이용(life-threatening condition에서는 쓸 수 없음)

(3) 예방적 치료(합병증 예방)

① 예방접종(인플루엔자는 해마다, 폐렴사슬알균은 비절제 후부터 접종, 사망원인 중 감염이 중요하니까)

② 재발성 요로감염 방지

③ 골다공증 예방(장기간 스테로이드 요법의 부작용으로 가능하기 때문)

④ 고혈압 조절, 죽상동맥경화 위험요인 조절(이상지질혈증, 고혈당, 비만)

(4) 다른 치료가 필요한 경우

① SLE 환자의 임신(태아를 살리기 위한 치료 필요) : 앞에서 언급

② Microvascular thrombotic crisis(TTP, HUS)
- 용혈, 혈소판감소증, microvascular thrombosis가 일어나는 경우
- 사망률이 높다.
- 혈장 교환 or 혈장분리교환술을 해주어야 한다.

③ 루푸스 피부염
- **자외선에 노출을 줄인다.**
- **Topical glucocorticoid and antimalarials(hydroxychloroquine)**
- 위의 약으로 잘 안 되면 systemic retinoic acid
- 범위가 넓고, 궤양을 동반할 경우 systemic glucocorticoid
- 피부염 지속시 : topical tacrolimus or systemic dapsone or thalidomide

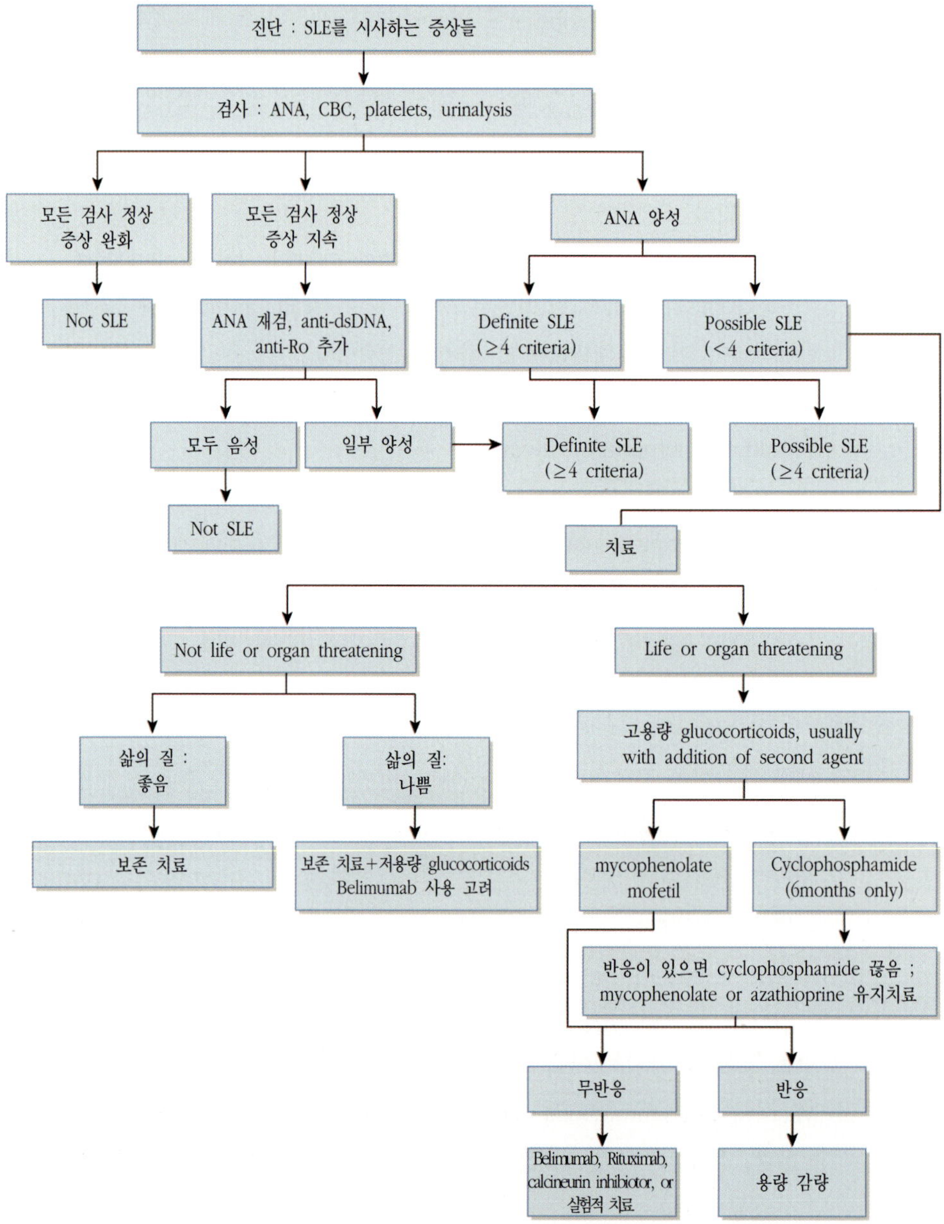

그림 2-8 SLE의 진단과 치료

여기서 잠깐 !!

- Arthritis에는 NASIDs, rash에는 antimalarials 쓰고, 주요 장기 침범이 있으면 steroid 쓰고, 콩팥염이 있으면 cytotoxics(azathioprine or cyclophosphamide)를 쓸 수 있습니다. 약간 주의해야 할 것이 경한 장막염의 경우인데, 이것은 NSAIDs로 충분합니다. 소량의 심장막 삼출액과 흉막염이 이러한 경우에 해당하죠. steroid 쓰는 경우를 외우시면 좋겠지만, 소량이라 하면 steroid는 쓰지 않음을 기억하세요.

표 2-5 Medications for the management of SLE

medication	Dose range	Drug interactions	Serious or common adverse effects
NSAIDs, salicylates (Ecotrina and St. Joseph's sapirina approved by FDA for use in SLE)	Doses toward upper limit of recommended range usually required	A2R/ACE inhibitors, glucocorticoids, fluconazole, methotrexate, thiazides	NSAIDs : Higher incidence of aseptic meningitis, transaminitis, decreased renal function, vasculitis of skin Salicylates : ototoxicity, tinnitus Both : GI events and symptoms, allergic reactions, dermatitis, dizziness, acute renal failure, edema, hypertension
Topical glucocorticoid	Mid-potency for face; mid to high potency other areas	None known	Atrophy of skin, contact dermatitis, folliculitis, hypopigmentation, infection
Topical sunscreens	SPF 15 at least : 30+ preferred	None known	Contact dermatitis
Hydroxychloroquine (quinacrine can be added or substituted)	200~400mg qd (100mg qd)	None known	Retinal damage, agranulocytosis, aplastic anemia, ataxia, cardiomyopathy, dizziness, myopathy, ototoxicity, peripheral neuropathy, pigmentation of skin, seizures, thrombocytopenia Quinacrine usually causes diffuse yellow skin coloration
DHEA(dehydroepiandros terone)	200mg qd	Unclear	Acne, menstrual irregularities, high serum levels of testosterone
Methotrexate(for dermatitis, arthritis)	10~25mg once a week, with folic acid; decrease dose if CrCl<60mL/min	Acitretin, leflunomide, NSAIDs and salicylates, penicillins, probenecid, sulfonamides, trimethoprim	Anemia, bone marrow suppression, leukopenia, thrombocytopenia, hepatotoxicity, nephrotoxicity, infections, neurotoxicity, pulmonary fibrosis, pneumonitis, severe dermatitis, seizures
Glucocorticoids, oral (several specific brands are approved by FDA for use in SLE)	Prednisone, prednisolone : 0.5~1mg/kg per day for severe SLE 0.07~0.3mg/kg per day or qod for milder disease	A2R/ACE antagonists, antiarrhythmics class Ⅲ, β_2 cyclosporine, NSAI Ds and salicyl-ates, phenothiazines, phenytoins, quinolones, rifampin, risperidone, thiazides, sulfonylureas, warfarin	Infection, VZV infection, hypertension, hyperglycemia, hypokalemia, acne, allergic reactions, anxiety, aseptic necrosis of bone, Cushingoid changes, CHF, fragile skin, insomnia, menstrual irregularities, mood swings, osteoporosis, psychosis
Methylprednisolone sodium succinate, IV(FDA approved for lupus nephritis)	For severe disease, I g Ⅳ qd×3 days	As for oral glucocorticoids	As for oral glucocorticoids(if used repeatedly); anaphylaxis

표 2-5 Medications for the management of SLE (계속)

medication	Dose range	Drug interactions	Serious or common adverse effects
Cyclophosphamide IV	7~25mg/kg q month×6; consider mesna administration with dose	Allopurinol, bone marrow suppressants, colony-stimulating factors, doxorubicin, rituximab, succinylcholine, zidovudine	Infection, VZV infection, bone marrow suppression, leukopenia, anemia, thrombocytopenia, hemorrhagic cystitis (less with IV), carcinoma of the bladder, alopecia, nausea, diarrhea, malaise, malignancy, ovarian and testicular failure. Teratogenic. Pregnancy category D
Mycophenolate mofetil or mycophenolic acid	MMF : 2~3g/d PO; max 1g bid if CrCl <25mL/min. MPA : 360~1080mg bid. Caution if CrCl <25mL/min	Acyclovir, antacids, azathioprine, bile acid-binding resins, ganciclovir, iron, salts, probenecid, oral contraceptives	Infection, leukopenia, anemia, thrombocytopenia, lymphoma, lymphoproliferative disorders, malignancy, alopecia, cough, diarrhea, fever, GI symptoms, headache, hypertension, hypercholesterolemia, hypokalemia, insomnia, peripheral edema, transaminitis, tremor, rash. Teratogenic. Pregnancy category D
Azathioprine	2~3mg/kg per day PO; decrease frequency of dose if CrCl <50mL/min	ACE inhibitors, allopurinol, bone marrow suppressants, interferons, mycophenolate mofetil, rituximab, warfarin, zidovudine	Infection, VZV infection, bone marrow suppression, leukopenia, anemia, thrombocytopenia, pancreatitis, hepatotoxicity, malignancy, alopecia, fever, flulike illness, GI symptoms. Use in pregnancy may be acceptable. Pregnancy category D
Belimumab	10mg/kg i.v.	wk 0, 2, 4 then monthly	Infusion reactions Allergy infections probable
Rituximab(for patients resistant to above therapies)	375mg/M2 q wk×4 or 1g q2wks×2	IV Ig	Infection(including PML), infusion reactions, headache, arrythmias, allergic responses. Pregnancy category C

10 예후

1) 생존율 : 5YSR(95%), 10YSR(90%), 20YSR(78%)
2) 예후 나쁜 경우(10YSR~50%)
   (1) 혈중 크레아티닌 수치(>1.4mg/dL)
   (2) 고혈압
   (3) 신 증후군(24h urine protein >2.6g)
   (4) 빈혈(Hb<12.4g/dL), 저알부민혈증, 저보체혈증
   (5) antiphospholipid antibodies

(6) 남성, low socioeconomic status

3) 콩팥이식한 경우

(1) 이식편거부 : 연구에 따라 다름(2배 정도 많다는 그룹과 다르지 않다는 그룹)

(2) 생존율은 비슷하다.

(3) 10%에서 이식 콩팥에 루푸스 콩팥염

4) 일시적 관해 : 25%, 드물게 지속적 관해로 이행

5) 사망원인

(1) 10년 이내 : **전신적 질환 활성, 신부전, 감염**

(2) 20년 이내 : **혈전색전증**

여기서 **잠깐 !!**

- SLE의 주요 사망원인 중 하나가 감염입니다. 그러나 SLE의 환자가 발열로 내원시 flare와 감염을 구별하는 것은 쉽지 않습니다. 그렇기 때문에 대부분 병원에서는 발열시 경험적으로 항생제를 쓰는 경우가 많습니다. 그래도 두 가지의 감별에 도움이 되는 것이 CRP입니다. 지금까지 내용을 보면 알겠지만 SLE의 질병 활성도를 반영하는 표지자 중에 CRP가 없었습니다. 즉 SLE환자에서 CRP가 증가되어 있다면 감염이 동반되었을 가능성을 생각해야 합니다.

11 약제 유발 루푸스

1) 원인이 되는 약물

(1) 항부정맥제 : procaineamide, disopyramide, propafenone

(2) 항고혈압제 : hydralazine, ACE inhibitors, beta blockers

(3) 항갑상선제 : propylthiouracil

(4) 항정신병약제 : chlorpromazine, lithium

(5) 항경련제 : carbamazepine, phenytoin

(6) 항생제 : isoniazid, minocycline

(7) 항류머티즘약제 : sulfasalazine

(8) 이뇨제 : hydrochlorothiazide

(9) 고지혈증치료제 : lovastatin, simvastatin

(10) Biologics interferons, tumor necrosis factor inhibitors

2) 임상양상

(1) ANA(+) & 발열, 권태감(malaise), 관절염, 관절통/근육통, 장막염, 발진

(2) 아주 드물게 신병증, 중추신경계 영향

(3) ANA는 루푸스 증상이 나타나기 전부터 양성

(4) 원인 약물을 끊으면 보통 좋아진다.

3) 검사소견

(1) ANA 양성, antihistone 양성(단, dsDNA & Sm Ab 양성은 드묾)

(2) 위에 언급된 약제들은 모두 ANA 양성을 유발할 수 있지만 ANA 양성이 반드시 루푸스 증상을 유발하지 않는다. 증상이 나타나고 ANA 양성이면 약을 중단할지 결정해야 한다.

4) SLE와 상관성

5%의 DLE 환자에서만, SLE가 발생한다.

여기서 잠깐 !!

- Procainamide, hydralazine, isoniazide, methyldopa가 가장 흔하고, 주요 장기 침범이 없다(no kidney or CNS).

03 Chapter 류마티스 관절염

Rheumatoid arthritis

증례

47세 여성이 9개월 전부터 손의 몸쪽 손가락사이관절(proximal interphalangeal joint), 손허리손가락관절(metacarpophalangeal joint), 무릎관절(Knee joint)의 통증 및 부기를 겪어 왔다. 아침경직(morning stiffness)이 2시간 이상 지속되었다. 오른쪽 팔꿈치에서 피부밑 결절이 촉진되었다. 양손 X선 사진에서 관절 주위의 뼈감소(osteopenia) 및 가장자리 골미란(marginal erosion)이 관찰되었다.

RA는 류마티스 중에서 가장 많은 문제가 출제되는 부분입니다. 진단, 임상소견, lab 소견, X선 소견, 치료 모두 중요합니다. Rheumatic factor의 의미를 잘 알아두시고, RF가 양성인 질환과 음성인 질환에 대해서도 살펴봅시다. 조조강직이 1시간 이상 지속되는 등 퇴행성 관절염과 비교되는 임상소견 등에 대해서도 알아둡시다. RA의 진단기준을 외워두시고, 실습 돌다보면 질병 활성도를 반영하는 세 가지가 뭔지 물어보실 수도 있어요.
RA의 치료는 5단계로 이루어집니다. 특히 DMARDs에 관해서 잘 알아둡시다.

1 개요

1) 정의

(1) 윤활 조직(synovial tissue)을 대상으로 만성적으로 전신에 나타나는 염증성 질환

(2) **말초관절의 대칭적 침범이 특징적**인 원인미상의 질환으로 **다양한 관절외증상**을 보일 수 있다.

(3) 전신적 특징들 : 피로, 미열, 빈혈, ESR or CRP 상승

(4) 국소적 특징들 : 윤활 조직이 증식하면서 과다한 윤활액 생성하고, 주위 뼈, 인대와 힘줄을 손상시킨다.

2) 역학 및 유전(HLA-DR4와 관련)

(1) 유병률은 지역에 따라 다르나 전세계 성인 인구의 0.5~1%, 여성에서 호발, 40~60세에 가장 흔하다.

(2) 유전적 고려

① 환자의 일촌 가족에서 질환에 진단될 확률이 일반인의 2~10배↑

② 이란성 쌍둥이에 비해 일란성 쌍둥이에서 4배↑

③ **HLA-DRB1** 유전자

- 유전적 위험의 1/3이 Major histocompatibilty complex(**MHC**)와 관련
- MHC와 관련된 위험의 대부분이 HLA-DRB1 유전자와 연관
- 그 중 HLA-DRB1*0401 대립유전자가 질환에의 높은 위험을 암시
  → 혈청검사에 의한 분류로 **HLA-DR4**에 속함

(3) 환경적 요인 : 기후, 도시화 정도와도 관계, **담배(위험성 증가)**

3) 발병기전

(1) 병리적 소견

① **미세혈관 손상 및 synovial lining cell의 증가**

→ perivascular infiltration with mononuclear cells

→ synovium-edematous, villous projection

② 광학 현미경 소견

- synovial lining cell의 증식 및 비대
- Focal or segmental vascular changes
- Edema
- Infiltration with mononuclear cells

(2) 발병기전 : 면역 조절의 이상 및 자가면역

① 윤활막에 있는 lymphocyte, macrophages, fibroblast에서 분비되는 cytokine 혹은 chemokine 등에 의해 병리학적 및 임상적 변화가 나타난다.

② 윤활막 내의 $CD4^+$ T cell이 염증 반응에서 중요한 역할을 한다.

- 비특이적 염증반응 : 알 수 없는 자극에서 시작되는 염증으로 macrophage와 mononuclear cell이 윤활막 내에 축적
- 이후 memory $CD4^+$ T cell이 분화 및 활성화되면서 여러 가지 cytokine 분비(특히, IFN-γ)
- cytokine 연쇄 반응 : 윤활막, 뼈, 연골에 있는 여러 세포들에서 effector molecules 생성하여 조직 손상 발생
- T cell이 CD 154(CD 40 ligand)를 발현하여 polyclonal B cell 자극 및 memory B cell과 형질 세포의 분화를 유도하여 항체를 형성

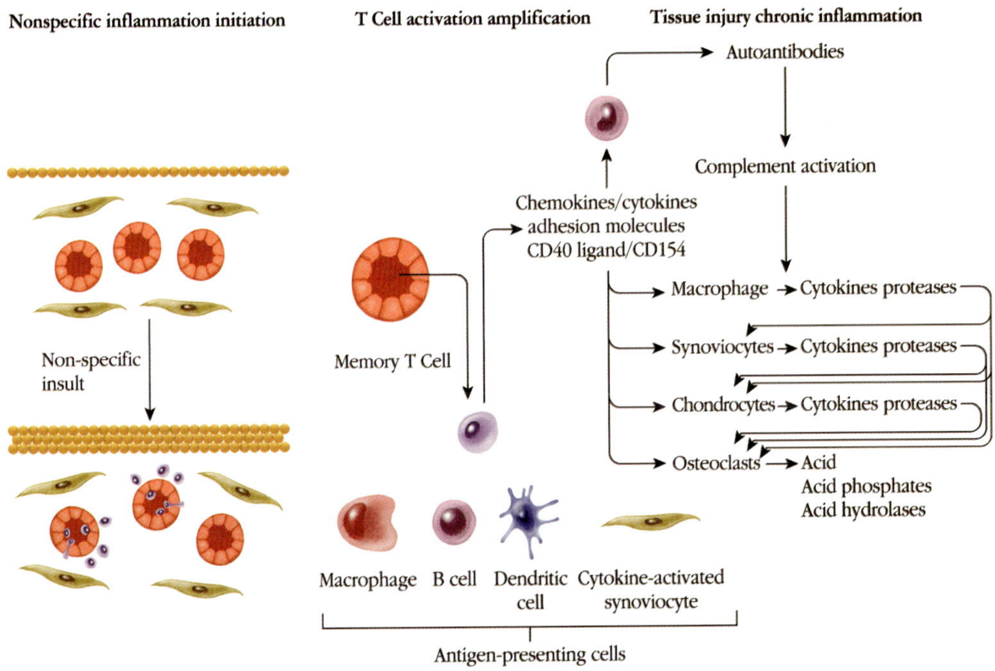

그림 3-1 Rheumatoid synovitis의 진행과정

여기서 잠깐 !!

- RF 생산에 B cell도 관여하지만, 주로 작용하는 건 T cell이라고 합니다.
- HIV 감염환자에서 RA 증상이 호전되고, HIV 감염환자에서 RA가 드물다고 합니다.

2 임상 증상

1) 발병 시기

(1) **2/3에서 천천히 발병**

① 수주~수개월 동안 전구증상(피로, 전신 위약, 식욕부진)

② 점점 대칭적으로 여러 관절들을 침범한다. 주로 손, 손목, 무릎, 발

(2) 10%는 급격히 발병

① 빠르게 polyarthritis

② 전신증상 동반 : 열, 림프절 비대, 비 비대

(3) 1/3에서는 비대칭적 침범으로 시작

하나 혹은 소수의 관절에서 시작하여 서서히 대칭적 패턴으로 진행

2) 근육뼈대계통 증상

(1) 일반적인 특징

① **관절, 인대, 관절낭 염증**에 의한 증상이 전형적

- 윤활액의 증가, 윤활막 증식으로 인한 관절 부기
- 운동범위 감소(초기는 통증에 의해 이후 deformity로), 관절 압통, 열감

② **조조강직이 1시간 이상 지속됨**(morning stiffness)

cf. OA는 30분 이내

③ 발병 시 침범되는 관절 개수는 다양할 수 있으나, 그 수가 **많을수록** RA의 가능성이 높아짐

여기서 잠깐 !!

- Monoarticular(asymmetrical) arthritis 시는 trauma나 gout, septic arthritis와 같은 다른 원인을 고려해야 한다.

(2) 손의 관절침범

① **손목, 손허리손가락(MCP), 몸쪽 손가락사이(PIP) 관절**은 RA에서 가장 흔히 침범되는 관절

cf. 먼쪽 손가락사이(DIP) 관절을 침범하는 것은 OA와 건선 관절염

② 굽힘힘줄 건초염 : RA의 특징적인 소견으로 운동범위 감소, 악력 감소, 방아쇠 손가락의 원인

③ **특징적인 수부변형 소견**

- **Ulnar deviation** : MCP, PIP의 부분탈구
- **Swan-neck deformity** : PIP의 과신전, DIP의 굴곡
- **Boutonniere deformity**(단추구멍변형) : PIP의 굴곡, DIP의 과신전
- **Z-line deformity** : 1st MCP의 부분탈구, 1st IP의 과신전

④ “piano-key movement” of ulnar styloid : distal ulna의 부분탈구에 의함

(3) 척추 관절침범

① 척추관절병증(SpA)과 달리, **흉추와 요추를 침범하지 않음**

② **고리중쇠**(atlantoaxial) 관절의 침범으로 C1-C2 불안정(subluxation) 및 신경학적 증상이 가능하므로 유의 → RA 환자를 intubation할 때 반드시 c-spine의 lateral view를 찍어야 한다.

(4) 기타 관절침범

① 손목 관절 : 운동범위 감소, 변형, carpal tunnel syndrome

② 발허리발가락(MTP) 관절이 질환 초기에 침범되며(엄지에서 Bunion 형성), 발목은 보통 그 후에 침범됨 → 평발 유도

③ 무릎관절도 흔히 침범하며 윤활막의 오금공간으로 확장으로 Baker's cyst가 형성되어 무릎관절 뒤쪽의 부기와 통증이 있을 수 있다.

④ 어깨관절 등 큰 관절들도 종종 침범되지만, 수년간 증상이 없을 수 있음

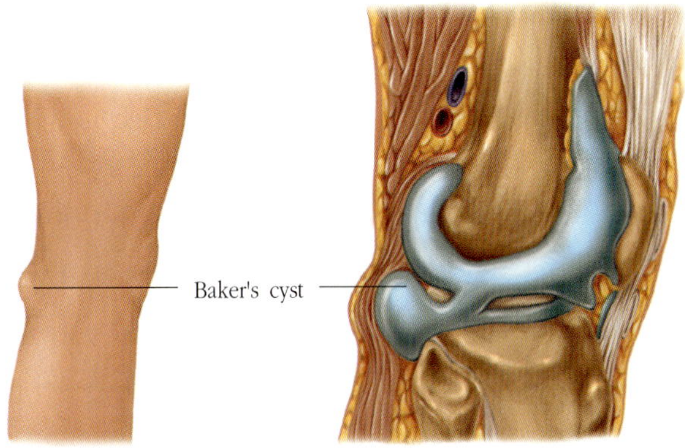

그림 3-2 Baker's cyst

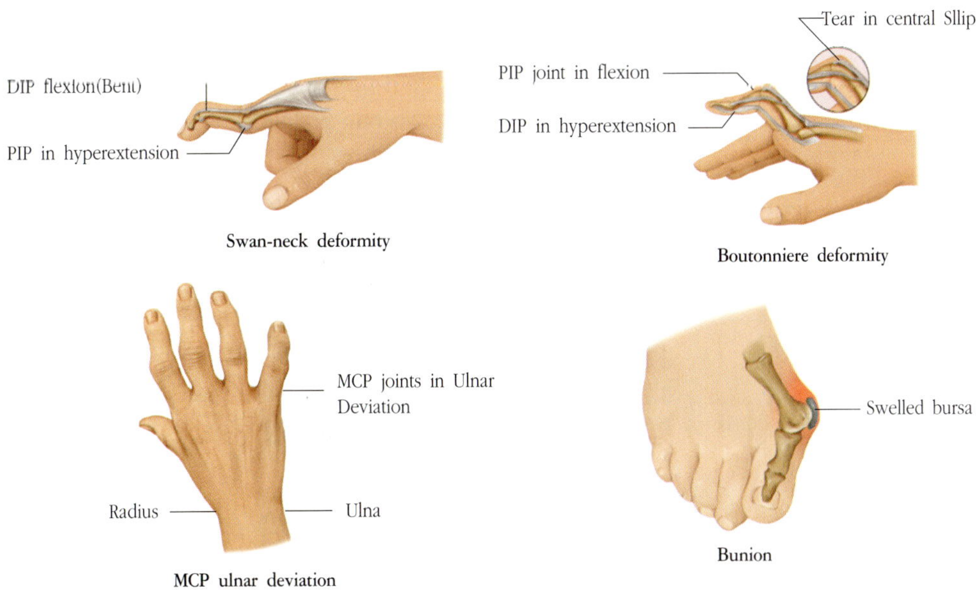

그림 3-3 RA에서 나타나는 관절 변형들

꼭 알아둡시다!!

- **PIP에서 2가지** : PIP가 과신전 시 swan-neck deformity, 심해져서 extensor tendon에 tear가 생길 시 PIP쪽으로 관절이 빠져나가서 flexion contracture가 온다. 이런 tear를 단추구멍에 비유해서 단추구멍 변형(button-hole deformity, boutonniere deformity)이라고 한다.
- **MCP, MTP에서 한 가지씩** 나타나는데, radius의 뼈 모양을 생각해 봤을 때, ulnar deviation이 더 자연스럽고, 발가락도 valgus(midline에서 바깥쪽으로 향하는 것)가 되는 것이 더 자연스럽죠? bunion은 엄지발가락 bursa가 자극되어 swelling이 된 것을 말합니다.
- 참고로 Heberden's nodule(DIP), Bouchard nodule(PIP)는 OA의 소견입니다.

3) 관절외 증상

- 약 40% 환자에서 관절외 증상을 보인다.
- 질환의 활성도를 반영한다.
- **류마티스 인자(Rheumatoid factor) 혹은 Anti-CCP Ab titer가 높은 환자에서 주로 발생한다**(rheumatoid factor : IgG의 Fc component에 대한 항체).

(1) **류마티스 결절(Rheumatoid nodule) → RF↑**

① RA 환자의 30~40%, RF 양성인 환자에서 대부분 나타난다.

② 호발 부위 : 반복적인 외상 및 자극이 가해지는 곳(전완부, 아킬레스건, sacral prominences)

③ 결절은 대개 골막, 인대, 관절에 붙어있으며, 단단하고, 압통이 없음

④ Asymptomatic, pain(−)

- 외상으로 인해 파열되거나 감염이 일어날 수도 있다.

cf. • 류마티스 열(Rheumatic fever, subcutaneous nodule) → pain(−)
• 감염성 심내막염(Osler node) → pain(+)

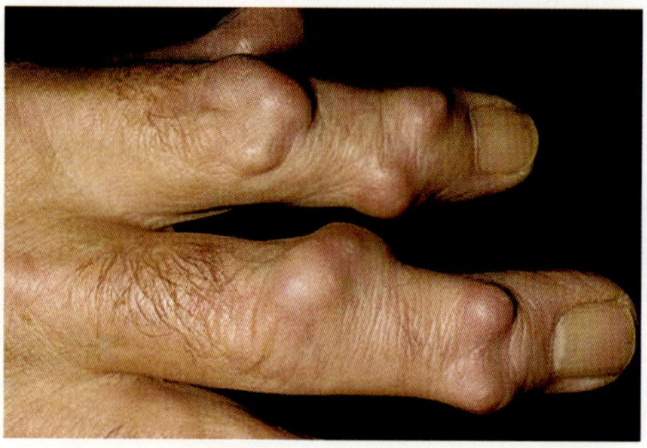

그림 3-4 류마티스 결절(Rheumatoid nodule)

(2) 골격근 : 위약 및 위축(atrophy)

(3) **류마티스 혈관염(Rheumatoid vasculitis)** → **RF↑**

① 중증의 RA, RF titer가 높은 경우, 저보체혈증 환자에서 발생

② 신경혈관 질환

- 다발성단일신경염(Mononeuritis multiplex), 다발신경병증(polyneuropathy)
- 경미한 원위 감각 신경병증

③ 피부 혈관염(Cutaneous vasculitis)

허혈성 궤양(Cutaneous ischemic ulceration), 진피층 괴사, 원위부 괴저

④ 심근 경색 및 장기 경색

(4) 흉부, 폐 증상 : 남성에서 흔하다.

① 흉막염(pleuritis)

- 무증상
- 흉수 : very low level of glucose & low level of complement

② 폐 간질성 섬유화, 폐렴

③ 폐결절(pulmonary nodule)

- Cavity 형성가능(기흉, 기관지가슴막샛길 형성할 수도 있음)
- RA와 진폐증 동반 시 → Caplan's syndrome

④ 상기도 폐쇄(cricoarytenoid arthritis 혹은 후두결절에 의해서), 호흡곤란

(5) 심장 증상

① 심막염 : 무증상

② 심근병증, 만성 협착성 심막염(Chronic constrictive pericarditis)

③ 질환의 활성도와 관련

④ 항염증치료로 대부분 증상 완화

(6) 신경학적 증상

① 직접적인 CNS 침범은 없다.

② 말초신경병증(peripheral neuropathy) ← 혈관염

③ **고리중쇠(Atlantoaxial)** 또는 midcervical spine의 아탈구(subluxation)

④ 정중신경, 척골신경, 요골신경, 앞정강신경의 신경병증

- 증식성 활막염 또는 관절 변형에 의해 2차적으로 발생
- 손목 침범 시 Tinel's sign(+) : 타진 시 통증 및 감각이상

(7) Felty's syndrome : 만성 류마티스 관절염+비장비대+중성구감소증

① 질환이 오래 지속된 환자에서 흔하다.

② RF↑, 피하 결절 등을 잘 동반

③ 호중구의 선택적 감소증(Selective neutropenia) : PMN < 1,500cells/uL

④ 골수 검사 : 다양한 소견을 보일 수 있지만 성숙한 백혈구가 적은 세포과다성(hypercellularity)을 보이는 경우가 많다.

⑤ 감염이 잘 발생 : 백혈구 수의 감소 및 기능 이상 때문이다.

(8) 신 증상 : 아밀로이드증이 가장 흔하고, MGN도 가능

(9) Lymphoma 유병률 증가

(10) 전신증상 : 체중감소, 발열, 피로, 권태감, 우울, 악액질(cachexia)

(11) 이차적 영향

① 골다공증(Osteoporosis) : RA에 이차적으로 발생되고, glucocorticoid 사용으로 더 심해진다. 골절의 위험↑

② 관상동맥질환, 경동맥 죽상경화증, 울혈성 심부전

③ 저안드로겐증

4) 노인에서 발생한 RA

(1) 예후가 나쁘다.

(2) 질병 활성도가 오래 지속, 방사선 검사 상 악화가 흔하며, 전신 증상이 흔하다. 또한 기능적 감소가 더 빠르다.

(3) RF titer가 높은 환자에서 aggressive하게 나타나고, RF 음성인 환자에서는 증상이 덜하고, self-limited 되는 경우가 많다.

3 검사소견

1) 류마티스 인자(Rheumatoid Factor, RF)

(1) IgG의 Fc component에 대한 자가항체

(2) IgM, IgG, IgA 형태로 존재하나, 임상에서 흔히 측정하는 것은 **IgM**형

(3) 임상적 의미

① 진단적 의미는 없으나, **예후와는 관련** 있다.

- **고농도 시 → severe & progressive disease**
- 류마티스 결절**과 혈관염에서 흔히 high titers**

② 선별검사로는 유용하지 않다. 그러나 의심되는 임상증상이 있을 때 확진수단으로 이용될 수 있다.

(4) RF(+) 상황

① **RA 환자의 75~80%에서 양성**

② **정상인의 1~5%에서도(+) : 나이가 들수록 더↑**

③ RA 환자의 가족에서는 10%에서(+)

④ SLE, Sjögren's syndrome, 만성 간질환, 유육종증, 간질성 폐섬유화증, 전염단핵구증, B형간염, 결핵, 매독, 말라리아 등과 같은 질환에서도 양성이 나올 수 있다.

표 3-1 류마티스 인자(Rheumatoid factor)

RF(+)	RF(−)
RA SLE 각종 infection Sjögren syndrome	OA Gout Spondyloarthropathy Psoriatic arthritis

2) Anti-CCP Ab

(1) RA환자에서 RF와 비교 시 민감도는 비슷하나, **특이도는 더 높다(95%)**.

(2) 초기 염증성 관절염 중 **초기 RA의 진단 및 예후 예측**에 유용하다.

(3) 그러나 RF와 마찬가지로 정상인의 ~1.5%에서 양성을 보일 수 있다.

3) 혈액학적 검사

(1) 정구성, 정상색소성 빈혈(← ineffective erythropoiesis)

① 활성의 RA에서 흔함(염증이 심할수록 빈혈 또한 심해짐)

② 혈중 ferritin과 골수의 지장철↑

(2) 혈소판증가증(Thrombocytosis)

(3) 경미한 백혈구증가증 : Felty's syndrome에서는 백혈구감소증

(4) 호산구증가증 : 중한 전신성 질환 상태임을 시사

※ 빈혈, 혈소판증가증 → 질병 활성도 반영

(5) ESR, CRP↑

① 활성의 RA에서 거의 모두(+), 질병 활성도 반영

② 그 외 ceruloplasmin↑

꼭 알아둡시다!!

RA의 활성도를 반영(RF는 아니죠.)

- Morning stiffness의 length and intensity
- Anemia, thrombocytosis
- ESR, CRP

4) 윤활액 검사 소견(Synovial fluid analysis)

(1) 염증성 관절염임을 확인하고, 결정유발성 관절염을 배제하기 위해

(2) 흐리고 점성(viscosity) 감소

(3) **Protein**↑, Glucose는 정상 또는 약간 감소

(4) **WBC : 5000~50,000까지 다양**(중성구가 압도적으로 많음)

(5) **보체**↓(classic pathway의 활성화로 인해)

※ RA 환자에서 감염성 관절염↑

① 발열, 오한, WBC↑

② 윤활액 검사에서(WBC↑, glc↓) 시 감염을 R/O 위해 배양 및 그람염색

(6) 류마티스 인자, Anti-CCP Ab, 면역복합체, 보체반응 부산물 등을 포함

4 방사선 소견(radiographic finding)

1) 관절 주위 골밀도 감소(Juxtaarticular osteopenia), 실제로 발견하기는 어려움

2) 관절연골 소실과 골파괴(Loss of articular cartilage, bone erosions), 수개월 진행시

3) 연조직 종창(Soft tissue swelling)

4) 대칭적 관절강 협소화(Symmetrical joint space narrowing) → 연골소실을 의미

5) 척추를 침범 시 고리중쇠관절 아탈구(Atlantoaxial subluxation)

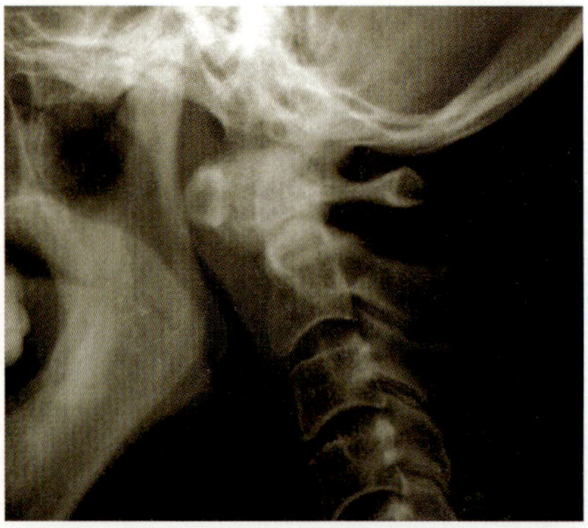

그림 3-5 Atlantoaxial subluxation

여기서 잠깐 !!

- OA는 axial skeleton에 많이 나타나지만 RA는 보통 침범하지 않는다. 그러나 atlantoaxial subluxation은 있을 수 있으므로 유의해야 한다.
- 방사선 검사의 이용 : DMARDs의 치료 효과 모니터, 수술의 필요성 판단

꼭 알아둡시다!!

OA(Osteoarthritis)와 RA(Rheumatoid Arthritis)의 영상 소견 비교

- OA는 퇴행성이니까 체중부하가 많이 걸리는 쪽이 심하고(asymmetrical), 가해지는 압력에 대한 반응으로 가운데를 비게 하고(cyst), 옆으로 뼈가 자라나는(osteophyte) 변화가 나타난다. 연골이 소실되면서 뼈끼리 부딪히게 되어 sclerosis가 나타나게 된다.
- 반면 RA는 국소적으로 보면 활액막의 염증반응이므로 대칭적(symmetrical)으로 나타나고, 활액막이 증식하면서 활액막이 붙는 쪽에 위치한 뼈를 갉아먹고(marginal erosion), 혈류가 증가하면서 무기질이 소실된다(osteopenia).

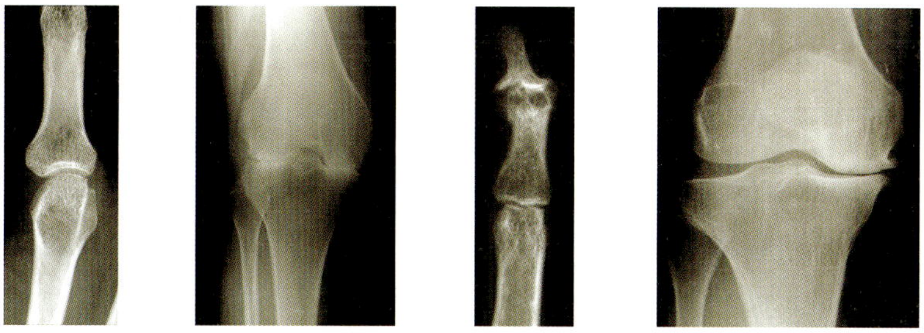

5 RA의 임상경과 및 예후

1) RA의 경과

(1) 아주 다양하여 예측 불허하다.

(2) 대부분의 환자는 활성도의 변동이 있는 지속적인 염증상태를 유지한다.
→ 초기부터 적극적인 치료 시 염증 감소 및 장애, 사망률 등의 감소

(3) 질병활성도의 감소는 1년 내에 주로 나타난다.

(4) 기능적 감소는 발병 첫 2년 이내에 가장 빠른 속도로 나타난다.
초기 RA에서는 관절의 장애가 통증, 염증과 관련되는 반면, 후기로 갈수록 관절 구조의 파괴와 관련이 깊다.

(5) 기대수명은 3~7년 정도 짧고, 사망률도 2.5배 증가한다.
① 사망률 증가 원인 : 감염, 위장관 출혈, 심혈관 질환
② 조기사망과 관련된 인자 : 관절운동장애, 유병기간 및 중증도, 지속적인 염증, glucocorticoid 사용, 발병 나이, 낮은 사회경제 및 교육수준

2) 예후 악화 요인

(1) 20개 이상의 관절 침범

(2) 높은 RF, Anti-CCP Ab titer

(3) ESR, CRP, haptoglobin 현저히 증가
(4) 방사선 소견상 골파괴
(5) 류마티스 결절의 존재
(6) 기능적 장애의 존재
(7) 지속적 염증(>12주 이상 염증 지속시 골파괴↑)
(8) 고령에서 발병
(9) 여성
(10) 다른 동반 질환 존재
(11) 낮은 SES(사회경제적 지위), 낮은 교육수준
(12) HLA-DRβ1×0401 or -DRβ×0404

6 진단(criteria)

다음 점수체계에서 6점 이상을 기록할 때 류마티스 관절염을 진단할 수 있음
※ 점수체계를 상세히 외우기보다는 어떤 항목들이 관여하는지 알아둡시다.

표 3-2 Classification Criteria for Rheumatoid Arthritis

Joint involvement	1 large joint(shoulder, elbow, hip, knee, ankle)	0
	2~10 large joints	1
	1~3 small joints(MCP, PIP, Thumb IP, MTP, wrists)	2
	4~10 small joints	3
	>10 joints(at least 1 small joint)	5
Serology	Negative RF and negative Anti-CCP Ab	0
	Low-positive[RF or Anti-CCP Ab](≤3 times upper limit of normal)	2
	High-positive[RF or Anti-CCP Ab](>3 times upper limit of normal)	3
Acute-phase reactants	Normal CRP and normal ESR	0
	Abnormal[CRP or ESR]	1
Duration of symptoms	<6weeks	0
	≥6weeks	1

7 치료

완치가 불가능하다. 모든 치료는 증상 및 징후의 개선이다.

1) 치료전략 및 목표

(1) 초기에 공격적인 치료를 하여(염증 최소화) 관절 손상 및 장애를 예방

(2) 병합요법을 사용할 때 필요하다면 치료방법을 자주 변경

→ 초기에는 반응이 있다가도, 나중에 악화되는 경우가 있으므로

(3) 개인화된 치료를 하여 치료반응을 최대화하고 부작용을 최소화

(4) 가능하다면, 질병의 관해를 획득

(5) 전신적 침범을 막고 대증치료도 병행

2) 물리요법

(1) 휴식 : 증상 개선

(2) 부목고정 : 관절의 unwanted motion 제한

(3) 운동요법 : 근력과 관절의 움직임을 유지시킨다.

(4) 보장구(Orthotic devices)

3) 기본 치료 단계

(1) lst line(initial) therapy : aspirin & other NSAIDs, simple analgesics

(2) 2nd line therapy : low dose oral glucocorticoid

(3) 3rd line therapy : DMARDs(Disease Modifying Anti-Rheumatic Drugs)

(4) 4th line therapy : biologic agent

(5) Final approach : immunosuppressive and cytotoxic drugs

4) NSAIDs(Nonsteroidal Anti-Inflammatory Drugs)

(1) 진통, 소염 증상 완화 효과가 빠르다.

(2) 조절되지 않는 증상 관리에 좋으나, 질병의 경과에는 거의 영향이 없다.

(3) 요즘은 COX-2 억제제가 선호

→ 소화기 부작용은 적고, 효과는 NSAIDs와 비슷하지만 심혈관계 부작용이 있을 수 있어 위험/이득 요인을 잘 따져서 써야 한다.

5) DMARDs(Disease Modifying Anti-rheumatic Drugs)

(1) 적응증 → 명확히 정해져 있지 않다.

① **질환의 진행을 늦추거나 방지하는 약제**

② 6~12주 후에 효과가 나타나기 때문에 RA를 진단받고 되도록 빨리 시작한다(특히 안 좋은 예후를 가진 환자에서).

→ 사용 시 초기증상을 없애기 위해 steroid를 같이 사용한다.

(2) Agents

① Hydroxychloroquine

② Methotrexate

③ Sulfasalazine

④ Leflunomide : pyrimidine synthesis inhibitor → T 림프구의 증식을 억제

- MTX와 비슷하게 RA의 증상 및 징후 조절, 관절 손상의 진행 늦춤
- 단독 사용 혹은 MTX와 병용 사용(MTX에 부작용이 있거나 반응이 없는 경우 단독 사용)
- 부작용 : 간 기능 관련 효소 증가

(3) 효과

① 혈청검사 상 개선 : ESR, CRP, RF titer ↓

꼭 알아둡시다!!

Methotrexate(DMARDs)

- 기전 : folic acid antagonist
- 특징
  - Initial DMARDs로서 우선적 사용, 다른 DMARDs보다 작용이 빠르다.
  - 좋은 임상적 반응 및 상대적으로 적은 독성(다른 DMARDs보다 오래 사용)
  - 각종 병합요법의 중심 약제
- **Major toxicity**
  - 소화기 장애
  - 구강 궤양
  - 간기능장애 : 사용 용량에 따라
  - 간 섬유증 : 점차적으로 진행되기 때문에 초기에 발견하기 위해 간생검 권장
    ※ 지속적으로 간기능 장애가 있는 환자는 간생검 권장
  - 약제 유발 폐장염
- Folic acid 혹은 folinic acid를 같이 먹으면 부작용이 줄어든다(그러나 MTX의 효과가 떨어질 수도 있다).
- 필요한 검사
  4~8주마다 LFT, CBC 검사
- 유사 대체 약제 : leflunomide, minocycline, azathioprine

② 임상증상 개선 : RA의 destructive capacity↓

③ 항염증 및 진통 효과는 적다. → NSAIDs를 같이 사용

(4) 한 가지 DMARDs에 반응이 없거나 독성으로 사용하지 못하면 다른 DMARDs를 사용한다.

꼭 알아둡시다!!

기타 약물 부작용과 필요한 검사

- Hydroxychloroquine : 망막병증 가능 → 정기적 안 검진 시행
- Gold : 발진, WBC 감소, 콩팥염 증후군 가능 → 신기능, 요검사, CBC 시행. 발진이나 단백뇨 나타나면 중단

6) Glucocorticoids

(1) 대증적 치료로는 효과적

(2) DMARDs 요법 초기에 저용량 요법으로 골파괴의 **발생과 진행을 늦춰준다**.

(3) MTX의 항염증 효과와 골파괴 억제 효과를 증가시켜 준다.

(4) DMARDs 요법에 만족스러운 반응을 얻지 못하였을 때, 저용량 장기간 투여

(5) 질환의 급성 발작을 다스리기 위해 1~2주간 충격 요법 시행

(6) 관절 내 주입 : systemic medical treatment 실패 시 일시적 증상 완화효과

(7) 증상을 개선시키더라도 질병 경과를 바꾸지 못한다.
→ 골다공증 등의 부작용도 있으므로, 가급적 사용을 줄이는 것이 좋음

7) Biologicals(Biologic DMARDs)

(1) **Anti-TNF agent**(TNF neutralizing agent)

① 종류

- Etanercept : TNF type Ⅱ receptor
- Infliximab : chimeric mouse/human monoclonal antibody to TNF
- Adalimumab, Golimumab : fully human antibody to TNF
- Certolizumab pegol : pegylated Fc-free fragment of human antibody to TNF

② DMARD에 치료실패한 환자 혹은 DMARDs를 사용하지 않은 환자에서 증상 조절에 효과적이다.

③ 관절 손상의 진행을 늦춰준다.

④ 기회감염 등 감염위험을 높이며, 활동성 감염 혹은 과민반응의 과거력이 있는 경우 금기

⑤ 특히 **잠복 결핵의 재활성화**가 문제가 된다.

→ 치료 시작 전에 tuberculin skin test 혹은 QuantiFERON IFN-γ release assay 를 해서 가능성을 알아본다.

⑥ **그 외 다른 부작용**

- 림프종 및 다른 악성종양 증가
- Anti-DNA Ab 발생 → SLE와는 관계없음
- 주사부위 부작용
- Demyelinating central nervous system disease

(2) Anakinra

① Recombinant **IL-1 receptor antagonist**

② RA의 증상 및 징후 호전, 관절 장애 감소, 관절 손상 진행 늦춤

③ Anti-TNF agent 치료를 하지 못하는 환자에 사용(Anti-TNF 치료보다 효과가 적어 Anti-TNF 치료에 실패한 환자에서 이용할 경우 효과가 없음)

④ Anti-TNF agent와 같이 사용해도 효과 증가는 없고 부작용만 증가

⑤ 대표적인 부작용 : 주사부위 부작용

(3) Rituximab

① CD20에 대한 chimeric Ab → B cell 감소

② Anti-TNF therapy에 실패한 환자에 사용

③ RA의 증상 및 징후 호전, 관절 손상 진행 늦춤

④ 6개월 간격으로 치료

⑤ 대표적 부작용 : 수혈 반응(glucocorticoid로 조절 가능)

(4) Abatacept

① CTLA4의 변형(CTLA4와 IgG1의 Fc portion으로 구성)

② CD28을 발현하는 T cell과 CD80/86을 발현하는 항원제시세포의 상호작용에서 오는 T cell의 costimulation을 억제하여 T cell의 활성화 억제

③ Anti-TNF 치료에 실패한 환자나 금기인 환자에 사용

④ Anti-TNF agent와 같이 사용해도 효과가 더 증가하지 않고, 부작용만 증가

(5) Tocilizumab

① human monoclonal antibody to IL-6 receptor

② IL-6 : proinflammtory cytokine으로 관절 염증 및 파괴에 역할

③ 단독 또는 MTX나 다른 DMARDs와 병합 사용

④ 부작용 : 감염, LDL 증가, neutropenia, thrombocytopenia → 약 끊으면 호전

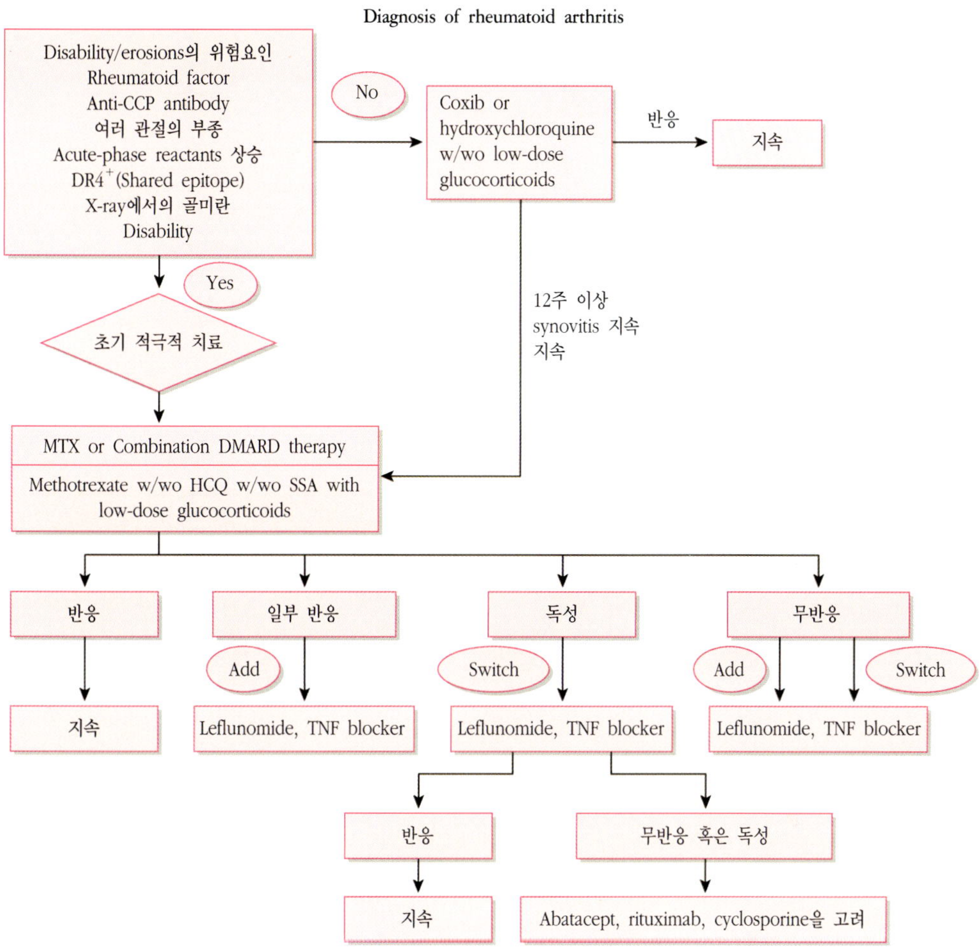

그림 3-6 Algorithm for the medical management of RA

(6) Small molecule inhibitors : Tofacitinib

① intracellular signaling pathway 억제 : JAK1, JAK3 inhibitor

② T cell과 B cell의 활성화를 촉진시키는 cytokine들의 receptor signaling을 막음

③ 경구제제, 단독 또는 MTX와 병합 사용

④ 부작용 : 간효소 수치상승, neutropenia, cholesterol & creatinine 증가, 감염

8) 면역억제제 및 세포독성 치료

(1) DMARDs와 비슷한 효과, 빠른 작용시간, 독성은↑

→ DMARDs, biologics에 실패한 환자에서만 사용

(2) Azathioprine, cyclophosphamide, cyclosporine

→ 단독 사용시 5%, MTX와 병용시 >50%

9) 수술

(1) 심하게 손상된 관절 치료

(2) 효과가 좋은 관절 : 고관절, 무릎 관절, 어깨 관절

(3) 목적 : 통증 완화, 관절 장애의 감소

(4) 활막 절제술(Synovectomy) : 일시적 증상 완화가 있을 수 있지만 골파괴를 늦추지 못하고 질환의 경과를 바꾸지 못한다.

8 소아 류마티스 관절염(Juvenile Rheumatoid Arthritis, JRA)

1) 진단기준

(1) 발병시기 : 16세 이전

(2) 한 곳 이상 관절염(swelling or effusion or 다음 중 2가지 이상의 sign)

① 관절 운동 범위 감소

② 움직일 때 압통 및 통증

③ 열감

(3) 6주 이상 지속

표 3-3 Types of onset of juvenile rheumatoid arthritis

		Polyarthritis	Oligoarthritis	Systemic disease
빈도		40%	50%	10%
침범관절수		≥5	≤4	Variable
성비(F : M)		3 : 1	5 : 1	1 : 1
관절외 증상		Moderate	Not present	Prominent
Chronic uveitis		5%	20%(실명 가능)	Rare
Seropositivity	RF	**15%**	Rare	Rare
	ANA	40%	**85%**	10%
질병의 경과		전신증상 : mild 관절증상 : 대개 관해가 일어나지 않음	전신증상 : 없음 실명의 위험(uveitis)	전신증상 : self-limited 관절증상 : 50% 정도에서 만성화, destructive
예후		Moderately good	Excellent	Moderate

* RF seropositivity forms a risk group in children with polyarthritis of older age at onset

여기서 잠깐 !!

• 소아 초기에 시작된 oligoarthritis 환자에서 ANA(+)면 만성 포도막염의 risk group이다.

2) 처음 6주 동안의 양상에 따라 분류(type of onset)

(1) Systemic onset(10%)

① Polyarthritis

② Oligoarthritis

(2) Oligoarthritis(pauciarticular onset, 50%) : 4개 이하 관절 침범

① ANA(Antinuclear Antibody) (+) : 만성 포도막염

② RF(Rheumatoid Factor) (+)

③ Seronegative, B27(+)

④ Not otherwise classified

(3) Polyarthritis(40%) : 5개 이상 관절 침범

① RF(+)

② Not otherwise classified

PACIFIC
INTERNAL MEDICINE

04 Chapter

골관절염

Osteoarthritis

증례

60세 여성 환자가 1년 전부터 양쪽 무릎, 손가락 DIP에 관절통증이 심해졌다. 주로 손끝 관절에 10분 동안의 아침 강직이 있었고 집안일을 하면 통증이 심해졌다.

가장 흔한 관절염으로 어르신들께서 대부분 가지고 계신 질환입니다. 특징적인 임상상(RA와 비교하여), 방사선 소견, 치료법에 대하여 알아둡시다.

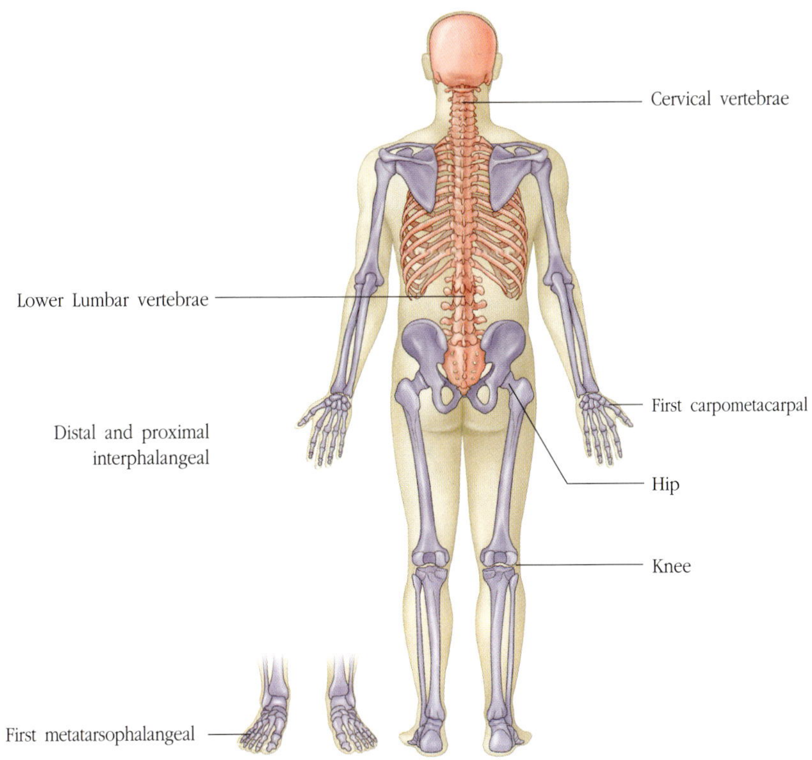

그림 4-1 OA의 호발부위

1 개요

1) 동의어 : 퇴행성 관절염(degenerative arthritis)
2) 가장 흔한 관절 질환
3) 침범되는 관절은 압력이 힘이 가해지는 부위와 관련
4) 손가락(**DIP**, **PIP**)관절, 무릎관절, 고관절, 경추 및 허리엉치 관절(cervical and lumbosacral spine), 손목손허리관절(carpometacarpal) → 손목, 팔꿉, 발목 제외
5) 유병률은 나이에 따라 증가(40세 이전에는 드물다)
   (1) 여성에서 더 흔하며 나이가 증가함에 따라 성별차는 더 커진다.
   (2) 55세 이전에는 관절 분포가 남녀 모두 비슷하지만, 55세 이상에서 남성은 고관절, 여성은 지간관절(interphalangeal joint)과 thumb base에서 호발한다.

2 위험인자

관절의 **취약성**(vulnerability)과 관절의 **부하**(loading)가 가장 중요한 위험인자

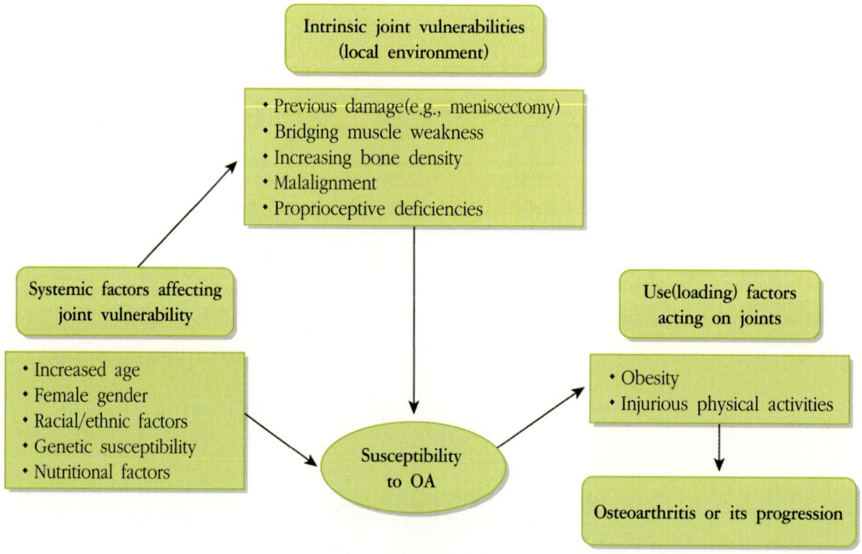

그림 4-2 OA의 위험인자

3 병태생리

1) 정상 연골의 구성

(1) Type Ⅱ collagen : 인장 강도(tensile strength) 제공

(2) Aggrecan : 압축 강성(compressive stiffness) 제공

→ (1) 사이를 (2)가 연결시켜 서로 얽혀 연골 기본구조를 이루고 있다.

(3) Collagen과 aggrecan이 얽혀 있는 사이에 연골세포가 있어서 기질(matrix)과 여러 효소, cytokine, 성장 인자들을 만들어낸다.

2) 정상 연골의 turnover

(1) 분해 과정 : MMP(Metalloproteinase), aggrecanase

(2) 분해 억제 : TIMP(Tissue Inhibitor of Metalloproteinase), BMP-2

(3) 복구 촉진 : IGF-1(Insulin like Growth Factor-1), TGF-β (PG 합성을 촉진)

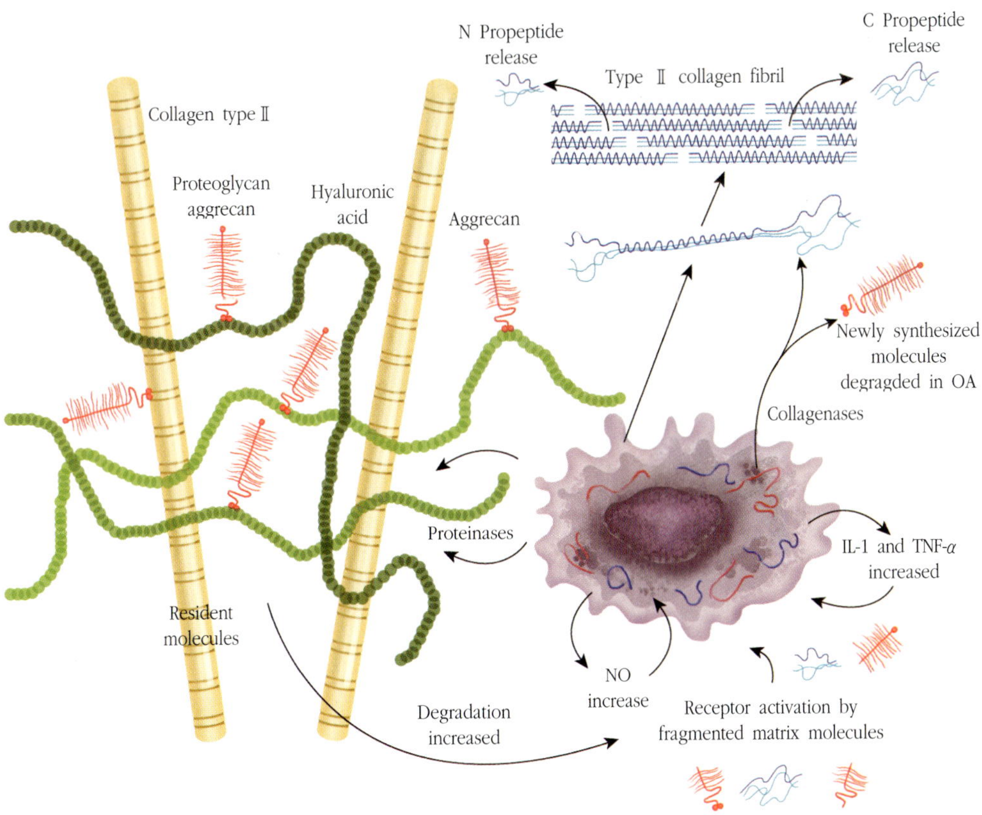

그림 4-3 정상 연골 구조와 연골세포의 생성 산물

(4) IL-1

① Proteinase 증가, matrix 생산 억제

② Nitric oxide↑ : aggrecan 합성 억제, proteinase 활성화

③ BMP-2(bone morphogenic protein 2) : 동화작용 활성 자극

④ 복잡한 작용을 일으키지만 증가시 net effect는 기질 분해 증가

정상인에서는 연골의 turnover가 느리게 일어나고 matrix의 합성과 분해가 균형을 이루지만, OA에서는 연골세포가 효소 및 matrix molecule을 만들어서 연골을 파괴한다.

4 병리학적 특징

1) Hyaline articular cartilage loss : nonuniform loss
2) Subchondral bony plate sclerosis and thickening : osteoclast와 osteoblast가 활성화되면서 뼈 형성
3) 뼈곁돌기(Osteophyte)
   (1) 연골 소실 주위 뼈의 경계에서 자라 나오면서 새로운 연골을 형성한다.
   (2) 방사선학적으로 중요한 소견이기도 하다.
4) Edematous and inflamed synovium
5) 관절낭의 stretching : 부종성, 섬유화 변화

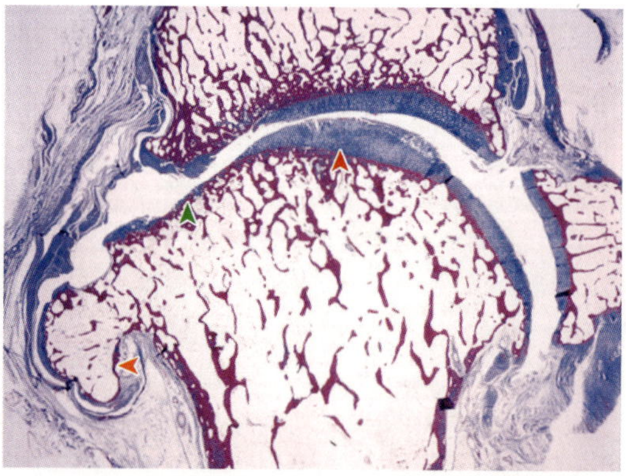

그림 4-4 발가락 관절에서 OA의 병리 양상

5 임상적 특징(RA와 비교해서)

- **조조강직(Morning stiffness) <30분**(RA에서 1시간 이상 지속되는 것과 감별)

- **ESR < 40mm/h**(염증성이 아님)
- **RF < 1 : 40**
- **Heberden's nodes(DIP), Bouchard's node(PIP)** : Z deformity, swan neck, button hole sign 등이 RA의 소견인 것과 감별, RA는 대개 DIP를 침범하지 않는다. DIP라 하면 대개 OA이다.

04

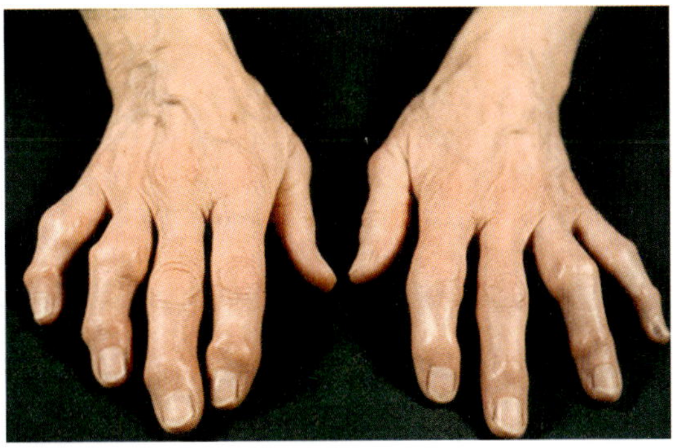

그림 4-5 Severe OA **환자의 손**. Heberden's node, bouchard's node가 보인다.

1) 관절통

(1) Deep, localized

(2) 관절 사용 시 심해지고, 쉬면 완화된다(ankylosing spondylitis와 감별 : 운동 시 완화).
→ 초기에는 관절의 과도한 사용 후에 일시적으로 나타나지만 진행할수록 지속적인 통증(nocturnal pain)을 호소하기도 한다.

(3) 관절통의 발생기전(**연골에는 신경분포가 없으므로 관절통과는 무관**)으로 통증을 느끼는 곳은 윤활막, 인대, 관절낭, 근육, 연골하 골이다.

① Osteophyte : nerve ending stretching

② 연골하 골(Subchondral bone) : 미세골절, hemostatic pressure 증가

③ 관절낭 : 윤활액이 축적되면서 당겨지면(stretching) 통각수용체 섬유가 자극되면서 통증 느낌

④ 활막(Synovium) : 염증 소견

⑤ 관절 외부 : 윤활낭염(bursitis)

(4) 진찰 소견

① 국소적 압통, 종창

② 염발음(관절에 손을 얹고 움직여 보면 뼈와 뼈가 서로 문지르는 느낌)

③ 촉진 : 따뜻함

④ 관절 주위 근육 위축

표 4-1 OA와 RA의 비교

	OA	RA
발병연령	고령	소아와 성인
조조강직	30분 이내	1시간 이상
침범관절	DIP, thumb, knee, hip	MCP, PIP, wrist, knee, foot
대칭성	+/−	+
이학적 소견	Crepitus	Soft tissue swelling, warmth
방사선 소견	Subchondral sclerosis Osteophyte	Periarticular osteopenia Marginal erosion
검사소견	정상	RF(+), ESR↑, anemia

여기서 잠깐 !!

- 연골은 통증을 느끼지 못한다는 내용은 시험에도 자주 나오는 내용이므로 반드시 알아야 합니다.

2) 검사소견

(1) **ESR, serum chemistry, CBC, U/A : 정상**

(2) 윤활액 검사

① 경도의 백혈구 증가증(<2,000/uL), 주로 단핵구

② 통풍, 가성통풍, 감염 관절염과의 감별 위해 시행

3) 방사선 소견(RA와 비교)

(1) **비대칭적 관절강 협소화(Asymmetric joint space narrowing)**

(2) **연골하 골 경화증(Subchondral bone sclerosis)**

(3) **연골하낭(Subchondral cysts)**

(4) **뼈곁돌기증(Osteophytosis)**

→ 관절의 통증 정도와 방사선 소견은 관계가 없다.

표 4-2 OA의 특징

임상적	방사선학적	실험실 결과
Age>50	Osteophyte	ESR<40mm/Hr
Morning stiffness <30min	Joint space narrowing	RF titer<1 : 40
Crepitus	Subchondral cyst	Noninflammatory synovial fluid
No inflammation	Subchondral sclerosis	
Bony enlargement or tenderness		

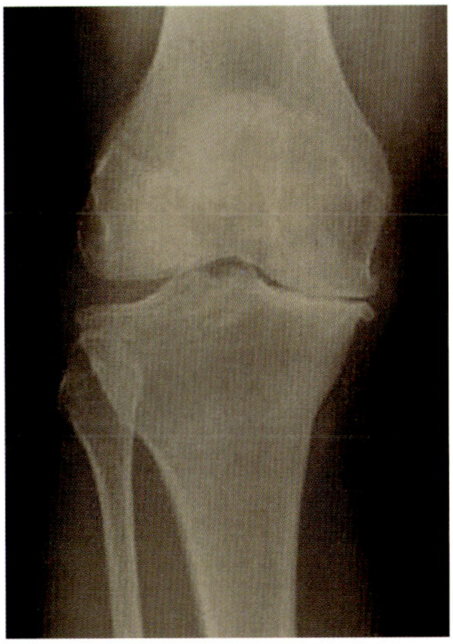

그림 4-6 Osteoarthritis(Knee)

6 치료

1) 치료목표

통증↓, 관절 운동성 유지(신체 기능 유지), 장애를 최소화

2) 비약물 요법 → 치료의 근간

가장 중요한 치료원칙은 관절부하 줄이기이다.

(1) 관절의 통증을 유발하는 활동을 피한다.

(2) 체중 감량

(3) 부목(움직임 제한) 혹은 지팡이(관절의 부하 감소)같은 도구를 사용한다.

(4) 운동

① 통증 감소 및 관절 주위 근육의 기능을 강화한다.

② Isokinetic and isotonic strengthening이 효과적이다(저항에 대해 무릎을 굽히거나 펴면서 근력 강화).

③ 고관절과 손가락 관절에서 운동이 효과적이라는 증거는 없다.

(5) 부정렬(Malalignment)의 교정

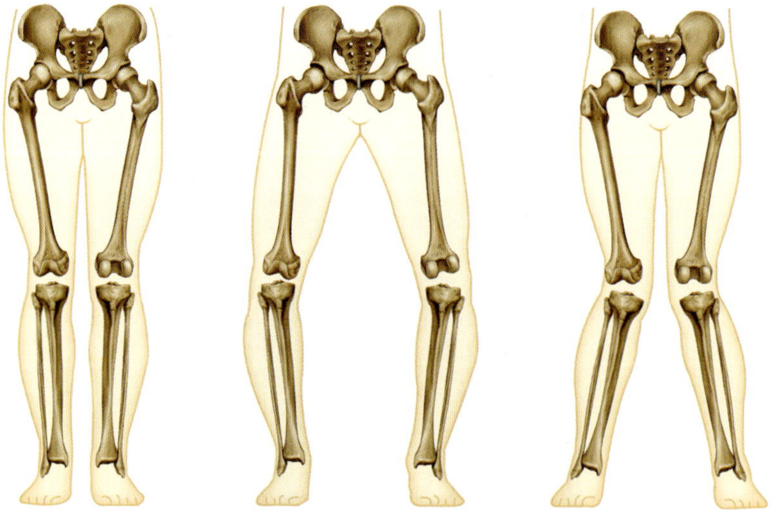

그림 4-7 무릎관절의 malalignment

3) 약물요법

대증적 역할만 할 뿐, 병변을 좋게 하거나 예방하는 약은 없다.

(1) **Acetaminophen** : 진통효과로 첫 번째 고려 대상

(2) **NSAIDs**

① 고용량 acetaminophen보다 증상 개선에 효과가 좋다.

② 처음에는 필요시에만 복용하다가 효과가 없을 경우 매일 복용한다(소화기계 독성 등의 부작용을 줄이기 위해서).

③ 소화기계 부작용을 줄이기 위한 방법

- 식후복용
- 두 가지 NSAIDs 병용은 피한다.
- 상대적으로 안전한 NSAIDs 사용(nonacetylated salicylate, ibuprofen, nabumetone)
- 합병증 위험이 높은 환자에서 보호제 처방

④ 그 외 부작용 : 부종, 신기능 저하, 혈압 증가

(3) **Selective COX-2 inhibitors**

① 위장관계 부작용은 적다.

② 부종과 신기능 저하는 NSAIDs와 비슷함

③ 고용량 사용시 심혈관계 부작용 증가

(4) **관절내 주사(Intraarticular injections)** : glucocorticoids and hyaluronic acid

① 윤활막 염증을 감소시켜 일시적인 통증 감소

② Glucocorticoid : 1~2주에서 수개월 정도 효과

→ 통증이 갑자기 심해지거나 CPPD와 동반되었을 경우 효과적

③ Hyaluronic acid : 증상 조절을 위해 무릎과 고관절에 줄 수 있다.

4) 정형외과적 수술

(1) 관절경 세정법(Arthroscopic debridement) : 효과 없음

(2) 절골술(Osteotomy) : 부하를 분산시킨다. 무릎과 고관절에 효과, 중등도 OA

(3) 관절치환술 : 적극적 내과적 치료 실패한 진행된 OA 환자에서만 시행

5) 연골 재생, 연골 성형술(Cartilage regeneration or chondroplasty)

효과 증명 안 됨

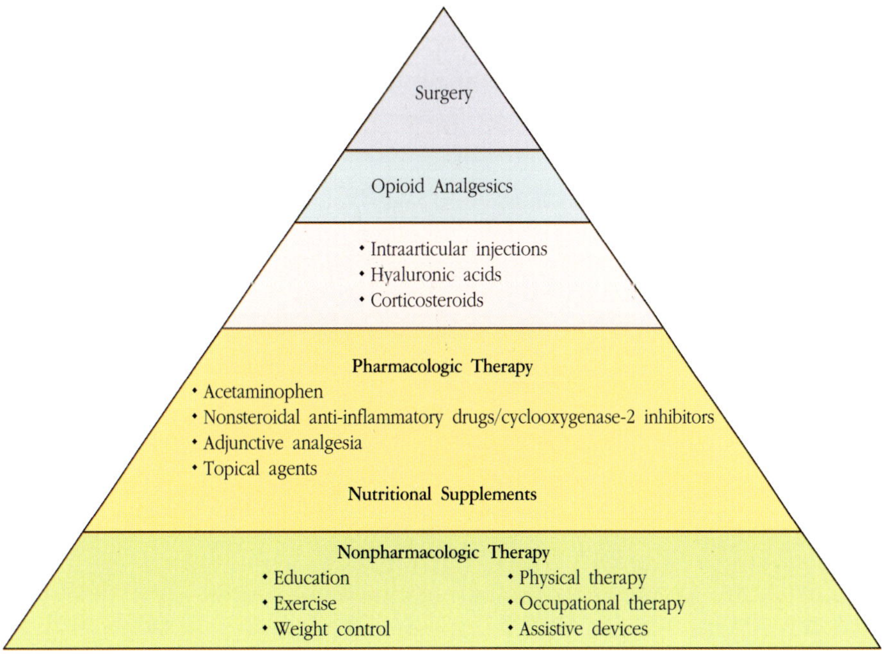

그림 4-8 OA의 치료

PACIFIC
INTERNAL MEDICINE

05 Chapter

전신 경화증

Systemic sclerosis

전신 경화증은 connective tissue가 축적되어 피부가 굳어지고, 내부장기(위장관, 폐, 콩팥)도 형태학적, 구조적으로 이상이 생기는 질환입니다. 전신성 경화증에서는 미만성(diffuse)과 제한성(limited)으로 구분하여 각각의 특징에 대하여 알아두셔야 합니다. 국한성 경피증(localized scleroderma)이라는 개념도 있는데, 이것은 의미 정도만 알아 둡시다. 레이노 현상에 대하여 치료방법을 잘 알아둡시다.

1 정의 및 분류

1) 전신경화증(Systemic Sclerosis, SSc)

(1) Diffuse cutaneous SSc → 손가락에서 시작하여 원위부에서 근위부로 점차 진행하면서, 안면 및 체부까지 경화를 보인다.

(2) Limited cutaneous SSc → 피부 경화는 손가락, 원위부 사지에 국한되며, 안면과 체부는 침범하지 않는다.

(3) SSc sine scleroderma → 피부는 괜찮고 레이노 현상(Raynaud's phenomenon)이나 다른 SSc 특징만 보인다.

2) 국한피부경화증(Localized scleroderma)

경피증에서는 분류를 잘 이해해야 한다. scleroderma는 피부의 일부분 또는 전신 피부가 딱딱해지고 두꺼워지는 질환을 말하며, 이 중에서 피부뿐 아니라 내부 장기를 침범하는 경우를 systemic sclerosis라고 한다. localized scleroderma가 systemic sclerosis로 진행하는 것은 아니다. systemic sclerosis는 diffuse와 limited로 나누어지는데, 일단 systemic sclerosis이므로 내부 장기를 침범하는데, 증상과 예후가 다르기 때문에 따로 분류한다. 차이점은 〈표 5-1〉과 같다. 환자가 레이노 현상이 없으면 localized scleroderma이고 있으면 systemic sclerosis라 할 수 있고, 레이노 현상이 있은 후 1년 내 피부가 딱딱해지면 diffuse SSc, 그 이상 소요되면 limited SSc라고 기억해 두어야 한다.

표 5-1 Localized scleroderma와 systemic scleroderma의 비교

	Localized scleroderma	Systemic sclerosis
레이노 현상	항상 없음	항상 있음
피부경화 증상	국소적으로 어느 부위에나 처음 발생	항상 손가락, 손부터 시작
내부 장기 증상	없음	있음
예후	좋다(미용적 문제 초래)	나쁘다(사망할 수 있다.)

표 5-2 Limited scleroderma와 diffuse scleroderma의 비교

	Limited SSc	Diffuse SSc
Scleroderma	원위부에 국한	원위부에서 근위부로 진행
레이노 현상 후	수 년 이상	1년 이내
전신 침범	폐동맥 고혈압	간질성폐질환, 심장질환, 신장질환
Auto Ab	Anti-centromere	Anti topoisomerase(anti Scl-70)
10yr	>70%	40~60%

* Limited type의 환자들은 CREST syndrome의 양상을 나타낸다(calcinosis, Raynaud's phenomenon, esophageal dysmotility, sclerodactyly, telangiectasia).

여기서 **잠깐 !!**

- Sclerodactyly : sclero가 딱딱해지는 것이고, dactyl이 손가락(ex. polydactyly)을 의미하니까 손가락이 굳는 것을 말한다.
- Telangiectasia : Tel은 말단(ex, telomere)을 의미하고 angio는 혈관, ectasia는 확장을 의미하므로 말초혈관 확장증을 말한다.

2 역학

1) F : M=4.6 : 1
2) 30대에서 50대 사이가 가장 많이 발생 : 여성의 경우는 폐경 이후 감소
3) 위험인자
   (1) 유전적 요인
   (2) 감염 : EBV, CMV
   (3) 식이 : cooking oil(rapeseed oil), L-tryptophan
   (4) 환경적인 요소(석탄 광부, 금 캐는 사람, toluene, polyvinyl chloride)
   (5) 약물(pentazocine, bleomycin 등)

3 발병기전

1) 세포외 기질 단백질(Extracellular matrix protein : collagen, fibronectin, tenascin, glycosaminoglycan)의 생산과 분해의 불균형으로 피부와 여러 장기에 과도 침착
2) 혈관 내피세포의 손상+세포 면역의 활성화
→ 섬유모세포가 활성화 → 섬유화가 진행

4 임상상

1) 개요

(1) Diffuse cutaneous SSc : 내부 장기의 침범이 초기에 발생되어 점차 진행한다.

(2) Limited cutaneous SSc

① 오랜 기간의 레이노 현상을 보인다.

② 내부 장기 및 피부 경화는 서서히 진행한다.

③ 폐동맥고혈압, 갑상선기능저하증, 원발성담즙성간경변이 후기에 나타남

④ CREST syndrome(Calcinosis, Raynaud's phenomenon, Esophageal dysmotility, Sclerodactyly, Telangiectasia)

2) 레이노 현상

(1) 정의 : **손가락과 발가락의 발작적 혈관수축**

(2) **SSc의 첫 증상** : 대부분의 SSc 환자에서 나타난다.

(3) 유발인자 : **추위**, 정서적 스트레스, 진동

(4) **3단계 색깔 변화**

① **Pallor**(vasoconstriction) → **Cyanosis**(ischemia) → **Erythema**(reperfusion)

② Pallor, cyanosis : 감각이상 / Erythema : 통증, 저림

(5) Primary vs. Secondary

① 2차성의 원인 : SSc를 비롯한 결체조직 질환, 혈액질환, 내분비질환, 약물(beta blocker, anticancer drug)

② 2차성 레이노 현상의 특징

- 나이가 더 많은(>30세) 환자에서 나타남
- 임상적으로 더 심함(frequent, prolonged, painful)
- 허혈성 병변, 손가락 괴사와 연관됨
- 손톱주름(nailfold) 모세혈관 관찰에서 이상소견을 보임

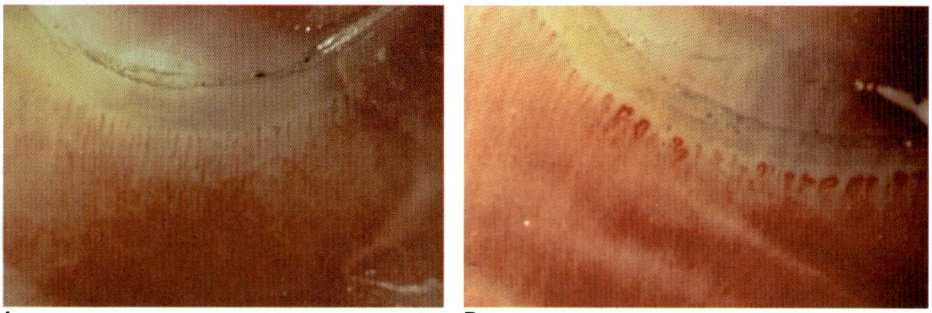

A　　B

그림 5-1 Nailfold capillaries. A, 정상. B, SSc

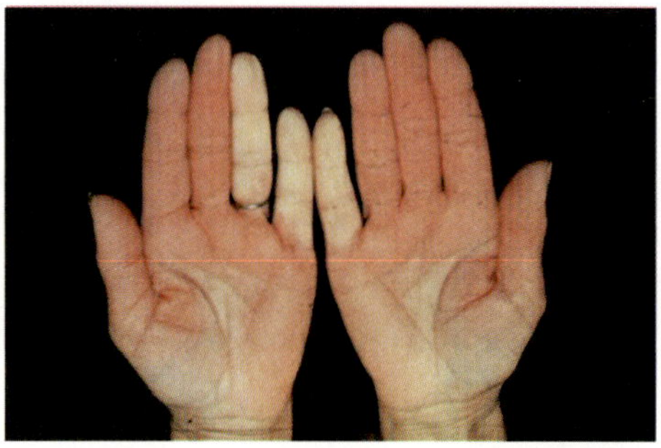

그림 5-2 Raynaud's phenomenon

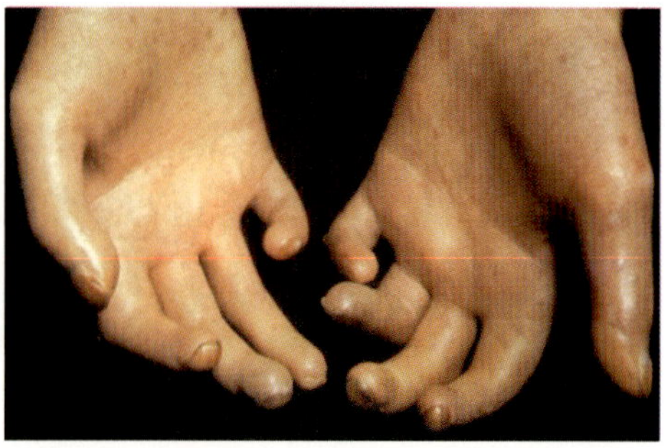

그림 5-3 Sclerodactyly

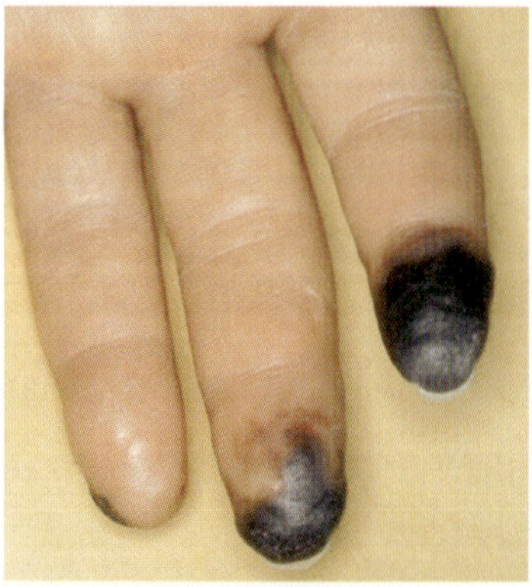

그림 5-4 Digital necrosis

3) 피부 변화

(1) **피부가 두꺼워진다**(다른 결체조직 질환과 구분되는 특징적인 증상).

① **대칭적, 양측성**

② 부종이 점차 피부경화로 대치되며, **원위부에서 근위부로 진행**

(2) Hair 소실, 발한 감소, 건조한 피부
→ 진피 섬유화로 인한 **모낭, 땀샘, 피지샘의 소**실 때문이다.
(3) **유병기간이 길어지면 피부가 얇아지고 위축**된다.
(4) 안면 피부
① 주름 소실
② 눈꺼풀, 볼, 입의 움직임 감소, 입술이 얇아진다.
→ 입이 작아져 섭식 및 구강 위생에 문제가 발생된다.
(5) Calcinosis cutis : 피부나 연조직의 칼슘 침착(특히 limited SSc), 제한성 전신경화증, Anti-centromere(+)에서 흔함
(6) 단계적 변화
① Edematous phase
- 손가락, 손, 원위부 사지, 얼굴을 먼저 침범
- 연조직 종창과 가려움증 유발
② Fibrotic phase
- 진피에서부터 섬유화가 진행된다.
- 피하조직 침범하면서 관절 구조들의 섬유화를 통해 관절의 구축(contracture)이 발생된다.

4) 폐병변

(1) 대부분의 SSc 환자에서 보이며, **주된 사망원인**
① 가장 흔한 2가지 폐병변 형태 : **ILD, PAH** → 폐암(특히 BAC) 유병률↑
② 가장 흔한 증상 : 운동 호흡곤란, 피로, 운동 능력 감소, 마른기침
③ 청진 : 'Velcro' crackle
④ 폐기능 검사 : 무증상환자에서 초기 폐침범을 찾을 수 있는 예민한 검사로 FVC와 DLCO 감소(제한성 폐질환 형태)
(2) 간질성 폐질환(Interstitial Lung Disease, ILD)
① 임상증상을 보이는 ILD : SSc 환자의 16~43%이다.
→ 부검에서는 90%, HRCT에서는 85%에서 발견된다.
② 임상증상의 악화는 첫 3년이 가장 빠르다.
③ 진단
- HRCT : 망상음영(reticular linear opacities), honeycombing, 간유리음영(ground glass opacification)
- BAL(Bronchoalveolar Lavage) : 하기도 염증 진단 및 감염 감별에 유용하다.

- 폐생검 : 방사선 검사가 비정형적일 경우에만 시행한다.
  → 생검 결과는 NSIP 형태가 가장 흔하다.

④ 위험 인자
- 남성
- Diffuse skin involvement
- 심각한 GERD
- Topoisomerase-I autoantibody
- 낮은 FVC 또는 DLCO

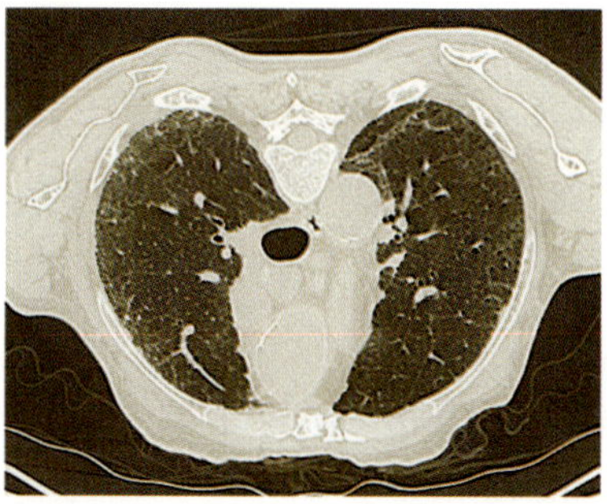

그림 5-5 Systemic sclerosis 환자의 폐 병변(HRCT)

(3) 폐동맥 고혈압(pulmonary arterial hypertension)

① 평균 폐동맥 혈압 >25mmHg

② SSc 환자의 12~25%, 단독 혹은 ILD와 같이 나타난다.

③ 위험 인자
- 제한적 피부질환, anti-centromere Ab(+)
- 고령에서 질병 발병
- 심각한 레이노 현상

④ 증상
- 초기 : 운동 호흡곤란, 운동 능력 감소
- 후기 : 협심증, 우심부전 증상

⑤ 진단
- 우심도자 검사
- 심초음파
- BNP(Brain Natriuretic Peptide) : PAH의 중한 정도와 관계

⑥ 예후 : 폐동맥압 증가 정도에 따라 결정

5) 소화기계 증상

(1) SSc 환자의 90%에서 소화기 침범

(2) 식도, 위, 소장 및 대장의 비정상적인 운동

(3) 식도 증상(GERD)

① 질환 초기에 발생

② 원인

- LES 압력 감소
- 하부 2/3 식도의 운동성 감소 → 역류된 위 내용물의 제거 장애
- 위 배출시간 지연(delayed gastric emptying)

③ 내시경 : CMV, HSV, Candida와 같은 기회감염과 감별 필요

④ Barrett's lesion은 선암과 연관되므로 주기적 내시경 및 생검 필요

(4) 위 병변

① 위마비(gastroparesis)

② 위혈관확장(Gastric vascular ectasia ; watermelon stomach)

(5) 소장 병변

① 가성폐쇄(Pseudoobstruction)

② 흡수장애, 만성설사

(6) 대장 병변

변비, 대변실금(fecal incontinence)

6) 콩팥 질환(renal involvement) → 경피성신발증(Scleroderma renal crisis)

(1) ACE inhibitor 치료가 나오기 전에는 SSc의 주된 사망원인

(2) SSc 질병 발생 후 4년 이내에 10~15% 환자에서 발생

① 원인 : renal cortical artery의 혈관병증

② **진행성으로 혈류 감소**되면서 Renin-Angiotensin-Aldosterone system 활성화로 콩팥의 혈관 수축이 일어나면서 더욱 혈류가 감소하는 악순환

③ 탈수나 저혈압이 더욱 증상을 악화시킨다.

(3) 위험요인

① 아프리카계 미국인종(African-American race)

② 남성

③ 광범위하고 빠른 피부 병변 증가

④ RNA polymerase Ⅲ에 대한 Ab

(4) Glucocorticoid 치료가 renal crisis를 유발할 수 있다.

(5) 증상

① **악성 고혈압**(malignant hypertension) : 심한 두통, 시력저하, 흉통

② **단백뇨, 현미경적 혈뇨, 체액 저류, 요감소**

③ 혈소판 감소 및 **MAHA**(Microangiopathic Hemolytic Anemia)가 보일 수 있다.
→ TTP로 오진하기도 한다.

7) 심장 질환

(1) 심근 및 심장막 질환

(2) 전도 장애

8) 근골격계 합병증

(1) 초기 증상

① 수근관증후군(Carpal tunnel syndrome)

② 전신 관절통 및 경직

(2) 관절 움직임의 제한

(3) 근력 약화(muscle weakness) : 전신 상태 악화, disuse atrophy, 영양실조 등

9) 기타

(1) 안구 및 구강 건조증(sicca complex)

(2) 갑상샘 저하증(hypothyroidism) : 갑상샘의 섬유화

표 5-3 Scleroderma의 임상소견

	내용
Raynaud's phenomenon	Initial Sx. 95%에서(+) SLE, MCTD, hypothyroidism, DM, dermatomyositis 등에서도 나타남
Skin	Edematous → indurative → contracture, atrophy, loss of hair
Musculoskeletal	Polyarthritis, m. weakness, myopathy
GI tract	50% 이상에서 esophageal involvement. 기타 GIT도 involvement 가능
Lung	2/3 이상에서 pulmonary fibrosis 발생. DOE, dry cough 유발
Heart	Pericarditis, cardiomyopathy
Kidney	대부분 diffuse systemic sclerosis에서 발생. malignant HTN 유발, ARF

* Raynaud's phenomenon : PCR입니다. 손가락이나 발가락을 찬물에 손을 넣거나 찬 곳에 놓으면 pallor(창백)-cyanosis(푸르게)-rubor(붉게) 순으로 변하게 되는 현상을 말한다. 3가지가 모든 환자에서 나타나는 것은 아니며, 창백과 청색증 시에는 감각이상이 동반되며 적색 변화 시에는 통증과 tingling이 발생한다.

5 검사소견

1) 빈혈(anemia)

원인에 따라 다양하게 나타날 수 있다.

(1) 만성염증으로 인한 빈혈

(2) 철분결핍성 빈혈 : 위장관 출혈(watermelon stomach or chronic esophagitis 때문)

(3) 대적혈구 빈혈(macrocytic anemia)

① bacterial overgrowth나 흡수장애로 엽산, Vit. B_{12} 결핍

② 약제(methotrexate, alkylating agent)

(4) 급성 미세혈관병증 용혈빈혈(Acute microangiopathic hemolytic anemia) : 콩팥 침범 시 intravascular fibrin 때문

2) 기타 혈액 검사

(1) 혈소판 감소, 백혈구 감소는 드물다.

(2) ESR 정상 → 증가 시 근염이나 악성종양을 의심

3) 자가항체

항핵항체(Antinuclear autoantibody, ANA)는 거의 모든 환자에서 양성

(1) SSc에 특이적 항체 : topoisomerase Ⅰ, centromere에 대한 항체

(2) Anti-topoisomerase Ⅰ Ab

① 주로 diffuse SSc(31%)

② Early onset ILD와 관련

③ 항체 존재시 예후 나쁘다.

(3) Anti-centromere Ab

① 주로 limited SSc(38%)

② 폐동맥 고혈압과 관련 → 심장, 콩팥, ILD는 드물다.

③ 항체 존재시 예후가 좋다.

(4) ANA : 95%, RF : 25%

6 진단

1) 임상적으로 진단

대칭적 분포를 보이는 피부경화와 함께 내부 장기의 병변이 있을 때 진단

2) 진단기준

(1) Major criteria : 근위 피부경화증

(2) Minor criteria : 손발가락경화증(sclerodactyly), finger fat pad 소실, 양측 기저 폐 섬유화증

(3) Major 1개 이상 또는 minor 2개 이상 만족 시 진단할 수 있다.

7 치료 : 완치는 불가능

1) 질병 경과 조절 치료

(1) Glucocorticoid

① 초기에는 효과가 있으나 **피부 및 장기 병변의 진행을 막지 못한다.**

② **고용량으로 사용시 scleroderma renal crisis 유발할 수** 있다.

→ 필요시에만 저용량으로 사용해야 한다.

③ 적응증

염증성 근염, 심장막염, 초기 활성형 폐포염, 관절의 통증 및 심한 붓기

(2) **Cyclophosphamide**

초기 SSc 환자이며 ILD 증상이 있는 경우, ILD의 진행을 억제하고, 드물게는 폐기능 이상 및 HRCT 소견의 호전을 보일 수 있다.

(3) **Methotrexate, Mycophenolate mofetil 등이 일부 호전 보임**

(4) 섬유화 → Antifibrotics

① **D-penicillamine : TOC**

- 기전 : 면역 억제 효과, extracellular collagen fiber의 cross-linking 저해
- 피부 경화의 호전 및 안정화, 새로운 장기 침범 예방, 생존율 증가

② Minocycline, recombinant relaxin, INF-γ는 효과 없다.

(5) **레이노 현상**

① 비약물 치료

- 따뜻하게 입는다.
- 차가운 곳에 노출을 줄인다.
- 스트레스를 줄인다.
- 금연
- Biofeedback therapy

② **칼슘통로차단제(nifedipine, diltiazem)**

③ ARB(Angiotensin Ⅱ Receptor Blocker)

- ACEI는 **scleroderma renal crisis에만 효과 있음**

④ Vasoactive therapy

- α_1-adrenergic receptor blocker(prazosine)
- 5-phosphodiesterase inhibitor(sildenafil)
- Serotonin reuptake inhibitors(fluoxetine)
- Topical nitroglycerine
- Intravenous prostaglandin

⑤ 항혈소판 치료(aspirin, dipyridamole)

⑥ Endothelin-1 receptor antagonist(bosentan)

- 손가락 궤양이 있는 환자에서 새로운 궤양 발생 예방

⑦ **금기약제 : β-blocker, amphetamine, ergotamine**

2) 소화기 합병증 치료

(1) GERD에 대한 치료 : 생활 습관 조정, PPI, H2-blocker

(2) GAVE(Watermelon stomach)에서 출혈 : photocoagulation

(3) Bacterial overgrowth : 항균제 사용

(4) 비경구적 영양 요법

3) 폐동맥 고혈압

(1) **Endothelin-1 receptor antagonist(Bosentan)**

① Exercise tolerance 호전

② PAH의 악화를 늦춰준다.

(2) 산소 : hypoxia induced secondary pulmonary vasoconstriction을 막아준다.

(3) 5-phosphodiesterase inhibitor(sildenafil)

bosentan과 함께 사용하며 효과 있다.

(4) Parenteral prostacyclin analogue(epoprostenol, treprostinil, iloprost)

(5) 폐 이식

4) 신발증(Renal crisis)

(1) 내과적 응급

(2) 고위험 환자는 NSAIDs와 glucocorticoid 사용을 피한다.

(3) **ACE inhibitor의 즉각적 사용**

(4) 단기간의 투석 : 콩팥기능이 회복되는 경우도 있다.
→ 1~2년 후에도 투석해야 하는 경우 콩팥이식 고려

5) 피부 병변

(1) 초기 피부 병변 : 항히스타민, 저용량 glucocorticoid

(2) D-penicillamine, cyclophosphamide, methotrexate

(3) 칼슘 침착을 예방할 수 없고, 침착된 칼슘을 제거하는 치료도 없다.

8 질병 경과

1) Diffuse SSc

(1) 피로, 부종, 관절통, 가려움증 등은 발병 2~4년 후에 호전

(2) 초기 edematous phase(~3년)부터 내장기관 병변 진행
피부병변이 최고점에 이른 후 폐 섬유화증은 계속 진행되는 반면 새로운 기관 침범은 거의 이루어지지 않는다.

(3) Scleroderma renal crisis : 대개 4년 내에 발생

(4) 피부 병변은 최고점에 도달하면 plateau를 이루고, 후기(>6년)에는 보통 피부가 부드러워지고 위축(atrophy)이 일어난다.
① 피부 경화의 역순으로 일어난다.
② 피부 경화가 최고점 이후 다시 재발하는 경우는 드물다.

2) Limited SSc

(1) 레이노 현상이 앞서 나타난다.

(2) 폐동맥 고혈압과 같은 내장 기관 병변은 질환 후기에 발생하고 진행은 느리다.

(3) Diffuse SSc에 비해 예후가 좋다.

9 예후

1) 조기 사망률 증가 : 5~8배
(1) 5년 생존율 : 70%
(2) 10년 생존율 : 55%

2) 주요 사망원인 : PAH, 폐섬유화, 소화기 및 심혈관계 침범, renal crisis

3) 나쁜 예후 인자
   (1) 남성
   (2) 발병 연령이 높은 경우
   (3) 광범위한 피부 병변
   (4) 광범위한 중요 내장 장기 침범
   (5) ESR, Anemia, Proteinuria, anti-Topoisomerase I Ab
4) ACE inhibitor의 사용으로 scleroderma renal crisis의 생존이 높아졌다.
   1년 생존율 : <10% → >70%

여기서 잠깐 !!

- 과거에는 콩팥 침범이 가장 문제가 되었지만, ACE inhibitor라는 특효약이 나오면서, 사망률을 크게 줄이게 되었습니다. 최근에는 폐를 침범하는 경우가 가장 문제가 됩니다.

P A C I F I C
INTERNAL MEDICINE

Chapter 06

혼합 결체 조직병

Mixed connective tissue disease

항체 정도만 간단히 봅시다.

1 정의

1) SLE+systemic sclerosis+polymyositis+RA의 증상을 가지는 overlap syndrome
2) anti-U1 RNP Ab(+)

2 임상양상

1) 주증상 : 레이노 현상, puffy hands(손이 부은 것), 관절통, 근육통, 피로, 가끔 발열, 다발근육염, 관절염, 신경학적 증상(trigeminal neuralgia and aseptic meningitis)
2) 위에 해당하는 질환들의 증상을 나타내지만, 전형적으로 하나의 질환 증상을 나타내는 경우는 드물고, 대개 경미한 경향이 있다.
3) 폐동맥 고혈압 : 가장 흔한 사망원인
4) 대부분의 환자는 5년 이내에 위 질환 중 하나의 진단기준을 만족하게 된다(주로 SLE or SSc).

3 검사소견

Anti-U1 RNP Ab(+)

표 6-1 MCTD(Mixed Connective Tissue Disease)와 SLE의 비교

	MCTD	SLE
Anti-Sm, anti-DNA	(−)	(+)
Complement	→	↓
HLA	DR4	DR2,3 & null allele for C4

4 치료 및 예후

1) 각각의 질환 치료와 동일하다.
2) 반수 이상의 환자에서 예후가 좋다.

07 Chapter 다발성근염 및 피부근염

Polymyositis & Dermatomyositis

다발성근염 및 피부근염에서는 특징적인 임상증상을 바탕으로 질환을 추정할 수 있어야 하며, 진단기준을 숙지하여 검사항목, 자가항체 등을 알아두시고, malignancy와의 관계에 관하여도 잘 알아두셔야 합니다. 그림을 잘 봐두세요.

1 염증성 근육병증(Inflammatory myopathies)의 분류

원위부 근위약을 특징으로 하므로, 환자는 의자에서 못 일어나거나, 머리를 빗기 힘들다거나, 계단을 못 올라가는 증상을 처음으로 호소한다.

1) PM(Polymyositis) : 근육허약 등의 근육침범 소견을 보이나 피부 증상이 없는 경우
2) DM(Dermatomyositis) : 근육 침범+피부 침범
3) IBM(Inclusion Body Myositis)
   할아버지(50세 이상 발생시 m/c type, M>F), 원위부 근육 침범(손, 발 근육), 연하곤란(60%), 자가면역 질환 동반(>20%)

2 역학

1) 유병률

1/100,000

2) 호발 인구집단

(1) PM : 성인
(2) DM : 소아와 성인, M<F
(3) IBM : 50세 이상, M>F, 백인>흑인

3 발병기전

1) Dermatomyositis(humoral process)

(1) B cells, T cells(CD4), and macrophages가 근육에 몰려들면서 cytokine과 Ab 생산
→ 보체의 활성화 & 내피세포 손상(endomysial capillaries)
→ 근 허혈증, 근 섬유 파괴

(2) 조직소견 : perimysial perivascular distribution

여기서 **잠깐 !!**

• 아무래도 humoral이니까 혈관 주변이겠죠?

2) Polymyositis, IBM(cytotoxic T cell process)

(1) CD8 T, MHC 1, macropahges이 관여

(2) CD8 T cells이 cytokine을 분비하고, Macrophages에 의해 직접적인 세포독성 작용을 함

(3) CD8/MHC 1 complex : PM과 IBM의 특징적 소견으로 진단에 도움

(4) 조직소견 : endomysial CD8 T 세포 침윤

4 임상양상 – 근력 약화(Muscle weakness)

1) 진행하는 중증의 대칭성 근력저하
   (1) 진행양상 : 3~6개월의 아급성 경과
   (2) 30%의 환자에서는 몇 주에서 2개월 내에 빠른 진행

2) 대개 무통성 위약(급성 경과면, 근육통 있을 수도)

3) 부위 : proximal muscle(neck flexor, shoulder & pelvic girdle) weakness
   (1) 팔올리기, 의자에서 일어나기, 계단 올라가기
   (2) 원위부 근육의 근력을 필요로 하는 섬세한 동작(예, 셔츠에 단추끼우기, 바느질, 글씨쓰기)의 경우, 병이 상당히 진행할 때까지 손상 받지 않는다.
   (3) 안구근육을 침범하지 않는다(안구근육 침범 시 다른 질환을 고려해야 하며, 중증 근무력증의 경우 안구근육이 침범되므로 감별한다).
   (4) DM과 PM은 안면근육을 침범하지 않는다(IBM은 얼굴 중간부 근육을 종종 침범한다).
   (5) 매우 진행한 경우나 드물지만 급성기에 호흡근을 침범하기도 한다.

4) 감각(sensation) : 정상

5 질환별 특징

1) PM(Polymyositis)

(1) 아급성의 염증성 근육병증 : 피부병변으로 금방 알 수 있는 DM과 달리 발병 후 시간이 지나서 병원을 찾게 되므로 발병시기를 정확히 알기 어렵다.

(2) 주로 성인에서 발생
어린이에서는 거의 발생하지 않는다.

(3) Exclusion diagnosis : 다른 근질환과 비슷한 점이 많아서 근력 약화를 일으킬 수 있는 다른 질환들을 배제하고 진단이 가능하다.

(4) 하나의 독립된 질환으로는 거의 발생하지 않고 자가면역질환, 결체조직질환, 혹은 바이러스나 세균감염들과 동반되어 발생한다.

2) DM(Dermatomyositis)

(1) 발진 : 근력 약화와 동반 혹은 선행하여 발생
부위 : 얼굴, 목, 위쪽 흉부, 손등

(2) **DM에서 특징적인 rash**

① **Gottron's sign** : 손가락 관절 위쪽(knuckle)에 비늘을 동반한 자홍색 홍반

② **Heliotrope rash** : 눈꺼풀 주위의 연자색 홍반과 부종(∵ 눈둘레근의 염증)

③ V sign : 목, 앞가슴에 홍반성 발진

④ Shawl sign : 어깨와 등에 홍반성 발진

⑤ 그 외에 무릎, 팔꿈치 등에도 발진이 생길 수 있다.

⑥ Periungal telangiectasia & dystrophic cuticle : 손톱주위에 모세혈관 확장으로 붉게 되고, 손톱과 붙어있는 피부(cuticle)의 심한 변형
cf. Mechanic's hand : 원위 손가락 피부의 갈라짐, 열상

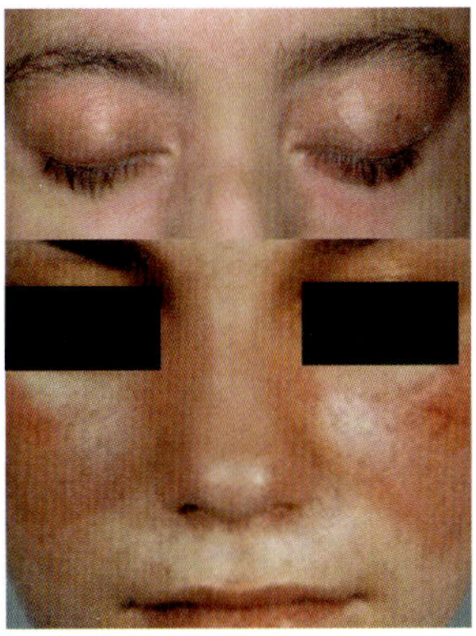

그림 7-1 Heliotrope rash

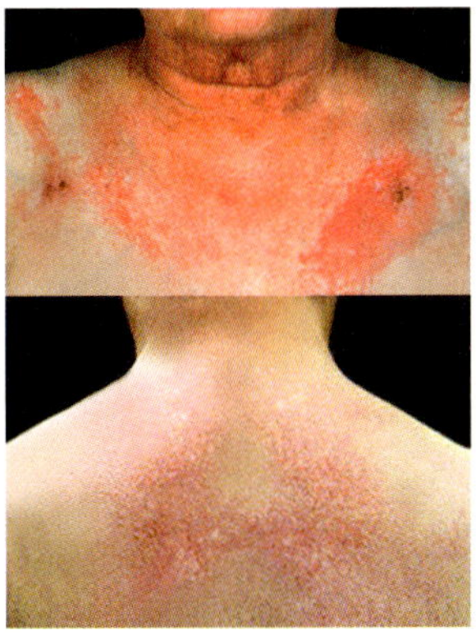

그림 7-2 V sign과 shawl sign

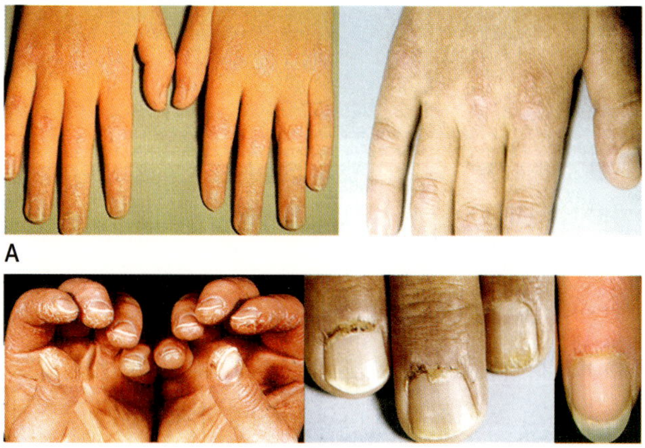

그림 7-3 A, Gottron's rash. B, Mechanic's hand. C, Periungal telangiectasia.

여기서 잠깐 !!

• DM의 rash는 햇빛을 받으면 더 심해집니다. 그래서 주로 햇빛이 닿는 곳에 rash가 잘 생기게 됩니다. 그런데 그 모양에 따라 sign의 이름이 붙여졌습니다. V sign은 앞에서 볼 때 rash의 경계가 V자와 비슷합니다(V자 목둘레의 옷을 입었을 때 보이는 부분을 생각해보세요). 그리고 shawl sign은 여성들이 주로 멋을 내기 위해 사용하는 숄을 생각해보세요. 숄을 걸치면 닿는 부위에 생긴 발진이 shawl sign이라고 생각하시면 됩니다.

3) IBM(Inclusion Body Myositis)

(1) 50세 이상에서 발생하는 가장 흔한 염증성 근질환
(2) PM으로 잘못 진단되기도 하여 치료하다 반응이 없어 나중에 진단되기도 한다.
(3) 비교적 초기에 원위부 근육의 약화 및 위축이 발생한다. 특히 foot extensor, deep finger flexors
(4) 증상이 비대칭적으로 발생하기도 한다.

6 기타 임상양상

1) 근육 외 증상

(1) 전신증상 : 발열, 권태감, 체중감소, 관절통, 레이노드 현상
(2) 관절구축 : 주로 DM, 소아에서
(3) 삼킴곤란, 위장관증상 : 주로 DM, IBM(inclusion body myositis)
(4) 심장 장애 : 방실전도장애, 빈맥, 확장성심근병증, 심부전
(5) 폐기능 장애 : 호흡근 위약, 간질성 폐질환, 약물유발성 폐렴 등
(6) 피하지방층의 석회화 : DM

(7) 관절통, 활막염 : DM, PM with Jo-1 Antibody

2) 악성종양(6~15%)

(1) 모든 염증성 근육병증은 암과 관련이 있다.

(2) 대부분 진단 1년 내에 암이 발견됨

(3) 나이든 사람에서는 주로 DM 환자에서만이 암의 빈도가 높아짐

(4) DM에서 흔히 증가되는 종양

① 폐암

② 난소암, 유방암

③ 흑색종

④ 대장암 등의 소화기관 종양

⑤ 비 호지킨 림프종, 골수증식종양

(5) DM 환자에서의 종양 검사

① 매년 신체검진(pelvic, breast, rectal exam) → 필요하면 유방조영상과 대장 내시경(나이나 가족력에 따라)도 시행

② 소변검사, CBC, blood chemistry, 흉부 X-ray 시행

③ Asian에서는 귀, 코, 목 검진도 시행(비인두 종양이 흔하므로)

7 Overlap syndrome

DM 환자에서 전신경화증이나 MCTD의 증상이 함께 나타난다.

표 7-1 Features associated with inflammatory myopathies

Characteristic	Polymyositis	Dermatomyositis	Inclusion body myositis
발병 연령	>18세	성인 및 유년기	>50세
가족력	No	No	Yes(일부)
근외 증상	Yes	Yes	Yes
결체조직 질환과의 연관	Yes	Scleroderma and mixed connective tissue disease(overlap syndromes)	Yes, 약 20%
전신 자가면역 질환	흔함	드묾	드묾
악성종양	No	Yes, 약 15%	No
바이러스	Yes	검증 안 됨	Yes
약제	Yes	Yes, rarely	No
기생충, 세균	Yes	No	No

8 감별진단

1) 아급성 또는 만성 진행성 근위약 질환

(1) 척수성근위축(Spinal muscular atrophies) or 근육위축가쪽경화증(amyotrophic lateral sclerosis ; 루게릭병)

(2) 근육성이영양증(muscular dystrophy)

(3) 대사성 근육병증(Metabolic myopathies)

① 당원 축적병(Glycogen storage disease)

② 지질 축적병(Lipid storage disease)

③ 미토콘드리아 질환(Mitochondrial disease)

(4) 내분비성 근육병증(Endocrine myopathies)

① Hypercorticosteroidism

② 갑상선기능 항진 및 저하

③ 부갑상선기능 항진 및 저하

(5) 악성 종양에 의한 근 소실

(6) 근신경 접합부 질환

① 중증 근무력증(Myathenia gravis)

② 램버트－이튼 증후군(Lambert-Eaton myathenic syndrome)

2) 급성 근위약(Acute muscle weakness)

(1) 급성 신경병증(Acute neuropathy)

① 길랑바레증후군(Guillain-Barre syndrome)

② 횡단척수염(Transverse myelitis)

③ 신경독소(Neurotoxin)

④ Neurotropic viral infection

(2) 대사성 질환

(3) 감염 : 바이러스, 세균, 기생충

3) 근육근막염(Myofascitis)

4) 괴사성근육염(Necrotizing myositis)

5) 약제유발근병증(Drug induced myopathies)

(1) D-penicillamine and procainamide

(2) AZT(Zidovudine)

(3) Cholesterol lowering agent : clofibrate, statin계열 약제

(4) Glucocorticoid, growth hormone

(5) Amiodarone, chloroquine, colchicine 등

9 진단

표 7-2 Criteria for diagnosis of inflammatory myopathies

Criterion	Polymyositis		Dermatomyositis	Inclusion body myositis
	Definite	Probable		
근력 약화	Yes	Yes	Yes	**Yes**; 느린 발생, 원위부 근육의 초기 침범
근전도 소견	근육병성 (Myopathic)	근육병성 (Myopathic)	근육병성 (Myopathic)	근육병성 (with mixed potentials)
근효소	증가(약 50배까지)	증가(약 50배까지)	증가(약 50배까지)	증가(약 10배까지) 혹은 정상
근생검 소견	"Primary" Inflammation with the CD8/and no vacuoles	Ubiquitous MHC 1 expression but minimal inflammation and no vacuoles	Perifascicular, perimysial, or perivascular infiltrates, perifascicular atrophy	Primary inflammation with CD8/MHC 1 complex; with β-amyloid deposits; cytochrome oxygenase negative fibers; signs of chronic myopathy
발진 혹은 칼슘 침착	없음	없음	**존재**	없음

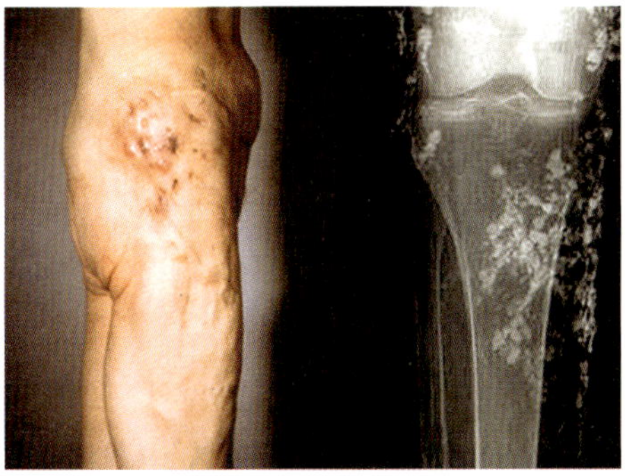

그림 7-4 Subcutaneous calcification

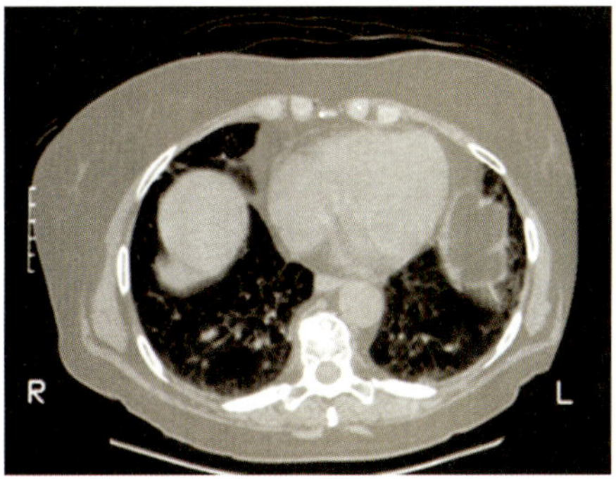

그림 7-5 Diffuse, bibasilar interstitial pneumonitis in HRCT

1) 요약

(1) **특징적인 근력 저하**(근위부 근육 침범, 안구근육이나 얼굴 근육은 보존)

(2) **EMG** : myopathic triad(low amplitude, polyphasic, abnormally early recruitment)

(3) **근효소 상승** : CK가 가장 민감

(4) **근생검 소견**

(5) DM의 경우 **특징적인 피부 소견**이 꼭 필요하다.

※ 피부 소견 없이 근생검 소견이 DM에 합당하면 진단은 probable DM이라 함

2) 검사소견

(1) 근 생검

① PM : endomysial CD8 T 세포 침윤

② DM : perifascicular atrophy

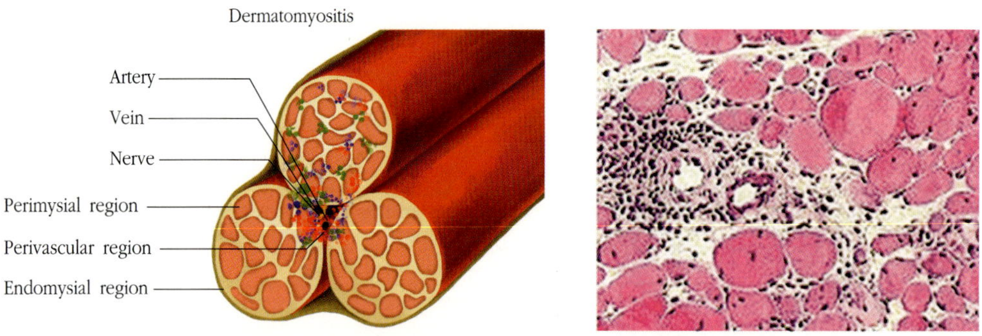

그림 7-6 DM with perivascular & perimysial pathology

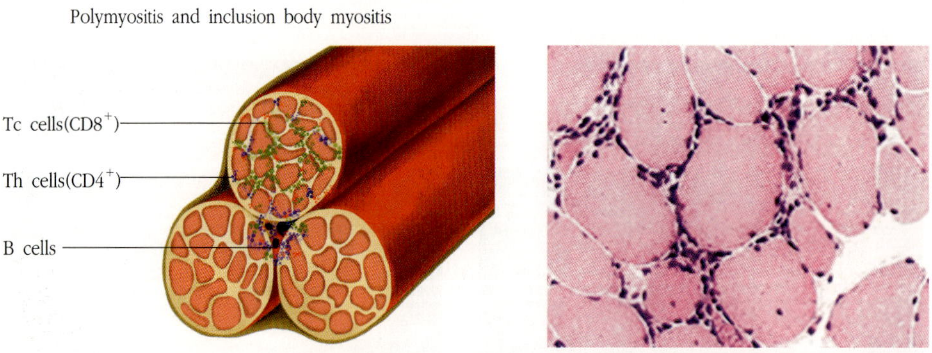

그림 7-7 PM with endomysial pathology

(2) 근 효소 상승

① 예민도 : **CK(가장 예민)** > aldolase > AST/ALT, LDH

② 정상 CK levels을 보일 수도 있다.

Active PM에서는 항상 증가되어 있으나 DM이나 IBM은 정상일 수도 있다.

(3) EMG(> 90%에서 이상)

① Myopathic potential

② Spontaneous activity ↑ : fibrillations, complex repetitive discharges, and positive sharp waves

③ 진단적이지는 않지만, 근육병증의 존재를 증명하고 신경학적 질환 배제에 유용

(4) 기타 검사

① MRI : 생검 위치 찾을 때

② 자가항체

표 7-3 자가항체와 관련된 임상양상

자가항체	임상양상	치료에 대한 반응	예후(5년 생존율)
Anti-synthetase Ab (Anti Jo-1 Ab)	PM > DM anti Jo-1(+) 환자 80%에서 ILD관찰 Fever, dyspnea on exertion Arthritis, Mechanic's hand Raynaud's phenomenon	Moderate	Moderate(~75%)
Anti signal recognition particle Ab (Anti-SRP Ab)	Acute onset in black female Palpitations, cardiac disease Severe weakness No rash**(clinically PM)**	Poor	poor(~30%)
Anti Mi-2 Ab	**Classic DM** V and shawl rashes Cuticular change	Good	Good(> 95%)

여기서 잠깐 !!

• Anti-Jo-1 Ab를 가진 환자의 80%에서 간질성 폐질환을 가진다.

10 치료

1) 치료 목표

(1) 근력 개선(상승된 CK level을 교정하는 것이 아님)

① 근력이 회복되면 CK level도 동시에 감소

② CK level이 감소하였으나 근력 회복이 안 되는 경우가 있다.

→ 치료에 대한 반응이 없는 경우에 해당한다.

(2) 근육 외 증상의 개선

2) Glucocorticoids

(1) 고용량 prednisone(starting at least 1mg/kg/day)

(2) DM이 PM보다 반응 잘함

(3) 스테로이드 근병증 : steroid 사용으로 인한 근위약(CK상승X)이 오기도 함 새로운 근위약 발생시 스테로이드 근병증과 glucocorticoid resistant disease인지 감별해서 PD 용량 조절해야 한다.

(4) 3개월간 고용량 치료에도 객관적 호전 증거가 없으면 tapering하고 면역억제 치료를 시작한다.

3) 면역억제제

(1) Azathioprine, methotrexate, cyclophosphamide, chlorambucil, cyclosporine, mycophenolate mofetil

(2) 적응증

① Glucocorticoids 사용 3개월 후에도 반응이 없을 때

② Glucocorticoid-resistant

③ Glucocorticoid 부작용

④ Glucocorticoid 감량 시 반복하여 재발

⑤ 빠르게 진행할 경우(severe weakness, respiratory failure)

4) 경험적 치료 접근

(1) Step 1 : high-dose prednisone

(2) Step 2 : azathioprine, mycophenolate or methotrexate

(3) Step 3 : IVIg

(4) Step 4 : 환자 상태 고려해 rituximab, cyclosporine, cyclophosphamide, tacrolimus 중 하나 사용

(5) 잘 반응하지 않을 경우 다른 질환(IBM, muscular dystrophy, metabolic or endocrine myopathy) 고려해 보고, muscle biopsy 재시행

11 예후

1) PM, DM

(1) 5년 생존율(~95%), 10년 생존율(84%)

(2) 주로 심폐 합병증 및 다른 전신 합병증으로 사망한다.

(3) DM이 치료에 더 잘 반응해 예후가 더 좋다. 재발이 가능하다.

(4) 나쁜 예후 인자

① 질환 발현 시 심한 증상

② 치료가 오래 지연

③ 심한 연하곤란, 호흡곤란 등이 동반

④ 노인

⑤ 악성종양과 동반

(5) 대부분 완전히 기능을 회복하지만 30%에서 근위약이 남을 수 있다.

2) IBM

5~10년 내 보행 보조기 필요하고, 나이 많을수록 빠르게 진행된다.

P A C I F I C
INTERNAL MEDICINE

08 Chapter

쇼그렌 증후군

Sjögren's Syndrome

쇼그렌 증후군에서는 특징적인 임상증상과 진단을 위해 필요한 검사 및 자가항체를 비롯하여 증상을 악화시킬 수 있는 약물 등을 중심으로 살펴보시면 됩니다. 쇼그렌 증후군은 외분비 기관에 문제가 생긴 자가면역질환입니다.
외분비 기관의 문제 → 눈이 마르고(눈에 먼지가 낀 것 같은 증상), 입이 마르고, 자가면역질환 → 특징적인 자가 항체에 관해 알아두셔야 합니다.

1 정의

외분비샘(눈물샘, 침샘 등)에 림프구가 침윤해 구강건조, 안구건조 증상이 발생하는 만성적, 서서히 진행하는 자가면역질환

2 역학

1) 중년 여성에 호발(M : F=1 : 9)
2) 일차성 : 0.5~1% 정도
   이차성 : 자가면역 류마티스 환자의 30%

3 병태생리

1) 외분비샘에 T 림포사이트 침윤 및 B 세포의 hyperactivity에 의해(circulating auto-antibodies)
2) 여러 가지 autoantigen(Ig(RF), **Ro/SS-A autoantigen, La/SS-B autoantigen**, α-fodrin)에 대한 자가항체
3) HLA-B8, DR3, DRw52와 관련

꼭 알아둡시다!!

Anti-Ro/SS-A Ab, Anti-La/SS-B Ab

- 진단 시점에서 대개 양성으로 나타나며, 다음과 같은 임상적 상황과 연관된다.
  - 이른 발병 시기(Earlier disease onset)
  - 장기간의 질환 유병기간(Longer disease duration)
  - 침샘 비대(Salivary gland enlargement)
  - 작은침샘에 뚜렷한 림프구침윤(Severe lymphocytic infiltration of minor salivary glands)

4 분류

1) 일차성 쇼그렌 증후군 : 쇼그렌 증후군만 있는 경우
2) 이차성 쇼그렌 증후군 : 다른 자가면역 류마티스 질환과 연관되어 발생
   RA, SLE, 경피증, 혼합결체조직질환, 원발성 담즙성 간경변증, 혈관염, 만성 활성형 간염 등과 관련된다.

5 임상상

- 눈물샘과 침샘의 기능감소와 관련된 증상
- 진행이 느리고 양성의 경과
- 초기 증상 후 8～10년 후 full-blown

1) 구강건조증(Xerostomia ; dry mouth)

(1) 구강건조 증상 : 마른 음식을 삼키기 힘들어하고, 말을 꾸준히 하지 못하고, 충치가 많아지고, 작열감, 의치 착용에 어려움

(2) 타액선 종대

(3) 검사 : Sialometry, Sialography, Scintigraphy

(4) Labial minor salivary gland biopsy : 조직학적 확진

2) 건성각결막염(Keratoconjunctivitis sicca ; dry eye)

(1) 눈꺼풀 밑에 모래가 낀 것 같고, 안쪽 눈 구석에 굵은 실 모양 점액질 축적
작열감, 충혈, 소양감, 눈물감소, 안구 피로감, 광감수성 증가

(2) 진단 검사 : Schirmer's 1 test, 눈물막 파괴시간 측정(tear breakup time), 눈물 내 lysozyme content 측정, rose Bengal 염색 후 세극등 검사(Slit lamp examination)

3) 그 외 외분비 샘

(1) 호흡기 점액 분비↓: 호흡기 건조(xerotrachea)

(2) 소화액 분비↓: 식도 점막 위축, 위축성 위염, 무증상 췌장염(subclinical)

(3) 생식기 분비↓: 성교통

4) 침샘 외 증상(Extraglandular Sx) : 1/3에서(+)

(1) 관절통/관절염 : 일차성 쇼그렌 증후군 환자는 적어도 한번 비미란성 관절염 (nonerosive arthritis)을 경험

(2) 레이노 현상

(3) 림프절병증(Lymphadenopathy)

(4) 폐 증상 : 마른기침(small airway disease 때문)

(5) 신장 증상 : **type 1 RTA**, 간질성신염, 콩팥돌증, 드물게 사구체신염

(6) 혈관염 : 자반(purpura), 두드러기, 피부궤양, Waldenstorm's macroglobulinemia

(7) 비장비대

(8) 림프종(**악성 림프종**이 잘 생긴다, B cell hyperactivity 관련)

① 림프종을 시사하는 소견

- 이하선의 지속적인 종대
- 자반증
- 백혈구감소증, C4 감소
- 한랭글로불린혈증(Cryoglobulinemia)
- Ectopic germinal centers in minor salivary gland biopsy samples

② 대부분 결절 외 변연부 B세포 림프종(extranodal low grade marginal zone B cell lymphoma)

③ 예후 악화 요인

- B symptom(발열, 야간 발한, 체중 감소)
- 크기 : 직경 >7cm
- 분화도 : high or intermediate grade

(9) 말초 신경병증, 근염

(10) 빈혈, ESR↑

6 진단

표 8-1 진단기준

분류	특징, 필요한 검사
Ⅰ. 안구 증상, 징후 (3가지 중 1개 이상)	3개월 이상 매일 지속되는 안구건조 증상 눈에 모래나 자갈이 들어있는 느낌 하루에 3회 이상 인공눈물 사용
Ⅱ. 구강 증상 (3가지 중 1개 이상)	3개월 이상 매일 구강 건조 증상 재발성 또는 지속적인 타액선 종대 마른 음식 삼키기 위해 물을 자꾸 마신다.
Ⅲ. 눈 검사 (2가지 중 1개 이상)	**Shirmer's 1 test**(≤5mm in 5min) Rose Bengal score(≥4 according to van Bijsterveld's scoring system)
Ⅳ. 조직검사	**부침샘(minor salivary gland)생검**에서 국소 림프구성 침샘염(sialoadenitis) (focus score ≥1)
Ⅴ. 침샘 침범 (3가지 중 1개 이상)	Unstimulated whole salivary flow(≤1.5mL in 15min) Parotid sialography Salivary scintigraphy
Ⅵ. Auto Ab	**Anti-Ro/SS-A, La/SS-B**

1. 배제기준 : 두경부 방사선 치료의 과거력, C형간염, AIDS, 이전의 lymphoma, sarcoidosis, GVHD, 항콜린제 사용 중인 환자는 배제한다.
2. 원발성 쇼그렌 증후군 : 6가지 기준 중 4가지 기준, 특히 Ⅳ(조직학적 소견) 혹은 Ⅵ(혈청학적 소견)이 양성인 경우, 혹은 Ⅲ, Ⅳ, Ⅴ, Ⅵ(객관적 검사 결과) 중 3개 이상 양성일 경우
3. 다른 자가면역질환과 동반된 환자에서 Ⅰ이나 Ⅱ 중 하나와 Ⅲ, Ⅳ, Ⅴ 중 2개 이상 양성이면 2차성 쇼그렌 증후군으로 이야기할 수 있다.

7 치료

1) **대증적 치료가 중심**
   인공 누액 → keratoconjunctivitis 완화, 충분한 수분 섭취 → xerostomia 완화
2) **Lacrimal gland, salivary gland의 기능을 떨어뜨리는 drug 사용은 피한다.**
   이뇨제, 항고혈압제, 항우울제 제한
   TCA → 항콜린성 효과 때문에 금기
3) Hydroxychloroquine 또는 MTX+prednisolone : arthralgia에 효과(+)
4) 레이노 현상 : 차가운 환경 회피(장갑 착용)
5) Glucocorticoid ± 면역억제제(cyclophosphamide) : vasculitis(+)
6) renal tubular acidosis : bicarbonate replacement
7) Anti CD20 monoclonal Ab(Rituximab) : 림프종 치료 시 CHOP 항암화학요법과 같이 사용 시 생존 증가

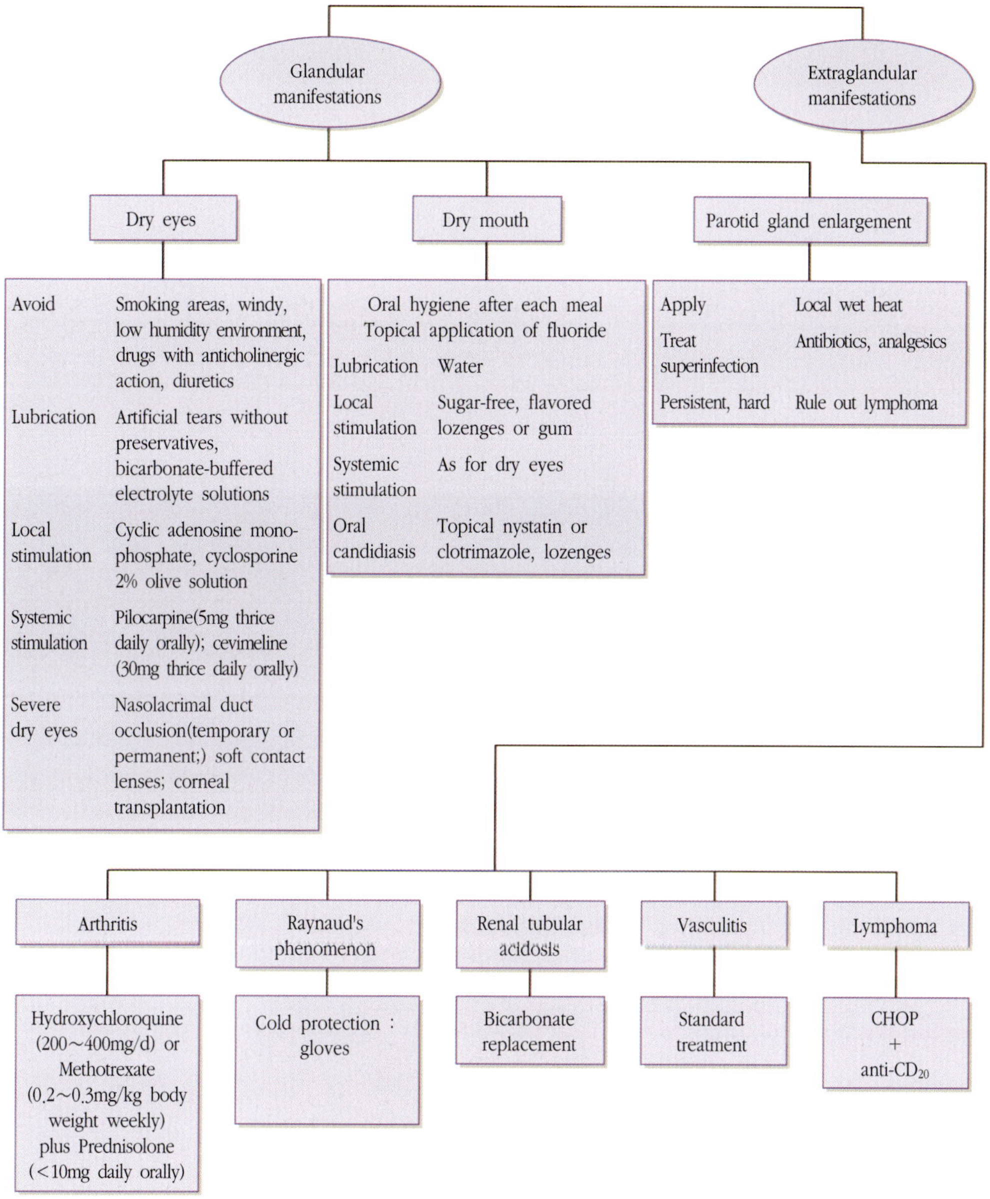

그림 8-1 Treatment algorithm for Sjögren's syndrome.

PACIFIC
INTERNAL MEDICINE

09 Chapter

척추 관절병증

Spondyloarthropathy

Spondyloarthropathy는 특징적인 임상적 소견과 유전적 연관성(HLA B27 allele 등)을 공유하는 질환군입니다. 여기에 속하는 질환으로는 여러 가지가 있는데, 시험에 가장 자주 나오는 것은 ankylosing spondylitis와 reactive arthritis이며, 나머지는 공통적인 특성과 가장 특징적인 특성 한두 가지씩만 알아두시면 됩니다.

HLA B27과의 연관성, 강직성 척추염에 특징적인 요통의 특성, sacroiliitis, bamboo spine 등 특징적인 방사선 소견 등을 중심으로 치료보다는 진단에 초점을 맞춰 공부하시면 됩니다.

개 요

1 공통 특성

1) HLA B27 allele(+)
2) Rheumatoid factor(−) → seronegative

2 공통 임상상

1) **척추와 말초관절을 같이 침범**
2) Oligoarticular
3) 비대칭적(주로 말초 관절염의 경우)
4) 엉치엉덩 관절 침범(이건 대칭적)
5) 포도막염(Uveitis)
6) 부착부병증(Enthesopathy) : 힘줄이 뼈에 붙는 자리에 염증소견

표 9-1 European Spondyloarthropathy Study Group(ESSG) Criteria for Spondyloarthritis

Inflammatorty Back Pain	or	Synovitis • Asymmetric or • Predominantly in lower extremities
	and	

One or more of the following:

- Family history of SpA
- Psoriasis
- Crohn's disease or ulcerative colitis
- Nongonococcal urethritis, cervicitis, or acute diarrhea within 1 month before arthritis
- Alternating buttock pain
- Enthesitis
- Radiographic sacroiliitis

3 종류

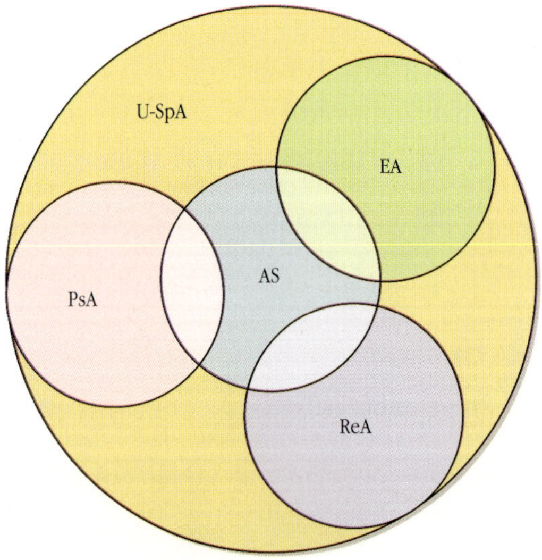

그림 9-1 **척추관절병증과 그에 속하는 질환들에 대한 개념도.** AS : 강직척추염, EA : 장질환성 관절염, PsA : 건선관절염, ReA : 반응관절염, U-SpA : 미분화 척추관절병증

표 9-2 척추관절병증의 종류 및 비교

	강직성 척수염	반응성 관절염	건선 관절염	장병성 관절염
남여비	3 : 1	5 : 1	1 : 1	1 : 1
천장관절 침범	대칭적	비대칭적	비대칭적	대칭적
천장관절염 빈도	100%	40～60%	40%	20%
말초관절 침범	+	++	++	++
부착부염	++	+++	+++	+
수지염	+/−	++	++	+/−
피부병변	−	Circinate balanitis, keratoderma blennorrhagicum	Psoriasis	Erythema nodosum, pyoderma gangrenosum
안증상	급성 전부 포도막염	급성전부 포도막염, 결막염	만성 포도막염	만성 포도막염
폐병변	상엽 섬유증	−	−	−
비뇨생식계 병변	전립선염	요도염, 자궁경부염		

여기서 잠깐 !!

일단 종류를 외워 봅시다.

- Sacroiliitis 사진이 생각나시나요? 서양배(PEAR) 모양이죠?
- Psoriatic arthritis, Enteropathic arthritis, Ankylosing spondylitis, Reactive arthritis

강직성 척추염(ankylosing spondylitis)

1 개요

1) **10～20대의 젊은 남성**에서 호발, 주로 추체(axial skeleton)를 침범하는 원인 미상 만성 염증질환

   cf. **축성 척추관절염(axial spondyloarthritis)** : 강직척추염 진단기준에 맞지 않는 초기 혹은 경한 상태

2) 남성 우세 류마티스 질환(2:1～3:1) : 대부분의 류마티스 질환은 여성이 훨씬 많은데, 일부 남성에서 많은 경우 → **Ankylosing spondylitis, inclusion body myositis**

3) 환자의 **90%에서 HLA B27과 연관** : HLA B27과 관련된 역학

   (1) **HLA B27 양성률은 코카시안에서 7%**, 그 중 1～6%에서 강직척추염 발병

(2) 일란성 쌍둥이에서 일치율 65%

(3) AS는 대부분 유전적 원인에 의해 생긴다고 보는데, HLA B27이 유전적 원인의 절반 가까이를 차지한다고 생각

(4) **강직척추염의 중등도와 관계없음**

여기서 잠깐 !!

• 정확한 수치를 외우는 것보다 HLA B27과 AS의 관련성에 주목하여 살펴봅시다.

2 진단기준

1) **축성 척추관절염(axial spondyloarthritis)**

발병시기 45세 미만, 3개월 이상 허리통증을 호소하는 환자, 다음 중 하나에 해당

(1) 척추관절병증의 특성 1개 이상+영상검사 상 엉치엉덩관절염(sacroiliitis)

(2) 척추관절병증의 특성 2개 이상+HLA-B27 양성

※ 척추관절병증의 특성 : 염증성 허리통증, 관절염, 발꿈치부착부염증, 앞포도막염, 손가락염, 크론병 또는 궤양대장염, 건선, NSAIDs에 좋은 반응, 척추관절병증의 가족력, HLA-B27 양성, CRP 증가

표 9-3 ASAS Criteria for classification of axial spondyloarthritis

Sacroiliitis on imaging plus ≥1 SpA feature	HLA-B27 plus ≥2 other SpA features
Sacroiliitis on imaging • Active(acute) inflammation on MRI highly suggestive of SpA-associated sacroiliitis and/or • Definite radiographic sacroiliitis according to modified New York criteria	SpA features • Inflammatory back pain • Arthritis • Enthesitis(heel) • Anterior uveitis • Dactylitis • Psoriasis • Crohn's disease or ulcerative colitis • Good response to NSAIDs • Family history of SpA • HLA-B27 • Elevated CRP

2) **강직척추염 : 방사선학적으로 명확한 엉치엉덩관절염**(다음 중 한 가지 이상)

(1) **염증성 허리통증**의 과거력

(2) 정면과 시상면에서 **요추의 운동성 제한**

(3) 연령과 성별에 따른 표준치와 비교하여 **흉곽팽창의 제한**

cf. **HLA B27은 진단에 필요충분조건은 아니지만 방사선학적 이상 소견이 없이 임상적으로 의심되는 환자에서 도움**이 된다.

3) 염증성 허리통증의 기준

3개월 이상의 만성 경과(다음 중 네 가지 이상)

(1) **40세 이전에 발생**

(2) **서서히 발생**

(3) **운동에 의한 증상 호전**

(4) **휴식에 의하여 호전되지 않는 증상**

(5) 자다 일어나면 호전되는 밤 증상

※ 염증성 허리통증의 다른 흔한 특징

- **30분 이상 지속되는 조조강직**
- 새벽녘에 요통으로 잠이 깸
- **교차되는 엉치통증**

여기서 잠깐 !!

• 보통의 요통은 쉬면 낫고, 활동 시 아픈데 이건 특징적으로 반대로 나타납니다.

4) **요추의 운동성 제한과 관련된 신체검진(초기 검사소견은 염증의 진행정도 반영)**

(1) **Schober test** : 발뒤꿈치를 붙이고 바로 선 상태에서 lumbosacral junction 양쪽 posterosuperior iliac spine의 연결선)을 중심으로 위 10cm, 아래 5cm 아래에 점을 표시한 후 허리를 최대한 굽혔을 때 점 사이의 거리 증가를 측정(정상 $\geq$ 5cm, AS $\leq$ 4cm)

(2) Finger-floor distance : 환자를 최대한 전굴곡시키고 손과 바닥간의 거리를 측정하여 요추 운동성을 평가한다.

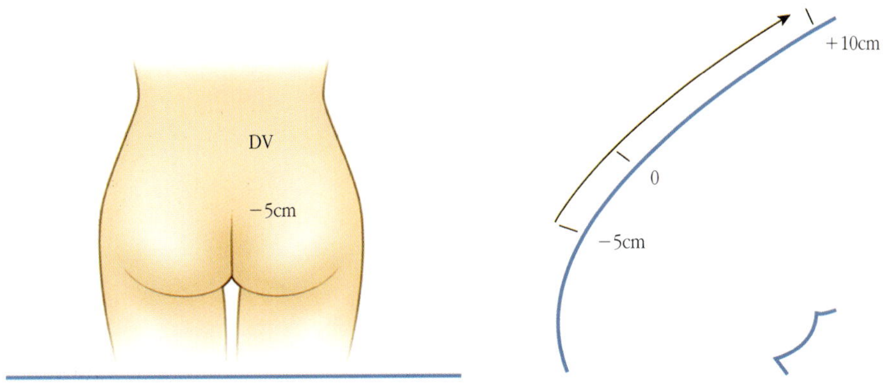

그림 9-2 Schober test

5) 흉부 팽창과 관련된 신체검진
최대 흡기 시와 최대 호기 시 흉곽 팽창의 차이를 측정. 남성은 4번째 늑간위에서, 여성은 유방 바로 아래에서 측정한다. 정상 ≥5cm

3 임상상

1) 허리 통증(위에서 언급한 기준에 따른)

2) 골 압통

(1) 부착부염증을 의미하는 증상으로 요통, 관절의 강직과 동반되어 나타난다.
(2) 호발부위 : costosternal junction, spinous processes, iliac crests, greater trochanters, ischial tuberosities, tibial tubercles, heels

3) 말초 관절염

(1) **대개 비대칭**
(2) 30%, 모든 질병 단계에서 나타날 수 있다.

4) 신체검진 소견

(1) **척추 운동성의 제한**(anterior & lateral flexion, extension, chest expansion)
(2) **Schober test**

5) 질환 경과

(1) 경미한 강직에서 total spinal fusion까지 다양하게 나타난다.
(2) 진행할수록 환자의 자세가 변화된다.
① 요추전만(Lumbar lordosis) 소실, buttock atrophy, 흉추의 후만증 증가
② 목이 앞으로 굽어진다.
③ 고관절의 굽힘운동 구축
(3) 질환의 경과
① 신장(height) 감소
② 흉부팽창과 척추의 굽힘 제한
③ Occiput-to-wall distance / Tragus-wall distance
직립 상태로 등과 어깨를 벽에 댄 상태로 머리를 최대한 앞으로 내밀도록 한다. 그 때 벽과 뒤통수 혹은 귀구슬 사이의 거리를 측정한다.

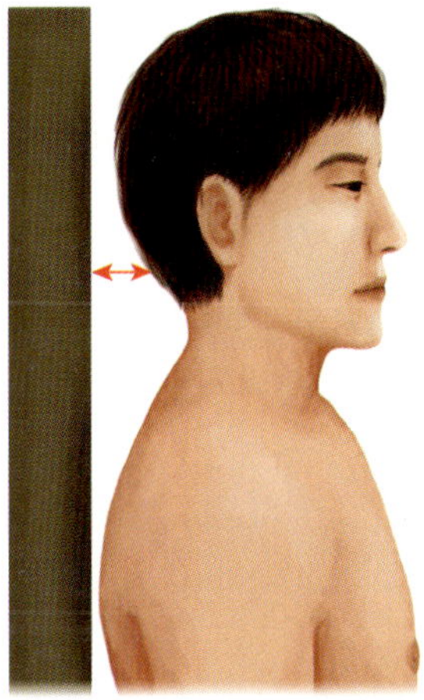

그림 9-3 Occiput to wall distance

(4) 여성에서의 질환 경과

① Total spinal ankylosis까지 진행하는 경우가 남성보다 적다.

② 경추에만 강직이 오는 경우와 말초관절염이 많다.

③ 임신이 AS에 미치는 영향은 일정하지 않다(1/3 : 악화, 1/3 유지, 1/3 호전).

6) 합병증

(1) 척추 골절(가장 심각한 합병증)

① 작은 충격에도 일어날 수 있다.

② 아래 경추가 가장 흔히 침범되며, 골절로 인해 척수 손상이 유발됨

7) 관절 외 증상(extra–articular manifestation)

(1) **급성 앞포도막염**(m/c)

① 40% 환자, 일측성, 재발성

② 척추염에 앞서 나타날 수 있다.

(2) 대장과 소장의 염증

① 대부분 무증상

② 5～10%는 IBD 증상을 보임

(3) 심혈관계 : 대동맥판막부전, 심장비대, 전도계 이상(3.5～10%)

(4) 아밀로이드증

(5) 신장 : IgA 신병증

(6) 호흡기계 : 결핵과 비슷한 상부폐장의 섬유화성 변화

꼭 알아둡시다!!

류마티스 질환과 눈의 질환과의 관련성을 잘 알아두셔야 합니다.

- RA → 공막염(scleritis)(포도막을 침범하는 경우는 드묾)
- Spondyloarthropathy → 포도막염(uveitis)
- Juvenile RA 중에 pauciarticular type에서는 포도막염이 생깁니다. 특히 pauciarticular type Ⅱ 에서는 HLA B27과 관련이 있고 spondyloarthropathy와도 관련이 있다는 것을 생각하시면 이해가 되실 겁니다. AS의 경우는 Anterior uveitiS로 외우세요.

4 검사실 소견

1) 진단적인 검사실 결과는 없다.
2) 흔히 보이는 검사 결과
   (1) HLA B27 ＞90%
   (2) ESR/CRP 상승(모든 환자에서 상승하지는 않음)
   (3) 경미한 빈혈
   (4) Alkaline phosphatase 상승 : severe disease
   (5) IgA 증가
   (6) Rheumatoid factor 음성, ANA 음성(다른 질환이 같이 있을 때는 양성일 수 있음)
3) 폐기능검사(chest expansion 감소 시)
   (1) Vital capacity 감소
   (2) Functional residual capacity 증가
   (3) 대부분 호흡기능은 정상

5 X-ray 소견

1) **엉치엉덩관절염(Sacroiliitis)** : 대부분의 환자에서 X-ray 상 분명하게 관찰됨
   (1) 초기 : **연골밑뼈 피질경계가 흐릿**해진다.
   (2) 이후 **미란과 경화**가 나타나며, 진행되면 섬유화, 결국 **관절이 폐쇄**됨
   (3) 대칭적
2) **요추 변화(bamboo spine**, 척추끼리 붙어서 대나무처럼 보임)
   (1) **요만곡(Lordosis)을 소실**하여 직선화되고, **추체가 사각형 모양**으로 변함
   (2) 골화의 진행으로 연속된 척추뼈몸통의 앞과 옆을 서로 잇는 syndesmophyte 형성된다.

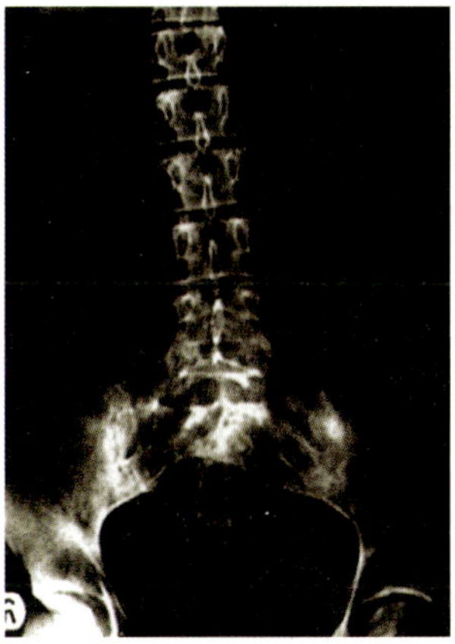

그림 9-4 Sacroiliac joint involvement in ankylosing spondylitis

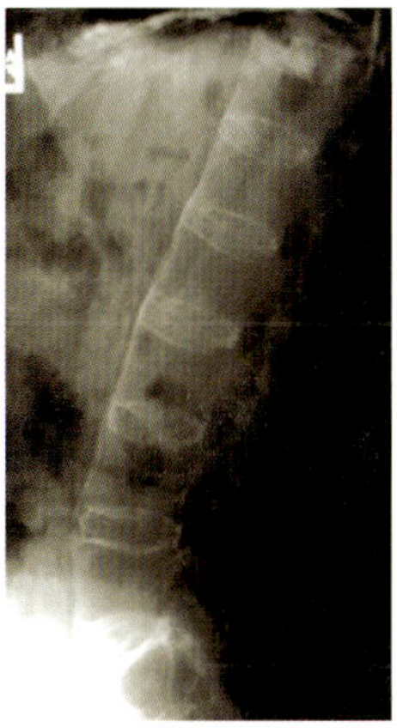

그림 9-5 Bamboo spine

3) CT & MRI : 단순 X-ray보다 초기에 엉치엉덩관절염 진단 가능

6 감별 질환

1) Mechanical or degenerative disease : AS보다 흔하다.
2) Metabolic, infectious, malignant disease
3) DISH(Diffuse Idiopathic Skeletal Hyperostosis)
   (1) 척추 주위 인대의 ossification and calcification
   (2) 중년 및 노인에서 발생
   (3) Intervertebral disk space 유지
   (4) Sacroiliac joint 정상

7 치료

1) **자세와 운동범위를 유지하는** 운동치료가 가장 기본
2) 과거에는 NSAIDs(indomethacin)이 치료에서 Indomethacin 등으로
   (1) 통증 감소 및 관절 움직임 증가
   (2) 방사선 소견의 진행을 늦춰줄 수 있으나 악화되는 경우도 많음
3) Anti TNF α therapy(infliximab, etanercept, adalimumab, golimumab 등의 약)
   (1) 활동성 질환을 나타내는 임상증상 및 검사결과들의 호전을 보인다.
   (2) MRI에서 엉치엉덩 관절, 척추, peripheral joint의 염증 감소

(3) Bone mineral density 증가

(4) 부작용

① 감염(특히 결핵)

② 혈액학적 부작용 : 범혈구 감소증(pancytopenia)

③ Demyelinating disorders

④ 울혈성 심부전(congestive heart failure)의 악화

⑤ SLE-related auto-Ab(ANA)와 그에 따른 증상

⑥ 주사부위의 과민성 반응

⑦ 중증의 간질환

(5) 적응증(비용, 부작용, 아직 알려지지 않은 장기간의 효과로 인해 제약됨)

확실한 진단을 받고 활성화된 질환 상태(BASDAI ≥4)인 환자에서 적어도 2가지 치료에 반응을 보이지 않는 환자

(6) 금기

① 현재 감염 상태이거나 감염의 위험이 높은 환자

② 악성종양

③ SLE, 다발성 경화증 등 자가면역질환 과거력

④ 임신과 수유는 상대적 금기

4) Sulfasalazine : 말초 관절염에 효과적

말초 관절염 환자에서 anti-TNF agent보다 먼저 사용

5) Methotrexate : 흔히 사용되지만 AS에서 효과가 있다고 증명되지 않음

6) Gold, oral glucocorticoid는 추천하지 않는다.

7) Thalidomide : TNF-α 억제를 통해 효과 있을 수 있다

8) 심한 고관절염시 total hip arthroplasty

9) 포도막염

(1) Local glucocorticoid with mydriatic agent(산동제)

(2) TNF inhibitor는 uveitis attack 빈도를 줄여줌

8 예후 : controversial

1) 일부 연구에서 AS가 수명을 감소시킨다고 한다.

2) **수명을 감소시키는 요인**

(1) 척추 외상, 대동맥판 폐쇄부전, 호흡부전, 아밀로이드성 신증

(2) 치료에 따른 합병증(상부 위장관 출혈 등)

Reactive Arthritis(반응성 관절염, ReA)

1 역사적 배경 및 정의

반응성 관절염은 Reiter's syndrome에서 유래된 질환이다. 반응성 관절염이란 감염에 합병되는 급성 비화농성 관절염을 의미하는데, 역사적으로 관절염, 요도염, 결막염의 triad로 대표되는 Reiter's syndrome이라는 질환으로 인해 관심을 갖고 연구하게 된 질환군이다. 따라서 지금은 Reiter's syndrome이라는 말을 잘 쓰지 않는다. 반응성 관절염이 Reiter's syndrome을 포함하는 개념이다.

cf. undifferentiated spondyloarthritis : 선행 감염이 없이 비슷한 임상상 보이는 환자

2 개념과 역학

1) 신체의 다른 부위에 생긴 감염에 의해 발생하는 급성 비화농성 관절염
2) 근에는 **장내 감염이나 비뇨생식기 감염 후 발생하는 척추관절병증**을 일컬음
3) 염증성 소수관절염의 가장 흔한 원인으로 18~40세에 흔하다.
4) 장내 감염에 의한 것은 남녀 비율이 거의 같으나 비뇨생식기 감염에 의한 것은 주로 남성에서 발생함
5) HLA-B27와 관련
   Shigella, Yersinia, Chlamydia 등이 원인일 경우 60~85%에서 양성
6) AIDS 환자에서도 많이 발생(아프리카인의 경우는 HLA-B27과 관련이 없음)

3 병태생리

1) 선행 감염

(1) 장내 감염
 ① *Shigella* : *S. flexneri*(m/c) > *S. sonnei, S. dysenteria, S. boydii*
 ② *Salmonella spp., Y. enterocolitica, C. jejuni*

(2) 비뇨생식기 감염 : *Chlamydia trachomatis* 등

(3) 호흡기 감염 : *Chlamydia pneumoniae*

2) 기전 : 잘 모름

(1) 세균의 항원에 반응하는 T cell이 염증이 있는 활막에서 발견되기도 한다. 대부분 CD4$^+$이다.

(2) HLA B27

① 만성적이고 심한 ReA와 관련되나 아직 정확한 역할은 모른다.

② *Y. enterocolitica*와 *S. enteritidis*의 세포내 생존을 연장시킨다.

③ 감염된 백혈구가 관절에 존재하게 되면서 세균의 항원에 대한 T cell의 반응을 일으켜 관절염을 일으킨다.

4 임상양상

반응관절염은 임상적으로 진단하며, 다양한 스펙트럼을 보인다.

1) **대부분 발병 1~4주 전에 감염이 선행된다.** 감염의 증거가 없는 경우도 있다.

2) Reiter's syndrome의 triad

(1) 관절염, 요도염, 결막염

(2) Tetrad : triad+구강 궤양 또는 귀두염(귀두염)

3) 전신증상 : 피로, 오한, 발열, 체중 감소

4) **관절 증상**

(1) 관절염(acute nonpurulent arthritis)

① **급성, 비대칭적, 추가적**(수일~2주 후 추가적으로 새로운 관절 침범)

② 주로 하지 : 무릎 발목, 거골하(subtalar), MTP, 발가락, 손목, 손가락

③ 심한 통증 동반, 심한 관절 삼출액으로 혼자 걷지 못하는 경우가 많음

(2) 손발가락염(dactylitis, sausage digit) : 손가락 또는 발가락 하나가 단독으로 diffuse swelling

(3) 건염(tendinitis), 근막염(fasciitis) : **부착부병증(enthesopathy)**으로서 통증유발(특히, 아킬레스건, 족저건막, axial skeleton 따라서)

(4) Spinal & low-back pain

5) 비뇨생식기 병변(감염 자체에 의해서 생기거나, 감염에 대한 반응의 결과로 발생)

(1) 남성 : **요도염**(urethritis), 전립샘염(prostatitis)

(2) 여성 : 자궁경부염(cervicitis), 난관염(salpingitis)

6) 눈 병변 : **무증상 결막염**에서 **앞포도막염**(ant. uveitis)까지 다양

7) 점막피부병변

(1) 구강궤양 : 얕은 층, 일시적, 무증상

(2) 농루성 각피증(Keratoderma blenorrhagica) : 손바닥, 발바닥에 생긴 수포가 과각화현상이 생기면서 가피(crust)를 형성하는 것

(3) 윤상 귀두염(Circinate balanitis) : 귀두에 생긴 수포가 터져서 통증없는 표재성 미란이 생기고 가피를 형성한다.

(4) 손톱 변화 : 손톱박리증, 원위부 황색변화, 과각화증

8) 경과

(1) 관절증상

① 3∼5개월간 지속된다.

② 30∼60%에서 지속된다.

③ 급성 재발이 흔하다.

(2) HLA B27(+)에서 경과가 나쁘다.

(3) Yersinia유발 관절염이 shigellosis에 의한 관절염보다 발병기간이 짧음

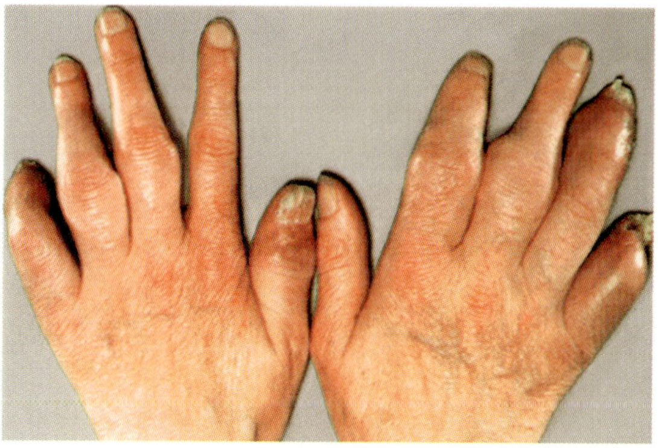

A

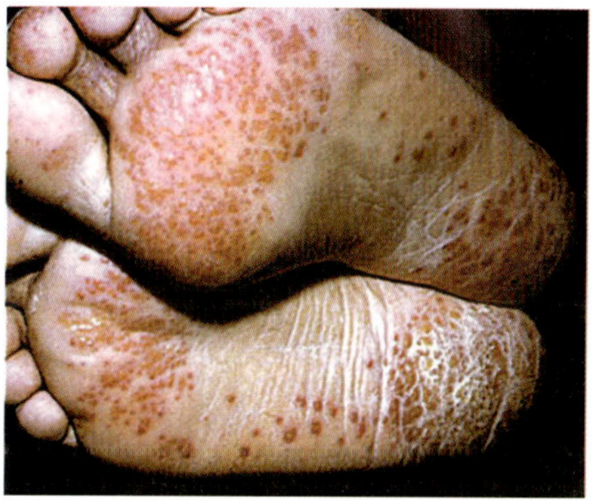

B

그림 9-6 Reactive arthritis의 임상양상. **A,** Dactylitis(Sausage digit) and nail change(onycholysis). **B,** Keratoderma blenorrhagica

5 검사소견

1) HLA B27(+) : 30∼50% → 진단적 가치는 없으나 양성 시 나쁜 예후를 암시

2) ESR과 급성기 반응물질이 증가

3) 윤활액 : 비특이적 염증반응

4) ReA가 발병할 때까지 선행 감염이 계속 남아있는 경우는 드물지만 가능

5) 최근 감염의 혈청학적 검사 : *Yersinia, Salmonella, Chlamydia* 등에 대한 항체

6 방사선 소견

1) 초기 : 이상이 없거나, 관절 주위 골밀도 감소
2) 진행 : 가장자리에 미란(marginal erosion), 관절 간격 감소
3) 후유증 : sacroiliitis(비대칭적), spondylitis(아래에서 올라가는 식이 아니라 어디에서나 가능)
4) 다른 spondyloarthritides처럼 골막염증이 있고 새로운 뼈 형성

7 진단

임상적으로 진단한다(절대적인 진단기준은 없다).

1) 유발요인, 임상양상 확인
   (1) 유발요인 : 설사, 배뇨장애 등의 증상이 있었는지?
   (2) 임상양상
      ① 급성, 비대칭적, 추가적인 관절염 여부
      ② 관절 외 증상 여부 : 눈, 점막, 피부, 손톱 등
2) 활막액 분석 : 감염성 관절염이나 결정체에 의한 관절염 배제
3) 배양, 혈청학적 검사 및 분자 생물학적 검사 : 선행 감염 밝히는데 도움
4) HLA B27 검사 : 비정형적인(atypical) 경우에 도움이 됨. (+)면 ReA의 가능성↑
5) 감별진단
   (1) 파종성 임균성 질환(Disseminated gonococcal disease)
      ① 공통점 : 성 접촉으로 발생 가능, 요도염과와 관련
      ② 차이점 : 상하지 모두 비슷하게 침범, 허리 통증 없음, 특징적 수포성 피부병변(ReA는 주로 하지 침범, 허리 통증 있음)
      ③ 요도나 자궁경부에서 culture(+)는 ReA 배제 못한다. 혈액, 피부병변, 활막에서의 gonococci(+)시 파종성 임균성 질환
   (2) 건선 관절염(Psoriatic arthropathy) : 점차적인 발병, 주로 상지를 침범, 관절주위 염증 드물다, 구강 궤양, 요도염, 소화기계 증상(−)

8 치료

1) 기본적인 치료로 NSAIDs : indomethacin, 심하면 phenylbutazone
   (환자 대부분이 효과를 보나, 증상이 완전히 해소되는 경우는 드물다)

2) 지속적인 ReA : sulfasalazine, azathioprine, methotrexate
3) 건염 등의 부착부염증(enthesitis) : 병변내 glucocorticoids 주입
4) 포도막염 : glucocorticoids
5) 피부 병변 : 대증치료만(HIV 감염증시 anti-retroviral therapy 가능)
6) 항생제 : 급성 클라미디아 요도염이나 장감염 시 즉각 사용으로 ReA 예방가능
7) 교육 : 문란한 성생활과 장내세균에 노출 피하기
8) Anti-TNF agent : 아직 뚜렷한 효과 알려진 바 없음

Psoriatic Arthritis(건선 관절염, PsA)

1 정의

건선 환자에서 발생하는 염증성 관절염(건선은 피부에 핑크빛 구진(papule) 위에 은백색 비늘이 있는 질환이다. 대체로 가렵지 않고, 비늘을 제거하면 점상 출혈이 나타난다(Auspitz 징후).

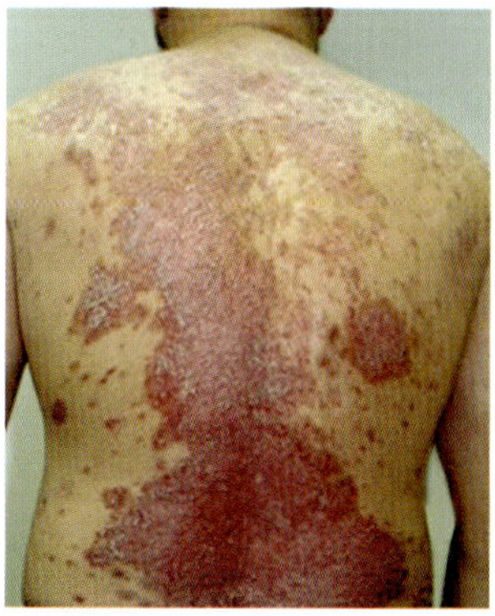

그림 9-7 건선

2 역학

1) 건선 환자의 **5~42%**에서 발생
2) Caucasian에서 주로 발생하고, 그 외 인종에서는 HIV가 없이는 잘 발생하지 않음
3) 가족력

4) HLA B27(+) : 건선 관절염의 20%에서, 건선척추염의 50%에서
   HLA Cw6 : 건선과 관련(특히 familial juvenile onset psoriasis)
5) 남녀 비슷함, 30~40대

3 임상양상

1) 5 patterns(by Wright and Moll) : 고정된 것은 아니며 다른 양상으로 변한다.
   (1) DIP 관절의 관절염(15%) : 손톱변화 동반
   (2) 비대칭적 oligoarthritis(30%) : 무릎이나 다른 큰 관절을 주로 침범
   (3) 대칭적 다발성관절염 : RA와 비슷한 양상으로(40%)
   (4) Axial involvement(척추와 엉치엉덩관절에서)(5%) : 경추>흉요추, 손톱변화(+)로 AnS와 구별가능
   (5) 범발성 관절염(Arthritis mutilans) : 관절 파괴적 형태, 손가락의 광범위한 단축(telescoping)
2) 건선과의 관계
   (1) 건선 후 관절질환 : 60~70%
   (2) 거의 동시(1년 이내) : 15~20%
   (3) 관절 질환 후 건선 : 15~20%(진단이 어려움)
   (4) 농포성 건선(Pustular psoriasis)시 심한 관절염
3) 관절염
   (1) 손발가락염증(Dactylitis)(>30%), 부착부염증(enthesitis), 건초염(tenosynovitis)
   (2) 골 분해로 손가락이 짧아진다(PsA의 특징적 소견).
   (3) 작은 관절에서 섬유화 및 골강직(bony ankylosis) → 초기에 PIP에 흔하다.
   (4) 허리와 목에서 통증과 강직
   (5) 농포성 건선(Pustular psoriasis) : 중증의 관절염과 관련
4) 손·발톱 변화(90%) : 6가지 형태로
   (1) 오목해짐(Pitting)
   (2) 수평 압흔(Horizontal ridging)
   (3) 손발톱박리증(Onycholysis)
   (4) 손톱 가장자리의 황색 변화
   (5) 비정상 과각화현상(Dystrophic hyperkeratosis)
   (6) 위의 양상들이 복합
   cf. 관절염 없는 건선 환자에서는 40%만 손발톱 변화

5) 안구침범 : 결막염 또는 포도막염(bilateral, chronic, posterior)

6) 대동맥 판막 부전(<4%)

7) HIV와 관계

   (1) 일반인보다 더 심한 관절증상을 보임

   (2) Severe enthesopathy, dactylitis, 빠른 관절 파괴

   (3) Axial involvement는 드물다.

   (4) Antiretroviral therapy가 예방 효과 및 치료 효과를 가진다.

4 검사소견

1) 진단에 결정적인 검사는 없다.

2) HLA B27

   (1) Axial involvement : 50~70%

   (2) 말초관절만 침범한 경우 : ≤20%

3) 방사선 소견

   (1) Peripheral PsA

      ① DIP 침범("Pencil-in-cup" deformity)

      ② 가장자리 미란(Marginal erosions)

      ③ 작은 관절들의 강직

      ④ 손가락 및 중수골의 골 분해(telescoping of digits)

      ⑤ 골막염(Periostitis)

      ⑥ 부착부염증 부위의 증식성 뼈 형성

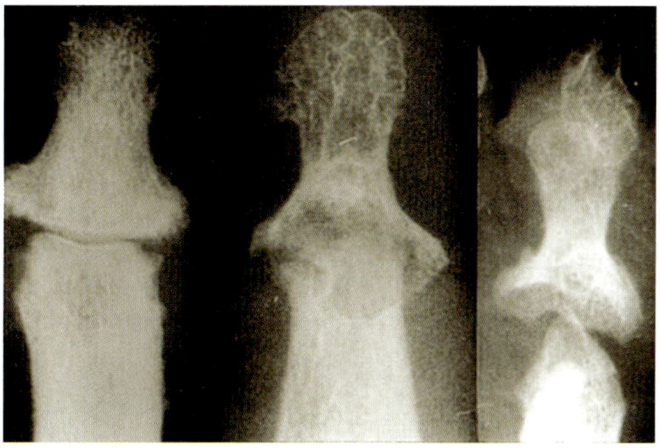

그림 9-8 Pencil-in-cup deformity

(2) Axial PsA

① AS와 차이점 : 비대칭적 엉치엉덩관절염(AS는 대칭적), 후궁관절의 침범이 적음, 덜 대칭적인 syndesmophytes, 척추체 앞쪽 fluffy hyperperiostosis

② 경추(cervical spine)를 심하게 침범해 고리중쇠 관절의 아탈구 유발 가능(흉요추는 상대적으로 덜함)

③ 척추옆 골화현상(Paravertebral ossification)

5 진단

1) CASPAR(Classification Criteria for Psoriatic Arthritis) 진단기준에 따른다.

표 9-4 The CASPAR(classification criteria for psoriatic arthritis) criteria

To meet the CASPAR criteria, a patient must have inflammatory articular disease (joint, spine, or entheseal) with ≥3 points from any of the following five categories:
1. Evidence of current psoriasis, a personal history of psoriasis, or a family history of psoriasis
2. Typical psoriatic nail dystrophy observed on current physical examination
3. A negative test result for rheumatoid factor
4. Either current dactylitis or a history of dactylitis recorded by a rheumatologist
5. Radiographic evidence of juxtaarticular new bone formation in the hand or foot

2) 진단이 어려운 경우 : 건선이 진단이 안 되거나 불명확할 때, 관절염이 건선보다 먼저 나타날 때, 관절 침범이 다른 형의 관절염과 비슷할 경우

3) 건선 관절염이 의심되나 진단이 어려운 경우에

(1) 환자와 가족에게 건선에 대한 문진 필요

(2) 건선 병변 신체 검진 : 두피, 귀, 배꼽, 둔부의 주름, 손톱, 발톱

(3) 도움 되는 소견들 : axial symptoms or signs, dactylitis, enthesitis, ankylosis, 관절침범의 패턴, 방사선 소견

4) 감별진단

(1) DIP 침범만 있을 때

① 골관절염(Heberden's node) : 비염증성

② 통풍 : 다른 부위도 침범, 통풍결절 동반

③ 다중심성 망상조직구증(Multicentric reticulohistiocytosis) : 다른 관절 침범, 작은 진주양 손발톱주위 피부 결절

④ 염증성 골관절염 : PsA에서 보이는 손톱 변화가 없다.

(2) Axial involvement 시 : 특발성 AS와 감별, 방사선 소견이 유용

(3) 해당 관절에 외상의 과거력이 있으면 PsA의 가능성이 높다.

6 치료 : 피부병

1) Anti-TNF-α agent(etanercept, infliximab, adalimumab)
   (1) 관절염과 건선에 모두 효과적이다.
   (2) 다른 모든 치료에 저항성인 경우에도 효과 있다.
   (3) RA에서보다 반응이 좋다.
2) Ustekinumab(anti-IL-23/12) 등 : PsA 및 Psoriasis 치료에 효과 보임
3) Methotrexate, sulfasalazine : 임상적으로 효과가 있으나, 관절파괴 막지 못함
4) Cyclosporine, retinoic acid derivatives, psoralen plus ultraviolet light(PUVA)(건선 치료제들) : PsA에도 효과가 있다.
5) Gold and antimalarials : 효과에 논란이 있음
6) Leflunomide : 이득이 있음
7) 근골격계 수술을 하기도 : 환자의 7% 정도가 13년 정도 앓은 후 시행

Enteropathic Arthritis(장염성 관절염)

1 역학

1) 염증성 장질환(IBD)과 관련이 있는 관절염(AS, 말초 관절염과 모두 관련)
2) IBD(Inflammatory Bowel Disease) : UC(Ulcerative Colitis), CD(Crohn's Disease)
3) IBD 환자의 1~10%가 AS, 10~50%가 말초 관절염
   → 염증성 허리 통증, 부착부병증이 흔하다.
4) AS(강직성 척추염) 환자의 5~10%가 IBD 동반
5) HLA-B27 : AS 동반한 IBD 환자에서 70% 정도 양성, 그 외에는 관련성이 낮다.

2 병태생리

1) 관절 : 비특이적 염증성 활막염증 존재
2) IBD : 조직소견은 IBD 질환 자체의 소견과 같음
3) 기전 : 백혈구가 장과 관절 사이를 교통하고 있는 증거들. 자세한 기전 모름

3 임상양상

1) 강직성 척추염 양상

(1) 특발성 AS와 감별이 어렵다.

(2) IBD와 별개의 경과(IBD에 앞서 관절염이 나타나기도 함)

2) 말초관절염

(1) IBD의 활성과 비례

(2) IBD보다 먼저 발현하는 경향

(3) 분류

① Type 1(5개 미만 관절 침범, 주로 무릎과 발목) : IBD의 경과와 일치, 급성 발병해 자연치유

② Type 2(5개 이상의 관절 침범, 다리뿐 아니라 팔, 손가락도 침범) : IBD의 경과와 무관, 만성적 경과, 대칭적

(4) 미란과 관절 변형(Erosions and deformities)이 드물고, 수술도 드물다.

(5) 손발가락염증 및 부착부병증(Dactylitis and enthesopathy) 동반

(6) 관절, 장 외 증상 : 포도막염, 괴저화농피부증(pyoderma gangrenosum), 결절 홍반, 곤봉지

4 검사소견

1) 관절액 : 경미한 염증성 소견

2) HLA B27

(1) 30~70% 양성

(2) AS만 있는 경우 : >85%, AS와 PsA : 50~70%

3) 잠재적 IBD 의심해야 하는 경우 : 건선이 없고, B27(−)인 AS환자

4) 방사선 검사 : AS의 경우와 같다.

5 진단

1) 장 질환을 찾아야 한다.

2) 설사를 동반한 관절염 감별진단

(1) 반응성 관절염(Reactive arthritis)

(2) IBD관련 관절염

(3) 소아 만성 소화장애증(Celiac disease), blind loop syndromes, 휘플병(Whipple's disease(rare)

6 치료

1) IBD 치료제 이용가능 : sulfasalazine, systemic glucocorticoids, 면역억제제

2) Infliximab(CD 치료제), adalimumab, etanercept : 척추관절병증에 효과적
   cf. Infliximab은 CD에만 효과가 있고, UC에는 두 약제 모두 효과가 없다.

휘플병(Whipple's disease, 장지방이영양증)

1 정의

1) *Tropheryma whippelii*에 의한 만성 박테리아 감염증

2) 흡수장애(Malabsorption)의 원인 중 소장 표면 질환의 일종임

2 역학

중년의 caucasian 남자, >75%에서 관절염 동반

3 임상양상

1) 관절염 : 다른 증상보다 5년 이상 먼저 생긴다, 항생제로 치료가 가능하다. 갑자기 발생, 이동성, 수시간에서 수일 지속 후 완전히 사라진다.

2) 소장질환 : 흡수장애

3) CNS : 지남력 상실, 치매(dementia)

4) 림프절 : 림프절병증

5) 심장 : vegetation, 심장막염

6) 발열

4 진단 : 소장 조직 검사

1) PAS 염색 : positive macrophage in flat mucosa, Rod-shaped bacilli in L.P.
2) Tropheryma whippelii에 대한 PCR

5 치료

1) Penicillin(or ceftriaxone) & streptomycin(2주간)+Bactrim(1~2년간)
2) 반응 : 수일 내(발열, 관절염), 수주 내(흡수장애), 수개월 내(pathologic lesion)

기 타

1 Sapho syndrome

Synovitis, **A**cne, **P**ustulosis, **H**yperostosis, and **O**steitis(**SAPHO**)

2 미분화 척추관절병증(Undifferentiated spondyloarthritis)

1) 주로 젊은 성인에서
2) 척추관절염의 임상양상을 몇 가지 보이지만, 진단기준에는 맞지 않는 경우
3) 선행감염이 없는 반응성 관절염일 수도 있고, 병이 진행하면서 진단에 필요한 증상이 나타나기도 한다(IBD, 건선 등).
4) 50%에서 B27(+) : 진단에 별 도움 안 된다.
5) 치료 : 다른 척추 관절염과 비슷함, anti-TNF-α therapy 시도(심할 때)

3 Juvenile-onset spondyloarthritis

1) 7~16세 사이에 시작
2) 대부분 소년(60~80%)
3) 비대칭적, 하지의 oligoarthritis, enthesitis(관절외 증상 없이)
4) HLA B27(+) : 80%
5) 대부분 성인이 되면 AS 발현

10 Chapter

혈관염

Vasculitis syndrome

너무 양이 많아서 알아야 할 것 위주로 설명할 것입니다. Granulomatosis with polyangiitis (Wegener's), Eosinophilic granulomatosis with polyangiitis(Churg-Strauss), Takayasu arteritis에 관해서는 특징적인 임상상을 바탕으로 진단명을 알 수 있을 정도는 되어야 합니다. 침범 혈관에 따른 분류를 외워두면 훨씬 접근하기 쉽습니다. 개요에서 대강 이해하고, 질환은 간단히만 알아 두세요.

개 요

1 정의

혈관에 염증이 생겨서 손상을 받아 발생하는 임상병리적 변화를 말한다. 혈관 손상을 받으므로 내강이 좁아지고 혈관이 공급하는 장기에 문제가 생긴다.

2 분류

1) 침범 혈관에 따른 분류(증상과 관련)

표 10-1 침범 혈관에 따른 혈관염 분류

대혈관(large)의 혈관염	중혈관(medium)의 혈관염	소혈관(small)의 혈관염
Takayasu's arteritis Giant cell arteritis Behcet's disease	Polyarteritis nodosa(PAN) Kawasaki disease Buerger's disease Rheumatoid vasculitis	• Immune complex mediated – Hypersensitivity vasculitis – Henoch-Schönlein purpura – Cryoglobulinemia • ANCA-associated vasculitis – **Granulomatosis with polyangiitis** – **Eosinophilic granulomatosis with polyangiitis** – Microscopic polyangiitis

(1) 대혈관 : 대동맥과 그곳에서 직접 분지되는 혈관
→ 협착(Stenosis) 형태로 나타나고, 혈관조영술(angiography)로 검사

(2) 중혈관 : 장기로 가는 혈관
→ 막히면 장기에 경색증(infarction), 터지면 출혈, 생검으로 검사

(3) 소혈관 : 더 작은 것
→ 장기보다 작은 수준이니까 겉공막염(episcleritis), 객혈, 흑색변, 혈뇨, 신경염, 촉지자색반(palpable purpura)의 증상이 가능, 생검으로 검사

2) 일차성/이차성

표 10-2 일차성과 이차성 혈관염

일차성 혈관염	이차성 혈관염
Granulomatosis with polyangiitis(Wegener's) Microscopic polyangiitis Eosinophilic granulomatosis with polyangiitis(Churg-Strauss) IgA vasculitis(Henoch-Schönlein) Cryoglobulinemic vasculitis Polyarteritis nodosa Kawasaki disease Giant cell arteritis Takayasu arteritis Behçet's syndrome Cogan's syndrome Single-organ vasculitis : cutaneous leukocytoclastic angiitis, CNS, isolated aortitis	• Vasculitis associated with probable etiology - Drug-induced vasculitis - Hepatitis C virus-associated cryoglobulinemic vasculitis - Hepatitis B virus-associated vasculitis - Cancer-associated vasculitis • Vasculitis associated with systemic disease - Lupus vasculitis - Rheumatoid vasculitis - Sarcoid vasculitis

3 역학(epidemiology)

1) 다카야스 동맥염(Takayasu's arteritis) : 아시아계 젊은 여성
2) 관자동맥염(Temporal arteritis, Giant cell arteritis) : 백인 할머니
3) 결절다발동맥염(Polyarteritis nodosa, PAN) : 중년 아저씨
4) 가와사키병(Kawasaki disease) : 아시아계 애기들
5) 베게너 육아종증(Wegener's granulomatosis) : 백인 아저씨
6) 척-스트라우스 증후군(Churg-Strauss syndrome) : 중년

4 병태생리

1) 면역 복합체 형성 및 침착
   (1) IgA Vasculitis(헤노흐-쇤라인 자반병. Henoch-Schönlein purpura)
   (2) 혈청병(Serum sickness)과 cuteneous vasculitis syndrome
   (3) C형 간염 : 원발성혼합한냉글로불린증(essential mixed cryoglobulinemia) 관련
   (4) B형 간염 : 결절다발동맥염(polyarteritis nodosa)과 연관
2) ANCA(Antineutrophilic Cytoplasmic Antibodies) : 소혈관 침범하는 것들
   (1) Granulomatosis with polyangiitis(Wegener's)
   (2) 현미경적 다발성혈관염(Microscopic polyangiitis)
   (3) Eosinophilic granulomatosis with polyangiitis(Churg-Strauss)
3) T 림프구 반응 및 육아종(granuloma) 형성
   관련된 면역기전 : 지연성 과민증(delayed hypersensitivity), 세포매개면역에 의한 손상(cell mediated immune injury)
   (1) Giant cell arteritis, Takayasu's arteritis
   (2) Granulomatosis with polyangiitis, Eosinophilic granulomatosis with polyangiitis

10

5 ANCA(Anti-Neutrophil Cytoplasmic Ab)

호중구와 단핵구의 **세포질 내에 있는 단백 과립에 대한 항체**이며, ANCA의 역할은 확실히 밝혀지지 않았다.

표 10-3 c-ANCA vs p-ANCA

	염색 형태	항원	혈관염
c-ANCA	Cytoplasmic	**Proteinase-3**	Granulomatosis with polyangiitis
p-ANCA	Perinuclear	**Myeloperoxidase** Elastase Cathepsin G Lactoferrin Lysozyme	**Microscopic polyangiitis** **Eosinophilic granulomatosis with polyangiitis** Crescentic glomerulonephritis Granulomatosis with polyangiitis

여기서 잠깐!!

• 소혈관을 침범하는 것 중에 ANCA 관련된 것이 4가지가 있고, 위와 같이 분류된다.

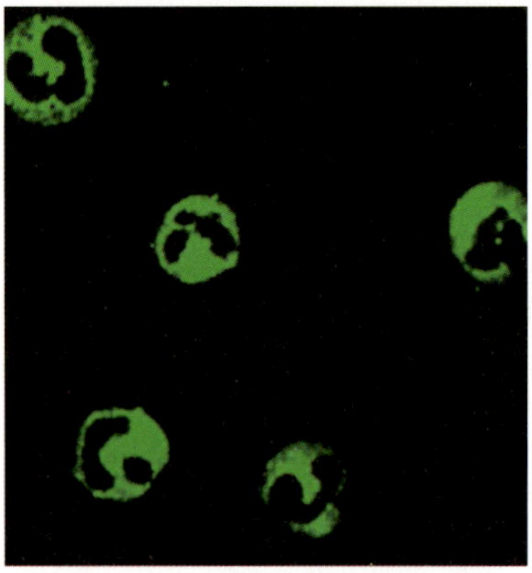

그림 10-1 c-ANCA(면역형광염색)

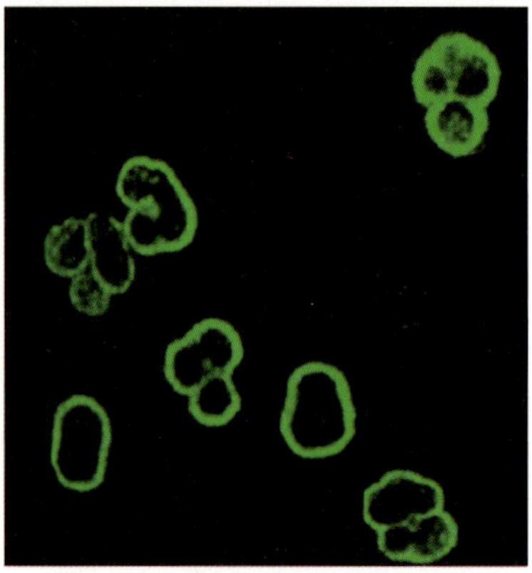

그림 10-2 p-ANCA(면역형광염색)

6 진단

1) 혈관염을 의심할 수 있는 임상증상

다양한 종류, 크기, 위치의 혈관을 침범하여 광범위하고 다양한 증후군 발생 가능

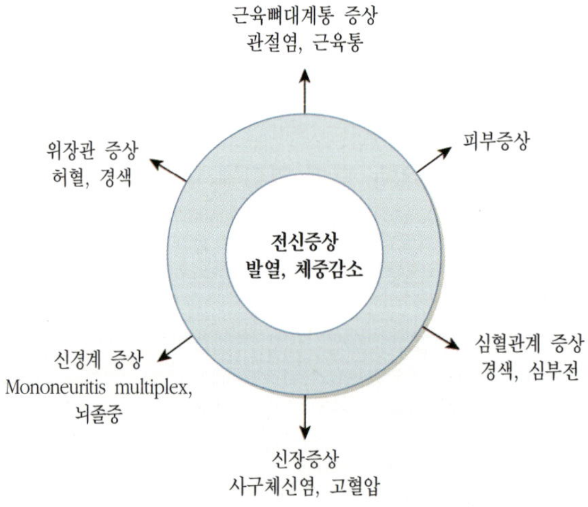

그림 10-3 혈관염의 임상양상

2) 감별진단

꼭 알아둡시다!!

혈관염과 비슷한 양상을 보이는 질환

- 감염 질환
  - Bacterial endocarditis
  - Disseminated gonococcal infection
  - Pulmonary histoplasmosis
  - Coccidioidomycosis
  - Syphilis
  - Lyme disease
  - Rocky mountain spotted fever
  - Whipple's disease
- 응고병증/혈전미세혈관병증(Coagulopathies/thrombotic microangiopathies)
  - Antiphospholipid antibody syndrome
  - Thrombotic thrombocytopenic purpura
- 악성신생물 : 심방점액종(Atrial myxoma), 림프종, 암종증(Carcinomatosis)
- 약제 독성 : 코카인, 암페타민, 맥각알칼로이드, 비소, Methysergide
- 사코이드증(Sarcoidosis)
- 죽상전색병(Atheroembolic disease)
- Goodpasture's syndrome
- 아밀로이드증(Amyloidosis)
- 편두통(Migraine)
- 한랭섬유소원혈증(Cryofibrinogenemia)

3) 진단

(1) **확진 : 생검**

(2) 혈관조영술 : PAN, Takayasu's arteritis, isolated CNS vasculitis

7 치료

1) Glucocorticoids

2) Cyclophosphamide, methotrexate, azathioprine

Suspected vasculitis

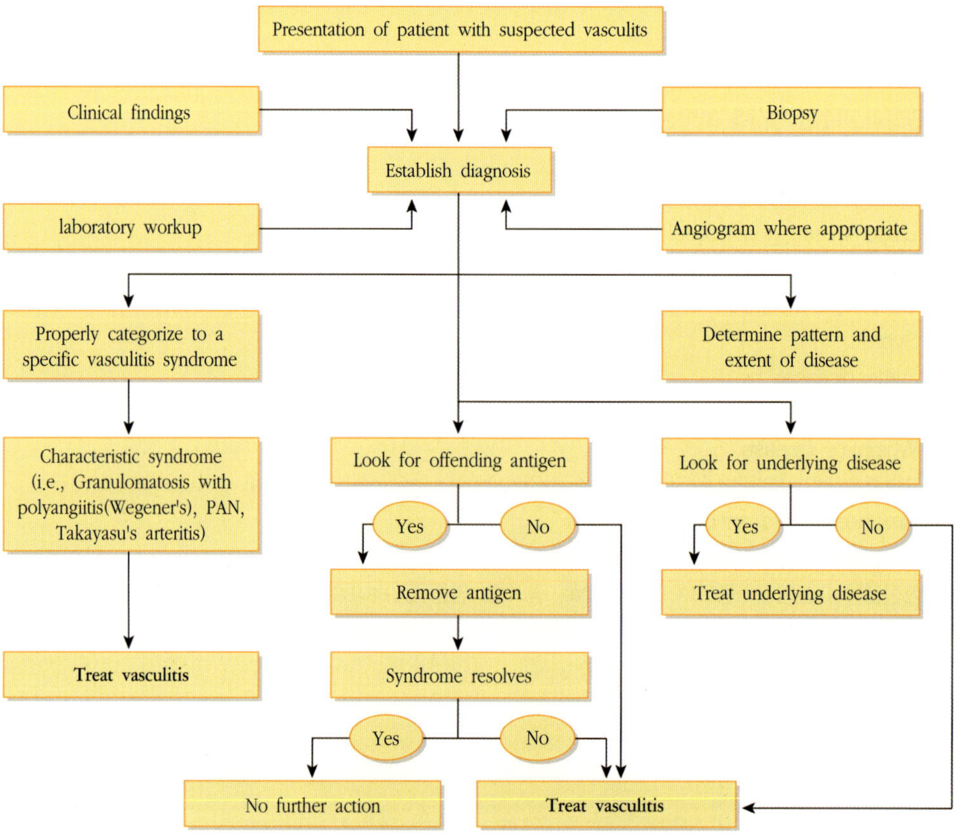

그림 10-4 혈관염이 의심되는 환자의 알고리즘

Granulomatosis with polyangiitis(Wegener's)

베게너는 부비동을 침범합니다. 부비동에 고름이 차 있으면 더럽죠? 그래서 화장실(WC)이 생각나지 않나요? 그래서 'c'-ANCA입니다. 또 '베'게너니까 '폐'를 침범해요. 작은 혈관 침범하니까 콩팥으로 가면 GN이겠죠(PAN처럼 renovascular HTN이 아니라)?

1 개념과 역학

다음의 3개를 특징적으로 한다.

1) **상부, 하부호흡기의 육아종성 혈관염**과 **사구체신염**을 특징으로 하는 질환
2) 증상이 합당한 환자의 조직검사에서 **괴사성 육아종성 혈관염** 소견으로 진단
3) 흑인보다 백인에 훨씬 많으며, 평균 발생연령은 약 40세

2 병리

1) 생검을 통해서 진단

(1) 소혈관의 괴사성 혈관염

(2) 육아종 형성

2) 호흡기

(1) 폐 : 다발성, 양측성, 결절 공동성 침윤

(2) 상기도(sinuses, nasopharynx) : 염증, 괴사, 육아종(with or without vasculitis)

3) 콩팥

(1) 초기 : focal and segmental glomerulitis를 보이다가 RPGN으로 진행하기도 한다.

(2) 면역복합체 침착이 콩팥생검에서 보이지 않는다.

→ pauci-immune deposit(면역복합체 형성하는 것이 아니다. 대신 c-ANCA)

여기서 잠깐 !!

• 콩팥 내과에서 더 자세히 다루겠지만 pauci-란 사전적으로 부족, 결핍이란 뜻으로 콩팥생검 조직의 면역형광염색 시 면역복합체 침착이 보이지 않는 사구체신염을 pauci-immune GN이라고 합니다. 여기에 속하는 GN은 Wegener's granulomatosis, microscopic polyarteritis nodosa 등에서 보일 수 있습니다.

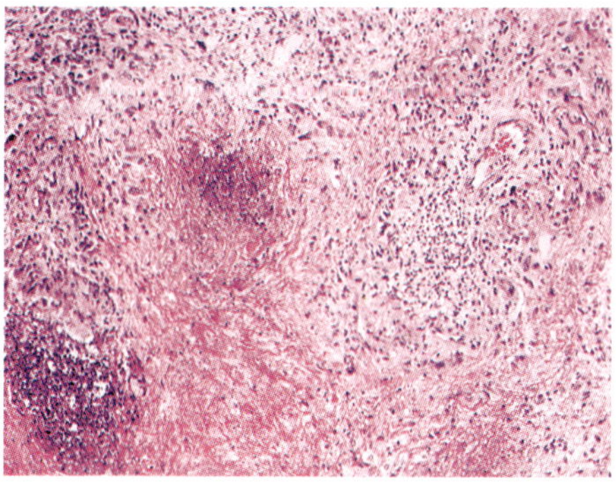

그림 10-5 Wegener's granulomatosis의 폐조직 소견

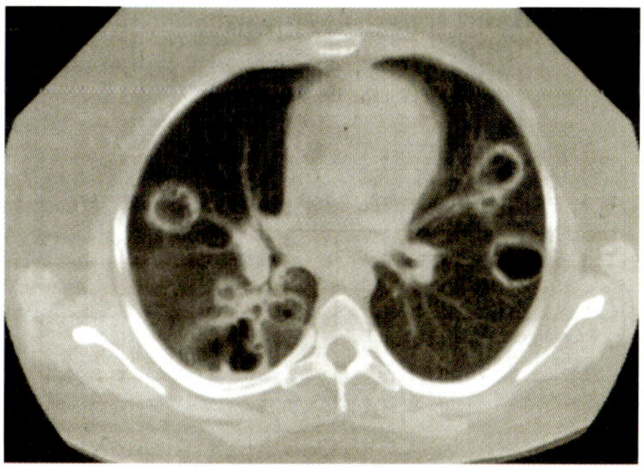

그림 10-6 Wegener's granulomatosis 환자의 CT 소견

3 증상

1) 상기도(95%)

(1) **부비동 : 통증, 혈성 또는 화농성 코점막 분비물**

(2) 비중격 편위(Nasal septal deviation)

2) **폐**(85～90%)
   (1) 비대칭적 침윤(Asymptomatic infiltrate)
   (2) 객혈, 기침, 호흡곤란, 흉부 불쾌감(chest discomfort)
3) **콩팥**(77%)
   (1) 단백뇨, 혈뇨, 적혈구 원주(RBC cast) 등의 경미한 사구체염
   (2) 일단 콩팥기능 이상이 발견되었을 때 적절한 치료를 시작하지 않으면 신부전이 빠르게 진행한다.
4) 눈(52%), 피부(46%), 신경계(22%), 심장(8%)
5) 비특이적 전신 증상 : 권태감, 위약, 관절통, 식욕부진, 체중감소

4 검사소견

1) ESR↑, 빈혈, 백혈구증가증
2) 경미한 감마글로불린과다혈증(hypergammaglobulinemia), RF↑
3) **c-ANCA**

5 진단

1) 생검
   (1) **괴사성 육아종성 혈관염(Necrotizing granulomatous vasculitis)** : 폐생검에서 잘 보이며 상기도 생검 시에는 혈관염은 안 보일 수 있다.
   (2) **Pauci-immune GN**을 확인한다.
2) **c-ANCA(+)**
   (1) 활성화된 GN시 **특이도 높다**.
   (2) 진단에 보조적일 뿐 조직 진단을 대체할 수는 없다.
3) 흉부 X-ray : 다발성 결절 또는 공동성 침윤(cavitary infiltrates)

6 치료

1) 치료 안 하면 수개월 내 사망
2) Glucocorticoid+cyclophosphamide : **DOC**
   (1) >90%에서 반응, 75%에서 완전관해
   (2) Glucocorticoid만 사용하였을 경우는 효과가 없다.

(3) 장기간 경과 관찰시 50% 정도가 한번 이상 재발, 대부분 재치료에 잘 반응

(4) 치료 후에도 ANCA titer는 높게 유지될 수 있으므로 ANCA 자체만으로 재발유무를 판단할 수 없다(활성형으로 해당되는 임상증상들이 있는지 확인해야 한다).

3) Methotrexate or azathioprine : 관해 후 유지요법

→ cyclophosphamide를 장기간 사용할 때의 부작용을 줄이기 위한 목적

4) Rituximab : severe, active state인 경우 remission induction에 도움을 준다.

Eosinophilic granulomatosis with polyangiitis(Churg-Strauss)

'척'이니까 '천'식 발작 오면서 피부에 '척척' 뭐가 나요.

1 정의

1) 알레르기혈관염과 육아종증에 의한 질환

2) 특징

(1) **천식**

(2) 조직과 말초혈액의 **호산구증가증**

(3) 혈관외 육아종 형성

(4) 여러 장기의 혈관염

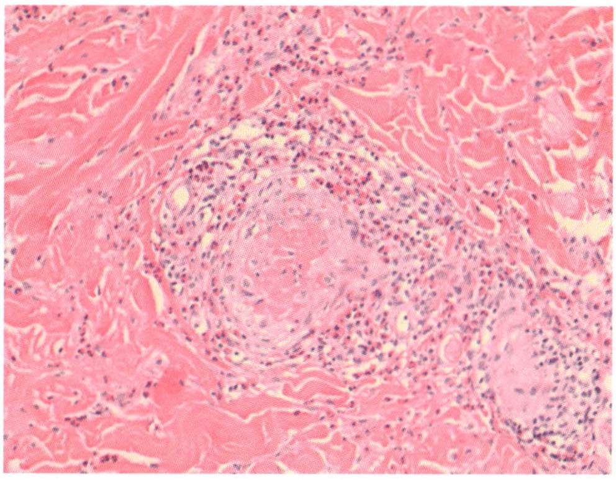

그림 10-7 Churg-Strauss syndrome

2 병리소견

1) **괴사성 혈관염(Necrotizing vasculitis)** : small and medium sized muscular arteries, capillaries, veins, venules
2) 육아종성 반응(Granulomatous reaction) : 보통 호산구 침윤이 동반

3 증상

1) **폐증상(가장 중요한 증상)** : **천식 발작, 폐침윤**
2) **Mononeuritis multiplex**(72%, 2nd m/c)
3) 알레르기 비염 및 부비동염(61%)
4) 심장(14%), 피부(51%) 증상
5) 신장 질환 : Wegener's disease, microscopic polyangiitis보다 적고 증상도 가볍다.
6) 비특이적 증상 : 발열, 권태감, 식욕부진, 체중감소

4 검사소견

1) 말초혈액의 호산구증가증
2) **p-ANCA(+)** : 주로 antimyeloperoxidase
3) ESR↑, fibrinogen↑, α_2-globulins ↑

5 진단

임상소견(asthma, eosinophilia)과 조직 생검

6 치료

1) Glucocorticoids 단독으로 치료 : 용량 줄일 때 천식이 문제
2) 심근 침범 : m/c 사망원인
3) Steroid에 반응이 없거나 fulminant multisystem disease를 가진 환자 : cyclophosphamide+prednisone

Polyarteritis Nodosa(결절다발동맥염)

1 정의

1) 소동맥과 중간 사이즈의 동맥의 괴사성 혈관염
2) 신장과 다른 내장장기의 동맥에 침범이 특징적

2 병리 및 병태생리

1) 병리소견
   (1) 분기점과 혈관가지를 주로 침범
   (2) 세정맥 침범(－) : 세정맥 침범은 microscopic polyangiitis에서 볼 수 있다.
   (3) 급성기 : 호중구 침윤
   (4) 아급성기, 급성기 : 단핵구 세포 침윤
   (5) 혈관의 섬유소성 괴사 → 혈전 생성, 경색, 출혈 발생, 동맥류 확장
2) 다발 장기 침범
   (1) 침범 위치와 정도에 따라 임상증상이 나타남
   (2) 폐동맥은 침범하지 않고 기관지 혈관은 침범할 수 있지만 흔하지는 않다.
   (3) 신장 : 사구체신염은 없이 혈관염만 있다.
3) 관련 질환
   (1) B형 간염 항원혈증(Hepatitis B antigenemia)
   (2) 털세포백혈병(Hairy cell leukemia)

3 증상

1) 신장(가장 흔함) : 신부전, 고혈압
2) 근골격계 : 관절염/관절통, 근육통
3) PNS : 말초 신경염, 다발성단일신경염(mononeuritis multiplex)
4) 소화기계 : 통증, N/V, 출혈, 경색, 천공, 담낭염
5) 피부 : 발진, 자반증, 결절, 그물울혈반(livedo reticularis)
6) 심장 : CHF, AMI, 심장막염
7) 비뇨생식기계 : 고환 또는 난소 통증

8) CNS : CVA, 간질, altered mental status
9) 비특이적 증상 및 징후 : 발열, 체중감소, 권태감

4 검사소견

1) ESR↑, 빈혈(chronic disease), 백혈구증가증
2) HBsAg(+) : 30%의 환자
3) 감마글로불린과다혈증(Hypergammaglobulinemia)
4) ANCA는 드물다.

5 진단

1) **생검 : 혈관염**
2) 혈관조영술(동맥류 관찰) : 생검할 만한 곳이 없을 경우
→ 동맥류는 특이적 증상은 아니다(not pathognomonic).

6 치료

1) Classic PAN : prednisone+cyclophosphamide
2) HBV(+) PAN : antiviral therapy+glucocorticoids+plasma exchange
3) 치료에 고혈압 조절이 중요
4) 사망원인 : 소화기계 합병증(장경색, 장천공), 심혈관계 합병증

Microscopic Polyangiitis(현미경적다발혈관염)

PAN과 비교해서 간단히 알아둡시다.

1 정의

1) 소동맥, 모세혈관 및 소정맥을 포함한 소혈관에 발병하는 전신 괴사성 혈관염
2) 면역복합체의 영향이 적거나 없다(pauci-immune).

3) 사구체신염이 흔하고 폐 모세혈관염도 잘 발생한다.
4) 육아종성 염증반응이 없다.

2 병리소견

1) PAN과 비슷하나 모세혈관과 세정맥의 혈관염이 더 특징적
2) 혈관염에서 면역염색시 면역글로불린 침착이 보이지 않는다.
   → 발병기전에서 면역복합체가 중요한 역할을 하지 않는다.
3) 콩팥 : 베게너 육아종증과 같고, ANCA와 밀접한 관련

3 임상증상

1) 베게너 육아종증와 비슷함
2) 사구체신염(79%) : 빠르게 진행하여 신부전으로 진행
3) 객혈(12%) : 폐포 출혈의 첫 증상
4) 기타 : 다발성단일신경염, 소화기계 및 피부 혈관염
5) 상기도 증상 및 폐결절은 MPA에서는 흔하지 않다. 있을 경우 베게너 육아종증을 더 의심해야 한다.

4 검사소견

1) ESR 증가, 빈혈, 백혈구증가증, 혈소판증가증
2) ANCA(75%) : 특히 antimyeloperoxidase

5 치료

1) Life-threatening disease : prednisone + cyclophosphamide
2) 재발(34%) : 치료는 첫 발병 때와 같다.

표 10-4 PAN(polyarteritis nodosa) and microscopic polyangiitis

	Classic PAN	Microscopic polyangiitis
침범하는 혈관	small and medium 신장 및 장으로 가는 동맥(폐동맥 ×)	**Small** 신장혈관, 폐혈관
사구체신염	**없음**(큰 혈관침범 → 신혈관 고혈압)	있음(미세혈관 침범)
폐 침범	**없음**	폐포 출혈(폐 모세혈관염)
ANCA	드묾	**p-ANCA**
면역 복합체	있음	없음(pauci-immune)
B형 간염	**10% association**	No association
육아종 형성	없음	없음
치료	PD+cyclophosphamide	PD+cyclophosphamide

Giant cell arteritis(Temporal arteritis, 측두동맥염)

1 정의

1) 중형동맥 및 대형동맥의 염증
2) 경동맥가지(특히 측두동맥)에 염증이 특징적이다. 전신 질환이므로 그 외의 혈관도 침범한다.
3) 류마티스 다발성 근육통(Polymyalgia rheumatica)과 밀접한 관련이 있다.
   (1) Gaint cell arteritis 환자의 40~50%가 polymyalgia rheumatica 증상을 보인다.
   (2) Polymyalgia rheumatica 환자의 10~20%가 giant cell arteritis 증상을 보인다.

꼭 알아둡시다!!

류마티스 다발성 근육통(Polymyalgia rheumatica)

- 목, 어깨, lower back, hips, thigh 근육의 경직, 통증을 특징으로 하는 질환
- 진단(isolated polymyalgia rheumatica) : 위의 임상증상, ESR 증가, giant cell arteritis의 증거 부족, 저용량 prednisone에 대한 신속한 반응
- ESR이 giant cell arteritis에서와 같이 질병 활성도와 steroid 감량의 지표

2 역학

1) >50세에서 거의 발생
2) 여성 > 남성, 흑인에서는 드물다.
3) HLA-DR4와 관련

3 증상

1) **50세 이상**에서 두통(m/c), **발열, 빈혈, 높은 ESR** 수치가 나타난다.
2) 측두 동맥 침범
   (1) 두통이 주증상
   (2) 압통을 동반하는 두꺼운 결절성 동맥 : 질병 초기에 박동하다가 결국 폐쇄
3) 허혈시각신경병증(Ischemic optic neuropathy)(위험한 합병증, 갑자기 실명가능)
4) 사지의 파행(claudication), 뇌졸중, 심근경색, 내장장기의 경색 등이 일어날 수 있다.
5) 대동맥류(후기 합병증, 대동맥 박리와 사망 가능)

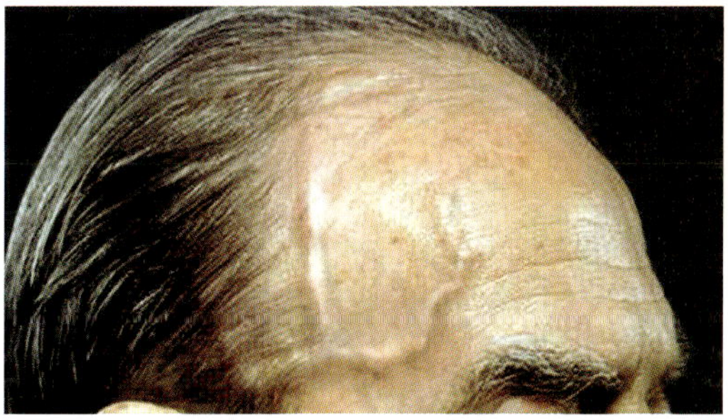

그림 10-8 Temporal artery

4 진단

측두 동맥 생검

5 치료

1) Glucocorticoid에 잘 반응함 : prednisone 40~60mg/day 사용한다.
2) ESR : 질병 활성도 모니터의 척도, steroid 감량의 기준이 된다.
3) Aspirin : 뇌 허혈성 합병증을 감소시키므로 금기가 아닌 이상 사용한다.
4) 사망은 드물고, 치료는 증상 완화와 실명 방지를 위해 노력해야 한다.

다카야스 동맥염(Takayasu arteritis)

1 개념과 역학

1) **대동맥궁과 그 분지를 주로 침범하는 중형/대형동맥의 염증성 협착질환**
   → 대동맥궁 증후군(aortic arch syndrome)이라고도 불린다.
2) 잘 막히는 혈관 : 쇄골하동맥(m/c), 총경동맥(common carotid), 복부대동맥(abdominal aorta), 콩팥동맥(renal), 대동맥궁 등
3) 청소년기 소녀나 **젊은 여성**에 많으며, **동양인**에 흔함

2 증상

1) 전신증상 : 권태감, 발열, 야간발한, 관절통, 식욕부진, 체중감소
2) 국소증상 : 전신증상 시작하고 수개월 후 혈관 문제 시작 : 맥박 소실되면서 허혈증상
   (1) Subclavian a.(m/c) : 상지의 BP↓(cf. CoA → 하지의 BP↓), arm claudication, Raynaud's phenomenon
   (2) Common carotid : visual changes, syncope, transient ischemic attacks, stroke
   (3) Abdominal aorta : abdominal pain, nausea, vomiting
   (4) Renal : hypertension(renovascular), renal failure
   (5) Aortic arch or root : aortic insufficiency, congestive heart failure
   (6) Vertebral a. : visual changes, dizziness

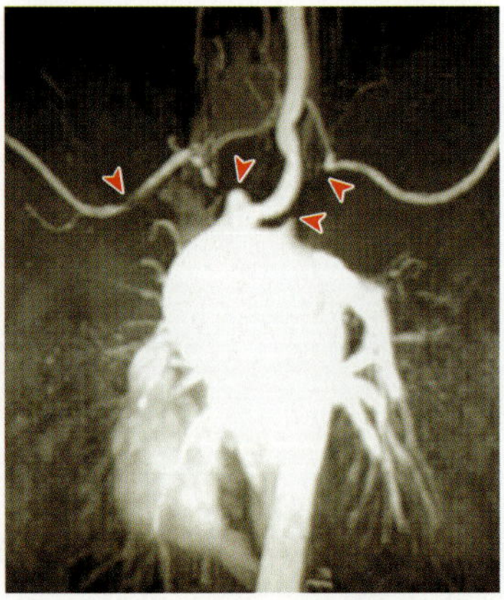

그림 10-9 Takayasu's arteritis 환자의 혈관조영술. 왼쪽부터 순서대로, severe stenosis of right subclavian artery, right brachiocephalic artery, and occlusion of proximal left subclavian artery

3 진단

1) 젊은 여성에서 다음 소견 시 의심해 볼 수 있다.
   (1) **말초혈관의 맥박이 감소**되거나 소실
   (2) 혈압의 불일치 → **사지 혈압의 차이**
   (3) **동맥의 잡음**(Arterial bruit)
2) **동맥조영술(확진)** : 불규칙한 혈관벽, 협착, 협착후부확장(poststenotic dilatation)

4 치료

1) 사망원인 : CHF, CVA, MI, 동맥류 파열, 신부전
2) 만성화, 재발 많음
3) Prednisone 40～60mg/day로 증상조절 → 생존율 증가에 대한 확실한 연구는 없다.
4) 협착 혈관에 대한 수술적 접근 또는 혈관성형술(angioplastic approach) 시행
5) Methotrexate : glucocorticoid에 반응 없거나 용량을 줄일 수 없을 때

IgA Vasculitis(Henoch-Schönlein purpura, anaphylactoid purpura)

1 정의

1) 과민증양자반병(Anaphylactoid purpura)라고 불린다.
2) Palpable purpura, 관절통, 위장관계 증상, 사구체신염 등을 동반하는 전신 혈관염
3) 소형 혈관의 혈관염

2 병태생리

면역 복합체 침착 : IgA가 가장 흔히 발견

3 역학

1) 4～7세의 어린이에서 보통 발생

2) M : F=1.5 : 1

3) 계절 : 봄에 많이 발생

4 증상

1) 소아

(1) 촉지자색반(Palpable purpura) : 모든 환자에서 보이며 주로 하지, 둔부

(2) 관절통 : 관절염 없이 다발성 관절통을 보인다.

(3) 위장관 증상 : 복부산통(colicky abdominal pain), 오심, 구토, 설사, 변비

(4) 콩팥(10～50%)

① 경미한 사구체신염 : 단백뇨, 현미경적 혈뇨, 적혈구 원주(RBC cast)

② 보통 치료 없이 호전

2) 성인

(1) 주로 피부와 관절증상과 관련되며 위장관계 증상은 적다.

(2) 콩팥 질환은 소아보다 서서히 발생하므로 경과 관찰이 필요

(3) 심근 침범이 있을 수 있다.

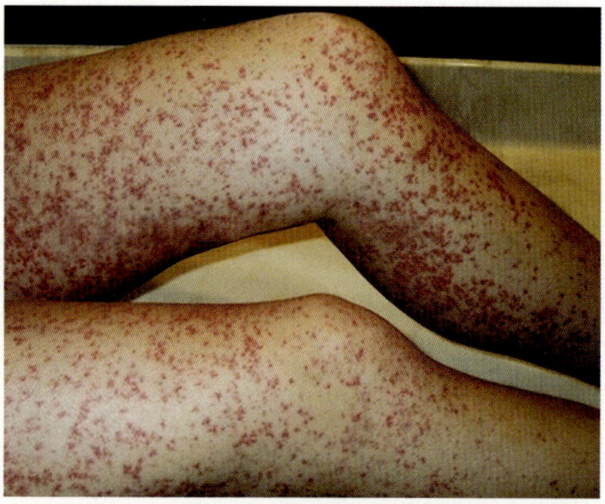

그림 10-10 하지의 자반

5 검사소견

1) 경미한 백혈구증가증, 정상 혈소판 수치, 정상 보체 수치

2) 50%에서 IgA 수치 증가

6 진단

1) 임상적 징후 및 증상
2) 피부 생검 : IgA와 C3가 침착된 백혈구파괴 혈관염(leukocytoclastic vasculitis)

7 치료

1) 예후는 아주 좋다. 대부분의 환자가 완전히 회복되며 치료가 필요하지 않은 경우도 있다.
2) Glucocorticoid
   (1) 조직 부종, 관절통, 복부 불편감을 줄여준다.
   (2) 피부나 콩팥 질환에 도움이 되지 못한다.
   (3) 질병 활성의 기간을 줄이거나 재발을 줄이지 못한다.

Idiopathic cutaneous vasculitis(특발성 피부 혈관염)

1 정의

1) 진피 혈관의 염증
2) 다른 말 : 과민혈관염(hypersensitivity vasculitis), 피부 백혈구파괴 혈관염(cutaneous leukocytoclastic angiitis)

2 병태생리

1) **백혈구파괴증**(Leukocytoclasis, 호중구가 혈관에 침윤했다가 남은 nuclear debris)
2) 모세혈관이후세정맥(Postcapillary venule)(더 흔하게 침범) > 세동맥/모세혈관
3) Specific type : **약제 유발**, 혈청병, 다른 기저 질환과 연관된 것
   → **결체조직질환, 악성종양, 감염성 심내막염**

3 증상

1) 주로 피부
2) 촉지자색반(m/c), 반점, 구진, 수포, 피하결절, 궤양, 재발성 또는 만성 두드러기

4 진단

피부 생검

5 치료

1) 대부분 자발적으로 소실
2) 유발 물질 제거가 중요
3) prednisone 1mg/kg/day±cytotoxic agents(심할 경우만)

Cryoglobulinemic vasculitis(한랭글로불린혈증 혈관염)

1 정의

1) 한랭글로불린혈증과 관련된 혈관
2) polyclonal 또는 monoclonal+polyclonal cryoglobulin : 저온에서 침전하는 면역글로불린 또는 면역글로불린 포함 복합체

2 병태생리

C형간염과 관련(C형간염에 대한 이상 면역 반응, 혈관벽에 면역복합체 침윤)

3 증상

촉지자색반, 관절통/관절염, 레이노 현상, 말초 신경병증, 신장 침범(MPGN)

4 검사소견

동결침전제제(Circulating cryoprecipitates), RF(+), 저보체혈증(hypocomplementemia)

5 치료

1) 사구체신염 : 불량한 예후인자
2) IFN-α, ribavirin
3) Glucocorticoid : 일시적 효과

Primary CNS vasculitis

10

이름만 알고 넘어갑시다.

1) 다른 부위의 혈관염 없이 중추신경계의 혈관에만 국한되어 생기는 혈관염
2) 증상 : 심한 두통, altered mental function, focal neurologic defects

Cogan's syndrome

이름만 알고 넘어갑시다.

1) 대형 혈관 침범
2) 국소증상 : 간질성 각막염(interstitial keratitis), vestibuloauditory symptoms
3) 전신증상 : 대동맥판막의 침윤과 대동맥염

Kawasaki disease(가와사키병)

소아과에서 상세하게 설명한다.

1) 점액피부림프절증후군(mucocutaneous lymph node syndrome)
2) 대부분 5세 이전에 나타나는 급성 열성 전신 질환
3) 딸기혀가 특징적, 경부 샘염(cervical adenitis), 결막 충혈, 구강 홍반, 입술, 손바닥, 손가락끝 피부의 표피탈락
4) 관상동맥류(회복기인 발생 3~4주에 나타나는 무서운 합병증, MI 올 수 있음)
5) 치료 : IVIG(2g/kg 10시간 동안)+aspirin(100mg/kg/day 2주간)

PACIFIC
INTERNAL MEDICINE

11 Chapter

베체트병

Behçet's Syndrome

베체트병은 안구 병변, 피부병변, 소화기 증상까지 나타나므로 안과, 피부과, 소화기 등 모두에서 다루어지는 질환입니다. 병리적으로 혈관염에 속하지만, 따로 설명하는 경향입니다. 우선 진단기준을 숙지하여 증례로 나왔을 경우 감을 잡으시고, 치료와 임상양상도 알고 계셔야 합니다.

1 진단기준

1) **구강궤양** : 재발성, ≥3회/년
2) **성기궤양** : **재발성**
3) **눈 병변** : 앞포도막염, 뒤포도막염, 유리체 내 세포, 망막 혈관염
4) **피부 병변** : 결절 홍반(erythema nodosum), 거짓모낭염(pseudofolliculitis), 구진농포성 병변(papulopustular lesions) 또는 여드름모양 결절(acneiform nodules)
5) **Pathergy test(+)** : 가는 주사바늘로 피부를 찌르거나 0.1mL의 생리식염수를 진피내에 주입한 후 24~48시간 후에 피부에 구진이나 곪는 증상을 보이는 경우를 말하며, 조직학적으로는 혈관염 소견을 보인다. 피부내 주입에 대한 과민반응을 의미함

→ **구강궤양(기본)+나머지 4가지 중 2가지 증상이 동반되면 진단**

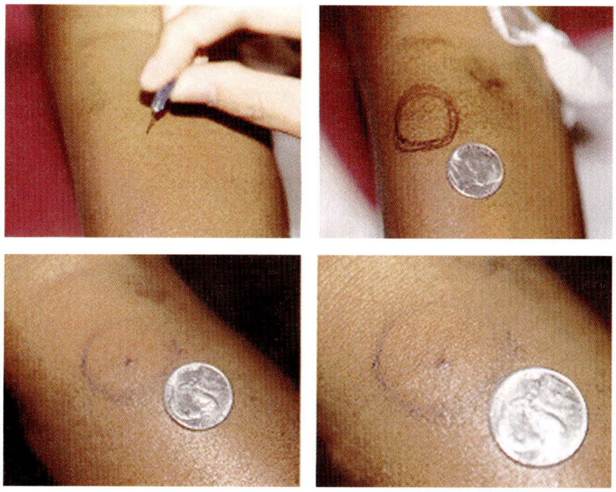

그림 11-1 Pathergy test

여기서 잠깐 !!

- **포도막(uvea)** : 눈은 외막(각막과 공막), 중막(홍채, 섬모체, 맥락막), 내막(망막)으로 구성되어 있다. 이 중에 중막을 uvea(포도막)이라고 한다.

2 역학

1) 우리나라, 일본, 중동(실크로드와의 연관성)
2) M : F=1 : 1
3) **젊은 남성 환자에서 예후가 좋지 않다.**

3 병태생리

1) 잘 알려진 바 없으나, 혈관 주위 염증이 주 병리소견으로
2) **HLA-B5(B51)** : 지중해, 일본의 환자들은 HLA B5 alloantigen과 연관된다.
3) **RF, ANA, VDRL** : **all negative**
4) 질환 후기에 크론병(Crohn's disease)의 특징인 ASCA와도 연관
5) 정맥 혈전을 잘 형성한다.

4 임상양상

Mouth-Skin(genital 포함)-Joint-CNS-Eye순으로 진행한다(베체트와 Ms. Joice).

1) 구강궤양

(1) 대개 처음 나타나는 증상
(2) 잇몸, 혀, 볼, 입술점막

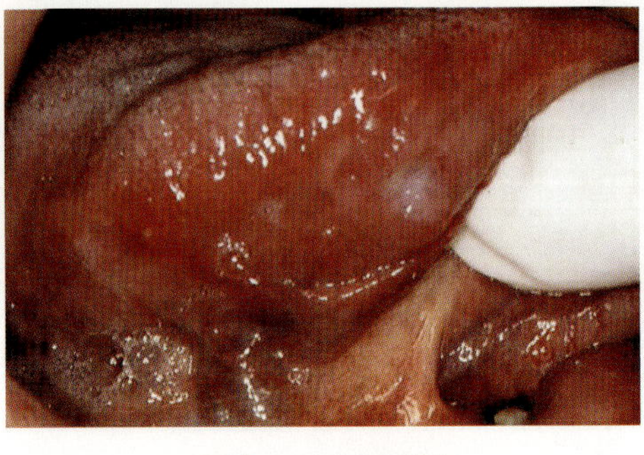

그림 11-2 구강궤양

(3) 통증 있는 원형 궤양
(4) 재발성 구내염(recurrent aphthous ulcer)에서 관찰되는 구강 궤양과 동일하다.
(5) 1~2주간 지속되고 흉터 없이 낫는다.

2) 성기 궤양

(1) 구강궤양에 비해 빈도는 낮으나 질환에는 더 특이적인 증상
(2) 남 : 음낭, 음경/여 : 외음부, 질
(3) 증상 있거나 없거나
(4) 보통 흉터가 남는다.

3) 눈 침범

실명을 유발할 수 있다.

(1) 앞포도막염(홍채모양체염) : 시력저하는 생기지 않는다.
  ① 통증, 광선공포증(photophobia), 충혈눈
  ② 30%에서 전방축농(Hypopyon)
  ③ 재발성
  ④ 홍채 변형, 이차성 녹내장, 백내장
(2) 뒤포도막염(맥락망막염) : 시력저하 생긴다.
  ① 양측 눈의 시력 저하
  ② 베체트병 발병 몇 년 후에도 생길 수 있음
  ③ 실명의 위험도 있음

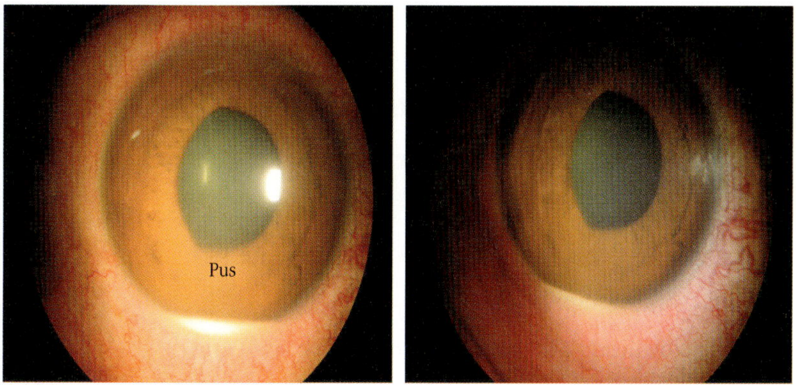

그림 11-3 전방축농(Hypopyon)

4) 피부 병변

(1) 결절성 홍반(Erythema nodosum) : 통증이 있고, 하지 전부에 생김
(2) 농포 혈관염(pustular vasculitis)
(3) Sweet 모양 병변(Sweet's-like lesions)
(4) 혈전 정맥염(Thrombophlebitis)

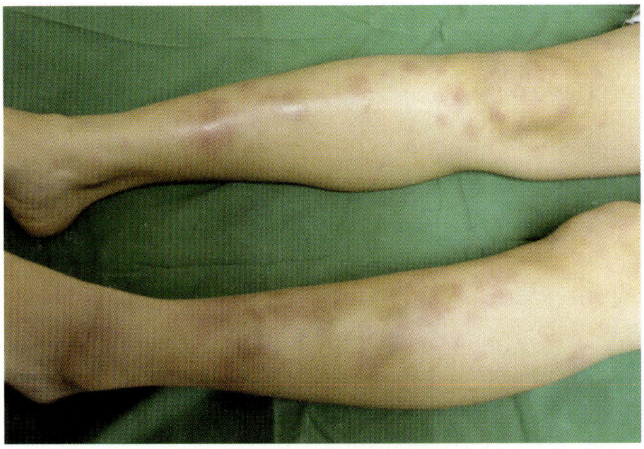

그림 11-4 Erythema nodosum

5) 관절염

(1) 소수 관절형(Pauciarticular), 비대칭적
(2) 재발성, 주기적, 간헐적
(3) 무릎 > 발목 > 손목 > 팔꿉
(4) 활액막액 백혈구 < 5,000/mm^3(neutrophil dominant)
(5) **관절염은 nondestructive, non-deforming**

6) 신경베체트병(NeuroBehcet's disease)(5~10%)

(1) 대부분(80%)이 실질형(parenchymal form)
→ 뇌줄기 침범과 관련 : 예후에 중요
(2) 경막동혈전증(Dural sinus thrombi) : 두통을 유발하며 두개내압 상승(Increased Intracranial Pressure, IICP)과 관련
(3) MRI, proton MRS(Magnetic Resonance Spectroscopy) : 높은 민감도

여기서 잠깐 !!

• 주로 중추신경계를 침범하는데 말초 신경에도 침범할 수는 있으나 드물다.

7) 혈관계 증상

(1) 표재성정맥혈전증 또는 심부정맥혈전증 : 1/4에서 발견, 주로 심부에서

(2) 동맥 침범 : 대동맥염, 동맥폐쇄, 동맥류

(3) 폐동맥 혈관염(5%)

8) 위장관 증상

(1) 회장 말단부(Terminal ileum) 및 막창자(cecum)에 가장 많이 생긴다(소화기계 궤양으로서 감별 필요 : CD, Tb, Behcet 등).

(2) 다발성, 국소성, 아프타궤양(aphthous ulcer)

(3) 깊게 둥근 모양으로, 구멍 뚫린 모양의 궤양(punched-out ulcer)

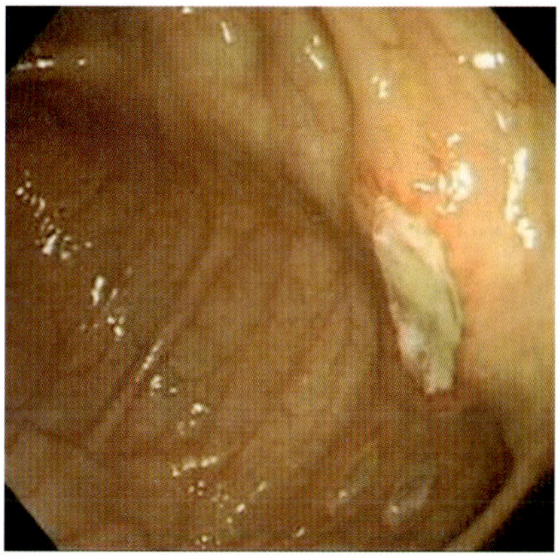

그림 11-5 Colonoscopy에서 multiple round ulcer가 보인다.

9) 검사소견

백혈구증가증, ESR, CRP 상승 등의 비특이적 소견

5 치료 및 예후

1) CNS Behcet이나 주 혈관의 질환이 아니라면 수명은 정상인과 같다.
2) 실명은 심각한 합병증
3) 점막 침범 → **topical glucocorticoid, thalidomide(심한 경우), colchicine**
4) 혈전정맥염 → aspirin
5) 점막 피부 병변 → colchicine or IFN α

6) 포도막염/CNS 병변

(1) **Systemic corticosteroids, azathioprine**(머리와 눈은 중요하니까 생기면 강하게 치료해야 함)

(2) IFN도 CNS-Behcet이나 치료저항성 포도막염에 효과

(3) Azathioprine의 조기사용이 환자의 예후에 도움

6 전신질환과 포도막염

1) 앞포도막염

(1) HLA B27과 연관된 전포도막염 : ankylosing spondylitis, Reiter's syndrome, inflammatory bowel disease

(2) Lens-induced uveitis

2) 뒤포도막염

(1) Toxoplasmosis

(2) Histoplasmosis

(3) CMV

3) 범포도막염(Panuveitis)

(1) Behcet's ds

(2) Vogt-Koyanagi-Harada disease

(3) 결핵포도막염

(4) 매독포도막염

(5) Sarcoidosis

12 Chapter 결정유발 관절염

Crystal-induced arthritis

통풍의 특징적인 관절 천자액 편광 현미경 사진은 꼭 기억해 두세요. 급성기와 만성기 치료가 다르니 주의하시구요. 관절 천자 및 관찰이 확진수단이라는 것을 알아둡시다. 이외에 관절염을 일으키는 결절들과 특히 pseudogout에 관하여 다루었으니 pseudogout를 일으키는 물질(CPPD), 편광현미경 소견상 통풍과의 차이점, 방사선 소견상 특징에 관하여 알아둡시다.

개 요

1 정의

관절 내에 결정이 침착되어 발생하는 관절염이다. MSU, CPPD, CHA, CaOx 등 microcrystals의 축적으로 인한 관절염은 모두 비슷한 생화학적, 이학적, 증상학적 소견을 나타내지만 편광현미경(polarizing microscopy) 등의 발달로 이들을 형태학적으로 감별할 수 있게 되었다.

2 종류

1) **Monosodium urate(MSU)** → gout(negative birefringence)
2) **Calcium pyrophosphate dihydrate(CPPD) → pseudogout(positive birefringence)**
3) **Calcium Hydroxyapatite(HA)**
4) **Calcium oxalate(CaOx)**

3 Dx. & DDx.

관절 천자액의 편광 현미경 복굴절(birefringence)을 통해

1) **통풍(GOUT) : 윤활액의 PMN leukocyte 내에 포식된 MSU 결정을 확인**
   → negative birefringent & needle shaped crystals
2) **가성통풍(Pseudogout) : 관절 천자액에서 CPPD crystals의 확인** → 〈표 12-1〉

4 임상양상

꼭 알아둡시다!!

결정유발 관절염의 근골격계 증상

- 급성 단일관절염 혹은 다발관절염
- 윤활낭염(bursitis)
- 건염(tendinitis)
- Enthesitis
- 통풍결절 침착(tophaceous deposits)
- OA의 특수한 형태
- Synovial osteochondromatosis
- 파괴성 관절병증(destructive arthropathies)
  - Pseudo-rheumatoid arthritis
  - Pseudo-ankylosing spondylitis
  - Spinal stenosis
  - Crowned dens syndrome
- 손목굴 증후군(carpal tunnel syndrome) : 힘줄 파열(tendon rupture)

통풍(Gout)

1 정의

1) 관절 및 결체조직 내에 MSU가 침착되어 발생되는 질환
2) 고요산혈증의 결과로 나타난다(유병률은 고요산혈증의 정도와 기간에 비례).
   (남성) 혈중 요산 농도 >7.0mg/dL(420umol/L)
3) 발작적 급성 및 만성 관절염이 특징

2 역학

1) 유병률 0.13~0.37%, 관절염의 5%
2) M≫F(여성 : 5~20%)
3) 남성은 중년남성에서, 여성은 노인에서 m/c

3 요산의 생성과 배설

1) 생성

(1) purine nucleotide가 분해되는 과정 중에 발생하는 base가 xanthine oxidase에 의해 산화되어 요산이 생긴다.

(2) Nucleotide는 de novo 경로와 salvage 경로를 통해 만들어진다. PRPP는 de novo 경로의 원료가 되는 것이고, HGPRT는 salvage 경로를 위해 필요한 효소이다. salvage는 nucleotide 처리 과정 중의 hypoxanthine을 이용하기 때문에, de novo 합성이 활발하거나 salvage가 억제되는 경우에 요산으로 처리되는 nucleotide가 많아져서 고요산혈증이 나타난다. 참고로 allopurinol은 xanthine oxidase를 억제하는 약이다.

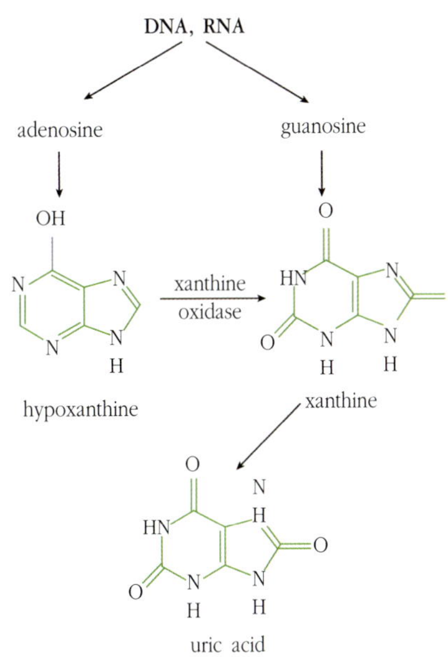

그림 12-1 요산(Uric acid)의 대사 과정

2) 배설

(1) 요중 배설(2/3) : 300～600mg/day

(2) 소화기계 배설(1/3)

4 고요산혈증(hyperuricemia)

1) 정의

혈중 요산 농도 >7.0mg/dL(420umol/L)

2) 분류

(1) 대사성(10%)

① 일차성

- 분자적 기전이 밝혀지지 않음
- 특정 효소의 이상과 관련
  - PRPP synthetase variants, 활성도의 증가
  - Hypoxanthine-guanine phophoribosyltransferase(HGPRT)의 부분적 결핍

② 이차성

- 증가한 de novo purine biosynthesis와 관련
  - Glucose 6-phosphatase의 결핍 또는 소실
  - Hypoxanthine-guanine phosphoribosyltranseferase(HGPRT)의 결핍으로(Lesch-Nyhan syndrome이라고도 불리는 것인데, 주증상은 운동발달 장애, 자기파괴적 행동)
- 증가된 nucleic acid turnover와 관련됨

(2) 신성(Renal)(90%)

3) 합병증

고요산혈증이 **만성적으로 지속**되어야 통풍이 발생한다.

대개 20～40년간의 무증상의 고요산혈증 후에 5% 미만에서 발병

⇩

급성 통풍관절염 : 노년기 남성, 폐경 후 여성에 흔함, M>F

⇩

간헐기 통풍 : 무증상기, 10년까지 지속

⇩

만성 통풍관절염

여기서 잠깐 !!

• 요산의 콩팥 배출을 감소시키는 약제(CAN'T LEAP으로 외우면 됩니다)
→ 오래 사용하면 고요산혈증을 일으킬 수 있겠죠
Cyclosporine, Alcohol, Nicotinic acid, Thiazide, Lasix, Ethambutol, Aspirin(low dose), Pyrazinamide

5 임상양상

1) 무증상 고요산혈증(asymptomatic hyperuricemia)(m/c)

고요산혈증 이외에는 아무 증상도 없는 것(5% 미만에서)

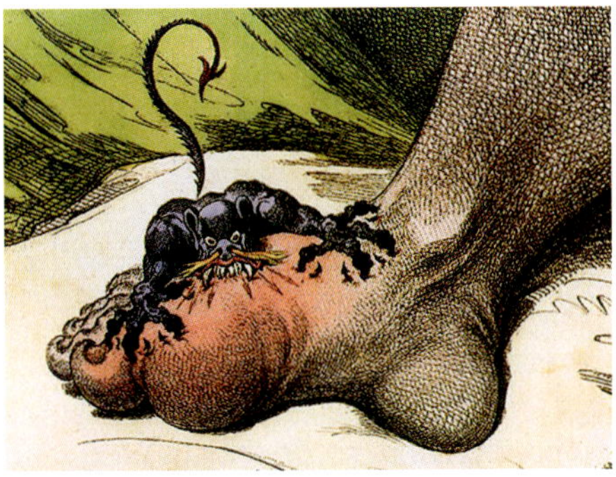

그림 12-2 통풍에 관한 삽화. 굉장히 아프다.

2) 급성 통풍 관절염(acute gouty arthritis)

(1) 위치

① **급성으로 단일 관절(비대칭적) 침범**

→ 처음에는 1개의 관절만 나타나고 이후에는 다발관절성 통풍으로 나타날 수 있다.

② 특히, **첫번째 발허리발가락관절(1st metatarsophalangeal joint)(90%)**, 그 외에도 족근관절, 발목관절, 무릎 관절에도 흔히 발생한다.

(2) **유발요인**

음식으로 섭취 후 생성된 요산의 증가, 외상, 수술, 술, ACTH, glucocorticoid 복용 중단, 심근경색, 뇌졸중 같은 심각한 내과적 질환, 요산저하치료

(3) 임상양상

① **새벽에, 매우 심한 통증,** 단일 관절, 초기의 발작은 3~10일 이내에 저절로 호전

② 대부분의 환자는 발작 사이에 무증상(기간은 다양)

③ 관절 : 국소열감, 발적, 압통 → 봉와직염(cellulitis)과 비슷함

④ 전신증상 : 고열, 백혈구증가증, ESR↑

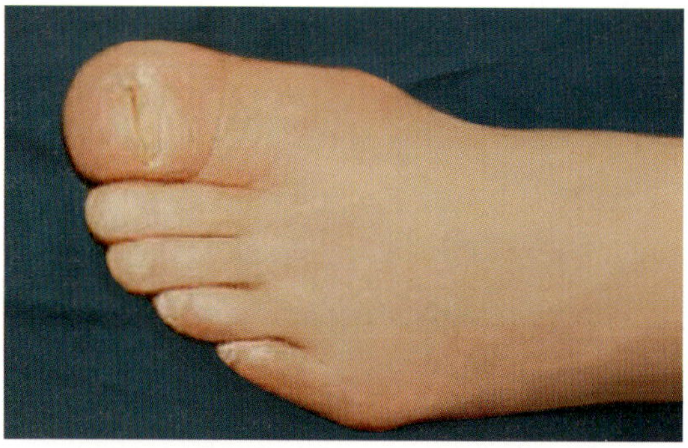

그림 12-3 Gout arthritis(1st toe)

3) 간헐기 통풍(Intercritical period)

급성 통풍 발작(acute gout attack) 사이를 말하며, 주로 1년 이내에 재발한다. 10년까지도 가능하다.

4) 만성 통풍 관절염[chronic(Tophi) gouty arthritis]

(1) **Monosodium urate(tophi)가 연골, 활액막, 건 & 연조직에 침착**

① 거대세포(giant cell), 단핵구 침윤

② 연골 & 뼈 파괴 → 이차성 퇴행성 변화

(2) Tophi 호발하는 부위

① 이륜 또는 대이륜(Helix or antihelix of ear)

② 전완부의 척골측 표면(Ulnar surface of forearm)

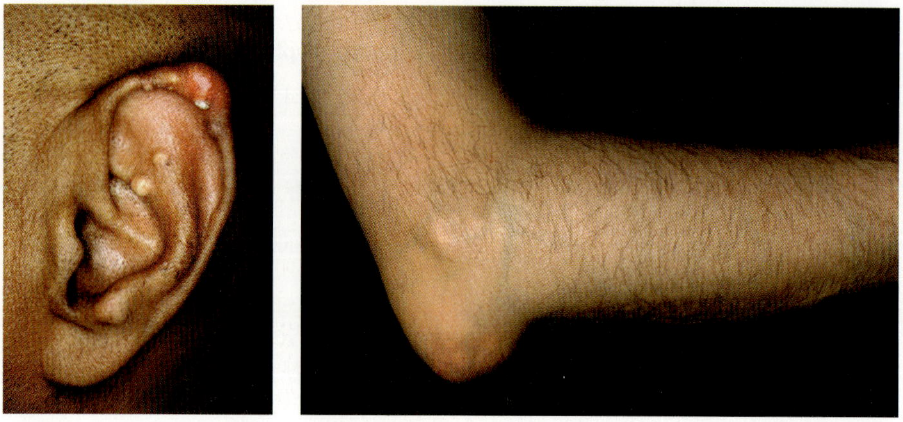

그림 12-4 Tophi

5) 신장병증

(1) Type A 요산염 신장병증(urate nephropathy) : MSU 결정이 간질에 침착(CRF로 나타남, 쌓여서 손상)

(2) Type B 급성 폐쇄성 요로병증(acute obstructive uropathy) : 요산 결정이 집합뇨세관(collecting tubules), 신우(renal pelvis), 요관에 침착되어 소변의 흐름을 막는다(폐쇄되면서 ARF).

6) 신장 결석증(Nephrolithiasis)

(1) 요산 농도와 관련성 : 요중 요산 >1100mg/day, 혈중 요산 >13mg/dL의 50%에서 발생한다.

(2) 기여인자 : 요 산성도, 요농축의 증가

(3) 칼슘 포함 요석의 빈도도 증가한다.

6 진단

1) 전형적인 병력

부위에 관계없이 간헐적 통증, 홍반 동반

2) 고요산혈증

(1) 통풍 환자의 대부분이 혈중 요산 농도가 증가되어 있으며 요산저하 치료의 경과관찰에 이용

(2) 급성 발작 시에는 요산 수치가 정상 혹은 낮은 수치를 보일 수 있다.

① Inflammatory cytokine이 요산의 요중 배설 효과를 가진다.

② 요산저하 치료가 급성 발작의 원인

(3) 혈중 요산의 기준 : 남성 >7.0mg/dL, 여성 >6.0mg/dL

(4) 여성의 에스트로겐이 콩팥에서 요산을 배설시키는 능력이 있다.

(5) 24시간 소변 요산

① 결석의 위험 평가

② 요산의 과다생성과 배설 감소를 감별(>800mg/dL이면 과다생성)

③ 요산저하 치료가 필요한지 결정

3) 관절 천자

확진(천자해서 MSU 증명해야 확진, 요산의 수치만으로 통풍이라 하면 안 됨)

(1) **Negative birefringent & needle shape MSU를 증명(by 편광현미경)**

cf. **Calcium pyrophosphate dihydrate(CPPD) crystal**

→ **가성통풍** : **편광현미경 상 weakly positive**

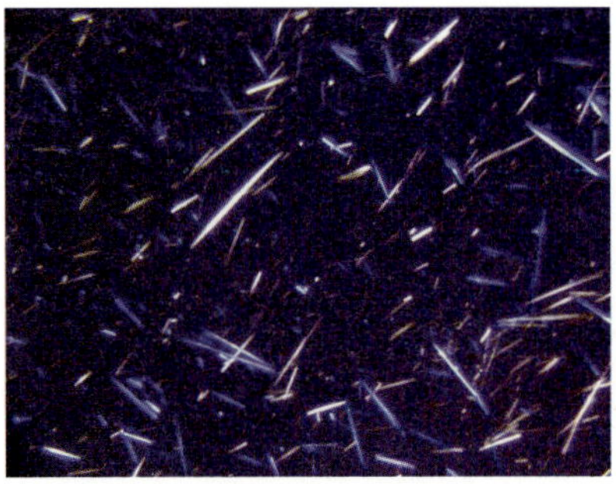

그림 12-5 MSU

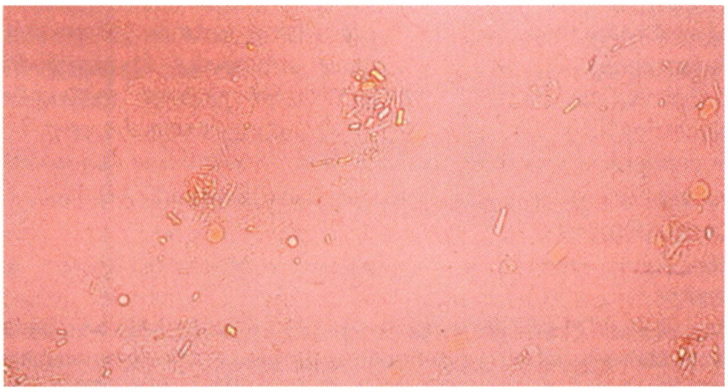

그림 12-6 CPPD

(2) 관절 천자액

① 세포 수 : 2,000~60,000/uL

② 삼출액 : 혼탁(백혈구수가 증가되어 있기 때문)

③ 세균 감염이 동반될 수 있으므로 의심시 배양검사 필요하다.

표 12-1 Gout와 pseudogout의 crystals

	MSU crystals	CPPD crystals
Shape	Linear, needle shaped	Linear or rhomboid
Crystal ends	Sharp	Blunt
Birefringence	Strong	Weak or absent
Direction	Negative	Positive

여기서 **잠깐 !!**

• YUN BPP라고 외웁니다. Yellow-Uric acid-Negative//Blue-Pseudogout-Positive입니다. 편광 현미경에는 돌릴 수 있는 plate(red plate)가 존재하는데, 그 axis와 같은 방향의 crystal 색깔에 따라 positive(blue), negative(yellow)를 판별하게 됩니다. 이런 것과 상관없이 그냥 끝이 뭉뚝한지(CPPD), 뾰족한지(gout)에 따라서 구별하시면 문제없습니다.

4) X-ray 소견 : 만성 통풍의 특징

(1) 질병의 초기에는 임상적으로도 뚜렷한 종창만이 관찰됨

(2) 낭종성 변화, **펀치 구멍 모양 용해 병변(경계가 뚜렷한 미란)** 및 그 **변연부 뼈 모서리, 연조직의 석회화된 덩어리 등은 진행된 만성 결절통풍**의 특징

7 치료

1) 무증상 고요산혈증

(1) 특별한 치료가 필요 없다.

(2) Cytolytic Tx, 통풍의 가족력, 신결석증, 신부전 시는 치료

2) 급성 통풍 관절염

(1) **Colchicine**

① Leukocyte derived crystal induced chemotactic factor 분비억제

② 급성발작 초기에 사용시 효과적

③ 설사증상이 나타나면 중단

(2) **NSAIDs** : indomethacin, ibuprofen, diclofenac, naproxen, sulidac

① 5~8일내 증상 호전(~90%에서 효과적)

② **Aspirin은 금기**(∵ 신장의의 근위 세뇨관에서 유기산 분비 기전에 대해 요산과 경쟁하기 때문)

(3) **Glucocorticoid**(systemic or intraarticular)

① 경구 투여 : Prednisone 30~50mg

② 관절내 주입 : 1~2개 정도의 소수 관절에만 염증이 있을 경우 효과적으로 사용

(4) 얼음찜질 및 휴식이 도움

(5) ACTH(근육내)

급성 치료저항성 다발관절 통풍(Acute refractory polyarticular gout)에서, colchicine 나 NSAIDs가 금기인 환자

여기서 **잠깐!!**

- 노인, 신부전, 위장관 질환이 있는 사람에서는 NSAIDs, colchicine의 부작용 위험이 높으므로 주의해서 사용해야 한다.
- **급성기에는 allopurinol이나 uricosuric agent는 효과가 없음 : 관절내 요산의 농도가 급격히 변화하여 오히려 악화**

표 12-2 통풍의 치료 순서

	치료의 대상	목표	치료제
① 급한 불(inflammation)부터 끄기	Inflammation	증상 control	NSAIDs, colchicine, steroid
② 꺼진 불 다시보기 (쉽게 재발하는 상황)	Inflammation	재발방지	NSAIDs, colchicine
③ 장기적인 불씨 방지	Hyperuricemia	Hyperuricemia 교정 (<5.0mg/dL로 유지)	Urate lowering agent (allopurinol 등)

* Uric acid 레벨의 평형상태에 있을 때는 gout attack이 발생하지 않고, 급격히 변할 때 attack이 발생하므로, ②의 과정 후에 ③으로 넘어가야 한다(③의 적응증이 되는 환자에서만 시행. 보통은 ②까지). 보통은 ①, ③만 구별해서 알아두시면 됩니다.

3) 요산저하 치료(Hypouricemic therapy)

혈중 요산 농도를 <5~6mg/dL로 유지하고 급성 발작의 재발을 예방하는 것

(1) 비약물적 요법
① 체중감량
② 저퓨린식사
③ 수분 섭취 증가
④ 음주 제한
⑤ 이뇨제 사용을 피한다.

(2) 적응증
① 적어도 급성 발작이 2회 이상
② 통풍의 가족력
③ Tophi가 존재
④ 만성 통풍 관절염
⑤ 소변중 요산 배설 >800mg/24hr
⑥ 요산 결석
⑦ 골수증식성 질환과 같은 질환에서 항암치료시 요산염신장병증(uric acid nephropathy) 위험성이 높은 환자

4) 요산저하 약제

(1) **Allopurinol : Xanthine oxidase inhibitor**
① 요산의 생산↓, 요산저하치료에 가장 많이 사용되는 약제
② 적응증
- 통풍 환자에서

- **요산과잉생산**의 증거 있을 때, 일반 식이에서 24hrs 소변중 배설률 4.8mmol(800mg) ↑
- **신장결석증**(nephrolithiasis)
- **신기능저하**(Ccr < 80mL/min)
- **결절통풍**(Tophaceous deposits)
- uricosuric agents의 효과가 없거나 사용 못할 때

• 콩팥돌증(+)+소변중 배설률이 3.6mmol/d(600mg/d) ↑

• 2,8-dihydroxyadenine 성분으로 구성된 콩팥돌증 환자

• 급성 요산염신장병증이 있거나 위험성을 갖고 있는 경우

- New XO inhibitor drug : Febuxostat(간에서 대사되므로, 신부전증에서도 조절없이 사용가능)

③ 독성

• 피부 발진 : toxic epidermal necrolysis까지도 가능

• 전신적 혈관염

• 골수 억제(Bone marrow suppression)

• 육아종성 간염(Granulomatous hepatitis)

• 신부전

(2) **Uricosuric agent(Probenecid, Sulfinpyrazone)**

① 요산의 근위 세뇨관 재흡수를 차단(치료적 용량에서)

② 적응증

• **24시간 내 요산 <600mg**(배설이 적으니까 배설을 늘려주는 약제)

• **신장기능이 좋을 때**(Ccr 80mL/min ↑)

- Creatine >2mg/dL일 경우 효과없다.

• **신장결석증 없을 때**

- Uricosuric agent 사용할 때는 요산 배설을 촉진하여 신장결석증을 일으킬 수 있으므로 신장기능이 양호하고, 신장결석증의 병력이 없어야 한다.

(3) Colchicine prophylaxis

① Uric acid 저하 치료를 하면서 통풍 발작이 발생할 가능성을 줄이기 위해

② 급성 발작이 6개월 이상 없거나 tophi가 사라질 때까지 colchicine 사용

(4) 급성 요산 신장병증(Acute uric acid nephropathy) → 신장내과와 종양내과 참조

① 수분공급(urine flow 증가)

② 이뇨제 사용(furosemide)

③ 소변 알칼리화(uric acid → MSU)

기타 결정 관절병증(crystal arthropathies)

1 특징

1) 가성통풍(Pseudogout, CPPD arthropathy)이라고 하며, 임상상은 MSU가 침착하는 통풍과 너무 비슷하나 통풍은 아니기 때문에 붙여진 이름이다.
2) **무릎관절**에 가장 많이 침착된다.
3) 방사선 소견상 **연골석회화**(chondrocalcinosis)

2 역학

1) 유병률 0.1% 정도
2) M=F → 결정침착 자체는 10~15%(65~75세), 30~50%(>85세)

꼭 알아둡시다!!

Conditions associated with calcium pyrophosphate dihydrate disease

- Aging
- Disease-associated
  - Primary **H**yperparathyroidism
  - **H**emochromatosis
  - **H**ypophosphatemia
  - **H**ypomagnesemia → 이상의 4개를 **4'H'**라고 한다.
  - Chronic tophaceous gout
  - Postmeniscectomy
- Epiphyseal dysplasias
- Hereditary

3 임상양상

1) 분류

(1) 비대칭적(lanthanic form) : 가장 흔한 형태
(2) 가성통풍 : acute of subacute attack의 형태, 수일~수주, 통풍처럼
(3) **Pseudoosteoarthritis** : low grade chronic symptom의 형태, **OA처럼**
(4) Pseudorheumatoid arthritis : 대칭 증식성 윤활막염 형태, RA와 비슷함

(5) Pseudoneuropathic joint : 심하게 파괴적인 병변, Charcot joints처럼
(6) 강직척추염 양상 : 척추 운동성 저하(d/t 척추간판, 인대의 석회화)
(7) 척추관협착(Spinal stenosis)(드묾)

2) 부위

(1) **무릎**(m/c), 손목, 어깨, 발목, 팔꿉, 손
(2) 2/3은 다발관절성(polyarticular)

3) 확진

관절액 또는 관절 조직에서 전형적인 결정을 관찰

4) 급성 발작(가성통풍의 형태) 유발요인

(1) 외상, 관절경, hyaluronate 주입, 칼슘 농도가 크게 변하는 상황이다.
(2) 수술(특히 부갑상선절제술), CVA, diuresis in CHF 등

5) 동반소견

미열(50%), 염증소견의 관절액

4 검사소견

1) Laboratory finding

(1) 혈액검사 : **4H**(**H**yperparathyroidism, **H**emochromatosis, **H**ypophosphatemia, **H**ypomagnesemia)를 감별하기 위해 calcium, phosphorus, ALP, iron, iron binding capacity/saturation, magnesium 측정 필요
(2) 관절 천자액
① 염증 소견
백혈구 증가 : ~100,000/uL(평균 24,000/uL), 주로 호중구
② **Weak positive birefringence**
③ 간혹 MSU나 apatite같은 다른 crystal과 같이 발견되기도 한다.

2) 방사선 검사

(1) **Chondrocalcinosis : 연골에 석회화 현상**
(2) 관절 주위 연조직에 석회화(Achilles, quadriceps, supraspinatus tendon)

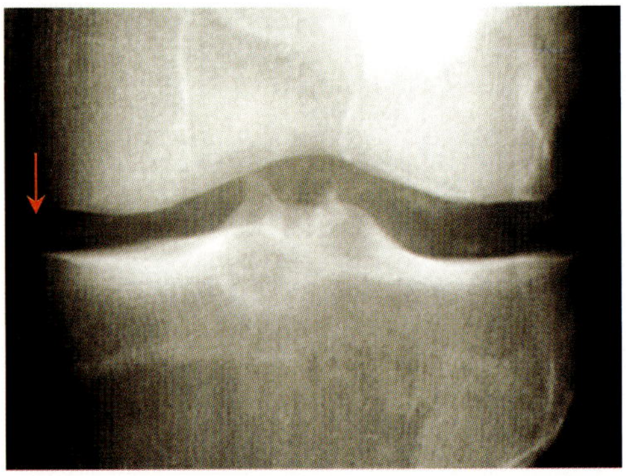

그림 12-7 Chondrocalcinosis(화살표)

5 진단

관절 천자액 검사로 **CPPD crystals 관찰**(편광현미경상 blue, positive) - **확진**

6 치료

1) Acute attack 치료 : joint aspiration, NSAIDs, 관절내 glucocorticoid 주입
   → 10일 내로 증상 호전
2) 재발의 예방 : 저용량 colchicine
3) Severe polyarticular attack : glucocorticoid 단기간 사용
4) Pyrophosphate 침착의 제거나 lowering agent는 없다.
5) 진행성 대관절의 관절병증 : 관절 치환술(joint replacement)

Basic calcium phosphate(BCP) disease

별로 중요하지 않은 질환이다.

1 종류

1) Hydroxyapatite(HA)
2) Octacalcium phosphate
3) Tricalcium phophate

2 임상상

1) 관절주위염(Periarthritis)
2) 관절내 BCP 침착
   OA, 염증성 관절병증, 미란성 관절병증, Milwakee shoulder/knee syndrome
3) Secondary BCP arthropathy and periarthropathy : polymyositis, MCTD의 경우
4) Chronic renal failure arthritis : MSU, CPPD, BCP, calcium oxalate, aluminium phosphate, amyloid 침착

CaOx deposition disease

1 발병기전

1) 일차성 옥살산증(Primary oxalosis) : 희귀한 유전성 대사질환
   (1) 효소의 결손으로 인한 대사 이상 때문에 oxalic acid 생산의 증가
   (2) hyperoxalemia, 조직에 CaOx 결정 침착 → 콩팥석회증(Nephrocalcinosis), 신부전, 사망(20세 이전)
   (3) CaOx arthritis, periarthritis 발생 가능
2) 이차성 옥살산증(Secondary oxalosis) : ESRD의 합병증으로 발생
   → Vit. C 보충 시 oxalate로 바뀌고, 혈액투석으로도 잘 제거되지 않아 조직에 침착

2 임상양상

1) 급성 윤활막염(Acute synovitis) : 침착되었던 CaOx가 유리되면서
2) 진행성 관절 파괴 : 지속적으로 CaOx가 침착되면서
3) 방사선 사진 : 연골석회화(chondrocalcinosis)

3 진단

관절액에서 CaOx 결정 관찰(이중 피라미드형, 강한 양성 birefringence가 m/c)

4 치료

1) NSAIDs, colchicine, intraarticular glucocorticoid, 투석횟수의 증가 → 약간 호전
2) Primary oxalosis : 간 이식

표 12-3 관절액의 편광현미경 관찰 소견을 통한 감별진단

Crystals	Size(um)	Morphology	Bireftingence	Disease
MSU	2～10	needles, rods	intensely negative	gout, acute & chronic
CPPD	2～10	rhomboids, rods	weakly positive	osteoarthritis
apatite-like clumps	5～20	round, irregular	none	periarthritis
calcium oxalate	2～10	polymorphic, dipyramidal shape	positive	renal failure

MSU : monosodium urate; CPPD : calcium pyrophosphate dihydrate

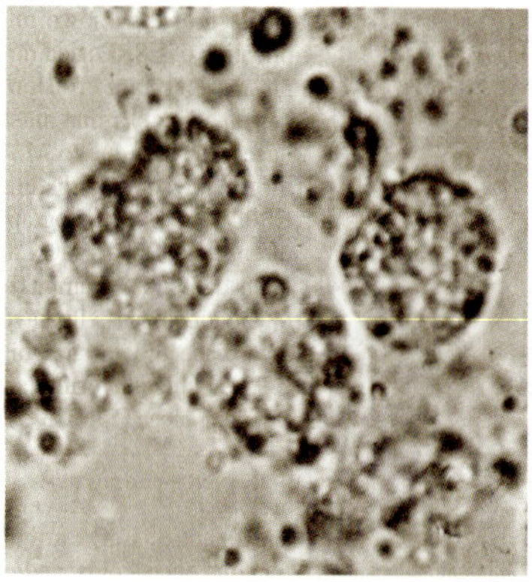
그림 12-8 calcium hydroxyapatite

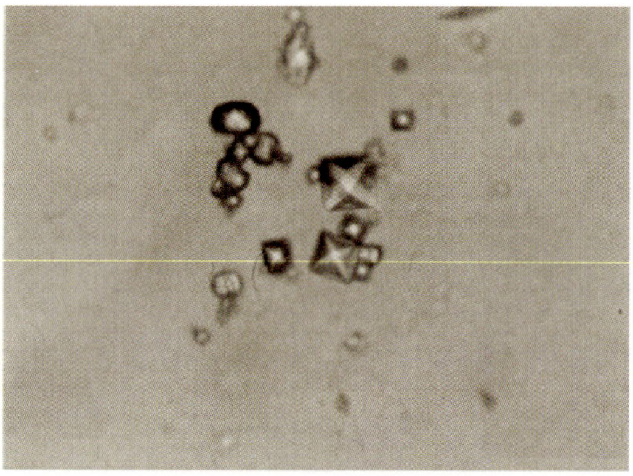
그림 12-9 calcium oxalate

13 Chapter

감염성 관절염

Infectious arthritis

증례를 통해 화농성 관절염을 의심하고, 관절 천자를 통한 진단과 즉시 전신적 항생제 치료가 필요하다는 사실만 알면 됩니다.
급성 감염성 관절염은 급격히 관절연골을 파괴할 수 있으므로 지체없이 평가되어야 하고 적합한 항생제와 배액 치료가 필요하다!!

개 요

1 원인균에 따른 분류

1) Bacterial arthritis

(1) Nongonococcal

(2) Gonococcal

2) Spirochetal arthritis

(1) Lyme disease

(2) Syphilitic arthritis

3) 기타

(1) Mycobacterial arthritis

(2) Fungal arthritis

(3) Viral arthritis

(4) Reactive arthritis

(5) Infections in prosthetic joints

2 감염성 관절염의 진단적 접근

1) 관절 천자

(1) 정상 : <180/uL(주로 mononuclear cell)

(2) **감염성 관절염(세균) : 25,000~250,000/uL(평균 100,000/uL), 주로 호중구(>90%)**

(3) **결정유발 관절염, RA, 비감염성 관절염 : <30,000~50,000/uL**

(4) 결핵, 진균 감염 : 10,000~30,000/uL, 50~70%가 호중구, 나머지는 lymphocyte

2) 감염성 관절염의 확진 및 기본 치료 원칙

(1) 관절 천자액 도말검사에서 감염원이 발견되거나 관절 천자액 및 혈액배양 검사 양성

(2) 비경구 항생제 요법 및 배농, 배액

Acute bacterial arthritis

1 감염경로

1) 혈행성 전파(m/c)
2) 뼈나 연조직 등 인접 조직에서 감염
3) 직접 주입(수술, 주사, 사람이나 동물에 물림, 외상 등)

2 원인균

1) 모든 균을 통틀어 *S. aureus*가 m/c(Nongonococcal infection 중에서)
2) 영아(<1세) : group B streptococci, Gram-negative enteric bacilli(*E. coli, Salmonella, Pseudomonas*), *S. aureus*
3) 소아(<5세) : *S. aureus, Streptococcus pyogenes*
4) 청소년 및 젊은 성인 : *N. gonorrhoea*
5) 수술 및 관통상 후 : *S. aureus*
6) 인공관절 및 관절경 : Coagulase-negative staphylococci 감염 가능
   → 다른 원인에서 CNS 감염은 드물다.
7) Human bite, 욕창궤양(decubitus ulcer)이나 복강내 농양에서 기원시 : 혐기성균(Anaerobes)
8) 외상으로 오염이 심한 경우 : 복합균감염(Polymicrobial)

Nongonococcal bacterial arthritis

1 임상양상

1) 침범부위 : 단일관절(90%), 무릎(m/c), 고관절, 어깨, 손목, 팔꿉
2) 통증 & 종창, 근육 연축(spasm), 운동제한
3) 오한/열(38.3~38.9℃)
4) 감별질환 : 연조직염(cellulitis), 윤활낭염(bursitis), 급성골수염(acute osteomyelitis)

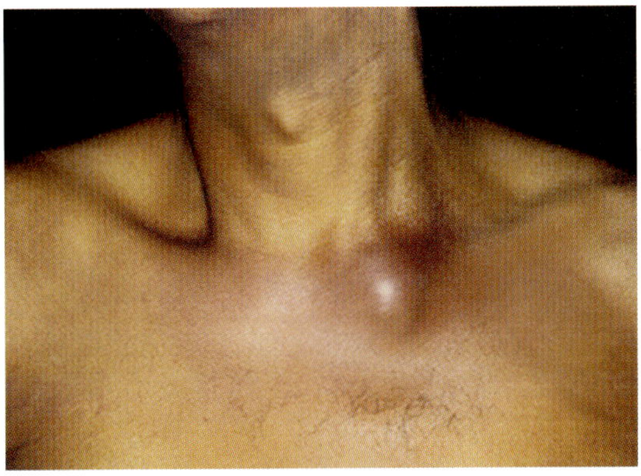

그림 13-1 Acute septic arthritis

2 호발 상황

1) RA : *S. aureus*(만성 관절염 상태, glucocorticoid 사용 등이 원인)
2) DM, glucocorticoid 사용, 투석, 암 환자 : *S. aureus*, GNB
3) TNF inhibitor 치료 : mycobacterial infection
4) 알코올중독, 체액성 면역 결핍, 혈색소병증 : pneumococcal infection
5) HIV 감염 : *H. influenza*

3 Lab findings and diagnosis

여기서 잠깐 !!

• Analysis of synovial fluid : essential in evaluation of suspected bacterial arthritis

1) **대개 turbid or grossly purulent**
2) **WBC>5만/mm^3(>90% PMN)**
3) **Low glucose, LDH↑, Protein↑ → 비특이적 소견**
4) Crystal 존재 여부도 관찰
5) 도말에서 균 관찰
   (1) *S. aureus, Streptococcus* : 3/4에서 관찰
   (2) 그 외 : 30~50%
6) 배양검사
   (1) 혈액배양 검사 : *S. aureus*만 50~70% 양성률을 보이고, 그 외 장기에서는 양성률이 적다.
   (2) 관절 천자액 : >90%에서 양성
7) 단순 방사선촬영(Plain radiograph)
   (1) 연부조직 부종
   (2) 관절강의 협소화(Joint space widening)
   joint space narrowing과 bony erosion은 상당히 진행된 상태로 나쁜 예후
   (3) Displacement of tissue planes by distended capsule

4 치료 및 관리

1) Sampling 후 **parenteral antimicrobial therapy**(경험적 치료 → 균에 맞게 치료)
   IV로 사용하며, 관절내 직접 주입은 필요없다.
2) 배농 : closed joint aspiration or open surgical drainage(arthrotomy)
3) 경험적 치료제의 예
   (1) Community-acquired, smear(−) : 3세대 cephalosporin(cefotaxime or ceftriaxone)
   (2) Smear에서 G(+) cocci 보일 때 : oxacillin or nafcillin(S. *aureus* 의심되므로)
   (3) MRSA 의심 시 : vancomycin
   (4) IV drug users, pseudomonas infection 의심 시 : aminoglycoside or 3세대 cephalosporin
   (5) Gonococcal 의심 시 : ceftriaxone
4) Immobilization은 통증 조절을 위한 것 외에는 필요하지 않다.
   Passive motion은 mobility 유지를 위해 필요하다.
5) Weight bearing은 염증이 가라앉기 전에는 피한다.

Gonococcal arthritis

1 역학

1) 40세 미만 성인의 감염성 관절염의 70%(in USA)
2) M<F : 여성은 월경, 임신중 호발(남성의 2~3배)

2 원인

Gonococcal bacteremia의 결과로 발생하는 것
1) Gonococcal infection
2) Asymptomatic gonococcal colonization(urethra, cervix, pharynx)

3 임상양상

1) DGI(Disseminated Gonococcal Infection) : 열, 오한, 발진, 관절 증상
   (1) 발진 : 몸통과 사지의 폄쪽에 구진(papule)이 출혈성 농포(pustule)로 진행
   (2) 관절증상 : 이동성 관절염, 건막염(무릎, 손, 손목, 발, 발목)
   (3) 관절 천자액 배양(−, 항상), 혈액 배양(−, >55%)
   ∵ Gonococci에 대한 면역 복합제의 축척으로 생기는 증상들이므로
   Synovial fluid leukocyte : 10,000~20,000/uL
2) True gonococcal septic arthritis(less common)
   (1) 항상 DGI 이후에 나타난다. 1/3 정도는 선행 DGI를 모르고 지나가기도
   (2) 침범관절 : 단일 관절 침범, 고관절, 무릎, 손목, 발목
   (3) 검사소견 : 관절 천자액 배양(+, <40%), 혈액 배양(−, 대부분), WBC>5만/uL
3) 관절 천재액과 혈액에서 검출하기 힘들기 때문에 일차성 감염이 의심되는 mucosal site에서 검체를 얻어야(관절 천자액에서 gonoccocal DNA PCR하기도)
4) 배양이 음성일 경우 적절한 항균제 사용 시작 후 12~24시간내 증상의 호전은 DGI의 진단을 뒷받침해준다.

4 치료

1) Ceftriaxone(IV or IM)(→ 좋아지면 oral ciprofloxacin으로 마무리)
   Penicillin 저항성 균주를 cover하기 위해
2) Penicillin 감수성일 경우 amoxicillin으로 치료
3) DGI 환자는 Chlamydia trachomatis 치료를 동시에 해준다.
4) 화농성 관절염(Suppurative arthritis) : Needle aspiration+7~14일의 항균제 치료

Spirochetal arthritis

1 라임병(Lyme disease)

1) Borrelia burgdorferi에 의한 감염, 치료하지 않으면 70%에서 관절염 동반
2) 간헐성 관절통 및 근육통으로 시작 → 50%는 간헐성 단일관절염 또는 소수관절염(oligoarthritis), 20%는 간헐관절통, 10%는 만성 염증성 활액막염이 생기면서 관절 파괴
3) 치료 : oral doxycycline, oral amoxicillin, IV ceftriaxone

2 매독관절염(Syphilitic arthritis)

1) 선천매독 : 관절주의 부종과 침범한 사지의 immobilization, 긴뼈에서 골연골염(osteochondritis of long bones), 8~15세에 Clutton's joint
2) 제2기 매독 : 관절통, 무릎과 발목의 대칭성 관절염
3) 제3기 매독 : Charcot's joint(d/t 감각 소실)

기 타

1 Mycobacterial arthritis

전체 결핵 환자의 1% 미만

1) m/c 임상양상

만성 육아종성 단일관절염(Chronic granulomatous monoarthritis), 진행성 단일관절 종창 및 통증(progressive monoarticular swelling and pain)

2) 침범부위

Large weight-bearing joints(고관절, 무릎관절, 발목관절)

3) 관절 천자액

(1) WBC : 평균 20,000/uL(~50% 호중구)

(2) Acid-fast staining(+, <1/3)

(3) 배양(+, 80%)

4) 치료

폐결핵 치료와 동일

2 Viral arthritis

1) 발생경로

전신 감염 또는 면역 반응 때문에 발생

2) 질환별 양상

(1) Rubella infection에서 발진 후 3일 이내 지속성 관절통

(2) Mumps에서 이하선염 후 2주 이내 단일관절염 또는 이동성 다발관절염

(3) Parvovirus B19 감염 후

(4) 급성 B형 감염에서 황달 발생 2주 전

(5) 만성 C형 감염에서 지속성 관절통, 관절염

3 Reactive arthritis

→ Spondyloarthropathy에서 다룬 부분 참조

4 인공관절에서의 감염(Infections in prosthetic joints)

1) 역학

Total joint replacements(관절치환술)의 1～4%에서 발생

2) 원인

(1) 수술 중이나 수술직후의 창상 손상이나 오염에 의해 발생한다.

(2) 수술 후 오랜 기간이 지나고 나서의 혈행성 전파, 직접 접종(direct innoculation)에 의한 전파는 드물다.

3) 임상양상

(1) *S. aureus, Pyogenic streptococci, Enteric bacilli* 감염 : 급성 통증, 열, 국소 염증 소견

(2) Coagulase-negative staphylococci, diphtheroids 감염 : 증상 없이 수개월이나 수년간 지속 가능

4) 진단

Needle aspiration : 주로 PMN leukocyte인 백혈구 증가(다른 염증이 인공관절에는 별로 없어서 백혈구 증가를 보일 때 감염을 의심)

5) 치료

(1) 수술 & 고용량 IV 항생제(보통 뼈까지 침범하기 때문에)

(2) 인공관절은 대부분의 경우 교체해야(streptococcus 혹은 pneumococcus는 교체없이 치료 가능하기도)

6) 예방

(1) 관절 치환술 대상자 선정에 신중을 기할 것(RA, 관절 수술 병력 있는 환자, 면역억제제 복용환자에서는 주의)

(2) 수술 전후 예방적 항생제(cefazolin), 수술 중 오염 방지 노력

(3) 관절치환술 후 치과 치료 시 예방적 항생제 투여 필요는 없다.

cf. 관절치환술 후 처치 시 예방적 항생제 투여 필요한 경우

염증성 관절 병증 면역 억제 환자, type 1 당뇨병, 2년 내의 관절치환술 병력, 이전의 인공 관절 감염 병력, 영양실조, 혈우병 환자

→ amoxicillin 2g PO 투여로 예방

14 Chapter

섬유근육통

Fibromyalgia

1 특징

1) **만성적인 전신성 근골격계 통증**, 경직, 감각이상(paresthesia), **쉽게 피로해짐, 그 외 다양한 수면장애 등의 신경정신학적 증상들과도 연관**
2) 다발성의 통증 및 압통(광범위하고 대칭적으로 분포)

2 역학

1) M : F=1 : 9
2) 나이가 들수록 유병률이 증가(주로 50세 이상에서 가장 흔함)
3) 질병의 시작은 30~50대

3 발병기전

1) 수면장애 : stage 4 수면단계의 박탈(non-REM 수면)
2) 뇌척수액내 serotonin 대사물질↓(세로토닌은 stage 4 sleep과 통증 조절하는 물질)
3) 성장 호르몬 분비장애 : stage 4 sleep 시 분비되며 근육의 회복과 근력에 중요
4) Substance P↑ in CSF : 근육통을 전파하는 역할
5) 스트레스에 대한 Cortisol 분비 반응↓(비정상적 HPA axis)
6) 자율 신경계 이상 : 레이노 현상, 안구 및 구강건조, 추위에 민감
7) 통증을 전달하는 경로에 혈류 감소
8) 정신과적 문제 동반 : 우울증, 불안장애, 신체화장애(somatization disorder), 건강염려증(hypochondriasis), 신체적 및 성적 학대, 섭식 장애
9) 근육의 이상 : 염증소견이나 진단적 이상은 발견되지 않는다. deconditioning이 발견되고, 환자는 운동 후 통증을 호소한다.

10) 중추신경계가 질환의 병태생리에 큰 역할을 할 것으로 생각됨

4 임상소견

1) 증상

(1) 전신적인 근골격계 통증

① 부위 : low back pain(둔부와 하지로 방사되기도), 목, upper posterior shoulder
→ 이런 부위에서 시작되어 결국에는 전신적으로 퍼진다.

② 시기 : 가벼운 활동 후에도 통증, 약간의 통증은 항상 존재

③ 특성 : burning or gnawing(갉는 듯한) 통증, soreness, stiffness, or aching

④ 관절통 : 아프고 부어있다고 느끼지만, 관절 검사상 정상

(2) 경직(stiffness)

① 시기 : 아침에 일어나면 발생, 보통 낮에 호전

② 동반 증상 : 손과 발의 저림, 추위를 더 느낌, 레이노 현상

(3) 레이노 현상 또는 레이노 현상 비슷하게 나타남

(4) 피로(fatigue) : 자고 일어나도 피곤함(wake up tired), 밤에 자주 깨고 다시 잠들기 힘들다.

(5) 기타 신경정신학적 증상 : 인지장애(cognitive impairment), 두통, 변덕스러움, 어지럼증, 불안, 우울 등

(6) 악화요인 : 스트레스, 불안, 추위, 습한 날씨, 과도한 운동

(7) 완화요인 : 따뜻한 날씨, 휴가 중

2) 신체검진

(1) 압통점(tender point) 찾기

① 정상인보다 압통이 심한 곳

② 일정한 부위에 존재한다.

③ 검사자의 엄지손톱을 하얗게 할 정도의 압력(4kg)을 가하여 해당하는 point를 눌러본다(환자의 경우 통증을 느끼나, 정상인에서는 통증을 별로 느끼지 않는다).

④ Tender point의 수가 진단에 중요하다(18개 중, 11개 이상 만족해야 진단가능).

⑤ Tender point에 피하결절이 만져지는 경우도 있다.

(2) Skinfold tenderness 있는 경우도 : 특히 upper scapular region에

3) 유발인자

스트레스, 감염, 질병, 수술, 갑상선 기능저하증, 외상

4) 관련 질환

(1) 과민성 대장 증후군(Irritable bowel syndrome)
(2) 과민성 방광(Irritable bladder)
(3) 두통(편두통 포함)
(4) 월경통(Dysmenorrhea)
(5) 월경전증후군(Premenstrual syndrome)
(6) 하지불안증후군(Restless leg syndrome)
(7) 턱관절 통증(Temporomandibular joint pain)
(8) 심장부 외 흉통(Non-cardiac chest pain)
(9) 레이노현상(Raynaud's phenomenon)
(10) 건조증후군(Sicca syndrome)

5 검사

1) 기본 검사

(1) ESR, CRP
(2) CBC
(3) complete metabolic panel : serum glucose, Ca, serum albumin, serum total prt. Electrolyte, BUN/Cr, ALP, ALT/AST
(4) TSH

2) 병력청취, P/E 후 관련 검사

(1) ANA, Anti-SSA/SSB, RF, Anti-CCP
(2) CPK(creatinine phosphokinase)
(3) viral and bacterial serologies
(4) 척추 및 관절 방사선영상

6 진단

1) 3개월 이상의 광범위한 근골격계 통증+11개 이상의 tender point 만족 시
2) 광범위하게 아래 다섯 부분 모든 곳에 있을 때
   (1) Pain in an axial distribution
   (2) Pain in the left side of the body
   (3) Pain in the right side of the body
   (4) Pain above the waist
   (5) Pain below the waist
3) Tender point(한쪽에 9개씩 18개 존재)
4) 근육검사, 관절검사, 검사실 소견이나 방사선 소견상 정상
5) 감별진단
   (1) 만성 피로 증후군 : 증상이 바이러스 질환과 비슷하다.
      ① 감별점 : 미열, 인후염, 겨드랑이와 경부 림프절의 통증
      ② 갑작스런 발병

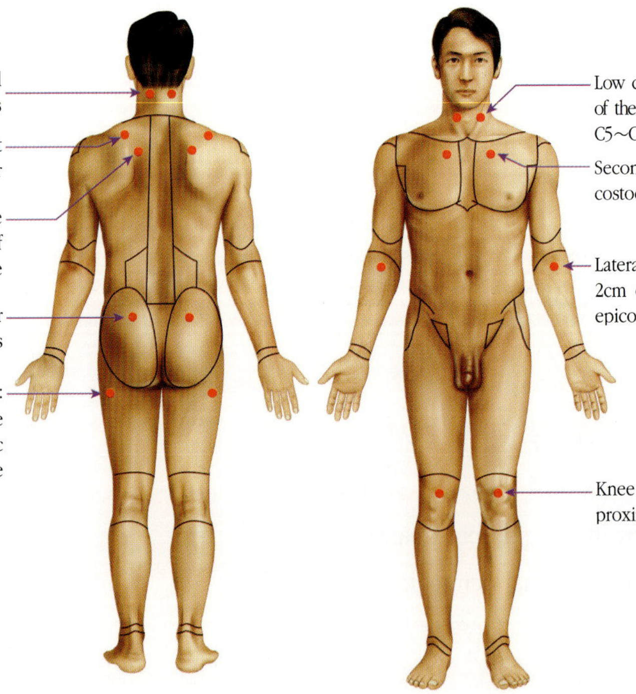

그림 14-1 Fibromyalgia 환자에서 특징적인 통증 포인트

(2) SLE or Sjögren's syndrome

① 근골격계 통증, 안구건조, cold hands, 피로 증상 공유

② ANA가 양성일 수도 있다(정상인과 빈도 비슷하다).

(3) 다발성근염(polymyositis)

감별점 : 근위 근육의 위약, 근육 효소↑

(4) 류마티스성 다발성 근육통(Polymyalgia rheumatica)

감별점 : 근위부의 근육 경직, ESR↑

(5) 수면무호흡(Sleep apnea) : EDS(Excessive Daytime Sleepiness) 존재로 감별

(6) 감별해야 하는 질환 : 갑상샘저하증, 근막통증 증후군

꼭 알아둡시다!!

Control point

- Fibromyalgia 환자에서 보통 압통을 느끼지 않는 부위
  - Thumb nail
  - Forehead
  - Distal forearm
  - Anterior mid-tibia

7 치료

1) 교육 : 장애나 퇴행을 가져오지 않고 치료 가능한 질환임을 설명해 주어야 한다.
2) 통증을 완전히 없애는 것보다는, 신체의 기능 혹은 삶의 질을 향상하는 것을 치료목표로 합의
3) 유산소 운동 : 다양한 운동 프로그램으로 육체적 단련을 하는 것이 추천됨
4) 수면의 질 향상 : tricyclic antidepressant, trazodon, zolpidem
5) 하지불안증후군 : clonazepam
6) 우울, 불안 : 정신과 상담 및 약물치료

   → SNRI 등의 항우울제 : Amitryptiline, Duloxetine, Milnacipran
7) 항경련제(gabapentin, pregabalin) 등도 질환에 따라
8) Acetaminophen, tramadol : 통증 조절에 효과적

   cf. NSAID, corticosteroid, opioid : 별로 효과 없다.
9) 근막치료(Myofascial therapy) : 온열, 마사지, 스트레칭, tender area injection followed by stretching of muscle

PACIFIC
INTERNAL MEDICINE

15 Chapter

근막통증 증후군

Myofascial pain syndrome

1 개요

1) 섬유근육통의 국소적 형태로 생각하기도
2) 유발부위(trigger point)와 관련된 국소적 근골격계 통증과 압통 발생
   cf. tender point

2 진단

1) Trigger point를 증명
2) Trigger point의 특징
   (1) 항상 나타난다.
      ① 지속적 통증(in a nondermatomal distribution)
      ② Point tenderness of muscle to pressure
      ③ Increased pain on contraction & stretching of muscle
   (2) 종종 나타난다.
      ① Referred pain on palpation
      ② Indurated feel to muscle("Palpable band" or "Fibrositic nodule")
      ③ Involuntary contraction of muscle(바늘로 찌를 때)
      ④ 국소마취제 주입시 통증 완화
   (3) 대개 muscle belly center에 존재
   (4) 호발부위
      posterior neck, low back, shoulders, and chest

3 치료

1) Trigger point에 국소 마취제 주사 : 1% lidocaine
2) Spray(ethyl chloride) 후 muscle stretch
3) 마사지
4) Application of ultrasound
5) 교육 : muscle stress나 tension을 피하도록

4 예후

1) 대부분 예후는 좋다.
2) 일부에서 섬유근육통으로 진행
위험요인 : 불안, 우울, 피로, 수면 후에도 지속되는 피로

표 15-1 Fibromyalgia와 myofascial pain syndrome의 차이점

Feature	Fibromyalgia	Myofascial pain
통증	Diffuse	Local
피로	Common	Uncommon
조조경직	Common	Uncommon
Tender points	Diffuse	Local
치료	Exercise	Local measures
예후	Sleep medication Tends to be chronic	Resolves with treatment though may recur

16 Chapter

관절염과 연관된 조직의 질병

Arthritis associated with systemic disease

말단 거대증의 관절병증(arthropathy of acromegaly)

1) 연골의 과성장, 그러나 제대로 성숙이 안 되어 잘 손상된다.
2) 골 관절염과 유사한 관절증상 : 무릎, 어깨, 엉덩이, 손
3) 가성 통풍 발작, 연골석회화증(chondrocalcinosis), lumbosacral back pain, 척추체 anterior osteophyte, 인대 석회화, barrel chest, 수근관 증후군, 근위부 근육 쇠약(d/t 성장 호르몬) 등 동반 가능

혈색소 침착증의 관절병증(arthropathy of hemochromatosis)

1) 과다한 철분이 흡수되어 연골에 침착되면서 손상을 일으킨다.
2) 골관절염과 유사한 증상 : 손의 작은 관절들을 침범 → 나중에 큰 관절 침범
   (1) 첫 침범관절 : 2nd MCP, 3rd MCP
   (2) 조조 경직 <30min, 관절강 좁아짐, 연골하 경화증(subchondral sclerosis), 연골하 낭(subchondral cysts), osteophytes 등 OA의 특징을 가진다.
   (3) Chondrocalcinosis, CPPD(50%) 동반
3) 치료
   (1) Hemochromatosis의 치료 : 사혈 반복(phlebotomy)(관절염에는 도움이 안 됨)
   (2) 관절염의 치료 : acetaminophen, NSAIDs

혈우병의 관절병증(hemophilic arthropathy)

1) 혈관절증의 발생으로(Spontaneous hemarthrosis) 인한 관절 파괴
2) 임상양상
   (1) Hemarthrosis
      ① 무릎, 발목, 팔꿉, 어깨, 고관절에 발생
      ② 만성 관절염, 관절 운동 제한, 관절 강직, 아탈구, 관절 불안정 등
   (2) 근육과 연조직에 출혈 : 관절구축, 신경 압박, 힘줄 짧아짐
   (3) compartment space에 출혈 : 근육 괴사, 신경 병증 및 flexion deformities
   (4) 골막과 뼈에 출혈 : 가성종양(pseudotumor) 형성
   (5) 근육내 출혈 : cyst 형성
3) 방사선 소견 : OA와 비슷하다(juxtaarticular osteopenia, marginal erosions, subchondral cysts).
   Hemophilic arthropathy의 특징적 소견 : femoral intercondylar notch 넓어지고, enlargement of the proximal radius, squaring of the distal end of the patella
4) 치료 : 응고인자 주입, 관절 신전, NSAIDs, 냉찜질, 윤활막절제(수술적 or 방사선적), 관절치환술

꼭 알아둡시다!!

혈우병에 대해 잠깐

- 혈우병은 응고인자 Ⅷ(hemophilia A) 또는 Ⅸ(hemophilia B)의 결핍으로 발생한다. 지혈기전을 생각해 볼 때, platelet 이상(vWF 결핍, glanzmann diseases)의 경우에는 superficial bleeding(코피, 잇몸출혈, 멍 등)이 주로 나타나고, 응고인자의 결핍의 경우 deep bleeding(hemarthrosis)이 주로 나타난다.

혈색소 병증 관련(arthropathies associated with hemoglobinopathies)

1 겸상적혈구병(Sickle cell disease)

1) Sickle cell dactylitis or hand-foot syndrome : 5세 이하 소아에서 1~3주간 지속되는 손과 발의 미만성 부종, 압통, 열감

2) 그 외 동반되는 근골격계 이상 : Joint effusion in sickle cell crises, 골수염, 뼈의 경색, 골수 경색, 무혈성 괴사, 골수 과증식에 따른 뼈형성 변화, 화농성 관절염, 통풍 관절염

2 Thalassemia(지중해 빈혈)

1) 주로 major and intermediate groups에서 나타난다.
2) 대칭적 발목 관절병증, 다른 관절(knees, hips, and shoulders)도 침범, 통풍 관절염, 화농성 관절염, chronic seronegative oligoarthritis
cf. 무혈성 괴사는 아니다.

고지혈증 관련(musculoskeletal disorders associated with hyperlipidemia)

1) 가족성 고콜레스테롤혈증 : 재발성 이동성 다발관절염(무릎과 다른 large peripheral joints 침범), 아킬레스건염(Achilles tendinitis) 나타난다.
2) Type Ⅳ hyperlipoproteinemia(VDLD, TG 증가) : 경미한 염증 관절염

기타 관절염

1 Neuropathic joint disease(Charcot's joint)

1) 진행성 파괴 관절염(Progressive destructive arthritis)

(1) 비정상적 자율신경계 → 관절내로 혈류 증가 → 골 흡수
(2) 통각, 고유감각 소실, normal muscular reflexes 감소
→ 이러한 보호기전이 없어서 관절은 반복되는 손상을 입게 된다.

2) 원인

관련질환 : 당뇨(m/c), leprosy, yaws, syringomyelia, meningomyelocoele, congenital indifference to pain, peroneal muscular atrophy, amyloidosis

3) 임상양상

(1) 관절 커짐 : 뼈의 과성장과 활액삼출액(synovial effusion) 때문

(2) 진행하면서 관절의 안정성 감소, 아탈구, 염발음(crepitus)

4) 진단

(1) 감각신경병증이 있는 환자에서 임상소견과 방사선 소견으로 진단

(2) 방사선 소견

① 초기 : OA처럼 joint space narrowing, subchondral bone sclerosis, osteophytes, and joint effusion

② 진행 : 파괴 및 비대성 변화(destructive and hypertrophic changes)

(3) 골수염과의 감별 : 관절 경계가 뚜렷하고, indium 111-labeled WBC scan시 섭취가 증가되지 않는다.

5) 치료

관절의 안정성 제공 : braces, splints, 심하면 fusion

2 비후성 골관절병증 및 곤봉지(hypertrophic osteoarthropathy and clubbing)

1) 특징

(1) 손발가락의 곤봉화(clubbing only를 HOA의 초기단계로 간주하거나 spectrum으로 간주)

(2) 진행시 periosteal new bone formation, synovial effusion

2) 원인

(1) 일차성 or 가족성 : 소아기에 발병

(2) 이차성 : 성인기에 발병

(3) 관련질환 : 폐질환, 위장관 질환, 심혈관계 질환 등, 특히 intrathoracic malignancy

① 폐질환(Bronchogenic carcinoma and other neoplasms, Lung abscesses, empyema, bronchiectasis, Chronic interstitial pneumonitis, Cystic fibrosis, Chronic obstructive lung disease, Sarcoidosis)

② 위장관 질환(Inflammatory bowel disease, Sprue, Neoplasms : esophagus, liver, bowel)

③ 심혈관계 질환(Cyanotic congenital heart disease, Subacute bacterial endocarditis, //bilateral : Aortic aneurysm, PDA, //unilateral : Aneurysm of major extremity artery, Arteriovenous fistula of major extremity vessel, Infected arterial grafts)

④ 갑상샘 질환[thyroid acropachy, Hyperthyroidism(Graves' disease)]

여기서 잠깐 !!

• Clubbing과 관련지어 생각해 볼 수 있는 질환들입니다.

3) 임상양상

(1) 일차성 또는 가족성 HOA(Touraine-Solente-Golé syndrome)

① Clubbing(광범위 하게)

② Periostitis(not painful)

③ Unusual skin features(두꺼워지고, 거칠어지고, 이마에 주름, nasolabial fold 깊어짐)

(2) 이차성 HOA : 곤봉지, 관절통, 관절삼출액

4) 치료

(1) 이차성 : 기저질환을 치료하는 것

(2) 일차성 : 미주신경 차단, aspirin, NSAID 사용

3 RSDS(Reflex Sympathetic Dystrophy Syndrome)

1) Complex regional pain syndrome, type 1

2) 특징 : 통증, 부종, 혈관운동불안정(vasomotor instability), trophic skin changes, bony demineralization

4 Tietze's syndrome and costochondritis

1) Tietze's syndrome : 한 개 이상의 늑연골 관절의 통증성 부종(주로 하나)

2) 침범부위 : 2번째 또는 3번째 늑연골 관절, M=F

3) 갈비연골염(Costochondritis) : 늑연골 관절의 통증(부종은 없는 것)

PACIFIC
INTERNAL MEDICINE

PACIFIC INTERNAL MEDICINE

Infection

PACIFIC
INTERNAL MEDICINE

01 Chapter

서 론

Introduction

항상 처음에 기본을 잘 잡는 것이 중요합니다. 한 개체가 어떠한 과정으로 감염이 되는지, 그리고 개체에는 감염을 막는 기전으로는 무엇무엇이 있는지, 그리고 면역이라는 것의 정의와 이것이 생성되는 방법에 대해서 알아보세요. 마지막으로 국제화 시대를 맞이하여 여행의학에 대해서 읽어보시기 바랍니다.

개요 : Host-Pathogen interactions

1 Host factors in infection

의학의 발달에도 불구하고 감염병은 전 세계 인구의 이환율과 사망률에 큰 원인으로 작용하고 있다.

감염병이 발병하기 위해서는 먼저 병원체가 숙주를 만나야 한다. 따라서 지역, 환경, 활동 양상 등이 감염에 영향을 끼친다. 주로 susceptible host와 virulent organism 사이의 첫 만남이 병을 일으키는 경우도 있지만, 어떤 감염병은 오랜 기간을 숙주의 몸 안에 존재한 후에 병을 일으키기도 한다. 또한 감염병은 독립적으로 나타나지 않고 어떠한 매개체(오염된 물이나 공기)를 통해서 전달된다.

여기서 잠깐 !!

- 감염병 진단 시에는 반드시 세심한 환자의 여행력, 동물과의 접촉력, 습관 등을 포함한 상세한 history가 포함되어야 합니다.

많은 host factor가 환자가 감염병에 걸리는 확률을 좌우한다. 그 예로는 나이, 예방접종력, 기존 질병, 영양 상태, 임신 여부, 현재 앓고 있는 질환, 그리고 정서상태 등 모두가 특정 병원체(pathogen)에 대한 노출 후에 감염병에 걸릴 확률을 높인다. 또한 환자의 면역체계(특이 면역과 비특이 면역)도 중요한 역할을 한다. 예를 들어 막공격복합체(membrane attack complex, MAC)가 없는 환자에서는 meningococcal disease의 감염률이 높아진다.

병원치료 자체도 몇 가지 방법을 통해 환자가 병을 걸릴 수 있는 확률을 높인다.

1) 병원 입원 기간 동안에 병원체와의 접촉
2) IV 기구나 수술 부위로 인한 침범
3) 이물(foreign body)의 유입을 통해
4) 항생제 사용으로 인한 natural flora의 변화
5) 면역억제제 치료

2 면역 반응(Immune response)

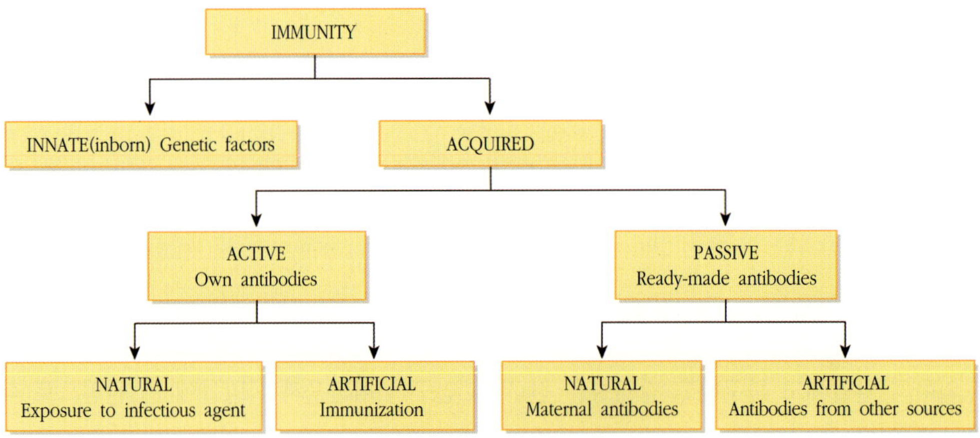

그림 1-1 Immunity의 종류

1) 선천면역(innate immunity)

병원성 병원균이 가지는 특정 분자적 모양(molecular pattern)을 알아보아서 면역반응을 일으킨다. 이전의 노출 없이 병원균으로부터 숙주를 보호한다. 후천면역이 발달하기 전에 작용하는 것이다.

예 (1) Defensin : bacteria, fungi, virus에 대해서 반응하는, 피부와 점막에 있는 간단한 구조의 peptide

(2) Macrophage

(3) Complement

(4) LPS는 생물체 내에서 LPS-binding protein, CD14, Toll-like receptor 4 등에 의해 인지된다.

(5) LPS에 대한 반응은 transcriptional activator NFκB를 통해서 macrophage와 반응하며 cytokine은 염증반응을 일으켜서 병원균을 없애는 작용을 한다.

(6) 이러한 작용은 감염을 조절할 뿐만 아니라 후천면역을 작동시키기도 한다.

꼭 알아둡시다!!

Lipopolysaccharide(LPS)에 대한 면역반응

• 후천면역에 대한 면역반응을 이해하는 데에는 Gram negative bacteria 감염 시 중요한 역할을 하는 LPS에 대한 생물체의 반응을 보는 것이 좋다(나중에 패혈증에서 다시 언급이 되겠지만 패혈증을 유발하는 원인물질 중 연구가 많이 되어 있다).

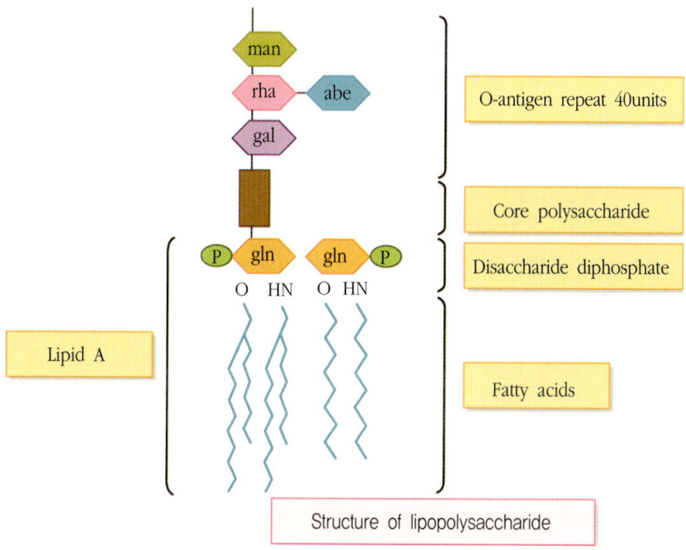

그림 1-2 LPS의 구조

2) 후천면역(adaptive immunity)

병원균이 혈액이나 정상적으로 무균상태인 위치에 침입하면 생물체는 세포성 면역(cellular immunity)과 체액성 면역(humoral immunity)을 작동시킨다.

Reticuloendothelial system이라는 것은 monocyte에서부터 유래한 phagocytic cell로 간(Kupffer cells), 폐(alveolar macrophages), 비장, 콩팥(mesangial cells), 뇌(microglia), 림프절에 위치하며 순환하는 병원균을 없애는 작용을 한다. 이러한 phagocytic cell들은 병원균을 직접 죽이기도 하지만, C3b와 같은 component나 antibody에 의해서 먼저 opsonization되었을 때에 더 효과적으로 작용한다.

세포 외에 있는 병원균과 대부분의 encapsulated bacteria는 체액성 면역 시스템에 의해 공격 받는다. 이는 antibody, complement cascade, phagocytic cell을 포함한다. Antibody는 성숙한 B cell로부터 만들어지는 complex glycoprotein으로 체액에서 순환하거나, 점막에서 분비된다. Antibody들은 매우 다양하게 생산되어 어떠한 병원균이 들어와도 반응할 수 있는 다양성을 가지며, 각각의 antibody 종류에 따라서 역할이 다양하다. IgG는 순환계에 존재하며 노출된 후 수년 동안 지속된다. IgM은 감염이 되고 처음 생산되는 antibody이며, secretory IgA는 점막에서 중요한 역할을 하며, monomeric IgA는 체액에서 발견된다. IgE는 알레르기나 기생충 감염에서 중요한 역할을 한다.

이런 antibody들은 직접 병원균의 기능을 방해하기도 하고, 독소나 효소의 작용을 없애기도 하고, complement가 병원균에 부착되는 것을 도와 병원균의 제거에 도움을 주기도 한다.

꼭 알아둡시다!!

세포성 면역

- T lymphocytes, macrophages, natural killer cell로 구성되어 있다.
- 세포성 면역은 모든 종류의 감염체에 대한 반응에서 중요한 위치에 있다. 특히 대부분의 바이러스, 특정 박테리아(mycoplasma, chlamydia, listeria, salmonella, mycobacterium), 기생충(trypanosoma, toxoplasma, leishmania), 진균(histoplasma, cryptococcus, coccidioides)에 대한 면역에서 중요한 역할을 한다.
- T lymphocyte에는 두 가지 종류가 있다. 첫째는 cytotoxic T cell로 이것은 병원균에 의해 감염된 숙주의 세포를 직접 죽이는 역할을 한다. 둘째 helper T cell은 B cell의 증식을 촉진하고 immunoglobulin의 생산을 유도한다.
- T cell은 특정 cytokine(interferon)을 내어서 병원균의 성장을 직접적으로 억제하기도 하고 직접 죽이기도 한다. 이런 cytokine은 숙주의 면역 반응을 유도하여 발열 반응 촉진, acute-phase serum component의 생산, leukocytes의 생산을 하기도 한다. 하지만 이러한 cytokine의 반응은 항상 숙주에게 이득이 되는 방향으로 작용하는 것은 아니다. 예를 들어, cytokine에 의해 septic shock, toxic shock syndrome이 일어날 수 있다.

보체계(complement system)는 병원균의 제거에 작용하는 체액성 단백질들을 일컫는다. 몇몇 보체(C3b)는 opsonin으로 작용하여 phagocyte에 의한 병원균의 제거에 도움을 주며, 다른 보체(C7, C8)들은 membrane attack complex를 만들어서 병원균을 직접 죽이기도 한다. 또한 어떤 보체(C5a)들은 PMN에 대한 chemoattractant 작용을 한다. 보체는 두 가지 기전에 의해 작용한다. Classic pathway는 주로 면역 복합체(antigen에 부착된 antibody)에 의해 작용하며, alternative pathway는 주로 antibody 없이 미생물에 의해 작용한다.

PMN은 체내로 침범한 병원균을 포식하는 WBC의 일종으로 처음에는 C5a와 같은 chemoattractant에 의해 염증 부위로 유도된다. PMN은 endothelial cell에서 만들어진 cellular adhesion molecule에 의해 염증 부위에 부착하며, 여러 가지 receptor들의 반응으로 인해서 extravascular compartment로 이동한다. 일단 extravascular compartment로 이동한 세포들은 arachidonic acid 등에 의해서 염증 반응을 지속적으로 일으킨다.

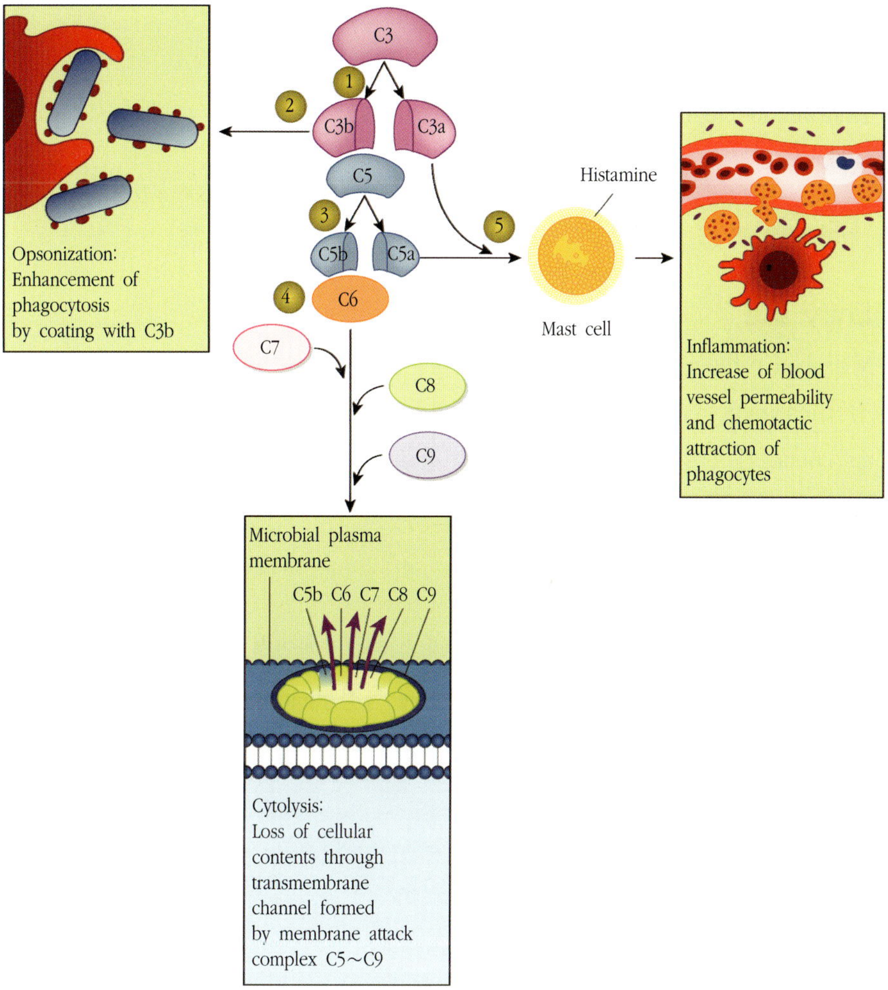

그림 1-3 보체계

Molecular mechanisms of microbial pathogenesis

1 발병기전

지난 30년 동안 미생물에 대한 분자생물학적인 연구가 매우 활발하게 이루어졌다. 그 결과 감염에 관여하는 다양한 microbial, host molecule을 발견할 수 있었다. 감염의 과정은 다음과 같이 몇 단계로 나누어서 생각할 수 있다.

1) Microbial encounter with and entry into the host
2) Microbial growth after entry; avoidance of innate host defenses

3) Tissue invasion and tropism
4) Tissue damage
5) Transmission to new host

2 Microbial entry and adherence

1) Entry site

Microbial pathogen은 숙주의 어떤 부위에나 침범할 수 있다. 가장 흔한 침범 부위는 점막(respiratory, alimentary, urogenital tracts)과 피부이다. Ingestion, inhalation, sexual contact가 전형적인 microbial entry 경로이다. 하지만 schistosoma spp. 같은 종은 intact한 피부를 뚫기도 한다.

2) Microbial adherence

일단 숙주 안에 들어가면 조직과 결합해야 한다. 예외적으로 혈액으로 침입하여 그 안에서 복제하는 미생물을 들 수 있다. 이때 특정 ligands와 adhesin들이 host receptor에 결합하여 작용한다.

(1) Adhesin

다양한 구조를 띠어서 미생물을 조직과 결합시킬 뿐만 아니라 pathogenic process를 일으키기 위해서 숙주의 반응을 유도하기도 한다.

(2) Viral adhesin

모든 viral pathogen은 숙주 세포에 결합하여 침입하고 그 안에서 복제하는 과정에 관여한다. Viral coat protein은 세포에 침입하는데 이용되고, 한 가지 이상이 필요한 경우도 있다. 예를 들어, HIV는 envelope glycoprotein(gp) 120을 이용하여 숙주 세포의 CD4와 chemokine(CCR5 혹은 CXCR4)과 결합한다.

(3) Bacterial adhesins

미생물 adhesin 중에서 연구가 가장 활발히 이루어진 것이 bacterial pili와 flagella이다. Pili와 fimbria는 주로 Gram negative bacteria에 의해서 숙주 세포와 조직에 결합하는데 이용된다.

(4) Fungal adhesins

몇 가지 fungal adhesin들이 epithelial surface에 집락하는데 도움을 준다고 밝혀졌다. 예를 들어 fibronectin, laminin, collagen들이 그러한 역할을 한다.

(5) Eukaryotic pathogen adhesins

Eukaryotic parasite는 복잡한 surface glycoprotein(adhesins, lectin 등)을 이용하

여 숙주 세포와 결합한다.

3) Host receptors

Host receptor는 target cell(점막의 epithelial cell)과 이를 덮고 있는 점막에서 발견된다. Microbial pathogen은 많은 receptor와 결합하여 감염을 일으킨다. 이러한 receptor가 없는 숙주의 경우 pathogen에 대한 저항성이 생기는 경우가 많다.

많은 virus-target cell interaction이 밝혀졌다. 다양한 virus들이 비슷한 종류의 숙주 receptor를 이용한다는 것이 밝혀졌는데, 그 종류로는 sialic acid, ganglioside, glycosaminoglycan, integrin, immunoglobulin superfamily, histocompatibility antigen 등이 있다.

3 Microbial growth after entry

일단 점막이나 피부에 침입한 후에는 병원체는 복제를 하여 full-blown infection을 일으켜야 한다. 세포 안에서 viral particle은 핵산을 내어서 직접 viral protein을 만들거나 mRNA를 복제하거나(negative-strand RNA viruses) DNA를 만들기도 한다(retroviruses). virus가 자라기 위해서는 특정 영양분을 합성하거나 조직의 전구체로부터 만들어내야 한다. 때문에 많은 감염 과정이 환경으로부터 영양을 쉽게 얻을 수 있는 epithelial surface에 제한되어 있다. 온도도 특정 조직 안에서의 병원체를 제한할 수 있다.

병원체가 숙주 안에서 자라는 방법 중에서 한 가지가 biofilm을 만드는 것이다. 이 안에서 microbial metabolism, extracellular virulence factor의 생산, 항생제와 숙주의 면역에 대한 저항성 획득 등 다양한 활동이 일어난다. 많은 미생물이 biofilm을 만들지만, 미생물의 생명에 어떤 역할을 하는지 정확히 알려져 있지는 않다.

여기서 잠깐 !!

- Biofilm은 catheter related infection과 깊은 연관을 가지게 됩니다. Biofilm 내부에 있는 균들은 항생제의 영향력을 받지 않기 때문에 항생제로 사멸되지 않아 catheter를 제거해야만 해결이 됩니다.

4 Avoidance of innate host defenses

다세포 생명체가 나타나는 순간부터 미생물은 점막/상피 표면과 접촉했을 것이다. 결국 다세포 생물이 미생물에 대한 면역을 가지는 것은 당연할 것이다. 예를 들어 피부는 산성이고, 많은 미생물에 독성을 띄는 지방산으로 쌓여진다. 점막은 두꺼운 점액으로 덮여 있고, mucociliary clearance, 기침, 소변 등의 과정으로 제거된다. 점액분비물, 침, 눈물 등은 lysozyme, antimicrobial peptide와 같은 항생 물질을 가지고 있다. 위산도 많은 미생물에게 불리한 상황이고, 정상세균총 또한 병원균을 막는 역할을 한다.

위와 같은 요소를 벗어나는 병원체는 숙주의 endocytic, phagocytic, inflammatory 반응과 접한다.

꼭 알아둡시다!!

Encounters with epithelial cells

- 상피세포를 침범할 때 bacteria는 특정 surface structure를 이용하여 receptor에 결합하고 세포 내로 침범한다. 이 과정을 통해서 병원체는 면역 세포들을 피하는 것으로 알려져 있다.
- 병원성이 약한 bacteria가 epithelial cell을 더 잘 침범한다는 이론이 있다. 이 때문에 상피세포 내로의 침범을 숙주의 면역과정 중 하나로 오염된 상피세포는 탈락시키는 과정이 의미가 있는 면역과정이 될 수 있다.

5 Encounters with phagocytes

1) Phagocytosis and inflammation

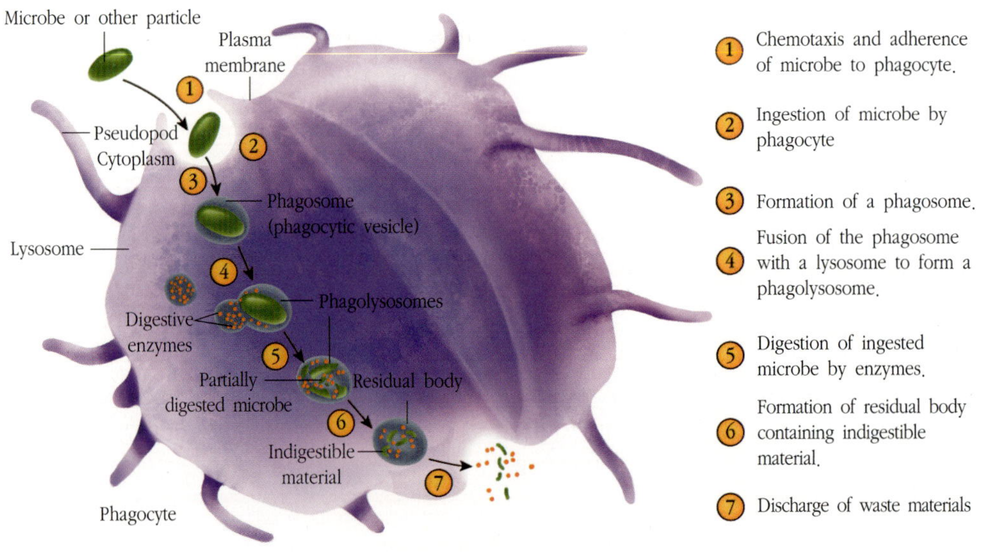

그림 1-4 Phagocytosis의 단계

미생물의 phagocytosis는 병원체의 생존을 막는 숙주의 대표적인 innate defense system이다. Phagocyte는 감염이 된 부위에 빠르게 와서 inflammation 반응을 일으킴으로써 감염에 대응한다. 미생물을 phagocytosis 할 때에는 collection, soluble defense collagen, pattern-recognition molecule들이 미생물에 결합하여 흡수를 돕는다. 주로 bacterial pathogen은 polymorphonuclear neutrophils(PMNs)에 의해 흡수되며, protozoa나 multicellular parasite는 eosinophil에 의해 흡수된다.

감염 부위의 phagocyte를 활성화시키는 것이 inflammation 반응을 시작하고 더 많은 phagocyte를 감염부위로 옮기는 과정의 시작이기 때문에 이 과정에 대한 많은 연구가 이루어졌다. Phagocyte의 이동에 영향을 끼치는 대표적인 구조로는 Gram negative bacteria의 LPS과 phagocyte에 있는 glycosylphosphatidylinositol(GPI)-anchored membrane protein CD14를 들 수 있다. 혈청 내의 LPS-binding protein(LBP)이 LPS를 membrane-bound CD14로 이동시켜서 결합을 촉진시킨다.

GPI-anchored receptor는 intracellular signaling domain이 없어서 포유류에서는 Toll-like receptors(TLRs)가 LPS과의 결합에 따른 세포 반응을 매개한다.

2) Additional interactions of microbial pathogens and phagocytes

병원성 미생물이 phagocyte를 피하는 다른 방법으로는 직접 toxin을 만드는 것을 들 수 있다. Hemolysin, leukocidin은 phaogocyte를 죽일 수 있는 대표적인 물질들이다.

3) Microbial survival inside phagocytes

많은 병원성 미생물은 phagocytosis된 후에 세포 안에서 살기 위한 다양한 기전을 가지고 있다. Lysosomal 과립을 가지고 있는 phagocytic vacuole(phagosome)과의 결합을 막는 방법, 효소가 만들어지기 전에 다른 세포로 옮겨가는 방법, 효소에 대한 저항성 등 다양한 방법으로 세포 안에서 살아나간다.

6 Tissue invasion and tissue tropism

1) Tissue invasion

많은 pathogen들은 침입이 일어난 자리에서 자라기도 하고, 더 깊은 조직으로 퍼져 나기도 한다.

2) Tissue tropism

각 병원균마다 특정 조직을 감염시키는 것을 말한다. 이것은 각 조직에 있는 특정 receptor 때문에 가능한 일이다. 하지만 receptor 이외에도 세포 내의 요소, 침입의 경로, 침범할 수 있는 바이러스의 능력 등이 조직 특이성을 결정한다.

7 Tissue damage and disease

질병이라는 것은 tissue invasion과 destruction, toxin elaboration, host response에 의해 이루어지는 복잡한 과정이다. Virus의 경우는 숙주 세포에 cytopathic effect를 줌으로써 피해를 입힌다. 몇몇 bacteria의 경우는 toxin을 내어서 숙주세포의 반응을 일으켜 IL-1, TNF, kinin, inflammatory protein, complement, arachidonic acid 생산물을 만든다. 이것이 질병의 severity를 결정하기도 한다.

1) Viral disease

Viral pathogen은 숙주의 면역 시스템을 다양한 기전을 통해 억제한다. 면역 시스템은 다음과 같은 몇 가지 방법으로 억제될 수 있다.

(1) MHC(Major Histocompatibility Complex) molecule의 down regulation

(2) Virus에 감염된 세포에 대한 cytotoxic T cell의 인식 저하

(3) Virus-encoded complement receptor protein을 만들어 complement 매개 lysis로부터 감염된 세포를 구하는 것

(4) Interferon의 작용에 방해가 되는 단백질을 만드는 과정

(5) Superantigen-like protein을 만드는 것으로, Superantigen은 특정 T cell을 활성화시켜서 다량의 cytokine을 내놓고 숙주 반응을 일으킨다. 이런 cytokine의 변화는 정상 세포의 성장, 분열을 방해할 뿐만 아니라 세포 안에서의 virus의 복제를 촉진한다. Virus 감염에 의한 어떠한 세포·조직의 변화는 임상적으로 질병을 일으킬 수 있다.

2) Bacterial toxins

(1) Diphtheria, botulism, tetanus toxin

각각 corynebacterium diphtheria, clostridium botulinum, clostridium tetani에 의한 감염을 의미한다. *E. coli, Salmonella, Shigella, Staphylococcus, V. cholera*에 의한 toxin은 이들에 의한 설사를 일으킨다.

(2) Endotoxin

Gram negative bacteria의 LPS의 lipid A 부분은 많은 임상적 증상을 일으키는 생물학적인 활성을 지닌 부분이다. 예를 들어 fever, muscle proteolysis, uncontrolled intravascular coagulation, shock을 일으킬 수 있다. 이러한 작용은 LPS가 toll like receptor를 통한 signal transduction과 CD14를 통해서 이루어진다. Lipid A 이외에 다양한 endotoxin에 대한 연구가 아직 진행 중이다.

8 Invasion

질병이 없는 정상인의 기관에서도 관찰되는 병원체가 면역반응의 이상이 발생하면 invasion을 일으켜 질병으로 일으킨다.

예 정상인의 폐 안에서 자라는 *S. pneumonia*가 host의 면역반응에 이상이 있으면 pneumococcal pneumonia를 일으킨다.

병원체가 숙주에 안전하게 침입하기 위해서는 complement와 phagocytic cell로 대표되는 숙주의 면역 시스템을 피해야 한다.

예 Bacteria는 cell surface polysaccharide(capsular polysaccharides 혹은 long O-side- chain antigen)를 통해서 이를 피하고, 이들은 complement opsonin의 활성화를 막고, phagocytic cell의 접근을 막기도 한다.

9 Host response

숙주의 면역반응은 감염병의 중단과 치유에도 중요한 역할을 하지만 증상을 일으키는 점에서도 큰 역할을 한다. 감염병은 complement, kinin, coagulation pathway와 관여된 숙주의 반응과 관련된 반응을 일으킨다. IL-1, TNF, NFκB와 같은 cytokine을 만드는 것은 fever, muscle proteolysis 등을 일으킨다. 미생물을 죽이거나 제한시키는 기능이 상실되면 염증반응이 심해져서 더 심한 조직 손상을 일으키게 된다. 이러한 병원체에 대한 숙주의 반응은 감염에 대한 pathology를 결정한다. 예를 들어, local inflammation은 local tissue damage를 일으키고, systemic inflammation은 septic shock을 일으킬 수 있다.

10 Transmission to new hosts

병적인 과정의 한 단계로 대부분의 미생물은 숙주로부터 벗어나서 다른 개체로 옮겨간다. 병원성과 전염성은 비례하는 것이 아니다. 대부분의 병원체는 침입한 과정과 같은 과정으로 전염된다.

1) Respiratory pathogen : 재채기, 기침, 침에 의한 aerosol 형태
2) Gastrointestinal pathogen : fecal-oral spread
3) Sexually transmitted disease : venereal spread
4) Vector-borne organism : vector와의 직접 접촉 혹은 환경을 통한 간접 접촉

Approach to the acutely ill infected febrile patient

1 증상

감염환자의 증상은 급작스럽게 생명을 위협하는 전격성 반응으로부터 만성피로와 같은 미비한 증상까지 다양하게 나타난다. 따라서 의료인은 감염이 의심되는 환자는 모든 방법을 동원하여 최선의 진단을 위해 노력해야 한다.

1) History

복용 약물, 만성 질환, 직업, 여행력, 특정 병원균에 대한 risk factor, 성적 접촉의 과거력, 가족력, 애완동물의 유무, 수혈 과거력, 오염된 음식물의 복용력, 벌레에게 물린 과거력 등을 자세하게 물어보아야 한다.

여기서 잠깐 !!

• 강의를 듣다보면 교수님들께서 항상 말씀하시는 것이 있죠. History를 잘하면 다른 것은 하지 않아도 70%를 진단할 수 있다는 것입니다. 자세하고 세심한 history taking은 정말 중요합니다. 실제로 환자를 볼 때 절대 잊어버리지 마세요.

2) Physical examination

질병은 모든 기관을 침범할 수 있으므로 머리부터 발끝까지 모든 기관에 대한 세심한 physical examination이 필요하다.

예 작은 심잡음이 endocarditis의 증거가 될 수 있고, 작은 피부 발진이 rheumatic fever의 증거가 될 수 있고, retina 병변이 candidiasis이나 cytomegalovirus(CMV)의 감염 증거가 될 수 있다.

3) Laboratory test

Laboratory test는 감염병 진단시, 가장 짧은 시간 내에 가장 적은 비용으로 진단에 도움이 될 수 있도록 사용한다.

(1) Blood culture : normal flora의 contamination을 최대한 예방해야 한다.

(2) Sputum culture

(3) Gram staining : culture 결과와 연관지어 생각해야 한다. 둘 사이의 괴리는 배양 조건이 까다로운 병원균이나 혐기성 세균의 감염 등에서 나타난다.

이외 현미경을 이용한 stool 검사, 체액에서의 antigen, antibody 검사, PCR 검사 등의 다양한 방법을 이용할 수 있다.

여기서 잠깐 !!

• 앞의 검사 외에도 일반혈액검사, 일반화학검사, 소변검사, 혈액도말검사, 뇌척수액검사 등도 이용되는데 상황에 따라 잘 해석해야 합니다.

2 Treatment

감염병에 대한 적절한 치료를 하기 위해서는 의학에 대한 전반적인 지식과 정확한 임상 판단력이 필요하다. Bacterial meningitis, sepsis, viral encephalitis, falciparum malaria과 같이 생명을 위협하는 질병들은 원인균이 밝혀지기 전에 즉각적인 치료가 필요하다. 하지만 그렇지 않은 경우에는 self-limiting 과정을 기다리거나, 특정 진단을 내린 후 치료를 시작한다. 이는 항생제 치료 자체가 환자에게 하나의 risk로 작용하고, 여러 가지 독성 작용을 나타내기 때문이다. 개인에 따라서는 알레르기 반응 또한 큰 문제가 될 수 있다. 경우에 따라서 항생제 치료에 의해 normal flora가 죽고, 그 자리에 항생제 내성을 가진 병원균이 자랄 수 있기 때문에, 항생제 사용의 원칙은 가장 좁은 스펙트럼 항생제를 사용하는 것이다.

여기서 잠깐 !!

• 항생제는 좁은 스펙트럼의 항생제를 사용하는 것이 원칙입니다.

대부분의 경우에, 농양, 이물 등에 의한 감염인 경우에는 수술적인 치료가 우선되어야 한다. 특히 괴사성 근막염(necrotizing fasciitis), 장기 천공에 의한 복막염, 가스괴저(gas gangrene), 만성 골수염의 경우에는 1차 치료가 수술이며, 항생제의 사용은 부가적인 역할을 할 뿐이다.

표 1-1 일반적인 응급 감염질환의 경험적 치료

임상징후	의심균주	치료	치료 시 고려할 사항
불분명한 원인에 따른 패혈증			
패혈증에 의한 쇼크	*Pseudomonas spp., Gram negative enteric bacilli, Staphylococcus spp., Streptococcus spp.*	Vancomycin(1g q12h) **plus** Gentamicin(5mg/kg per day) **plus either** Piperacillin/ tazobactam (3.375g q4h) **or** Cefepime (2g q12h)	배양 검사에 따른 균주와 항생제 감수성에 따라서 항생제를 바꿀 수 있으며 패혈증의 기본적인 치료에 따라 추가적인 조치가 필요하다.
비장절제술 후 발생한 패혈증	*Streptococcus pneumonia, Hemophilus influenza, Neisseria meningitidis*	Ceftriaxone(2g q12h) **plus** Vancomycin(1g q12h)	β-lactam 감수성 균주인 경우 vancomycin은 중단한다.

표 1-1 일반적인 응급 감염질환의 경험적 치료 (계속)

임상징후	의심균주	치료	치료 시 고려할 사항
피부병변을 동반한 패혈증			
Meningococcemia	*N. meningitidis*	Penicillin(4mU q4h) **or** Ceftriaxone(2g q12h)	전격성 경과를 보이는 경우 protein C 투여를 고려한다.
Rocky mountain spotted fever (RMSF)	*Rickettsia rickettsii*	Doxycycline(100mg bid)	
Purpura fulminans	*S. pneumonia, H. influenza, N. meningitidis*	Ceftriaxone(2g q12h) **plus** Vancomycin(1g q12h)	β-lactam 감수성 균주인 경우 vancomycin은 중단한다.
Erythroderma: toxic shock syndrome	*Group A Streptococcus, Staphylococcus aureus*	Vancomycin(1g q12h) **plus** Clindamycin(600mg q8h)	penicillin이나 oxacillin 감수성 균주인 경우 penicillin이나 oxacillin을 사용하는 것이 더 효과적이다. 피부병변은 외과적인 제거가 필요하다. 심한 경우 Ⅳ immuno-globulin 투여를 고려한다.
연부조직 병변을 동반한 패혈증			
괴사성 근막염	*Group A Streptococcus, mixed aerobic/ anaerobic flora*	Penicillin(2mU q4h) **plus** Clindamycin(600mg q8h) **plus** Gentamicin(5mg/kg per day)	진단을 위한 응급 외과적 진단이 중요하다. MRSA가 흔하게 나타나는 지역은 균주가 확인되기 전에 vancomycin 사용을 고려한다.
Clostridial myonecrosis	*Clostridium perfringens*	Penicillin(2mU q4h) **plus** Clindamycin(600mg q8h)	진단을 위한 응급 외과적 진단이 중요하다.
신경계 감염증			
세균성 뇌수막염	*S. pneumoniae, N. meningitidis*	Ceftriaxone(2g q12h) **plus** Vancomycin(1g q12h)	β-lactam 감수성 균주인 경우 vancomycin은 중단한다. 환자가 50세 이상이거나 면역저하자인 경우 Listeria를 고려하여 ampicillin을 추가한다(ampicillin 2g q4h). 성인의 경우 CSF 검사상 세균성 뇌수막염이 의심되면 Dexamethasone을 사용할 경우 신경학적 후유증을 감소시킬 수 있다.
뇌농양	*Streptococcus spp., Staphylococcus spp., Anaerobes, Gram negative bacilli*	Vancomycin(1g q12h) **plus** Metronidazole(500mg q8h) **plus** Ceftriaxone(2g q12h)	응급 외과적 진단을 시행한다.

표 1-1 일반적인 응급 감염질환의 경험적 치료 (계속)

임상징후	의심균주	치료	치료 시 고려할 사항
Cerebral malaria	*Plasmodium falciparum*	Quinine(650mg tid) **plus** Tetracycline(250mg tid)	steroid 사용금지
척수 경막 외 농양	*Staphylococcus spp., Gram negative bacilli*	Vancomycin(1g q12h) **plus** Ceftriaxone(2g q24h)	외과적 진단이 필요하다. penicillin 또는 oxacillin 감수성 균주인 경우 vancomycin 대신 penicillin과 oxacillin을 사용한다.
국소감염			
급성 심내막염	*S. aureus, β-hemolytic Streptococci, HACEK group, Neisseria spp., S. pneumonia*	Ceftriaxone(2g q12h) **plus** Vancomycin(1g q24h)	세균배양 검사 확인 후 적절한 항생제를 사용한다.

여기서 잠깐 !!

- 실제로 임상에서 감염이 의심되는 환자를 만났을 때 빠른 처치를 위해서 알아야겠죠. 물론 복잡할 수 있지만 반드시 알아야 할 내용입니다. 잘 숙지하세요.

예방접종의 원칙과 백신의 사용

1 개요

자기(self)와 외부물질(foreign material)을 구별하여, 외부물질에 대항하여 이를 제거하는 인체의 능력을 면역(immunity)이라 한다. 감염병을 유발하는 대부분의 병원체는 면역체계에 의해 외부물질로 인식되므로 면역력은 감염질환으로부터 인체를 보호하는 역할을 수행한다. 면역은 획득하는 방법에 따라 크게 수동면역(passive immunity)과 능동면역(active immunity)의 두 가지로 나누어진다.

백신투여 방법에는 경구투여, 비강 내 도포, 피내주사, 피하주사, 근육주사와 같은 방법이 있다. 투여 방법에 따라 원하는 면역력을 얻는데 차이가 있으므로 반드시 허가된 방법으로 허가된 부위에 예방접종이 필요하다.

표 1-2 예방접종의 여러 가지 금기사항

백신	확실한 금기	불확실한 금기
일반적인 모든 백신	• 백신에 대한 아나필락시스와 같은 심한 알레르기 반응 ※주의사항 : 발열 유무에 상관없는 중증도 이상의 질환을 최근 경험한 경우	• 발열 유무에 상관없는 경한 질환 • 경증이나 중증도의 부분적인 반응 : 과거 같은 백신에 의한 경한 발열을 경험한 경우도 포함 • 최근 항생제 치료 시행 : 생균백신 제외 • 질병회복기 • 미숙아 • 최근 감염성 질환에 노출된 경우 • 백신 외 다른 약제에 알레르기가 있는 경우
DTaP	• 이전 접종 시 심한 알레르기 반응이 있었던 경우 • 백신 접종 7일 이내에 뇌증이 발생한 경우 • 진행성 신경학적 이상이 있는 경우 안정화 될 때까지 접종을 시행하지 않는다. ※주의사항 : 이전 백신 접종 후 48시간 내 열이 40.5℃ 이상 난 경우와 쇼크발생, 72시간 내 경련을 한 경우	• 이전 접종 후 경도의 의식장애를 동반하나 40.5℃ 이하의 발열을 동반한 경우 • 백신 접종 후 경련, 영아 돌연사 증후군의 가족력이 있는 경우 • 신경학적 장애가 있어도 증상이 안정적인 경우
DT, Td	• 이전 접종 시 심한 알레르기 반응이 있었던 경우 ※주의사항 : 과거 파상풍 톡소이드 포함 예방접종 후 Guillain-Barre syndrome이 발생한 경우와 발열 유무에 상관없는 중증도 이상의 질환을 최근 경험한 경우	
IPV	• 이전 접종 시 심한 알레르기 반응이 있었던 경우 ※주의사항 : 임신, 발열 동반 유무 상관없이 중증도 이상의 질환이 있는 경우	
MMR	• 이전 접종 시 심한 알레르기 반응이 있었던 경우 • 임신 • 심한 면역결핍상태 ※주의사항 : 11개월 내 antibody-containing blood products로 치료 받은 경우, thrombocytopenia와 thrombocytopenic purpura 병력, 발열 동반 유무 상관없이 중증도 이상의 질환이 있는 경우	• tuberculin 피부반응검사 양성 • 모유수유 • 계란알레르기
Hib	• 이전 접종 시 심한 알레르기 반응이 있었던 경우 • 6주이내의 신생아 ※주의사항 : 발열 동반 유무 상관없이 중증도 이상의 질환이 있는 경우	
Hepatitis B	• 이전 접종시 심한 알레르기 반응이 있었던 경우 ※주의사항 : 2,000g 이하의 영아, 발열 동반 유무 상관없이 중증도 이상의 질환이 있는 경우	• 임신, SLE와 RA같은 자가면역질환
Hepatitis A	• 이전 접종 시 심한 알레르기 반응이 있었던 경우 ※주의사항 : 발열 동반 유무 상관없이 중증도 이상의 질환이 있는 경우, 임신	

표 1-2 예방접종의 여러 가지 금기사항 (계속)

백신	확실한 금기	불확실한 금기
Varicella	• 이전 접종 시 심한 알레르기 반응이 있었던 경우 • 심한 세포성면역 저하자 • 임신 ※주의사항 : 11개월 내 antibody-containing blood products로 치료 받은 경우	• 가족 중 면역저하자가 이는 경우, 증상이 없거나 경증의 HIV 감염자
Pneumococcal conjugate vaccines	• 이전 접종 시 심한 알레르기 반응이 있었던 경우 ※주의사항 : 발열 동반 유무 상관없이 중증도 이상의 질환이 있는 경우	
Influenza	• 이전 접종 시 심한 알레르기 반응이 있었던 경우 • 계란 단백에 대한 알레르기 반응이 있는 경우 ※주의사항 : 발열 동반 유무 상관없이 중증도 이상의 질환이 있는 경우	• 라텍스, thimerosal에 대한 심하지 않은 알레르기 • 최근 와파린이나 아미노필린을 투여 받은 자
Pneumococcal polysaccharide vaccines	• 이전 접종 시 심한 알레르기 반응이 있었던 경우 ※주의사항 : 발열 동반 유무 상관없이 중증도 이상의 질환이 있는 경우	

DTP: diphteria and tetanus toxoids and whole-cell pertussis vaccine; DTaP: diphtheria and tetanus toxoids and acellular pertussis Vaccine; DT: diphtheria and tetanus toxoids; Td: tetanus and reduced-dose diphtheria toxoids; IPV: inactivated polio vaccine; MMR: measles, mumps, and rubella vaccine; Hib: Hemophilus influenza type b vaccine

여기서 잠깐 !!

• 〈표 1-2〉는 여러 가지 예방접종의 금기사항에 대한 내용으로 잘 알고 있어야 한다.

꼭 알아둡시다!!

예방접종 금기사항(contraindication)

기본적인 것이지만 가끔씩 시험에서 물어보는 내용으로 잘 알아두셔야 합니다. 더 자세한 내용은 표로 정리해 놓았지만 너무 많아서 다 알 수 없다고 판단되면 아래 2가지라도 꼭 알아두세요.

• 예방접종을 할 수 없는 영구적인 금기사항(permanent contraindication)
  - 이전 백신 접종 후 아나필락시스(anaphylaxis)와 같은 심한 알레르기 반응이 있었던 경우 및 백신의 성분에 대해 아나필락시스와 같은 심한 알레르기 반응이 있는 경우
  - 백일해 백신 접종 후 7일 이내에 원인을 알 수 없는 뇌증(encephalopathy)이 발생한 경우
• 주의해서 접종해야 하는 경우(precautions)
  - 백신을 접종할 경우 생명을 위협할 수 있는 상황이 생길 수 있는 가능성이 있거나 면역 형성이 잘 안 되는 경우이다. 이는 영구적인 금기사항은 아니지만 피접종자의 상태에 따라서 백신을 접종할 수 없는 경우로 백신의 종류(약독화 생백신, 불활성화 사백신)에 따라 다르다.

표준예방접종(2012년 대한감염학회 성인 권장 예방접종) : 나라에 따라 표준예방접종이 다를 수 있으므로 우리나라의 표준 예방접종에 대하여 알아야 합니다.

표 1-3 질환(상황)에 따른 성인예방접종 권장

	만성 간질환	만성 신질환	만성 폐질환	만성 심혈관 질환	당뇨병	항암치료 중인 고형암	장기이식	조혈 모세포 이식	이식외의 면역 억제제 사용	무비증	MIV 감염		임산부	군 입대자
											CD4< 200/μL	CD4≥ 200/μL		
인플루엔자														
폐렴사슬알균														
Td/Tdap							Tdap	DtaP/Tdap						
A형간염							(가)							
B형간염														
수두								(나)						
MMR								(다)						
수막알균														
대상포진														
Hib														

(색)	질환(상황)에 따라 필요성이 강조되는 백신	(색)	금하여야 하는 백신
(색)	일반적인 권고기준에 따라 접종하는 백신	(색)	고려할 필요가 없는 백신

(가) 간이식 환자에서는 A형 간염 백신이 필요함

(나) 이식한 지 24개월을 초과했고, 이식편대숙주반응이 없는 경우에는 접종을 고려할 수 있음

표 1-4 2012년 대한감염학회 권장 성인예방접종표

	19~29	30~39	40~49	50~64	≥65
파상풍 - 디프테리아 (백일해)	처음 1회 Tdap; 이후 10년마다 Td 1회(권고등급 Ⅰ)		처음 1회 Tdap; 1, 6개월 후 Td; 이후 10년마다 Td 1회(권고등급 Ⅰ) (Tdap는 65세 이하에서만 사용)		
인플루엔자	매년 1회(권고등급 Ⅱ)			매년 1회(권고등급 Ⅰ)	
A형간염	2회(0, 6개월) (권고등급 Ⅱ)	항체 검사 후 접종(0, 6개월) (권고등급 Ⅱ)		위험군(가)에 대해 항체 검사 후 접종(0, 0개월) (권고등급 Ⅱ)	
B형간염	3회 접종이 불확실할 때 항체 검사 후 접종(권고등급 Ⅲ)			위험군(나)에 대해 3회 접종이 불확실할 때 항체 검사 후 접종 (권고등급 Ⅲ)	
홍역 - 볼거리 - 풍진	위험군(다)에 대해 최소 1회 접종; 임신 계획 여성에서 풍진 항체 검사 (권고등급 Ⅱ)				
수두	위험군(라)에 대해 항체 검사 후 2회 접종(권고등급 Ⅱ)				
인유두종바이러스	여성(권고등급 Ⅱ)				
수막알균	위험군(마)에 대해 1회 또는 2회(권고등급 Ⅱ)				
폐렴사슬알균	위험군(바)에 대해 1회(권고등급 Ⅰ)				1회(권고등급 Ⅰ)
대상포진				1회(권고등급 U)	1회(권고등급 Ⅲ)

모든사람	위험군

- Tdap, 성인용 파상풍-디프테리아-백일해; Td, 성인용 파상풍-디프테리아
- 0~15세는 대한소아과학회 권장에 따름
- 16~18세는 달리 권고가 없으면 19~29세 권장을 따름 (A형간염 백신은 소아용량 사용)

- 권고등급

(Ⅰ) 최우선 권고 : 사망을 줄일 수 있으며, 비용-효과 면에서 우수. 대부분 국가에서 권장

(Ⅱ) 우선 권고 : 사망을 줄일 수 있으나, 비용-효과 면에서 국내에서도 우수한지는 모름. 대부분 선진국에서 권장

(Ⅲ) 권고 : 사망보다는 이환을 줄이는 효과이며, 국내에서 비용 대비 효과는 모름

(U) 권고 보류 : 판단 근거 부족

(가) A형 간염

위험군 : 만성간질환자, 어린이들을 돌보는 시설에 근무하는 사람, A형간염바이러스에 노출될 위험이 있는 의료진 및 실험실 종사자, 음식물을 다루는 요식업체 종사자, A형간염 유행지역으로 여행 또는 근무 예정인 경우, 혈액제재를 자주 투여받는 경우, 남성동성애자, 주사약물남용자, 최근 2주 이내에 A형간염 환자와 접촉한 경우

(나) B형 간염

위험군 : 남성동성애자, 성관계자가 여러명인 사람, HIV 감염인, 주사약물남용자, HBV 소유자의 배우자나 가족 등 친밀한 접촉을 갖는 사람, 만성 신부전 환자, 만성 간질환 환자, 직업적으로 HBV 노출위험이 많은 사람, 단체생활을 하는 지체장애인과 이들을 보호하는 직원

(다) 홍역-볼거리-풍진 : 위험군은 예방접종을 함. 항체 검사(특히 홍역에 대한)를 할 수는 있으나 검사 없이 접종하는 것도 비용 면에서 경제적임

위험군 : 의료인(항체 검사 필요, 2회 접종), 개발도상국 여행자, 면역저하 환자를 돌보는 가족, 단체 생활을 할 성인

(라) 수두 : 위험군에서 우선적으로 항체 검사 후 예방접종

위험군 : 의료인, 면역저하 환자의 보호자, 학교나 유아원 교사, 학생, 군인, 교도소 재소자, 임신을 계획하는 여성, 어린이와 함께 사는 청소년이나 어른, 해외여행자

(마) 수막알균

위험군 : 해부학적 또는 기능적 무비증*, 보체결핍환자*, 군인(특히 신병), 직업적으로 수막알균에 노출되는 실험실 근무자*, 수막알균 감염병이 유행하는 지역에서 현지인과 밀접한 접촉이 예상되는 여행자 또는 체류자, 기숙사 생활을 할 대학교 신입생

* 해부학적 또는 기능적 무비증, 보체 결핍, HIV 감염인에서 2개월 간격으로 2회 접종. 위험이 지속되면 5년후 단백결합 백신으로 재접종

(바) 폐렴사슬알균

위험군 : 만성 폐질환(천식 포함), 만성 심장질환, 당뇨병, 만성 간질환, 만성신부전*, 신증후군*, 기능적·해부학적 무비증*, 면역저하자*(선천성 면역저하, HIV 감염, 백혈병, 림프종, 호지킨병, 다발성골수종, 기타 종양질환, 고형 장기 이식) (조혈모세포 이식 환자에게는 결합 백신 3~4회 접종), 장기간의 고용량 코르티코스테로이드를 포함한 면역억제제 투여자*, 인공와우를 삽입한 환자

* 65세 이전에 접종하였으나 이미 5년 이상 경과하였고 65세가 넘었다면 재접종 고려. 5년후 재접종

표 1-5 의료인에게 권장하는 예방접종

의료직과 관계없이 시행하는 예방접종(표준 예방접종표 참조)	
파상풍-디프테리아(Td)	10년마다
인유두종바이러스	10대~26세 여성
A형간염	30세 미만에서는 검사 없이 접종, 30세 이상에서는 검사 후 항체 음성이면 접종
의료직 시작 시, 병력으로 면역을 확인할 수 없을 때에는 항체를 검하고 음성일 때 접종	
B형 간염	입사 시 항체 검사 ; 음성이면 3회 접종을 하고 1~2개월 후 항체 확인 → 음성이면 3회 재접종 → 1~2개월 후 항체 검사하고 이번에도 음성이면 재접종 불필요
수두	1970년 이후 출생자[(가)]에서 근무 시작 시 수두항체 검사; 음성이면 2회(0, 1~2개월) 접종
의료직 시작 시, 검사 없이 접종	
인플루엔자	매년
파상풍-디프테리아-백일해(Tdap)	1회
MMR	1967년 이후 출생자[(나)]에서 근무 시작 전 2회 접종
병원 내 유행시 또는 실험실 근무자에게 추가되는 예방접종	
4가 단백결합 수막알균 백신	

(가) 국내에서 나이 기준은 연구가 없어 정하기 어렵지만, 40세로 정함
(나) 2회 예방접종을 받은 의무 기록, 홍역-볼거리-풍진에 대한 의사의 진단이 있으면 항체 검사 또는 접종 불필요

표 1-6 피접종자의 상태에 따른 생백신과 불활성화 사백신의 접종 가능 여부

피접종자의 상태	약독화 생백신	불활성화 사백신
백신성분에 대한 심한 알레르기 반응	접종 금기	접종 금기
심한 질병	주의해서 접종	주의해서 접종
임신	접종 금기	적응증이 되면 접종
면역결핍	접종 금기	적응증이 되면 접종
최근 혈액제제 투여	주의해서 접종	적응증이 되면 접종

2 능동면역(active immunity)

우리 몸속의 면역체계를 이용하여 항체(antibody)를 만들어 감염병을 예방하는 방어능력으로 수동면역에 비해서 지속 기간이 길며 평생 지속되기도 한다. 질병에 걸린 후 획득한 능동면역이 오래 지속되는 것은 면역기억(immunologic memory) 때문이다. 면역기억은 기억 B세포(memory B cell)가 존재해서 특정 항원이 다시 들어오면 항체의 재생산을 유도하

여 단기간 내에 방어능력을 갖게 되는 것을 의미한다. 종류에는 예방접종에 크게 약독화 생백신(live attenuated vaccine)과 불활성화 사백신(inactivated vaccine)이 있다.

1) 약독화 생백신

약독화 백신은 병원체의 독성을 실험실에서 인위적으로 약화시킨 것으로 체내에서 증식하지만 질병을 일으키지 못하고, 면역체계만을 자극해서 능동면역을 유도한다.

(1) 장점

실제 질병에 걸려서 만들어진 능동면역과 유사한 면역반응을 보이며, 소량으로도 면역유도가 가능하다.

(2) 단점

열이나 빛 등에 노출되면 백신에 포함된 병원체가 손상되거나, 인체 내 항체가 존재하는 경우에는 증식이 방해되어 면역유도 효과를 기대할 수 없다. 드물게는 백신이 돌연변이를 일으켜서 독성을 회복하게 되면 질병을 유발 가능하다.

(3) 종류

경구용 폴리오, MMR(홍역, 유행성 이하선염, 풍진), 황열, 수두, BCG, 경구용 장티푸스 등이다.

2) 불활성화 백신

불활성화 사백신은 병원체를 배양시킨 후 열이나 화학 약품으로 불활성화시킨 백신이다.

(1) 장점

독성을 회복하거나 질병을 일으키지 않으며, 인체 내 항체의 영향을 받지 않는다.

(2) 단점

인체 내에서 증식하지 않기 때문에 면역을 얻기 위해서는 생백신에 비해서 많은 양이 필요하고 여러 번 접종해야 한다. 생백신에 비해서 면역효과가 오래 지속되지 않기 때문에 추가접종이 필요하고, 생성되는 항체가 질병방어와 무관한 것일 수도 있다.

(3) 종류

인플루엔자, 주사용 폴리오, 공수병, A형간염, B형간염, 콜레라, Pre S2 B형간염, 개량 백일해, Vi 장티푸스, 톡소이드(디프테리아, 파상풍) 등

(4) 톡소이드(toxoid)나 다당질(polysaccharide) 백신

세균의 세포벽이나 독소의 일부로 만든 불활성화 사백신의 일종이다. 결합(conjugated) 백신도 영유아에게 접종시 면역 효과를 높이기 위해서 다당질 백신에 단백질을 결합해서 만든 불활성화 사백신의 일종이다.

여기서 잠깐 !!

• 약독화 생백신과 불활성화 백신에 대하여 알아두어야 하며 각각의 백신이 어느 범주에 들어가는지도 알고 있어야 합니다.

3 수동면역(passive immunity)

수동면역은 사람이나 동물에게서 만들어진 항체를 직접 투여하여 얻게 되는 면역이다. 수동면역은 이미 만들어진 항체에 의한 것으로 일시적이고 효과의 지속기간이 짧아 시간 경과에 따라 소실된다.

B형간염 표면항원(HBsAg)이 양성인 어머니에게서 태어난 신생아에게 B형간염 면역글로불린(HBIG)을 주사하는 것이 수동면역의 한 예라 할 수 있다.

표 1-7 Post-exposure 면역글로불린의 사용

질병	적응 유무	내용
홍역	Yes	정상 면역상태인 유아나 성인과 면역억제자가 홍역에 노출되었을 때 추천된다. 단 홍역 면역글로불린 사용 후 홍역 백신투여는 금기이다. 면역글로불린 사용 후 3~6개월 후 능동면역을 위한 예방접종이 필요하다.
풍진	No	효과가 확실하지 않다. 풍진에 대한 항체가 없는 임신 1분기 여성이 풍진에 노출되었으나 임신 중절을 시행할 의사가 없을 때만이 사용이 권장된다.
파상풍	Yes	예방과 치료 모두에 사용할 수 있다(목적에 따른 사용 용량이 다르다).
광견병	Yes	광견병에 노출되었다고 생각되었을 때 사용할 수 있으며 동시에 백신을 0, 3, 7, 14, 28일에 투여해야 한다.
Hepatitis A	Yes	사용가능하지만 아직 대규모 임상 연구가 시행되지 않아 확실하지 않다.
수두	Yes	과거 수두에 대한 노출력이 없어 항체가 없으며, 심한 질병 경과가 예상되는 경우 사용가능하다. 노출 96시간 내 사용해야 최대의 효과가 난다.

4 특별한 경우의 예방접종

여기서 잠깐 !!

• 특수한 경우라고 쓰여 있는 것을 보면 시험문제도 내기 쉽고 알고 있어야 한다는 걸 알 수 있습니다. 반드시 알고 계세요.

1) 임신중 예방접종

이론적으로 태아에게 위험할 수 있으므로 일반적으로 피하는 것이 좋다. Td, 인플루엔자, B형간염 백신은 가능하나 황열병의 생백신은 금기이다.

2) 수유중

생백신, 사백신 모두 대부분 안전한 것으로 알려져 있다.

3) 의료인에서 병원체 노출에 대비하여

의료인의 경우 B형 감염, 인플루엔자 필요에 따라 홍역, 수두, 풍진 예방접종이 필요하다.

4) HIV 환자와 이외 면역억제자

HIV 환자의 경우 제한적 연구결과지만 생백신, 사백신 모두에 의하여 부작용이 커지지 않는다. 하지만 congenital immunosuppressive patients, post-splenectomy patients와 면역억제제 복용중인 환자에게는 생백신은 금기이다.

Health advice for international travel

교통이 발달하고 국제 관계가 확대되면서 해외여행이 증가하는 것은 세계적인 추세이고 이에 따라 질병은 빠른 속도로 전파되고 한 지역의 질병양상 역시 빠르게 변하고 있다. 우리나라 역시 예외는 아니며 점차 출국하는 사람이 늘고 있고, 관광을 위한 여행뿐만 아니라 직업적인 이유로 외국을 방문하는 경우도 증가하고 있다.

1 여행의학

여행자의 건강을 위한 의학이며 유럽에서는 비교적 일찍부터 있었지만, 우리나라에서는 해외여행의 역사가 짧아 아직 널리 알려진 분야는 아니다. 다루는 내용은 해외여행에서 생길 수 있는 병들을 예방하고 치료하는 것으로, 과거에는 주로 전염병들이 문제가 되었지만, 최근에는 전염병 외에도 사고의 예방 및 치료에 필요한 정보까지 제공되고 있다.

각 질병에 대한 상세한 정보 및 여행하고자 하는 지역에 따라 질병의 종류 및 정보는 다음의 인터넷 주소를 이용하여 찾아볼 수 있습니다. 관심이 있는 분들은 한번 들어가서 찾아보세요.

- 세계보건기구 : www.who.org
- 미국 질병예방통제센터 : www.cdc.gov
- 질병관리본부 전염병 정보망 : dis.cdc.go.kr

꼭 알아둡시다!!

위험평가

- 여행 중 생길 수 있는 질환 혹은 사고의 위험 평가 기준
  - 여행자의 기저질환
  - 여행기간, 특정 지역 체류 기간, 여행의 형태, 숙박 수준, 활동 계획
  - 기타
- 감염경로
  - 오염된 음식 혹은 물 : 여행자 설사, 장티푸스, 콜레라, A형간염, 폴리오
  - 곤충(특히 모기) : 말라리아, 일본 뇌염, 황열, 뎅기열
  - 환경이나 동물 : 파상풍, 디프테리아, 광견병, 주혈흡충증, 렙토스피라증
  - 성매개 : 각종 성병, HIV 감염

2 여행자 설사(traveler's diarrhea)

여행자가 경험하는 가장 흔한 질병으로 일반적으로 여행 지역, 여행자의 성격, 여행자의 면역력에 따라 빈도가 다르다.

원인은 감염이 가장 흔한 이유이며, ETEC(Enterotoxigenic Esherichia Coli), EAEC(Enteroaggregative Esherichia Coli), Campylobacter spp.(미국에서 흔함), *Shigella, Salmonella* 등이 대부분을 차지한다. 바이러스나 기생충은 드물게 발견된다.

하루에 3~4번 정도의 수양성 설사를 하며, 설사의 지속기간도 4일 정도로 전반적으로는 심하지 않다. 10%에서 발열이나 혈변이 동반되는 등 이질과 같은 심한 증상을 나타내기도 한다.

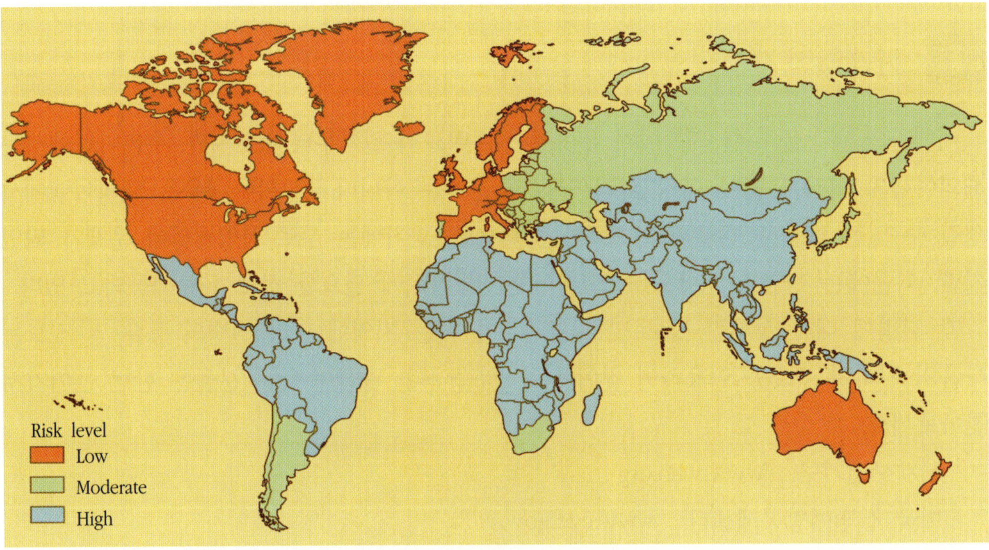

그림 1-5 여행자 설사의 지역별 위험도

여행자 설사를 예방하는 것은 어렵기 때문에 자가치료가 중요하다. 수분 보충이 가장 중요하고, 경우에 따라(심한 설사, 발열이나 혈성 설사) 항생제를 사용하기도 한다. 지사제는 원칙적으로 사용하지 않는 것이 좋다.

여기서 잠깐 !!

• 감염성 설사 환자에 있어 지사제 사용은 좋지 않은 것을 알고 있어야 합니다.

3 말라리아(malaria)

여기서 잠깐 !!

• 아주 중요합니다. 반드시 알아두셔야 합니다.

말라리아 발생지역을 여행할 때에는 그에 대한 예방대책을 세워야 한다. 위험지역은 주로 열대와 아열대 지역이며, 각 지역에 따른 예방약제로 흔히 사용하는 chloroquine 내성 유무도 살펴보아야 한다. 말라리아에 걸릴 위험은 지역에 따라 다르며, 여행 시기나 고도에 따라 차이가 있어서 해발 2,000m 이상에서는 매우 낮다. 또한 동남아시아나 아메리카의 도시나 휴양지역에서는 위험이 낮기 때문에 예방약제가 보통 필요 없다.

말라리아의 예방법은 물리적 방법으로 모기에 물리지 않게 하는 방법과 예방약을 사용하는 방법으로 나눌 수 있다.

모기에 물리지 않기 위해서는 저녁이나 새벽에 야외 활동을 줄이며, 저녁에 밖에 나갈 때에는 가능한 긴 소매를 입고, 방충시설이 잘 된 실내에서 활동하는 것이 좋다.

예방약제는 감수성이 있는 약을 사용해야 하며, chloroquine 감수성이 있는 경우에는 이것을 사용하지만, 그렇지 않으면 mefloquine, doxycycline, atovaquone/proguanil 중 한 가지 방법을 사용한다. Chloroquine, mefloquine은 1주에 한번 복용하며, doxycycline은 매일 복용한다.

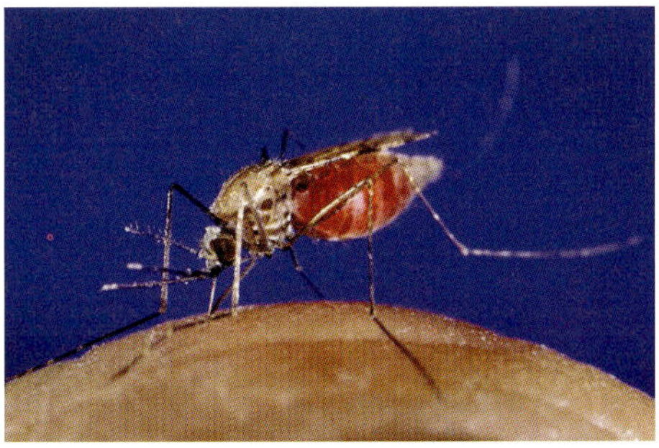

그림 1-6 말라리아의 vector : anthropophilic Anopheles gambiae

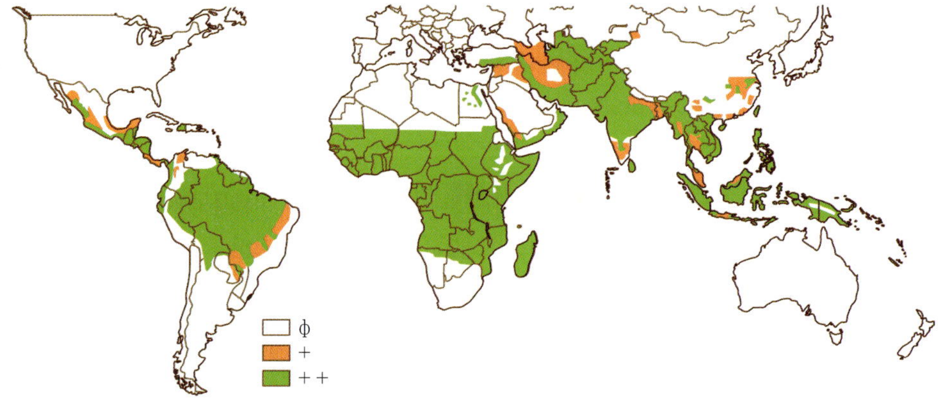

그림 1-7 **말라리아 발생지역**. 아프리카, 뉴기니가 가장 위험지역이며 인도, 남미가 다음 위험지역이고 중동 아시아, 중국, 카리브 해 지역이 위험이 낮다.

전자의 경우에는 여행을 떠나기 전 1주 전, 후자의 경우에는 떠나기 전 1~2일 전부터 복용해야 한다. 또한 **유행지역을 떠난 후에도 4주간 복용해야 한다. 이는 약제들이 혈중에서만 효과가 있기 때문에 간에 있는 hypnozoite가 혈중으로 나올 수 있는 최대 기간까지 고려한 것이다.**

여기서 **잠깐!!**

- 중요한 내용의 그림입니다. 반드시 알아두세요. 그림을 문제로 내는 경우도 있습니다.

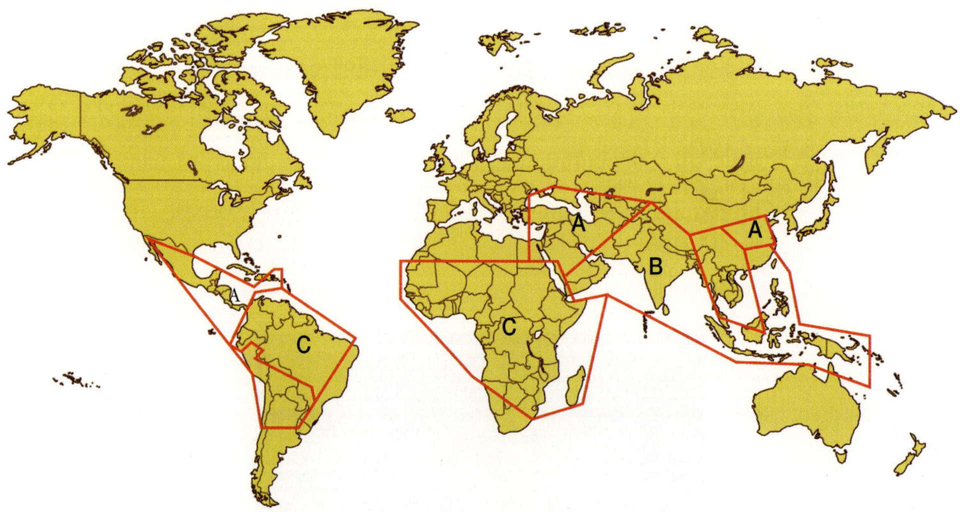

그림 1-8 **지역별 말라리아 예방약제**. **A 지역**, chloroquine에 의한 예방이 효과적으로 생각되는 지역. **B 지역**, chloroquine+proguanil에 의한 예방이 효과적으로 생각되는 지역. **C 지역**, 제1선택으로 mefloquine, 제2선택으로는 chloroquine+proguanil에 의한 예방이 효과적이라고 생각되는 지역, 단 캄보디아와 미얀마, 태국 국경 부근에서는 doxycycline에 의한 예방이 효과적이다.

4 성매개 질환(STD)

STD는 지역에 관계없이 발생하며 특히 개발도상국에서 유병률이 높으므로 모든 지역을 여행할 때 주의해야 할 사항이다. 해외여행 중에 성행위 빈도는 20%(6.5~40%) 정도로 추산되며, 대상은 주로 매춘부나 그 지역 주민들이다. 모든 질환의 예방법은 동일하며, 금욕, 무분별한 성접촉 자제, 콘돔사용 등이 중요하다.

5 예방접종

해외여행자에게 필요한 예방접종은 입국하기 위해 반드시 받아야 할 것과 여행자의 건강을 위해서 받는 것으로 나눌 수 있다. 황열(yellow fever) 백신이 전자에 해당하며, 어린이들의 정규 예방접종과 수막구균, 일본뇌염, 광견병 백신 등과 같이 여행시 필요한 예방접종이 후자에 속한다.

1) 황열

아프리카와 남아메리카의 적도 15도 남북 지역에서 발생했고, 현재는 서부 아프리카에서 산발적으로 발생하고 있다. 아시아에서는 발생한 적이 없으므로 이를 예방하기 위해 예방접종은 할 필요가 없다. 예방접종을 하는 이유는 걸리지 않도록 하기 위해서이지만, 세계보건기구에서 황열이 퍼지는 것을 막기 위해서 반드시 예방접종증명서를 제출하도록 규정하였기 때문에 이를 어기면 입국할 수 없다. 또한 유행지역을 여행할 때에는 10년마다 재접종해야 한다.

2) 수막구균 뇌염

사우디아라비아 성지순례를 위해서 필요하다. 적어도 여행 10일 전에 접종해야 하며, 3년 이상 유효한 것으로 알려져 있다. 이외에도 사하라 이남이나 아프리카 지역과 같이 수막구균 뇌염의 유행지역을 건기에 여행하는 사람도 예방접종해야 한다.

3) 콜레라

유행이 발생한 경우가 아니라면 여행자가 걸릴 확률은 낮으며, 현재 사용가능한 백신의 효과가 충분하기 않아 예방접종은 추천하지 않는다.

표 1-8 해외여행자에게 권장하는 성인예방접종

백신종류	백신이 필요한 지역	고위험 여행의 특징	기타 참고 사항
입국에 필요하므로 투여하는 예방 접종			
황열	아프리카와 중남미의 황열 발생 지역 중 황열 백신 증명서를 요구하는 국가 도착 10일 전까지 국립중앙의료원이나 검역소로 의뢰		1회, 10년마다 재접종
수막알균	사우디아라비아 성지순례 도착 10일 전까지		1회, 결합백신은 5년마다 재접종
개발도상국 여행 시 일반적으로 필요한 예방접종			
A형간염	개발도상국 모든 지역	면역이 없는 모든 여행객(특히 30세 이하)	2회(0, 6~12개월)
장티푸스	인도, 파키스탄, 방글라데시, 네팔, 인도네시아, 필리핀, 파푸아뉴기니	2주 이상 여행하거나 시골을 여행하는 사람	1회, 2년마다 재접종
수막알균	아프리카 중부 국가들, 사우디아라비아	선교 또는 의료 봉사	1회, 5년 후 재접종
수두	개발도상국 모든 국가	면역이 없는 일부 30대 이하 여행객	항체 검사 필요; 2회(0, 1~2개월)
홍역-풍진-볼거리	개발도상국 모든 국가	면역이 없는 일부 20~30대 여행객	항체 검사 불필요; 1회
광견병	남아메리카, 멕시코, 아시아	동물 연구, 1개월 이상 시골을 여행하거나 봉사활동	3회
황열	아프리카와 중남미의 황열 발생지역	정글 탐험가	1회, 국립보건연구원이나 검역소에 의뢰
폴리오	인도, 파키스탄, 아프가니스탄, 우즈베키스탄, 탄지스탄, 나이지리아를 포함한 아프리카	40세 이하 성인, 시골 여행	1회
인플루엔자	남반구	여름에 여행하는 인플루엔자 고위험군	1회
통상의 관광 여행이 아닌 경우 추가되는 예방접종			
진드기 매개 뇌염	러시아, 동유럽	삼림에서 여름에 활동시	국내에 백신 없음
콜레라		난민 보호소에서 봉사활동을 할 경우	경구 불활화 백신(듀코랄)이 선호됨
여행을 계기로 면역 상태를 검사하거나 투여하는 예방접종			
표준 예방접종표 참조			

4) 장티푸스

현재는 효과가 뛰어나고 부작용이 적은 두 종류의 백신(경구 혹은 근주/피하접종)이 개발되어 있다. 70% 전후의 예방효과가 있으며, 종류에 따라 2~5년간 유효한 것으로 알려져 있다.

5) 기타

이외에도 A형간염, 광견병, 일본뇌염, 파상풍 / 디프테리아 백신 등이 있으며, 여행지역의 상황 및 여행자의 위험도에 따라 적절한 예방접종을 추천하는 것이 바람직하다.

6 여행에서 돌아온 후의 문제

귀국한 여행자들이 흔히 겪는 의학적인 문제는 설사, 발열, 호흡기 질환, 피부질환 등이다. 이런 환자에게는 감염증의 역학, 임상상, 여행에 관련된 여러 가지 정보를 고려하여 감별진단하는 것이 필요하다. 특히 여행일정, 음식, 식수, 성관계를 포함한 다양한 노출력, 여행의 종류, 예방접종력, 항말라리아 약제의 사용 여부를 모두 확인하는 것이 필요하다.

PACIFIC
INTERNAL MEDICINE

02 Chapter

패혈증과 패혈증 쇼크

Sepsis and septic shock

패혈증은 병원균이 체내로 침범하여 일으키는 중증 감염으로 생명을 위협할 수 있습니다. 최근 면역저하환자의 증가, 인구의 고령화, 항균제 내성 균주 등 여러 가지 이유로 패혈증의 빈도가 증가하고 있으므로 잘 숙지하여야 합니다.

패혈증

1 정의

반드시 아래에 있는 여러 가지 정의들은 명확하게 알고 있어야 합니다. 실제로 임상에서 보면 개념없이 아래의 내용들을 마구 섞어서 쓰는 경우가 많습니다.

1) 균혈증(bacteremia)

혈액배양으로 혈액내 균의 존재가 확인된 경우

2) 전신염증반응 증후군(Systemic Inflammatory Response Syndrome, SIRS)

다음과 같은 증상 중 2가지 이상 부합된 경우이다.

(1) 체온 >38℃ 혹은 <36℃

(2) 맥박수 >90회/분

(3) 호흡수 >24회/분

(4) 백혈구수 >12,000/μl 혹은 <4,000/μl 또는 미성숙 백혈구(band) 10% 이상

이러한 변화는 기존의 이상이 없었던 환자에서 급성적으로 나타난 것이어야 한다. 전신염증반응 증후군은 감염뿐 아니라, 췌장염, 허혈, 다발성 외상, 출혈성 쇼크, 면역반응에 의한 장기 손상에 의해서도 나타날 수 있다.

3) 패혈증

SIRS 소견을 보이되 반드시 감염에 의해 발생한 경우를 말한다.

4) 중증 패혈증(severe sepsis)

다음의 예와 같은 하나 이상의 장기부전을 동반한 패혈증

(1) Cardiovascular : 수축기 혈압 ≤90mmHg 또는 평균동맥압 ≤70mmHg이나 수액 투여로 교정이 되는 경우

(2) Renal : 시간 당 0.5ml/kg 미만의 소변량이 수액 치료에도 1시간 이상 지속

(3) Respiratory : PaO_2/FiO_2 ≤250

(4) Hematologic : 혈소판 <80,000/㎕ 또는 3일 간 가장 높았던 혈소판 수치보다 50% 이상 감소 시

(5) 설명되지 않는 대사성 산증(pH ≤7.30) 및 plasma lactate가 정상의 1.5배 이상

5) 패혈증 쇼크(septic shock)

중증 패혈증 증상과 함께 다음 소견이 있는 경우

(1) 적절한 수액 투여에도 수축기 동맥압 <90mmHg이거나 평소 혈압보다 40mmHg 이상 감소한 경우

(2) 수축기 혈압 ≥90mmHg 또는 평균 동맥압 ≥70mmHg을 유지하기 위해 승압제(vasopressor)가 필요한 경우

6) 불응성 패혈성 쇼크(refractory septic shock)

1시간 이상 패혈증 쇼크가 지속되면서 수액 공급이나 승압제 투여에 반응이 없는 경우

2 역학

진단적, 치료적 목적의 침습적 시술의 증가, 종양, 장기이식 환자 등 면역저하환자의 증가, 인구의 고령화, 항균제 내성 균주의 증가 등이 패혈증의 발생 증가와 연관된다.

원인균주로는 **그람음성균인 대장균, P. aeruginosa, Klebsiella pneumonia 등의 빈도가 여전히 높지만 S. aureus, Coagulase-negative Staphylococcus, 장구균에 의한 감염의 빈도도 증가**하고 있다.

3 병인

1) 체내에서의 인식

그람음성균의 LPS가 많이 연구되어 있으며 LPS 결합단백(LBP), CD14 receptor, toll like receptor-4 complex에 의하여 면역체계가 활성화되어 전신적인 면역반응을 유발하게 된다.

2) 매개물 : cytokine

(1) **TNF-α(가장 중요한 매개물)**, IL-1β : 초기 매개물
(2) IL-6, IL-8, IL-12 : 외부 침입 미생물 제거 위한 염증반응 조장
(3) IL-4, IL-10, IL-13, TGF-β : 항염증성 매개물
(4) IL-2, IL-3, IL-7, IL-11, IL-14, CSF(colony stimulating factor) : 다른 면역세포 증식

여기서 **잠깐 !!**

- 패혈증 연관 cytokine을 다 외우지 못하더라도 TNF-α 정도는 꼭 기억해야 합니다.

3) 지질대사물

Phospholipase A2, cyclooxygenase, 5-lipooxygenase, acetyl-transferase에 의하여 prostaglandin, leukotriene, platelet activating factor가 생산

4) 혈액응고인자

내피세포의 자극과 단핵구에서 분비되는 조직 인자에 의해 응고계의 전반적인 활성이 일어나며 이에 따라서 activated protein C, antithrombin, tissue factor pathway inhibitor의 억제에 의해서 파종성 혈관내 응고증이 발생한다.

5) 부착인자

내독소 혹은 cytokine 등에 의해서 활성화된 혈구세포와 내피세포는 부착인자를 발현시킨다. immunoglobulin family, integrin family, selectin family가 있다.

6) Nitric oxide(NO)

숙주 방어물질로 내피세포에서 분비된 과다한 NO는 혈관확장을 유발하고 혈관수축제에 대한 혈관의 반응도를 떨어뜨리고 심근의 수축력을 감소시켜 혈압저하를 일으킨다.

7) 기타

MIF, HMGB-1과 같은 물질도 연관이 되어 있으며, 현재 많은 연구가 진행 중이다.

4 임상증상

패혈증 증후군은 대부분 갑자기 나타나 쉽게 의심할 수 있으나 신생아, 고령자, 신부전 및 알코올 중독자 등과 같은 일부의 환자들에서 증상 발현이 확실하지 않은 경우도 있어 유의해야 한다.

1) 체온의 변화

가장 흔히 관찰되는 증상으로 IL-6, TNF-α, INF-γ와 같은 cytokine이 연관된다.

2) 피부병변

피부색 변화, 점막과 피부의 반상출혈

3) 중추신경계 변화

중증 패혈증 환자는 초기에 인지수행능력의 변화를 보일 수 있다. 국소적인 신경학적 이상을 보이는 경우는 거의 없으며, 패혈증이 회복되면 중추신경계의 변화도 정상으로 돌아오나 패혈증 초기에 뇌증을 보이는 경우 예후가 불량하다는 주장도 있다.

4) 대사변화

스트레스 호르몬에 의하여 인슐린 증가에도 불가하고 인슐린에 대한 내성이 증가하고, 혈당이 높아진다. 패혈증 초기에는 혈당이 증가하나 진행이 될수록 간에 저장되어 있던 glycogen의 고갈로 인하여 저혈당 증상을 나타내게 된다.

여기서 **잠깐 !!**

- 패혈증 시 혈당은 180mg/dL 이하로 유지하여야 한다.
  → 최근에 여러 연구에서 확립되었다. 알고 있어야 합니다.

5) 급성 폐 손상 및 급성 호흡곤란

급성 호흡곤란 증후군의 25%가 그람음성균 패혈증에 의해서 발생한다.

6) 심혈관계 장애

심근기능 저하와 전신 혈관 저항 감소가 발생한다. 패혈증 시 심장 기능을 정확히 파악하기 위해서는 심초음파가 필요하다.

7) 콩팥 장애

패혈증 시 발생하는 혈압저하, 혈량저하, 신동맥수축 등에 의하여 급성 신세뇨관 괴사가 발생하며 진단 시 사용되는 조영제나, 치료 시 사용되는 항생제가 악화시킬 수 있다.

8) 혈액학적 변화

백혈구증가증 뿐만 아니라 감소증도 패혈증 시 나타나며 빈혈, 혈소판 감소증도 흔하게 나타난다.

5 진단

1) 병력

환자의 기저질환, 감염에 노출될 위험인자 여부 확인이 필요하다.

2) 검사

일반적으로 패혈증 시 시행하는 검사는 비특이적으로 기본적인 검사와 의료진의 판단에 따른 진단과 치료에 필요한 검사 모두를 시행한다.

3) 배양

확신을 위해서 혈액이나 국소감염부위에서 원인균 동정이 필요하다. **그람음성균은 균의 밀도가 높지 않아 여러 번 혈액배양을 시행할 필요가 있다**. 소변, 객담, 창상분비물, 피부 병변에서 얻은 검체의 배양과 그람염색도 필요하다.

6 치료

1) 항생제 요법

원인균에 감수성이 있는 **항생제는 균혈증이 발생한 48시간 이내에 투여**해야 한다. 패혈증은 내과적 응급상황이므로 **원인균이 확인되기 전 경험적인 항생제를 투여**해야 한다. 패혈증 치료 시 사용되는 항생제는 그람음성균과 그람양성균 모두에 효과가 있는 **광범위 항생제를 사용**해야 하며, **최대용량으로**, 정맥 내 투여가 필요하다. **환자의 면역 상태, 감염질환이 이환된 장소, 감염 부위, 감염이 발생한 지역사회의 흔한 감염의 원인균, 원인균의 지역적 내성 등을 고려**하여 항생제를 사용해야 한다.

2) 외과적 배농

감염의 원인을 외과적인 절제가 필요할 경우 외과적인 처치가 필요하다. 카테터, 요로관 연관 감염의 가능성을 고려해서 제거 후 필요시 다시 삽입한다.

3) 수액 요법

패혈성 쇼크 환자의 혈역학적 치료에 가장 중요한 치료로 PCWP 12~16mmHg 또는 CVP 8~12cmH_2O로 유지, 소변량은 >0.5mL/kg/hr 로 유지

4) 혈관수축제

수액 요법으로 적절한 혈압유지를 할 수 없을 때 사용한다.

5) 기계환기

급성호흡부전이 동반된 경우 기계환기가 필요하다.

low tidal volume(6mL/kg of ideal body weight)

6) 이뇨제

신부전 동반 시 사용을 고려한다.

7) 혈당 조절

180mg/dL 이하로 유지, 100~120mg/dL 사이로 조절하는 것은 도움되지 않음

8) DVT 예방

heparin 사용이 금기가 아닌 경우 prophylactic heparinization 시행

금기인 경우에는 압박 스타킹 또는 intermittent compression device 사용

9) 수혈

Hb 7이하인 경우 PRC 수혈, 목표치는 Hb 9 이상

DIC 발생 시 FFP, 혈소판 수혈

10) Adrenal insufficiency

계속되는 수액치료에도 저혈압이 지속되는 경우 고려

Hydrocortisone 50mg IV every 6 hr, 이후 24~48시간 내 호전 보이는 경우 5~7일간 유지하다가 서서히 tapering

표 2-1 여러 상황에 따른 중증 패혈증 시 사용하는 경험적 항생제의 예

임상상황	정맥투여 항생제
면역학적으로 정상인	• Ceftriaxone 또는 ticarcillin-clavulanate 또는 piperacillin-tazobactam • Imipenem/Cilastatin 또는 meropenem 또는 cefepime에 Gentamicin 또는 tobramycin을 상황에 따라 추가할 수 있다. • β-lactam에 알레르기가 있는 경우 ciprofloxacin 또는 levofloxacin에 clindamycin을 추가로 사용할 수 있다. • MRSA가 흔하게 나오는 지역이나 기관에서는 vancomycin을 추가로 사용할 수 있다.
호중구감소 환자 (<500 neutrophils/uL)	• Imipenem-cilastatin 또는 meropenem 또는 cefepime • Ticarcillin-clavulanate 또는 piperacillin-tazobactam에 tobramycin을 추가한다. • Vancomycin은 감염 혈액 도관이 있는 경우, Staphylococcus 감염이 의심될 경우, 이전에 quinolone 예방요법 시행한 경우, 항암치료로 인한 점막파괴가 심한 경우, MRSA 호발 기관, 지역사회의 경우 추가한다.
비장적출술 후	• Cefotaxime 또는 ceftriaxone을 사용해야 한다. 만약 지역적으로 cephalosporin-resistant pneumococci가 흔한 경우 vancomycin을 추가해서 사용한다. β-lactam에 알레르기 있는 경우 vancomycin에 ciprofloxacin 또는 levofloxacin 또는 aztreonam을 추가해서 사용한다.
정맥투여 마약 중독자	• Nafcillin 또는 oxacillin에 gentamicin을 추가로 사용한다. MRSA 호발 지역이나 β-lactam 알레르기가 있는 경우 vancomycin에 gentamicin을 추가로 사용한다.
AIDS	• Cefepime 또는 ticarcillin-clavulanate 또는 piperacillin-tazobactam에 tobramycin을 추가로 사용한다. β-lactam에 알레르기가 있는 경우 ciprofloxacin 또는 levofloxacin에 vancomycin을 추가로 쓰며 여기에 tobramycin을 추가한다.

여기서 **잠깐 !!**

• 모두 알아두면 좋겠지만 감염학을 차근히 공부하면 저절로 알 수 있을 듯합니다.

7 예후

패혈증에 의한 사망률은 나이, 성별, 종족, 동반질환, 합병증 병발 여부, 감염 획득 장소 등과 같은 다양한 요인에 따라 영향을 받는다. 중증 패혈증의 경우 20~35%, 패혈증 쇼크 환자의 경우 40~60%가 30일 이내에 사망한다.

PACIFIC
INTERNAL MEDICINE

Chapter 03

불명열

Fever of unknown origin

과거 불명열은 38.3℃ 이상의 여러 차례에 걸친 체온상승과 3주 이상 되는 발열, 1주간 입원하여 사하여도 진단을 내릴 수 없는 경우를 정의하였습니다. 그러나 최근 의학의 발달로 인하여 과거에는 알지 못하여 불명열로 정의되었던 질환들이 그 원인이 밝혀지게 되면서 불명열이라는 모호한 범주에서 벗어나게 되었습니다. 그리하여 고전적인 불명열의 정의 외에 다른 상황에서의 불명열의 정의가 재정립되었습니다.

1 정의

1) 체온

(1) 구강 체온 : 36.8℃ ±0.4℃

(2) **6AM에 최저, 4~6PM에 최대**

(3) 정상인의 체온도 보통 0.5℃의 variation

2) Fever

(1) 오전 >37.2℃, 오후 >37.7℃

(2) **6AM에 최저, 4~6PM에 최대**

꼭 알아둡시다!!

Fever vs Hyperthermia

- Fever : normal daily variation(0.5℃)을 넘는 BT의 증가. hypothalamic set point가 높아지기 때문(이 온도가 정상이라고 생각하기 때문에 환자는 춥다고 생각해요)
- Hyperthermia : 어떤 신체적 문제로 체온이 증가되는 상황을 조절할 수 없는 상태
  예) heat stroke, drug-induced hyperthermia(환자는 덥다고 생각할 수 있어요)

3) Pattern of the fever

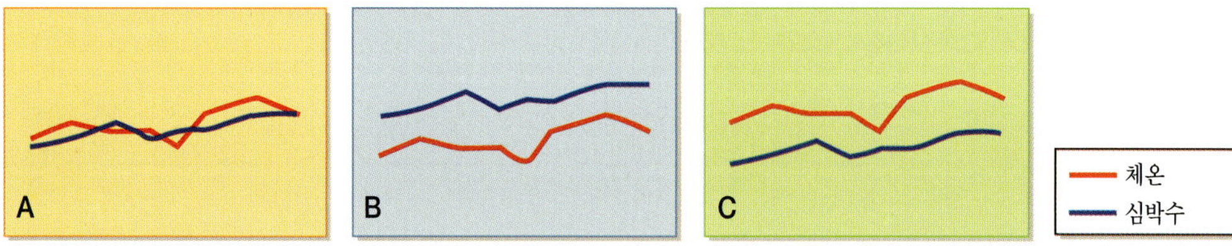

그림 3-1 Pattern of the fever. **A, 정상** : 심박수와 체온의 그래프는 비슷한 위치에 그려진다. **B, Relative bradycardia** : 체온에 비해 심박수가 느려 간격이 생긴다. 즉 체온의 움직임에 비해 심박수가 느린 것. ① Typhoid fever★, ② Brucellosis, ③ Rickettsia, ④ IICP가 동반된 meningitis. **C, Relative tachycardia** : 체온에 비해 심박수가 빨라 간격이 생긴다. 즉 체온의 움직임에 비해 심박수가 빠른 것. ① Non-infectious disease, ② Toxin-mediated disease

4) 불명열의 정의

표 3-1 불명열의 정의

	환자상태	질병관찰 기간	원인
고전적(classic)	3주 이상 지속되는 발열	입원 3일간 또는 외래 3회 또는 1주일 자세한 w/u	감염, 악성종양, 염증성 질환, 약열
병원내 (nosocomial)	**입원 당시 감염의 증거 없음**	**입원 3일간 (배양기간 2일 포함)**	**패혈성 혈전정맥염, 부비동염, clostridium difficile, 장염, 약열**
호중구감소성 (neutropenic)	호중구수 <500/uL	입원 3일간	항문주위감염, *Aspergillosis, Candida* 감염
HIV 감염 관련	HIV 양성 확인	입원 3일간 (혹은 4주간 외래 관찰)	비결핵성 마이코박테리아 감염(*M. avium /intracellulare*), 결핵, 비호지킨림프종, 약열

여기서 **잠깐 !!**

- 발열은 38.3℃ 이상의 발열이 필수적이며, 질병관찰기간은 적어도 2일간의 미생물 배양검사 기간이 포함된다.

2 원인

1) 감염 : Tb, abscess, 감염성 심내막염, 부비동염, 담관염 등

배양기술의 발달과 초음파, 심장초음파, CT, 동위원소 스캔 등의 진단적 기술이 발달하면서 복강 내 농양, 심내막염, 폐외 결핵과 같은 전통적인 불명열의 원인들은 줄어들고 있다. 과거 노인에게 가장 흔한 불명열의 원인은 결핵이었다.

2) 종양 : 림프종, 백혈병, 고형성 암

여러 종양이 원인이 되며 진단적 기술의 발전으로 불명열의 원인이 되는 경우는 줄고 있다. Atrial myxoma, Castleman's disease, renal angiomyolipoma는 불명열의 원인이 되는 양성 종양 질환이다.

3) 원인 불명(25~30%)

4) 결체조직질환

젊은 사람들의 경우 Still's disease, SLE, RA 등이 흔한 원인이다. 노인의 경우 temporal arteritis, polymyalgia rheumatica 등의 질환이 흔하다.

5) 기타

(1) 약열(drug fever)

대개 치료를 시작한 지 1주에서 3주 내에 발생하며, 약 중단 후 2~3일 내 해열된다. Atropine, Amphotericin B, Asparaginase, Barbiturate, Bleomycin, Methyldopa, Penicillin, Cephalosporin, Phenytoin, Procainamide, Quinidine, Salicylate, Sulfonamide, Interferon 등이 유발할 수 있다.

(2) 폐색전증

(3) granulomatous disease

표 3-2 6개월 이상 지속되는 불명열의 원인 질환별 빈도

원인	빈도(%)	원인	빈도(%)
원인불명	19	스틸병	6
혼합적인 원인	13	감염	6
인위적인 원인	9	교원성 질환	4
육아종성 간염	8	Familial mediterranean fever	3
신생물 질환	7	부적절한 체온 측정	27

3 진단

고전적인 불명열 진단 시 다음과 같은 순서의 검사가 필요하다.

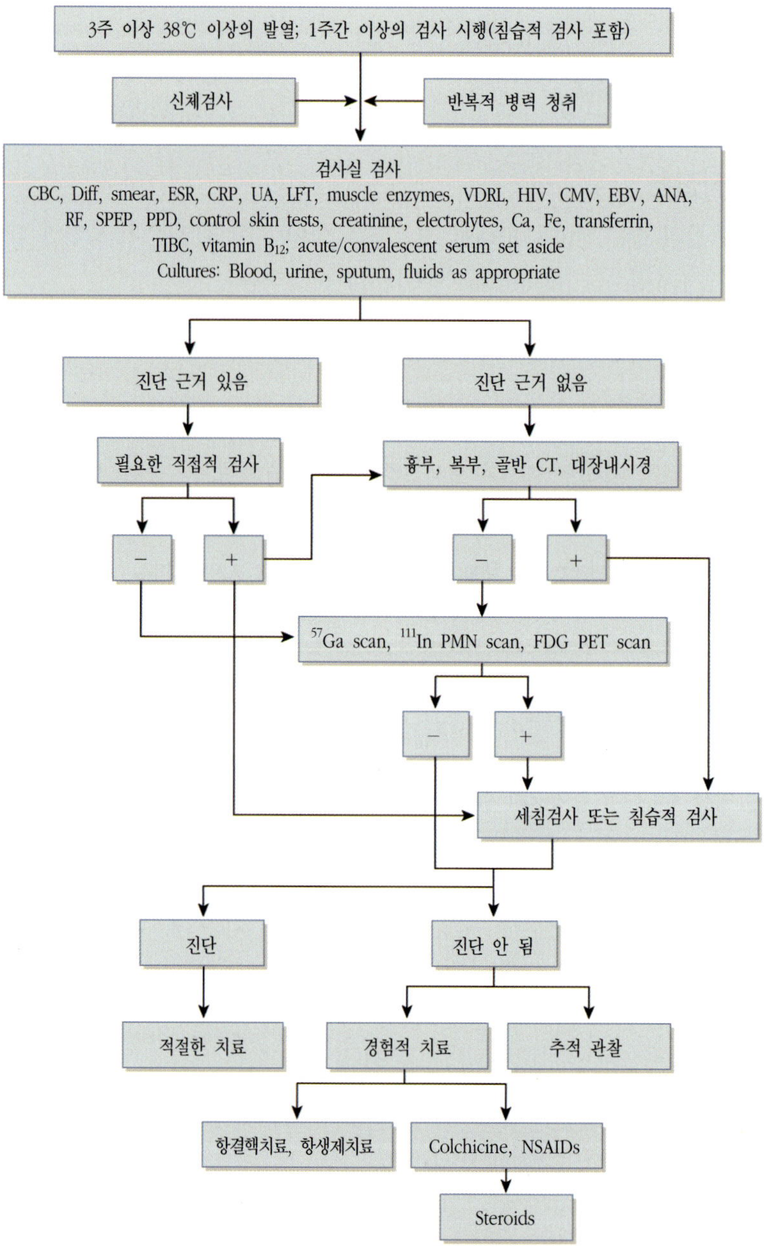

그림 3-2 불명열 진단의 접근법

4 치료

1) 생명 활력징후가 불안할 경우, 호중구감소, 간경화, 무비증(asplenia), 면역억제제 투여중인 경우를 제외하고는 경험적 항생제 사용은 가급적 피해야 한다.

   cf. 41℃ 이상의 발열, 열성경련을 하는 아이, 임산부, 심폐와 중추신경계 기능 저하 → 해열제를 사용하여 치료한다.

2) Classic FUO : 마구잡이식의 경험적 치료는 피하고 지속적인 검사와 관찰
   단, vital 흔들리거나 neutropenia 발생시 경험적 항생제 치료

3) nosocomial FUO : vancomycin + piperacillin / tazobactam

여기서 잠깐 !!

- 면역억제제 투여중인 경우를 제외하고는 경험적 항생제 사용은 가급적 피해야 한다(열난다고 함부로 항생제를 쓰면 안 됩니다).
- 6개월 이상 관찰 후에도 불명열의 원인을 알 수가 없다면 예후는 일반적으로 좋다.

PACIFIC
INTERNAL MEDICINE

04 Chapter

지역사회 감염증

Clinical syndromes : community acquired infections

감염은 크게 지역사회 감염과 병원감염으로 나누어집니다. 지역사회 감염은 우리 주변에 흔하게 존재하는 병원체에 의하여 발생하는 질환입니다. 그러므로 임상에서 일상생활 중 발생한 감염병 환자를 접하게 될 때 생각해봐야 합니다.

감염성 심내막염(Infective endocarditis)

중요한 단원입니다. 시험문제 출제도 잘 되구요.

1 정의

심내막의 표면에 미생물의 감염이 발생한 상태로 진행 경과와 속도, 중증도에 근거하여 급성과 아급성으로 분류한다.

1) 급성심내막염 : 심장조직의 급격한 손상과 전이성 감염으로 단시간에 악화된다.
2) 아급성심내막염 : 전이성 감염이 드물고 서서히 진행한다.

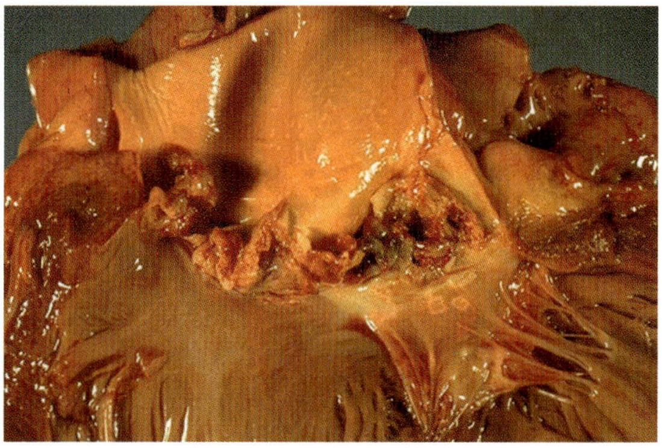

그림 4-1 Vegetation 사진

여기서 **잠깐!!**

• Vegetation에 있는 미생물은 멸균이 어려워 치료에 어려움이 있다.

2 병인론

표 4-1 Organisms causing major clinical forms of endocarditis

Organism	발생빈도(%)							
	정상판막 심내막염		인공판막 심내막염 수술후 시기에 따라서(months)			정맥 마약 남용자 심내막염		
	지역사회감염 (n = 1718)	병원연관감염 (n = 1110)	<2 (n = 144)	2~12 (n = 31)	>12 (n = 194)	우측심장 (n = 346)	좌측심장 (n = 204)	Total (n = 675)
Streptococci	40	13	1	9	31	5	15	12
Pneumococci	2	–	–	–	–	–	–	–
Enterococci	9	16	8	12	11	2	24	9
Staphylococcus aureus	28	52	22	12	18	77	23	57
Coagulase-negative Staphylococci	5	11	33	32	11	–	–	–
Fastidious Gram negative coccobacilli(HACEK group)	3	–	–	–	6	–	–	–
Gram negative bacilli	1	1	13	3	6	5	13	7
Candida spp.	<1	1	8	12	1	–	12	4
Polymicrobial/miscellaneous	3	3	3	6	5	8	10	7
Diphtheroids	–	<1	6	–	3	–	–	0.1
Culture negative	9	3	5	6	8	3	3	3

여기서 **잠깐!!**

• *S. aureus, Streptococci, Enterococci* 순으로 발생한다. 단 1년 이상 지난 인공판막은 *Streptococci*가 가장 흔한 원인이 되며, 마약 중독자의 경우 *Coagulase negative staphylococcus*가 가장 흔하다(위의 표는 중요합니다. 호발 순서를 상황에 따라서 잘 알고 있어야 합니다).

꼭 **알아둡시다!!**

• 우리나라의 감염성 심내막염의 균주는 *streptococci*(40.9%), *S. aureus*(34.8%), *Enterococcus*(10.6%), *Coagulase negative staphylococcus*(9.1%) 순이다. → 외국의 균주보다 우리나라의 호발 원인이 시험에 나오겠죠.
  - 대장용종, 대장종양과 연관된 감염성 심내막염은 *Streptococcus bovis*가 흔한 원인이다.
  - 대부분의 심내막염은 left side에 잘 생기나 정맥주사 오용자는(마약중독자) right side endocarditis가 잘 생긴다.

3 임상증상

감염성 심내막염의 임상증상은 비특이적이고 매우 다양하다. 균혈증에 의한 전신증상, 심장조직 손상에 의한 증상, vegetation 연관 색전증 관련 증상, 면역반응에 의한 증상 발생이 가능하다.

*S. aureus, β-hemolytic Streptococcus, Pneumococcus*는 급성심내막염으로 나타나며 *S. lugdunensis, Enterococcus, Coagulase-negative Staphylococcus,* HACEK군에 의한 경우 아급성심내막염으로 발생한다.

〈표 4-2〉는 다양한 심내막염의 임상적 증상의 빈도순으로 정리한 것이다. 어떠한 증상이 주로 나타나는지 살펴보자.

표 4-2 Clinical and laboratory features of infective endocarditis

임상양상		빈도(%)
발열		80~90
오한, 발한		40~75
식욕부진, 체중감소, 무기력감		25~50
관절통, 근육통		15~30
허리통증		7~15
심잡음		80~85
새로 생기거나 심해지는 역류성 심잡음		20~50
동맥혈전증		20~50
비장종대		15~50
곤봉지		10~20
신경학적 증상		20~40
말초부위 증상들(Osler's nodes, subungual hemorrhages, Janeway lesions, Roth's spots)		2~15
점상출혈		10~40
검사실 검사 이상	**빈혈**	70~90
	백혈구 증가증	20~30
	현미경적 혈뇨	30~50
	ESR 증가	60~90
	CRP 증가	>90
	Rheumatoid factor	50
	면역복합체 생성	65~100
	보체감소	5~40

〈그림 4-2〉에서 보이는 소견은 빈도는 높지 않지만 특징적인 소견으로 사진을 눈여겨 봐두자.

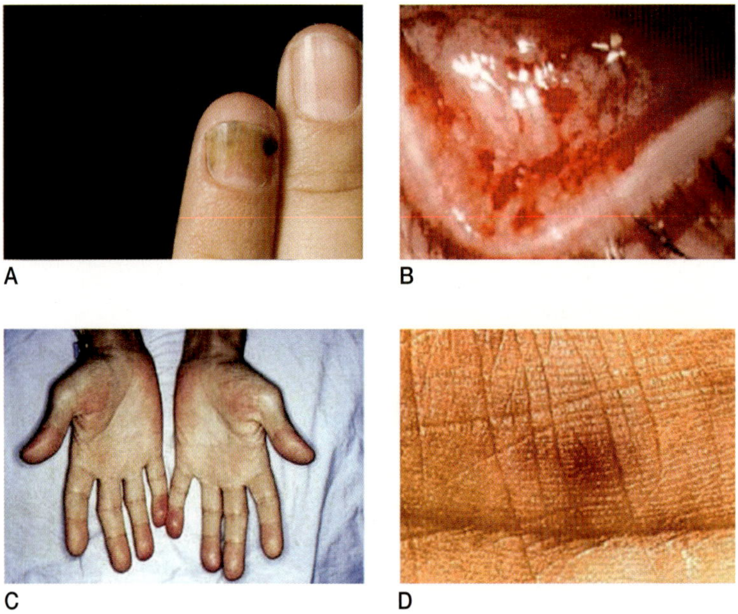

그림 4-2 **A,** Splinter hemorrhage. **B,** Conjunctival petechia. **C,** Osler's node. **D,** Janeway's lesion

4 진단

감염성 심내막염의 임상적 진단을 위한 Duke criteria를 〈표 4-3〉 기준으로 하여 2 major criteria 또는 1 major and 3 minor criteria 또는 5 minor criteria에 부합할 때 진단한다.

초기 **경흉부심초음파** 결과 음성이나 심내막염이 의심되면 **경식도초음파**를 시행한다. 그리고 심장내 합병증이 가능한 고위험군도 경식도초음파가 진단과 향후 치료에 도움을 줄 수 있다.

Coxiella burnetii, Bartonella, Brucella 등 배양이 어려운 균주는 혈청학적, 분자유전학적 방법을 진단에 사용할 수 있다.

표 4-3 심내막염 진단을 위한 Duke criteria

Major criteria	1. Positive blood culture • Typical microorganism for infective endocarditis from two separate blood cultures – Viridans Streptococci, *Streptococcus gallolyticus*, HACEK group, *Staphylococcus aureus*, or – Community-acquired enterococci in the absence of a primary focus, or • Persistently positive blood culture, defined as recovery of a microorganism consistent with infective endocarditis from: – Blood cultures drawn >12h apart; or – All of 3 or a majority of ≥4 separate blood cultures, with first and last drawn at least 1h apart • Single positive blood culture for *Coxiella burnetii* or phase I IgG antibody titer of >1:800 2. Evidence of endocardial involvement • Positive echocardiogram[a] – Oscillating intracardiac mass on valve or supporting structures or in the path of regurgitant jets or in implanted material, in the – Abscess, or – New partial dehiscence of prosthetic valve, or • New valvular regurgitation(increase or change in preexisting murmur not sufficient)
Minor criteria	1. Predisposition: predisposing heart condition or injection drug use 2. Fever ≥38.0℃(≥100.4℉) 3. Vascular phenomena: major arterial emboli, septic pulmonary infarcts, mycotic aneurysm, intracranial hemorrhage, conjunctival hemorrhages, Janeway lesions 4. Immunologic phenomena: glomerulonephritis, Osler's nodes, Roth's spots, rheumatoid factor 5. Microbiologic evidence: positive blood culture but not meeting major criterion as noted previously[b] or serologic evidence of active infection with organism consistent with infective endocarditis

Definite endocarditis is defined by documentation of two major criteria, of one major criterion and three minor criteria, or of five minor criteria

[a] Transesophageal echocardiography is recommended for assessing possible prosthetic valve endocarditis or complicated endocarditis.

[b] Excluding single positive cultures for coagulase-negative Staphylococci and diphtheroids, which are common culture contaminants and organisms that do not care endocarditis frequently, such as Gram negative bacilli.

HACEK : Hemophilus spp., Actinobacillus actinomycetemcomitans, Cardiobacterium hominis, Eikenella corredens, Kingella species.

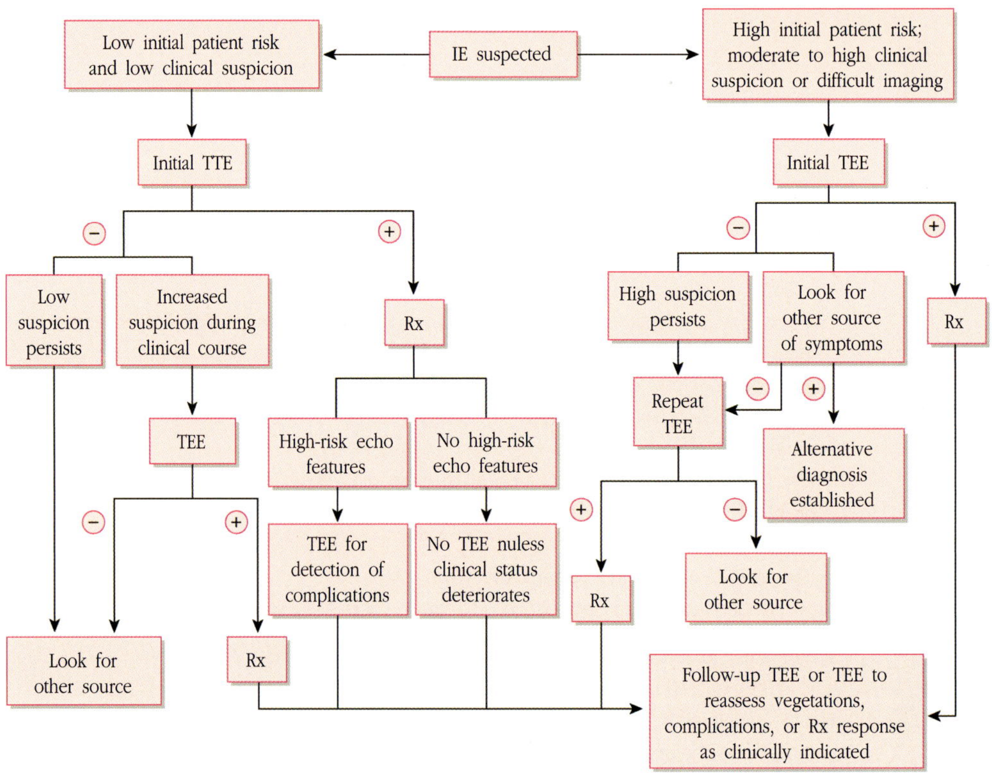

그림 4-3 경식도초음파와 경흉부초음파를 이용한 진단적 접근 및 항생제의 사용(Rx)

5 치료

Vegetation된 세균은 비활성화 되어 있고 방어인자나 항생제 접근이 어려워 멸균이 어렵다.

1) 치료의 원칙

살균력 있는 약제를 충분한 농도로 유지되도록 용량과 투여간격을 조절하여 충분한 기간 정맥주사로 투여한다.

표 4-4 감염성 심내막염 원인 균주에 따른 항생제 치료

<table>
<tr><th colspan="2">균주</th><th>항생제</th><th>고려사항</th></tr>
<tr><td rowspan="3">Streptococci</td><td>Penicillin 감수성 Streptococci, S. bovis</td><td>• Penicillin G
• Ceftriaxone
• Vancomycin
• Penicillin G나 ceftriaxone에 추가로 gentamicin 사용시 항생제 사용기간을 줄일 수 있다.</td><td>• β-lactam 알레르기가 있는 경우 vancomycin 사용가능
• Aminoglycoside는 2주 이상 사용시 toxicity가 증가할 수 있으므로 주의한다.</td></tr>
<tr><td>Relatively penicillin 내성 Streptococci</td><td>• Penicillin G 또는 ceftriaxone에 gentamicin 추가
• Vancomycin</td><td>• Penicillin 단독으로 6주간 사용할 수 있으며 인공판막 심내막염의 경우 초기 2주간의 gentamicin 병용용법이 추천된다.</td></tr>
<tr><td>Moderately penicillin 내성 Streptococci, Nutritionally variant organisms 또는 Gemella species</td><td>• Penicillin G 또는 ceftriaxone에 추가로 gentamicin을 사용한다.
• Vancomycin</td><td>• 6주간 항생제 치료를 하나 vancomycin 사용 시 4주간 치료 가능</td></tr>
<tr><td colspan="2">Enterococci</td><td>• Penicillin G에 추가로 gentamicin을 사용
• Ampicillin에 추가로 gentamicin을 사용가능
• Vancomycin에 추가로 gentamicin을 사용가능</td><td>• 4~6주간 사용한다.
• Penicillin 알레르기 있는 경우 vancomycin+gentamicin 사용가능</td></tr>
<tr><td rowspan="4">Staphylococci</td><td>Methicillin 감수성, 정상판막 심내막염</td><td>• Nafcillin 또는 oxacillin에 추가로 gentamicin을 5일가량 사용할 수 있다.
• Cefazolin에 추가로 gentamicin을 5일 가량 사용할 수 있다.
• Vancomycin</td><td>• 4~6주간 사용한다.
• Cefazolin은 즉각적 penicillin 알레르기가 없는 사람에게 사용가능
• Vancomycin은 즉각적이고 심한 penicillin 알레르기가 있는 경우 사용이 가능하다.</td></tr>
<tr><td>Methicillin 내성, 정상판막 심내막염</td><td>• Vancomycin</td><td>• 4~6주간 사용한다.
• Rifampin 추가는 추가적인 장점이 없다.</td></tr>
<tr><td>Methicillin 감수성, 인공판막 심내막염</td><td>• Nafcillin 또는 oxacillin에 추가로 gentamicin을 2주간 사용하며 rifampin도 추가로 사용한다.</td><td>• 6~8주간 사용한다.</td></tr>
<tr><td>Methicillin 내성, 인공판막 심내막염</td><td>• Vancomycin에 추가로 gentamicin을 2주간 사용하며 rifampin도 추가로 사용한다.</td><td>• 6~8주간 사용한다.</td></tr>
<tr><td colspan="2">HACEK organisms</td><td>• Ceftriaxone
• Ampicillin/sulbactam</td><td>• 4주간 사용한다.</td></tr>
</table>

2) 수술적 치료

심한 혈역동학적 장애가 있는 경우, 판막주위 조직으로 감염이 전파된 경우, 신경학적 합병증이 있는 경우 시행한다. 단 뇌경색이 있는 경우 3주 후 수술을 시행하며, 뇌출혈이 있는 경우 4주 후 수술을 시행한다.

표 4-5 감염성 심내막염의 수술적 치료가 필요한 경우

Surgery required for optimal outcome	• 판막 기능 부전으로 중등도 이상의 울혈성 심부전이 발생한 경우 • 인공판막이 부분적으로 개방된 불안정성이 발생한 경우 • 적절한 항생제 치료에도 균혈증이 지속될 경우 • 항생제 치료만으로 적절한 치료가 안 될 경우(예, fungal or Brucella endocarditis) • 심장내 합병증을 동반한 *S. aureus*에 의한 인공판막 심내막염 • 적절한 항생제 치료 후에도 재발하는 인공판막 심내막염
Surgery to be strongly considered for improved outcome[a]	• 감염이 판막주위로 퍼질 경우 • 승모판막, 대동맥판막을 침범한 *S. aureus* 심내막염이 치료에 반응이 좋지 않을 경우 • embolism을 유발할 수 있는 10mm 이상의 유동성이 큰 vegetation이 있는 경우 • 배양음성 정상판막 심내막염에서 10일 이상 설명할 수 없는 지속적인 발열이 있을 경우 • 고도의 항생제 내성 장구균(enterococci)이나 그람음성균에 의한 심내막염이 치료에 반응이 좋지 않거나 재발할 경우

[a] 즉각적인 수술적 치료가 필요한 경우가 동반될 수 있으므로 면밀한 검사와 신중한 판단이 필요하다.

표 4-6 감염성 심내막염의 수술적 치료의 시기 결정

시기	중재적 수술의 적응증	
	Strong supporting evidence	Conflicting evidence, but majority of opinions favor surgery
Emergent (same day)	• 급격한 대동맥 판막 역류로 승모판의 조기 폐쇄가 발생한 경우 • Sinus of Valsalva 농양이 우심실로 터졌을 때 • 심외막낭으로 심실벽이 터졌을 때	
Urgent (within 1~2days)	• Vegetation이 판막 유출로를 막을 경우 • 인공판막이 불안정할 경우 • 급격한 대동맥판 또는 승모판 역류로 NYHA Ⅲ or Ⅳ 정도의 심부전이 발생할 경우 • 중격 천공 • 판막주변으로 감염이 퍼진 경우(새로운 심장의 전도장애 발생 유무와 관련없이) • 적절한 항생제 치료가 힘들 때	• 지속적인 1cm 이상의 vegetation에 의하여 major embolus가 발생한 경우
Elective (earlier usually preferred)	• 진행성의 인공판막 주변부 역류가 있을 때 • 약 열흘간의 항생제 치료에도 불구하고 판막 기능 부전과 지속적인 감염 • 진균(mold)에 의한 심내막염	• Staphylococcal PVE • Early PVE(판막 수술 후 2개월 내) • 진균 심내막염(Candida spp.) • 항생제 내성 균주

PVE : prosthetic valve endocarditis

3) 치료 효과 판정

감염성 심내막염은 적절한 항생제 치료 후 5~7일 내 발열이 소실되면서 질환의 호전양상을 보이게 되는데 만약 적절한 항생제 치료를 1주 이상 받았으나 발열이 지속될 경우 심장내 합병증, 원내감염, 약열(drug fever)을 고려하여 적절한 조치가 필요하다. 3개월 내 심초음파로 추적, 관찰할 경우 25%까지 vegetation의 크기가 증가할 수 있으며 이를 치료 실패로 간주하지는 않는다.

4) 예방

실제적으로 발치 등의 치과 치료 보다 칫솔질(brushing) 등의 일상 활동에서의 균혈증 발생 빈도가 높고, 위장관 및 요로생식기 시술에서 감염의 위험이 낮은 것으로 확인되어 현재 예방적 항생제의 사용은 〈표 4-7〉에 제시된 바와 같은 고위험군 환자에서 일부 치과 치료 시에만 적용이 된다.

아래에 해당하는 경우 Standard regimen은 Amoxicillin PO 또는 Ampicillin IV/IM이며 Penicillin allergy가 있는 경우 Clarithromycin, Azithromycin, Cephalexin, Cefazolin, Ceftriaxone, Clindamycin 등을 사용할 수 있다.

여기서 잠깐 !!

- 시험에 잘 나오는 부분이며, 이전과 내용이 달라진 부분이므로 충분하게 숙지하여 주세요.

꼭 알아둡시다!!

감염성 심내막염 예방이 필요한 일부의 술기

- Dental procedures
  - Manipulation of gingival tissue or the periapical region of the teeth
  - Perforation of the oral mucosa(including surgery on the respiratory tract)
- Gastrointestinal or genitourinary procedure가 더 이상 prophylactic antibiotics가 추천되지 않는다 하더라도 infected GU tract이나 infected soft tissue & skin과 관련된 시술을 시행할 때 감염성 심내막염의 고위험군 환자의 경우는 적절한 치료가 필요함.

표 4-7 Dental procedure 시행 전 예방적 항생제가 필요한 고위험군

• Prosthetic heart valves
• Prior endocarditis
• Unrepaired cyanotic congenital heart disease, including palliative shunts or conduits
• Completely repaired congenital heart defects during the 6 months after repair
• Incompletely repaired congenital heart disease with residual defects adjacent to prosthetic material
• Valvulopathy developing after cardiac transplantation

Infection of the skin, muscle, soft tissue

1 병인론

근막을 기준으로 하여 위층 조직 침범 시 표층 피부감염, 하층 조직 침범 시 심부 피부 및 연조직 감염으로 나눈다.

2 농가진(Impetigo)

피부에 발생하는 가장 흔한 세균성 감염이다. 소아에서 얼굴, 입 주위에 잘 생기는 감염증으로 전염성이 높다.

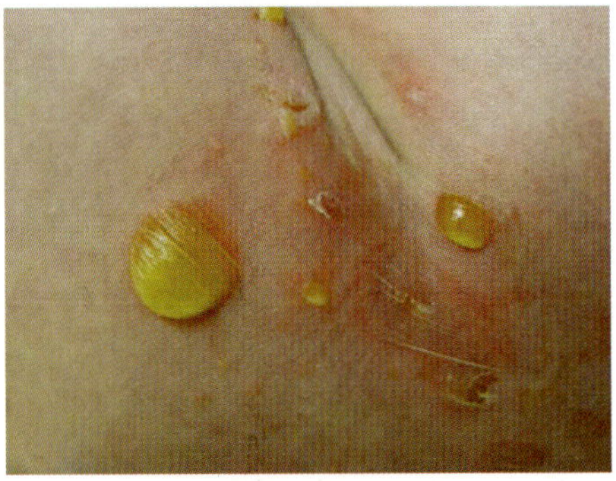

그림 4-4 Impetigo

1) 원인균

과거 *group A Streptococcus*가 많았으나 최근 *S. aureus*에 의한 감염의 빈도가 증가하는 추세이다.

2) 치료

원인 환경요인 제거, 죽은 조직 제거, topical antibiotics(mupirocin), 심한 경우에는 systemic antibiotics(1세대 cephalosporin 또는 penicillinase-resistant penicillin)

3 봉와직염(cellulitis)

피하조직까지 침범하는 급성 세균성 염증으로 심한 경우 괴사성 근막염과 괴저가 발생한다.

1) 원인균

S. aureus, group A Streptococcus, E. coli, proteus sp., Vibrio vulnificus 등

2) 임상양상

국소 통증, 홍반, 부종, 열감 같은 부분적 증상 외에도 고열, 오한, 피로 같은 전신 증상이 흔히 동반된다. 균혈증을 유발할 수 있으며, 병변은 정상 피부와 명확한 경계가 없다.

3) 치료

주로 1세대 cephalosporin 또는 penicillinase-resistant penicillin을 사용하며 그 외 원인균에 따른 항생제 치료

여기서 잠깐 !!

• 단독(Erysipelas)은 *S. pyogenes*의 감염으로 nasolabial fold를 따라 빠르게 진행하는 경계가 명확한 융기된(indurated) 병변이 특징이다. 봉와직염과의 차이점을 기억하자.

4 괴사성 근막염, 근괴사

1) 원인균

(1) 괴사성 근막염 : group A Streptococcus, *S. aureus, Clostridium perfringens,* mixed aerobic-anaerobic bacteria

(2) 근괴사 : 바이러스(*Influenza, Coxsackie, Dengue*), 기생충(*Tichinella, Cysticercus, Toxoplasma*), *S. aureus, S. pyogenes*

2) 역학

(1) 장수술 환자, 관통성 복부수술 환자, 욕창궤양, 마약중독자, 당뇨병, 말초혈관환자에서 발생할 수 있다.

(2) 1형과 2형으로 나누어지며 1형은 혼합감염에 의해 발생되어 관통성 복부수술 환자, 욕창궤양 환자에서 발생하며 2형은 *group A Streptococcus* 단독 감염 또는 *S. aureus*가 동반된다.

3) 임상양상

(1) 괴사성 근막염

① 하근막, 지방을 파괴하나, 근육은 상대적으로 보존

② 열, 통증 등의 비특이적인 증상 외 browny edema와 압통

③ 피의 모세혈관에 혈전증이 생김

④ 막을 따라 퍼지면서 shock, multi-organ failure가 올 수 있음

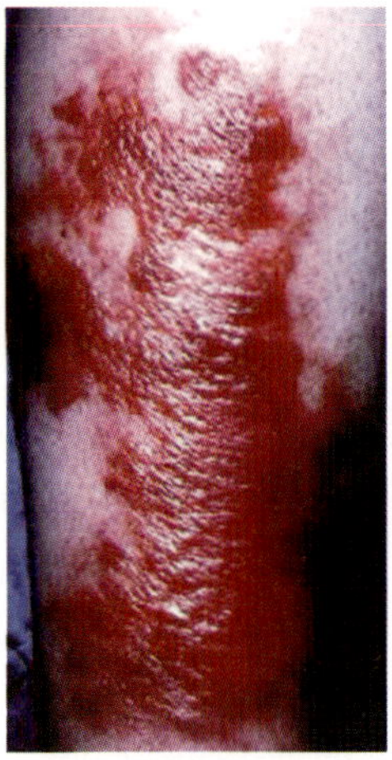

그림 4-5 괴사성 근막염

(2) 근염(myositis)

① *S. aureus* : 병변이 국한되고 독성이 별로 없는 것이 특징이다.

② *S. pyogenes* : 괴사성 근막염을 동반하는 경우가 많음

③ ***Clostridium perfringens*는 가스괴저를 일으킨다. 갑작스럽고 심한 통증과 저혈압, 전신독성을 일으키며 열에 비하여 빈맥이 심하다. 병변에서 피하 염발음이 들리며 수시간 내 치명적인 상태로 될 수 있다.**

4) 진단

임상적 진단, MRI, CT가 도움이 될 수 있으며 필요 시 탐색 절개한다. 조직배양검사와 혈액배양 검사가 도움이 된다.

5) 치료

죽은 조직과 괴사 조직의 광범위한 수술적 절제를 하고 정주 항생제를 주사한다.

• 배양전 항생제 : Ampicillin + Clindamycin + Ciprofloxacin(or gentamicin)

골수염(Osteomyelitis)

1 병인론

1) 혈행성 또는 인근 감염병소에서의 전파를 통해 뼈에 감염된다. 혈액 공급이 원활하지 못하거나 이물질이 있으면 감염이 잘 발생한다.
2) 혈행성 골수염은 감소 추세이나 교통사고, 인공관절 시술 증가로 접촉성 전파에 의한 골수염은 증가하는 추세이다.

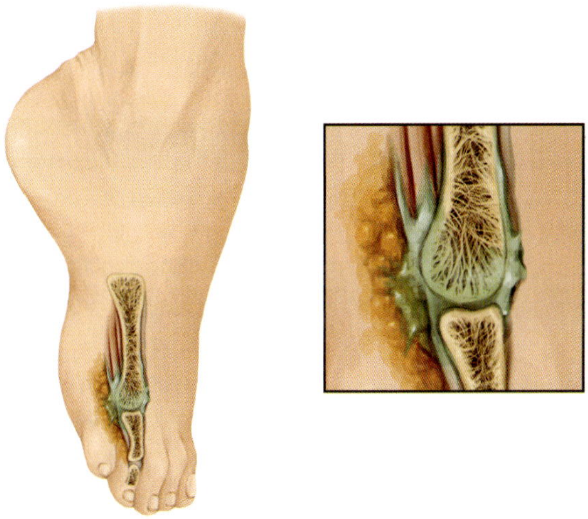

그림 4-6 골수염

2 급성 혈행성 골수염(Acute hematogenous osteomyelitis)

1) 원인균

S. aureus, group B Streptococcus, E. coli, P. aeruginosa 등의 단일균에 의한 경우가 흔하다.

2) 진단

(1) 의심부위를 흡인하여 농이 배출, 뼈나 혈액에서 세균배양 양성, 급성골수염의 전형적인 증상과 징후, 급성 골수염의 전형적 방사선 사진 소견 중 최소 2가지 이상 만족하면 진단할 수 있다.
(2) 방사선적 검사는 단순 방사선 사진과 **bone scan**이 일차적인 검사이다.

3) 임상양상

(1) 소아 : 발열, 오한, 국소 통증 및 압통

(2) 성인 : 대개 폐렴, 부비동염, 요로감염 등의 다른 감염증이 동시에 나타난다.

3 치료

1) 배양을 위한 검체가 얻어진 후에 항생제 치료를 한다. 그람염색을 통한 적절한 항생제를 선택한다. 경험적 항생제로 *S. aureus* 및 Gram(−)균에 대한 항생제를 사용한다. 항생제는 4~6주간 투여한다.

2) 뼈 안정화 치료가 필요하다.

표 4-8 골수염 치료시 균주에 따른 항생제 사용법

균주		항생제
Staphylococcus spp.	Methicillin-susceptible	Nafcillin or Oxacillin(2g IV q6h) → Rifampin(300~450mg PO q12h) + Levofloxacin (750mg PO q24h or 500mg PO q12h)
	Methicillin-resistant	Vancomycin(15mg/kg IV q 12h) or Daptomycin → Rifampin(300~450mg PO q12h) + Levofloxacin (750mg PO q24h or 500mg PO q12h) or TMP-SMX (1 double-strength tablet PO q8h) or Fusidic acid (500mg PO q8h)
Streptococcus spp.		Penicillin G(5million units IV q6h) or Ceftriaxone(2g IV q 24h)
Enterobacteriaceae	Quinolone-susceptible	Ciprofloxacin(750mg PO q24h)
	Quinolone-resistant	Imipenem(500mg IV q6h)
Pseudomonas aeruginosa		Cefepime or Ceftazidime(2g IV q8h) + aminoglycoside 또는 Piperacillin-tazobactam(4.5g IV q8h) + aminoglycoside 2~4주간 사용 → Ciprofloxacin(750mg PO q12h)
Anerobes		Clindamycin(600mg IV q6~8h) 2~4주간 사용 → Clindamycin(300mg PO q6h)

Clostridium difficile associated ds., including pseudomembranous colitis

*Clostridium sp.*는 그람양성균으로 포자를 형성, 자연계 도처에 산재된 혐기성균

1 거짓막 결장염(Pseudomembranous colitis)

1) 임상적 의의

(1) *C. difficile*에 의하여 발생하며 모든 **항생제에 의해서** 발생할 수 있다(치료에 사용되는 metronidazole과 vancomycin에 의해서도 발생가능).

(2) **죽처럼 걸쭉하거나 수양성 설사**가 3회/1일 이상 발생 시 임상적 의의 있음

(3) 잠복기간은 항생제 투여 수시간부터 2개월까지 다양하다.

여기서 잠깐 !!

• 완전 중요한 내용입니다. 잘 알아야 합니다. 소화기 부분과 연관해서 공부를 하세요.

2) 증상

하복부 통증, 설사, 복부팽만, 혈변, 발열, 구토, 식욕감퇴 등 다양하게 나타난다.

3) 진단

(1) 2일간 하루 3회 이상의 설사(다른 원인 배제)가 있으면서 **stool toxin assay**에서 toxin A 또는 toxin B의 확인 또는 대변 배양에서 독소생성 *C. difficile* 확인

(2) 내시경 소견에서 결장에 pseudomembrane이 관찰되면 진단

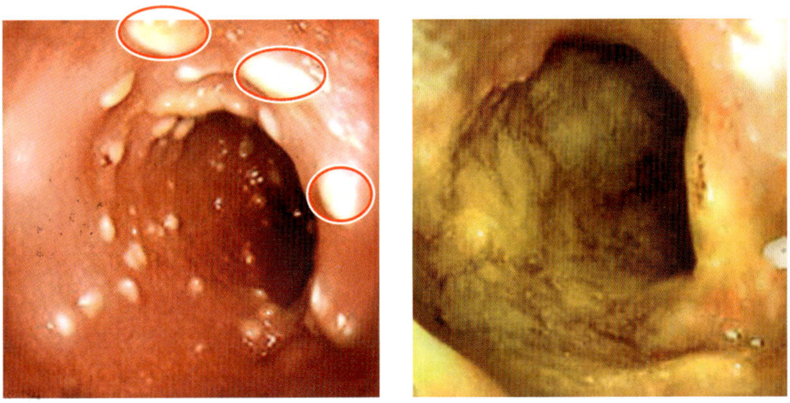

그림 4-7 **거짓막 결장염의 대장내시경 소견.** 동그라미 친 부분이 정상이고 나머지 부분이 점막이 손상되어 깎여 나간 것이다. 정상적인 점막들에는 부종이 생겨 백태가 낀 것처럼 보인다.

4) 치료

(1) 가능하면 원인 항생제를 중단, 15~23%에서는 항생제 중단만으로도 호전됨
(2) 주로 metronidazole(경구 또는 IV) 사용. 반응하지 않거나 증상이 악화되고 설명되지 않는 백혈구 증가증이 있으면 vancomycin을(경구) 사용
(3) 재발 시 내성균주의 등장은 드물기 때문에 metronidazole을 재투여
(4) Teicoplanin, nitazoxanide, fidaxomicin도 임상적으로 유용할 수 있다. 재발 시에도 초치료 약물로 사용 가능하다.
(5) Toxigenic *C. difficile*가 의료진을 통해 다른 환자에게 전파될 수 있으므로 접촉격리, 진찰 후 손씻기를 철저하게 해야 한다.

Urinary tract infection and pyelonephritis

시험에 잘나오니 잘 숙지해야 합니다. 수치를 가지고 낼 수도 있으니 상황에 따른 수치까지 잘 알고 계세요.

1 정의 및 진단

1) 증상이 없더라도 깨끗한 중간뇨를 받아 소변 배양을 시켰을 때 $>10^5$CFU(colony forming unit)/mL 결과가 2회 나오면 요로감염증으로 진단할 수 있다.
2) 치골상부 흡인이나 도뇨관으로 채취한 소변은 오염의 가능성이 적음
→ $>10^2$CFU/mL이면 요로감염증으로 진단한다.
3) 남자의 경우 오염의 가능성이 낮으므로 $>10^4$CFU/mL이면 요로감염을 진단
단, 항생제 치료 후, urea concentration이 높은 경우, low pH, urine osmolarity가 높은 경우 요로감염이 있더라도 colony unit 수가 작을 수 있다.
4) 현미경 검사 상 균이 보이지 않더라도 요로감염증을 배제할 수 없다.

2 소변 검사 시 유의점

1) Catheter bag에서 받으면 안 되고 도관 자체에서 소변을 채취해야 한다.
2) 상온에서 2시간 이상 방치하면 안 됨, 24시간 소변은 기생충 검사에만 의미 있음

3 원인

1) 그람음성균은 *E. coli*가 uncomplicated APN의 80%이다.
2) 비뇨기과적 시술, 요석, 기타 요관의 폐쇄 시 발생하는 요로감염증은 *Proteus, Klebsiella, Enterobacter, Serratia, Pseudomonas*와 연관이 있다.
3) 그람양성균은 *S. saprophyticus*가 젊은 여자 요로감염의 10~15%를 차지한다.
4) *Enterococcus*는 여자 방광염의 주요 원인이다. 또한 *Enterococcus, S. aureus*에 의한 요관감염은 신석과 예전 비뇨기과적 조작 및 수술과 연관이 있다.

4 병인

1) 대부분 그람음성균의 ascending infection에 의하여 발생
2) 면역저하자, 만성질환자, 혈행성 전파에 의한 경우 descending infection으로 발생
3) 외부 비뇨기 주변의 정상 세균총이 병원성 세균으로 변화함으로 요로감염의 주요 원인이 되는데, 이에 대한 원인이 확실하게 밝혀지지 않았지만 항생제, 다른 성기 감염증, 피임약 등으로 인한 원인이 주요할 것으로 추정된다.

꼭 알아둡시다!!

무균성 농뇨

- 소변에서 백혈구는 나오나 배양이 안 되는 경우
- 원인으로는 C. trachomatis, U. urealyticum, M. tuberculosis, fungus와 같은 흔하지 않는 균주의 감염, 요석, 해부학적 이상, 방광요관역류, 간질성신염, 다낭성 콩팥질환과 같은 비감염성 원인에 의한 경우가 있다.
- Glucocorticoid이나 cyclophosphamide 사용, 급성열성질환, 임신, 콩팥이식 후 거부반응, 전립샘염 등에 의해서도 무균성 농뇨가 발생할 수 있다.

5 치료

1) 합병증이 없는 요로감염증은 대개 fluoroquinolone, aminoglycoside, 3세대 cephalosporin을 사용한다.
2) 요즘은 ampicillin, TMP-SMX 내성균주에 의한 감염증이 많기 때문에 이 두 항생제는 사용하지 않는다.
3) 합병증을 동반한 요로감염증은 없는 경우보다 장기간 항생제 치료가 필요하며 치료 종결 후 2~4주 후 추적 배양 검사를 시행하여 완치를 확인해야 한다.

꼭 알아둡시다!!

무증상 세균뇨의 치료 적응증 → 중요합니다. 잘 알아두세요!

- 임신, 어린이
- 콩팥질환의 주요 원인인자가 있는 경우 : 당뇨, 다낭성 신증 등
- 해부학적, 신경학적 요로계 이상
- 비뇨기과적 조작술 예정
- 면역저하자
- 콩팥이식 후 또는 예정
- Urea 생성균은 urinary calculi 만들기 때문에 치료가 필요하다.

6 비뇨기과적 정밀 검사가 필요한 경우

1) 계속 요로감염이 재발하는 여자(relapsing이지 recurrent는 아니다)
2) 어렸을 때 요로감염의 기왕력이 있는 경우
3) 요석이 있거나 무통성의 혈뇨가 있는 경우
4) 재발성 신우신염
5) 성적 접촉으로 인한 방광염을 제외한 요로감염이 있는 남자
6) 요로감염증에 의해 패혈증 쇼크가 유발된 경우

7 요로감염의 항생제 예방방법

1) 적응증

1년에 3회 이상의 요로감염을 보이는 여자, 성교와 관련된 요로감염이 발생하는 여자의 성교 후, 만성 전립샘염 남자, 전립샘 절제술 중 수술 후, 무증상 세균뇨 임산부

2) 약제

하루 1회 또는 1주에 3회, bactrim, nitrofurantoin, trimethoprim, fluoroquinolone

8 기종성신우신염(Emphysematous pyelonephritis)

1) 주로 당뇨환자, 요로협착, 만성 염증 시 발생한다.
2) 증상 : 급격한 임상경과를 보인다. 고열, 콩팥 실질 파괴, 콩팥 및 콩팥 주변 조직에 가스 축적 소견을 보인다.
3) 원인균은 거의 *E. coli*이며 다른 Enterobacteriacea가 동정되기도 한다.
4) 치료는 침범 조직의 수술적 제거와 항생제 사용이다.

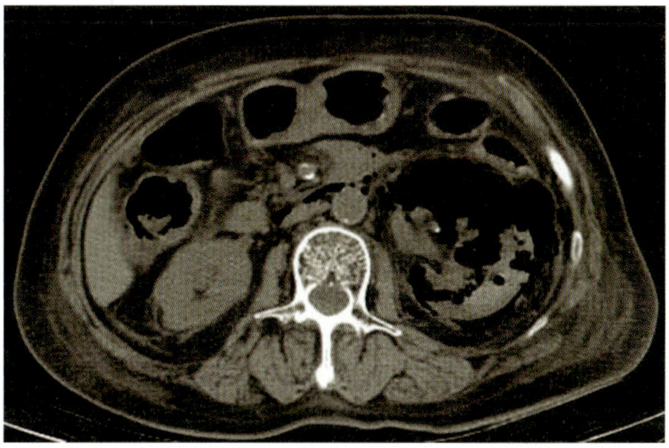

그림 4-8 Emphysematous pyelonephritis 환자의 복부 CT 사진.
왼쪽 콩팥과 콩팥 주변 조직으로 공기 음영이 보이고 있다.

PACIFIC
INTERNAL MEDICINE

05 Chapter

병원 내 감염

Clinical syndromes : nosocomial infections

암환자 증가에 따른 항암요법의 증가와 발달, 면역억제제 사용의 증가, 침습적 처치의 증가, 항생제 내성균주의 증가에 따라 병원 내 감염이 증가하고 있으므로 이에 따른 내용을 잘 숙지할 필요가 있습니다. 그리고 의료인의 손이 병원균 전파의 주원인이라는 것은 꼭 기억합시다.

Hospital acquired infections

1 개요

1) 정의

(1) 입원 중 혹은 입원 때문에 발생한 감염

(2) **대개 입원 48시간 이후(이전에 나타나면 입원 전 감염)에 나타나는 감염**

(3) culture를 위한 최소한 2일의 incubation 기간 포함하여 3일 이상 입원

(4) 창상 감염의 경우처럼 퇴원 후(30일 내) 증상이 발현하는 경우도 포함한다.

여기서 잠깐 !!

• 의인성 감염 : 각종 의료 시술과 연관된 감염증

2) 역학

(1) 미국이나 유럽의 경우 입원한 환자의 5～10%에서 발생한다. 우리나라는 대략 3～15%로 추정된다.

(2) 면역저하자에서 특히 호발

(3) 최근 증가 추세 : 의료기술의 진보로 더 침습적인 시술이 증가, 장기이식 및 종양 환자의 증가, 면역억제제의 사용 증가, 항균제의 사용 증가
→ 내성균이 많아지고, 감염균이 변화한다.

3) 유발인자

(1) 환자의 감염에 대한 감수성 : m/i

① 고령

② 영양결핍

③ 기저 질환의 심각한 정도

④ 면역 방어 상태 : 피부 점막의 integrity 등

(2) 진단 및 치료적 처치로 인한

① IM injection : no risk

② Colorectal op. : 15～20%

③ 항암화학치료 및 면역억제제 투여

④ 항생제 : 중복감염(superinfection)

(3) 병원 내 입원 기간의 증가

4) 전파경로

(1) 내인감염(endogenous source) : 병원감염의 80%를 차지한다. 정상적으로 환자의 피부나 장내 존재하던 세균무리가 침습적 처치에 의해 없어야 할 곳으로 들어가 감염된 경우이다.

예 중심정맥관 삽입 후 *S. epidermidis* 감염, 요관 삽입 후 요로감염증 등이다.

(2) 외인감염(exogenous source) : 병원내 미생물 보유저장소에서 **의료진의 손**, 장치나 기구 등의 접촉을 통해 교차집락화, 교차감염을 일으키는 경우이다.

예 **MRSA, VRE, clostridium difficile**(MRSA, VRE는 손씻기가 중요 요소이나 spore를 제거할 수 없어서 C. difficile의 전파를 막지는 못함)
비말감염(인플루엔자, 디프테리아, 백일해, 풍진, 볼거리)
공기통한전파(결핵, 홍역, 수두), aspergillus(소각장, 먼지, 공사)
Legionnaire's disease : 에어컨, 샤워기, 수도꼭지 등

5) 원인균

(1) G(−) : **E.coli(m/c)**, Pseudomonas, Klebsiella, Proteus

(2) G(+) : **S. aureus**(esp. MRSA), Enterococcus

2 종류

1) Urinary tract infections

(1) 특징

① 전체 병원 내 감염의 30~40% 차지한다. **가장 흔하고** 빈도가 높다. 하지만 요도 감염 자체는 경증질환으로 사망률이 높지 않다. 여자에게 더 흔하게 발생한다.

② 거의 모든 nosocomial UTI는 이전에 침습적인 치료 행위, 방광 도관 삽입과 관련되어 있다(장시간 요로도관 삽입시 거의 세균뇨가 발생한다).

③ 대부분 GI나 회음부의 균이 요도를 타고 올라가서 감염을 나타낸다.

여기서 잠깐 !!

• S. aureus의 경우 hematogenous spread에 의해서 발생할 수 있으므로 반드시 다른 곳의 감염에 의한 경우를 의심해봐야 한다.

(2) **UTI를 예방할 수 있는 방법**

① 꼭 필요한 경우에만 catheter를 사용한다.

② catheter를 삽입할 때는 항상 aseptic하게 한다.

③ 한번 삽입한 도관을 조작하는 행위는 최소화한다.

④ 최대한 빠른 시일 내에 catheter를 제거한다.

⑤ 필요한 경우에는 도관을 삽입하자마자 예방적으로 항생제를 준다(무조건 예방적 항생제를 주는 것은 추천하지 않는다).

⑥ closed drainage system을 유지한다.

여기서 잠깐 !!

• Catheter irrigation은 오히려 감염의 위험을 증가시킬 수 있다.

(3) UTI 치료시 고려해야 할 사항

① 가장 흔한 균 : *E. coli*, **nosocomial G(−) bacilli**, *Enterococcus, Candida*

② Chronic catheterization(특히 여성에서) 시에 감염이 의심되면 catheter를 바꾸고 중간뇨를 받고 배양한다.

③ 배양 결과가 양성으로 나와서 치료를 시작할 시기에 다시 한 번 중간뇨를 배양한다.

④ UTI만이 유일한 감염원이 아닐 수도 있다는 것을 염두에 둔다.

⑤ *Staphylococcus aureus*가 소변에서 배양된 경우에는 혈행성 전이의 결과일 수 있으므로 occult systemic infection을 고려해야 한다.

⑥ *Candida*가 중환자실 입원환자의 가장 흔한 nosocomial UTI의 원인균이지만, 상부 요로감염, 요로 폐색, 호중구 감소증, 면역저하 시에만 치료한다.

2) Pneumonia

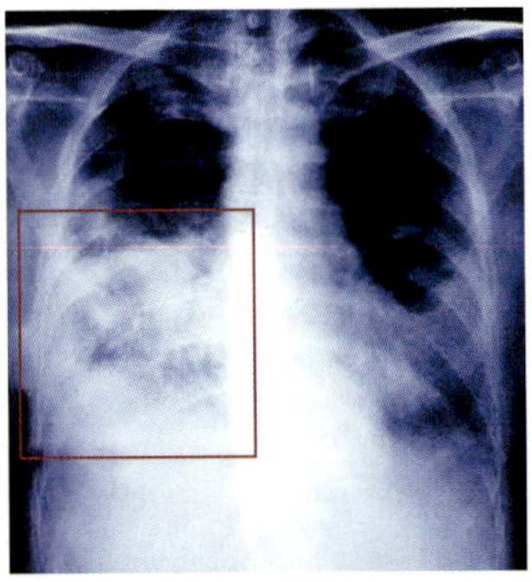

그림 5-1 병원내 감염에 의한 폐렴의 흉부 방사선 사진

(1) 특징

① 전체 병원 내 감염의 **10~15%**

② 병원 내 혹은 endogenous한 oropharyngeal flora의 aspiration으로 인해 생긴다.

③ **사망률이 높고(50%, 제일 높음)** 의료비 상승의 원인이 된다.

(2) Nosocomial pneumonia의 risk factor

① 잠재적인 병원균의 colonization을 증가시키는 요인

- 이전의 antimicrobial therapy
- 오염된 인공호흡기 등의 사용
- 위내 산도 감소 : H_2 blocker보다 sucralfate가 추천되었으나 최근 sucralfate 사용군에서 위출혈 빈도가 더 조금 더 높은 결과가 나와 필요시 두 가지 모두 사용가능한 것으로 되어 있다.

② 구강인두 물질의 흡인 확률을 높이는 요인

- Intubation
- Decreased levels of consciousness
- nasogastric tube 착용중

③ 폐에서의 host defense mechanism을 줄임으로써 병원균의 과다증식을 허용하는 요인

- 만성 폐쇄성 폐질환(Chronic obstructive pulmonary disease)
- 고령
- 상복부 수술 병력

(3) 진단을 위한 임상적 기준 : 높은 민감도, 낮은 특이도

① 고열

② 백혈구증가증

③ 화농성 분비물

④ 새롭거나 변하는 방사선학적 검사 소견(radiographic infiltrate)

⑤ 산소 요구량의 변화

(4) 원인균

① 전체적으로는 G(−)가 60% 이상 차지

② Early-onset nosocomial pneumonia(입원 4일 이내에 발생하는 폐렴)

- Community-acquired pathogen에 의해 생긴다.
- *Streptococcus pneumonia, Hemophilus influenza, E. coli, Klebsiella, proterus sp.,* MRSA

여기서 잠깐 !!

- 치료는 2세대나 3세대 cephalosporin, β-lactam/β-lactamase inhibiter penicillin, fluoroquinolone

③ Late-onset pneumonia

- *S. aureus, P. aeruginosa,* Enterobacter species, *Klebsiella pneumoniae,* Acinetobacter
- *Pseudomonas aeruginosa, acinetobacter,* MRSA는 ventilator associated pneumonia와 연관성이 있다.

여기서 잠깐 !!

- 치료는 Anti-pseudomonal penicillin, Ceftazidime or Cefoperazone+Aminoglycoside 항생제 조합이나 Carbapenem 항생제로 치료해야 하며 MRSA의 경우 glycopeptide계 항생제를 사용하여야 한다.

3) Surgical wound infections

병원 내 감염의 15~20%를 차지한다. 그러나 대개 수술 후 5~7일 후 발병하기 때문에 잠복기가 길어 퇴원 후 인지하게 되는 경우가 많아 실제로는 더 높은 비율로 발생할 것으로 생각된다.

(1) 원인

① 환자의 resident skin flora에 의해 생긴다. airborne spread는 소수

② 대개 수술 중 contamination

(2) Risk factor

① contamination site의 수술 : bowel 등

② 수술 전 입원 기간이 긴 경우

③ 수술 전 준비 : 예방적 항생제 사용의 부적절한 시기, 수술부위 제모

④ 환자의 기저 질환(DM, 비만, 신부전), 스테로이드 사용, 고령

⑤ 수술자의 수술 숙련도, 긴 수술 시간

⑥ devitalized tissue, 이물, 배액관, 혈종이 남은 경우

⑦ 다른 부위의 감염(예, untreated UTI)

(3) 예방법

① High risk procedure를 할 때, 예방적 항생제 사용

② 수술 중, 수술 관련 시술 때 조심하기

③ Active infection에 대한 preoperative therapy

(4) 원인균

① Postoperative wound infection의 가장 흔한 원인균

- *S. aureus*
- *Coagulase negative Staphylococci*
- Enteric and Anaerobic bacteria

② Rapidly progressing postoperative infection(수술 후 24~48시간 이내 발생하는 감염)

- Group A Streptococcal
- Clostridial infection

(5) 치료

① 배농

② 감염되고 괴사된 조직의 수술적 제거(surgical excision)

③ 항생제 투여

4) 도관 감염(catheter infection, vascular access와 monitoring 관련)

병원 내 감염의 10~15%를 차지, 이 중 central vascular catheter(CVC)가 80~90%

(1) Exit site infection vs. tunnel infection

① Exit site infection : catheter exit site의 purulent drainage와 erythema

② Tunnel infection : catheter 주행 방향 위 피부의 봉와직염

※ **catheter-related infection이 확실하면 도관을 반드시 제거해야 한다.**

(2) 원인

① 삽입 위치의 cutaneous microflora가 Catheter tip으로 extraluminal하게 이동

② CVC의 hub 또는 needleless system의 port가 contamination되어 intraluminal로 infection

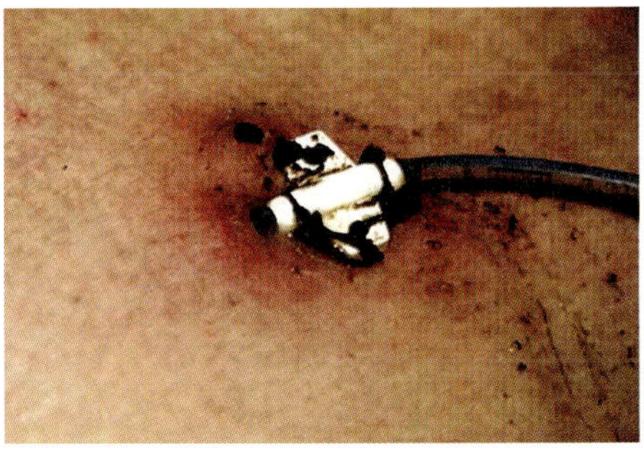

그림 5-2 Catheter exit site infection

(3) Catheter-related blood stream infection

① 원인균 : *S. aureus(m/c), Coagulase negative Staphylococci, Enterococci, Nosocomial Gram negative bacilli, Candida*

② 확진 : 카테터를 제거하고, 카테터 출구 주위의 **고름을 배양**하고, **카테터 말단 부위를 잘라서 정량적 배양**을 시행. **말초 혈액 배양 검사**를 시행
→ 동일한 균 동정시 확진

여기서 잠깐 !!

• Coagulase-negative Staphylococci, S. aureus 의 경우 Methicilline 내성균이 50~60% 이상이다.

(4) Catheter를 반드시 제거해야 하는 경우

① Coagulase(+) staphylococci(S. aureus) : IE의 위험

② Fungus, G(−) bacteria

③ Catheter tunnel infection

④ 48시간 이상의 항균제 치료에도 반응하지 않는 경우

⑤ Implantable subcutaneous device에 감염이 생긴 경우

(5) 예방

① 가장 예방하기 쉬운 병원 내 감염이다.

② 5일 이상 카테터를 유지할 환자에게는 antiseptic-impregnated central venous cath.를 쓸 수 있다.

③ Femoral site는 피한다(skin flora의 density가 높아서 감염확률이 높다).

④ Peripheral catheter를 72~96시간 마다 다른 site로 바꿔준다.

⑤ Semitransparent access-site dressing과 관리도 중요(site에 대한 관찰)
⑥ Mupirocin ointment(topical antibiotics)
⑦ Newer design catheter(tunneled, totally implanted)

(6) 치료

① vancomycin 사용 : 가장 흔한 원인균이 S. aureus이고, 병원내 감염에서는 MRSA가 많기 때문에 vancomycin을 쓰는 것
② Echocardiogram(catheter 연관 균혈증에 의한 endocarditis 확인을 위해), therapy 기간, catheter의 제거 유무 등을 고려한다.

여기서 잠깐!!

- 합병증을 동반하지 않은 Coagulase-negative Staphylococcus를 제외한 다른 균주(S. aureus, G(−) bacilli, Candida spp.)가 원인인 경우 catheter 제거는 필수이다.

5) 병원감염 예방을 위한 Personal protective equipment

Task	Hand washing	Gloves	Gown Apron	Mask/Eyewear /Face shield	Comments
lavaging NG tubes				*	protect eyes and mouth
endotracheal suctioning	Y	Y	consider	consider	
wound care	Y	Y	consider	consider	
peripheral IV	Y	clean	N	N	
CVC	**Y**	**sterile**	**Y**	**Y**	**full sterile barrier precautions**

Infections in transplant recipients

1 개요

이식 환자의 감염을 평가하는 것은 donor, recipient를 모두 고려해야 한다. 장기이식 환자들은 면역억제제를 쓰기 때문에 immunocompetent한 donor에게 무증상인 감염이라도 recipient에게는 치사율이 높은 병이 될 수 있다. 다양한 균이 장기이식에 의해 감염될 수 있다.

표 5-1 장기이식에 따른 감염가능한 병원소와 재활성화 부위

		혈액	폐	심장	뇌	간/비장	피부
바이러스	Cytomegalovirus	+	+	±	±	+	±
	Epstein–Barr virus	+	+	±	±	+	±
	Herpes simplex virus		+		±	+	+
	Human herpes virus type 6	+	+		+		+
	Kaposi's sarcoma–associated herpes virus	+	±			±	+
	Hepatitis B and C viruses					+	
	Rabies virus				+		
	West Nile virus	+			+		
진균	Candida albicans	+	+			+	+
	Histoplasma capsulatum	+	+			+	+
	Cryptococcus neoformans	+	+		+	±	+
기생충	Toxoplasma gondii		+	+	+		
	Strongyloides stercoralis		+				
	Trypanosoma cruzi			+			
	Plasmodium falciparum	+					
프리온병	Creutzfeldt–Jakob disease(CJD)				+		
	Variant CJD/bovine spongiform encephalopathy				+		

+; well documented, ±; probably occurs.

꼭 알아둡시다!!

장기이식 후 감염의 위험요소

- 환자의 면역억제 상태 : 면역억제제의 종류, 용량 및 기간에 따라 결정된다. CMV, EBV, Human immunodeficiency virus, HBV, HCV 감염이 면역저하 유발 이차적 감염의 원인이 될 수 있다.
- 수술이나 처치에 따른 방어기전 손상 : 창상감염, 기도삽관 후 폐렴, 유치도뇨관에 의한 요로감염
- 환경적인 노출 : 각종 병원감염, 결핵, Aspergillus 감염, 간염, 호흡기 virus 감염 등이 있다.

2 조혈모세포 이식 후 감염

조혈모세포 이식시 일시적으로 면역력이 거의 제로에 가까운 상태가 되므로 여러 pathogen에 의해 감염이 쉽게 일어난다. 이식 과정과 생착 후 유지에 감염은 매우 중요한 인자이다. 그러므로 조혈모세포 이식 후 감염에 의한 합병증이 있는 경우 없는 환자군에

비하여 생존율이 유의하게 낮아진다. 이식 후 면역력의 회복 양상과 시기에 따라 감염의 주요 원인균도 변하므로 이식 후 시기에 따라 다르게 대처해야 한다. 타자(unrelated) 이식 시 동종이식(matched-sibling)보다 감염 합병증이 많다.

표 5-2 이식 후 시간과 감염되기 쉬운 균

감염부위	이식 후 기간		
	조기(1개월 내)	중기(1~4개월)	후기(>6개월 이후)
파종성	호기성 그람음성균과 양성균	*Candida, Aspergillus*, EBV	피막균(*Streptococcus pneumoniae, Hemophilus influenzae, Neisseria meningitidis*)
피부, 점막	HSV	HHV-6	VZV, HPV(warts)
폐	호기성 그람음성균과 양성균 *Candida, Aspergillus* other molds, HSV	CMV, Seasonal respiratory viruses *Pneumocystis* *Toxoplasma*	*Pneumocystis, Nocardia* *S. pneumoniae*
위장관계	*C. difficile*	CMV, adenovirus *Bradyrhizobium enterica*	EBV, CMV *Bradyrhizobium enterica*
콩팥		BK virus, Adenovirus	
뇌		HHV-6 Toxoplasma	Toxoplasma JC virus
골수		CMV, HHV-6	CMV, HHV-6

여기서 **잠깐 !!**

• 시기에 따라서 호발하는 균들을 알아야 한다.

1) Bacterial infections

(1) 조혈모세포 이식 후 초기에는 그람음성균 감염이 많으며, 후기 회복기에는 피막균(*S. pneumonia, H. influenza, N. meingitidis*) 감염이 많다.

(2) Chronic GVHD(이식편대 숙주병) 환자에게서 흔하게 발생한다(체액성 면역의 더딘 회복에 의한 것으로 생각된다).

(3) 이식 후 감염 위험이 높은 환자에게는 예방적 항생제 투여를 고려한다.

(4) 원인균

① Bowel

• 주로 aerobic bacteria의 감염이 이루어진다.

• *Escherichia coli, Klebsiella, Pseudomonas*

② Skin이나 intravenous catheter

- Staphylococcus aureus, Coagulase-negative Staphylococci
- Neutropenia가 있는 며칠 동안을 제외하면, Norcardia와 같은 filamentous bacteria의 감염이 흔하다.

2) Fungal infections

(1) 이식 1주 후부터는 fungal infection이 흔하다.

(2) Candida infection이 가장 흔하다.

(3) Prophylactic fluconazole의 사용이 늘면서 Aspergillus와 다른 mold(Fusarium, Scedosporium, Penicillium) 감염이 늘고 있다.

3) Parasitic infections

*T. gondii*는 pneumonia나 CNS(Central Nervous System) lesion을 일으킬 수 있다. 이를 막기 위해서 TMP-SMX를 사용할 수 있다.

4) Viral infections

Herpes virus 계통이 주로 문제가 된다.

표 5-3 이식 환자에 있어서 문제를 일으키는 herpes virus 증후군

Virus	Reactivation disease
Herpes simplex virus type 1	구강병변, 식도병변, 폐렴과 함께 나타날 수도 있다. 간염(드묾)
Herpes simplex virus type 2	생식기 병변 간염(드묾)
Varicella-zoster virus	대상포진, 파종성 감염도 가능함
Cytomegalovirus	이식시 거부반응, 발열, bone marrow failure, pneumonitis, 위장관 질환 등과 관련이 있다.
Epstein-Barr virus	B cell lymphoproliferative disease Oral hairy leukoplakia(드묾)
Human herpes virus type 6	Fever, delayed monocyte/platelet engraftment, encephalitis(드묾)
Human herpes virus type 7	Undefined
Kaposi's sarcoma-associated herpes virus	Kaposi's sarcoma Primary effusion lymphoma(드묾) Multicentric Castleman's disease(드묾) Marrow aplasia(드묾)

3 Solid organ transplant recipient 환자에서의 감염

더 효과적인 항생제를 사용하게 되면서 장기이식 환자의 이환율과 사망률은 줄어들게 되었다. Neutropenia가 일어나지 않기 때문에 solid organ transplant를 받은 환자의 감염은 조혈모세포 이식환자의 감염과는 양상이 다르다. 장기이식 후의 시기 및 이식의 종류에 따라 감염증의 발생 양상이 다르다.

1) 감염의 원인균

(1) 이식 후 1개월 이내

① 수술의 기술적인 문제, 수술 후 창상관리, 유치 도뇨관, 혈액 도관 관리와 연관될 것이 대부분이다.

② 이 시기의 감염의 90%가 창상 감염이다. Extracellular bacteria 감염이 가장 흔하고, MRSA와 같은 항생제 내성 균주가 많다.

③ *Candida*나 Herpes simplex virus 감염도 발생가능하다.

④ 면역억제제의 누적 용량이 적어 기회감염은 드물다.

⑤ 이식 전 가지고 있던 감염증이 면역억제제로 인해 악화되는 것에 주의를 기울여야 한다.

(2) 이식 후 2~6개월 이내

① 감염의 위험이 가장 증가되는 시기

② 기회감염(바이러스, 진균류) 증가

③ CMV, HSV, Varicella-zoster virus, EBV, HHV 6가 이 시기의 가장 중요한 병원체이다.

④ 진균 감염시 80%가 2개월 내 발생하며, 발생시 치사율이 높다.

⑤ *Candida, Aspergillus, Cryptococcus*가 우리나라에서 문제가 된다.

⑥ 이 시기의 병원체의 빈도는 virus > fungus이며, 치사율은 fungus > virus이다.

(3) 이식 6개월 이후

① 이식 후 일반적인 경과를 거치는 경우 이 시기에는 일반적인 지역사회 감염이 많다.

② 10%에서 만성 virus 감염이 발생되어 장기부전, 악성종양 발생이 가능하다.

예 CMV retinitis, chronic hepatitis, EBV, papillomavirus, HIV

③ 10%에서 이식장기의 거부반응으로 면역억제제 과다 투여로 각종 기회감염 유발

06 Chapter

항균제

Approach to therapy for bacterial infections

항균제의 종류는 매우 많아서 그 이름과 기전 모두를 외운다는 것을 거의 불가능할 것입니다. 하지만 큰 분류에 따라 분류하고 임상적으로 많이 쓰이는 항균제를 중심으로 공부한 후 뒤에 나오는 여러 병원체 각각을 공부하면서 항균제를 다시 보고 정리한다면 어느덧 머릿속에 정리가 되어 있을 것입니다.

개 요

1 정의

미생물이 만들어내는 물질이나 화학적으로 합성한 물질로서 다른 미생물을 억제하는 물질이다.

2 항균제가 작용하기 위한 요건

목표가 되는 병원체에 susceptible한 약물이어야 하며, target site of infection에 제대로 전달되어야 하고, 작용에 충분한 농도와 시간을 유지할 수 있어야 한다.

3 항균제의 저항성이 나타나는 기전

1) β-lactam계 항생제 분해물질 분비(β-lactamase)
2) 항생제와 결합하는 target의 변화
   예 Penicillin Binding Protein(PBP) 변화, 항생제－리보솜 결합 부분 변화
3) Drug-insensitive target을 encoding하는 새로운 유전자 획득
4) 세포벽 침투 못함(Decreased permeability)[예, Vancomycin]
5) 항생제를 세포 밖으로 배출(Active efflux)

4 항생제가 작용하는 부위와 작용 기전

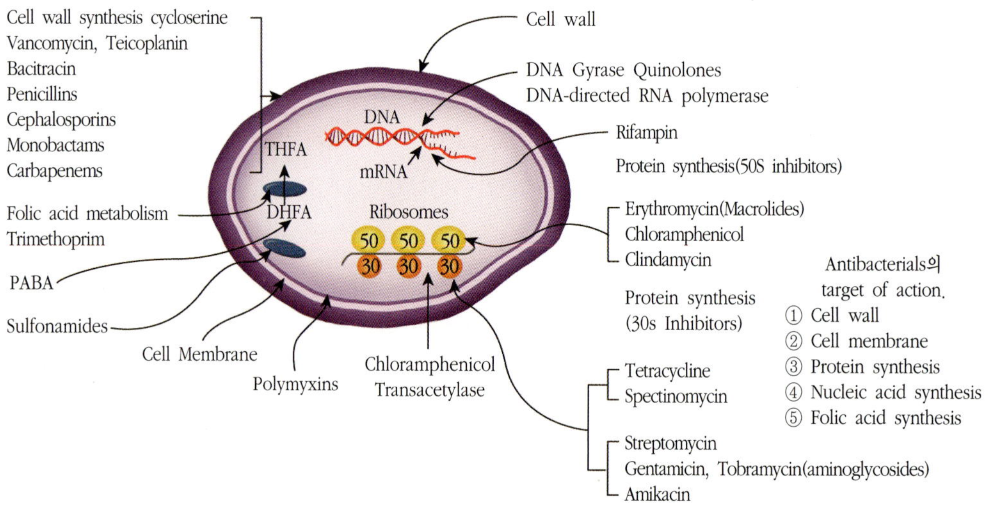

그림 6-1 Bacterial targets for current antibiotics used in the cell

표 6-1 항생제별 작용기전 및 내성기전

항균제	주요 표적부위	기전	내성의 주요 기전
β-lactams (penicillins, cephalosporins, monobatams, carbapenems)	세포벽	cell-wall cross-linking 효소에 결합 (PBPs, transpeptidases)	1. 약제 불활성화(β-lactamase) 2. 표적부위 변화(altered penicillin-binding proteins targets) 3. porin channel을 통한 diffusion 감소
Glycopeptides (Vancomycin Teicoplanin 등)	세포벽	D-Ala-D-Ala stem-peptide의 terminus에 결합하여 cell wall glycosyltrasferases를 block	표적부위 변화(substitution of terminal amino acid of peptidoglycan subunit)
Bacitracin	세포벽	cell wall precursors의 lipid carrier를 block	능동배출(active efflux)
Macrolides (erythromycin, clarithromycin, azithromycin)	단백합성	50S ribosomal subunit에 결합 peptide chain exit를 block	1. 표적부위 변화(ribosomal methylation and mutation of 23S rRNA) 2. 능동배출
Lincosamides (clindamycin)	단백합성	50S ribosomal subunit에 결합 peptide bond 형성을 block	표적부위 변화(ribosomal methylation)
Chloramphenicol	단백합성	50S ribosomal subunit에 결합 aminoacyl tRNA positioning을 block	drug-modifying enzymes

표 6-1 항생제별 작용기전 및 내성기전 (계속)

항균제	주요 표적부위	기전	내성의 주요 기전
Tetracyclines Tigecylcine	단백합성	30S ribosomal subunit에 결합	1. 세포내 약물 축적 감소(active efflux) 2. 표적부위의 감수성 약화
Aminoglycosides (gentamicin, tobramycin, amikacin)	단백합성	30S ribosomal subunit에 결합 peptide chain의 translocation을 block mRNA의 misreading을 일으킴	1. Drug-modifying enzymes 2. Methylation at ribosome binding site 3. Decreased permeation to target due to acitve reflux
Mupirocin	단백합성	isoleucine tRNA synthetase 억제	1. 저항성 tRNA synthetase 획득 2. native tRNA synthetase target 변화
Streptogramins (Quinupristin, dalfopristin)	단백합성	50S ribosomal subunit에 결합 peptide chain exit를 block	1. 표적부위 변화(ribosomal methylation: dalfopristin) 2. 능동배출(quinupristin) 3. drug-modifying enzymes
Oxazolidinones (Linezolid)	단백합성	50S ribosomal subunit에 결합 peptide 합성의 시작을 방해	1. rRNA 결합 부위 변화 2. Methylation of ribosome binding site
Sulfonamides and trimethoprim	세포대사 (folate 합성)	dihydropteroate synthetase 억제 (sulfonamide) dihydrofolate reductase 억제 (trimthoprim)	표적부위의 감수성 감소[dihydropteroate synthetase(sulfonamides) and dihydr-ofolate reductase(trimethoprim)] that bypass metabolic block
Rifamycins (Rifampin, rifabutin)	RNA 합성	Inhibits DNA-dependent RNA polymerase	표적부위의 감수성 감소(mutation of poly-merase gene)
Metronidazole	핵산합성	Reduce reactive drug derivatives that damage DNA	1. altered drug-activating enzyme 2. acquired detoxifying enzymes 3. active efflux
Nitrofurantoin	핵산합성	Reduce reactive drug deriva-tives that damage DNA	altered drug-activating enzymes
Quinolones (ciprofloxacin, levofloxacin, moxifloxacin 등)	DNA 합성	Inhibits DNA gyrase & DNA top-oisomerase IV Enzyme-DNA-drug complex : blocks DNA replication apparatus	1. altered target(s) 2. active efflux 3. protection of target from drug 4. drug-modifying enzyme(ciprofloxacin)
Daptomycin	세포막	Produces membrane channel and membrane leakage	Altered cell membrane with reduced drug binding
Polymyxin B, Polymixin E(colistin)	세포막	Bind LPS and disrupt both outer and cytoplasmic membranes	Altered cell membrane charge with reduced drug binding

여기서 **잠깐 !!**

• 좀 어렵게 내는 시험에서는 출제하기 편한 표입니다. 많이 쓰이는 항생제를 위주로 알고 넘어갑시다. β-lactam은 반드시 알고 넘어가요!

5 항생제 사용의 일반 원칙

1) 기본 원칙

(1) 감수성 검사에 따라 선택

(2) spectrum이 좁은 단일약제 사용(광범위 항생제와 여러 항생제 병용 투여는 부작용만 유발)

(3) cost effectiveness 고려하여 선택

2) 살균항생제의 사용

bacteriostatic antibiotics(정균항생제)는 세균의 성장을 억제하게 되며 bacteriocidal antibiotics(살균항생제)는 세균을 죽인다. 정균항생제와 살균항생제는 각각 서로의 장·단점이 있으므로 반드시 살균항생제가 좋다고 할 수 없으나, 다음과 같은 경우는 반드시 살균항생제를 사용해야 한다.

(1) 면역저하자 감염

(2) 화상환자 감염

(3) 만성질환자 및 임산부

(4) 심부혈관유치 도관 사용 시

(5) 항생제 침투가 어려운 곳의 감염(endocarditis, meningitis, osteomyelitis, intraocular infection 등)

꼭 알아둡시다!!

▎살균항생제

• Penicillin, cephalosporin, aminoglycoside, vancomycin, aztreonam, imipenem, quinolone, metronidazole, bacitracin, pyrazinamide, rifampin, isoniazid

▎정균항생제

• Erythromycin, clindamycin, tetracyclin, sulfonamide, chloramphenicol, ethambutol

6 항생제 병합요법을 사용하는 특수상황

1) 내성균주 출현을 방지(예, 결핵약)

2) 상승효과나 부가효과를 위해(예, β-lactam/aminoglycoside 병합, TMP / SMX 병합)

3) 혼합감염이 의심되는 경우(예, 복강내 감염, 뇌농양, 폐농양, 당뇨병성 족부병변)

4) 항균제 독성 감소(예, cryptococcus 치료로 저용량 amphotericin B+5-flucytosine)
5) 항생제 내성을 극복(예, amoxicillin/clavulate)
6) 중증 감염 초기에 경험적 치료를 시행할 때(배양결과가 나오기 전)

7 예방적 항생제 사용

1) 결핵 : INH, RFP
2) **말라리아** : **chloroquine(for** chloroquine sensitive 지역 방문시)
   atovaquone/proguanil, mefloquine or doxycycline(for chloroquine resistance 지역)
3) **meningococcal infection** : **rifampin**
4) **H. influenzae infection** : **rifampin**
5) traveler's diarrhea, recurrent UTI : ciprofloxacin
6) recurrent attack of rheumatic fever : benzathine penicillin G
7) influenza A : amantadine, zanamivir, oseltamivir, rimantadine
8) Infective endocarditis : amoxicillin
9) **Pertussis** : **erythromycin**

여기서 **잠깐 !!**

- 백일해의 예방 : 가족 내 환자와 밀접한 접촉이 불가피할 경우 연령, 예방 접종력, 증상 발현 여부에 관계없이 Erythromycin을 14일간 복용합니다.
- b형 H. influenzae의 예방 : 긴밀한 가족 내 접촉이 발생한 경우 48개월(4세) 미만의 소아가 있으면 rifampin을 성인을 포함한 모든 접촉자에게 투여하여야 합니다.

8 배양

1) 피부소독

(1) 장갑을 반드시 착용하고
(2) 70% 알코올로 피부를 소독한다.
(3) Povidone-iodine(예, Betadine)을 안쪽에서 바깥쪽으로 동심원을 그리며 소독
(4) 검사가 끝난 후 70% 알코올로 닦아야 함(iodine이 남아 있으면 chemical injury가 생길 수 있음)

2) 인후 배양

Pharyngitis에서 *S. pyogenes* 검출이 주 목적이다.

3) 소변 배양

(1) Clean voided urine의 sampling이 중요하다.

(2) 환자의 요도 주위를 깨끗이 소독한 다음, 중간뇨를 받는다.

(3) 중간뇨를 받지 못하거나 무균 조작이 필요한 경우 catheter를 사용한다.

(4) Bacterial growth 수에 의해 구분 : colony count가 10^5/mL → true infection임

(5) Collection과 Plating 시간 간격은 1시간 이내라야 한다.

(6) 3종 이상의 세균이나 Lactobacillus, Diphtheroid, Gardenerella vaginalis 등의 배양은 오염 가능성이 큼

4) 혈액 배양

(1) **sampling** : 30분 이상 간격으로 한 곳에서 2~3회

① 응급인 경우에는 서로 다른 부위에서 3회

② 팔 > 다리

③ 동맥혈이 정맥혈보다 더 낫다는 증거는 없음

④ 현재 항생제 복용중인 자 : 다음 항생제 투여 직전에 채혈

(2) 배양기간 : 최소 1주일(늦게 자라는 균은 2주 e.g. fungus 등)

(3) 해석

① 상재균일 수도 있다.

② 배양까지 경과된 시간이 짧을수록 감염균일 가능성이 높다.

③ 다른 검체에서도 동일한 균이 나올 때 감염균일 가능성이 높다.

(4) 오염균(상재균)일 가능성이 높은 경우

① **1쌍에서만 양성일 경우 오염균일 가능성이 높은 균들**(주로 G(+)막대균)

- Corynebacterium spp., Propionibacterium acnes, Bacillus spp.(B. anthracis외)
- CNS(S. epidermidis)

② 여러 종류의 균이 자란 경우

③ 임상양상이나 경과가 sepsis와 맞지 않는 경우

④ 혈액 배양에서 분리된 균이 1차 감염 부위에서 분리된 균과 다른 경우

5) 뇌척수액 배양

(1) meningococcus의 경우 37도 이하에서 오래 생존이 불가능 → 보관시 37도에서

(2) 미생물 검체는 두 번째 이후 bottle로 받는다. → 첫 번째 bottle은 skin contamination의 가능성이 있기 때문

여기서 잠깐!!

- Transtracheal aspiration은 upper respiratory tract secretion에 의해 오염되지는 않지만, tracheo-bronchial tree내에 있는 균에 의해 오염될 수는 있다.
- PSB(Protected double Sheathed Brush)의 결과는 highly specific and sensitive
  → **BAL fluid의 정량적 세균 검사** 역시 PSB에서 얻은 결과와 비슷하다.

종 류

- β-lactam 계열(penicillin, cephalosporin 외 기타 β-lactam계 항균제)
- Aminoglycoside
- Macrolide
- Glycopeptide
- Quinolone
- Tetracycline
- Sulfonamide
- Metronidazole
- Oxazolidinone
- 기타

1 β-lactam계 항균제

1) Penicillin계 항균제

(1) 작용 기전

세균의 세포벽에 작용 PBP(Penicillin Binding Protein)에 결합하여 세포벽의 합성을 억제한다.

(2) 항균 범위

① Penicillin(**Penicillin G**)

- *Streptococcus pyogens, S. viridans, Pneumococcus*에 가장 강력한 항균제
- 국내에서는 내성률이 높아서 사용하지 못하는 경우가 많다.
- *Staphylococcus aureus, S. epidermidis*에는 듣지 않는다.
- *Enterococcus*는 번식만 중지되고, 죽지는 않는다.
- 혐기성 세균 : 구강 정상 세균(*Peptococci, Peptostreptococci, Fusobacterium,*

Actinomyces)에는 살균력이 있지만, 위장관 정상 상재균(*Bacteroides fragilis*)에는 듣지 않는다.

- *Neisserria* : *N. meningitidis*에는 듣지만, *N. gonorrhea*는 penicillinase를 만들어서 듣지 않는 경우가 많다.

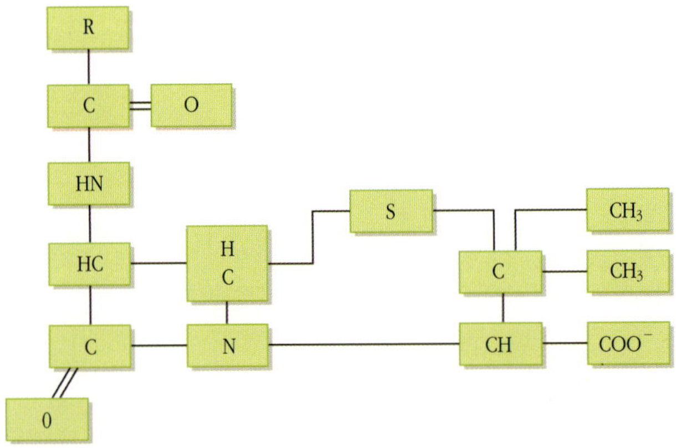

그림 6-2 Penicillin 구조식

- *Spirochetes*(syphilis, leptospirosis)에는 듣는다.
- G(－) rod에는 안 듣는다.

② 항포도알균 페니실린(Penicillinase-resistant Penicillin)

- 종류 : **methicillin, nafcillin, oxacillin, cloxacillin**
- *Staphylococcus aureus*를 포함한 **Gram(＋)** 대상으로 만들어진 항균제로 이외의 항균제에는 잘 듣지 않는다. 하지만 요즘에는 MRSA의 비율이 높아지고 있다.

③ 광범위 페니실린 : **Ampicillin** 등

- Gram(＋)균에 대해서는 penicillin과 동일하고 G(－) rod(*E. coli, H. influenzae, Salmonella, Shigella*)에 대해서도 효과가 있는 광범위한 항생제
- 우리나라에서는 *Shigella*와 *E. coli, H. influenzae*의 내성 비율이 점점 증가하고 있다.
- **Amoxicillin** : ampicillin과 항생 범주가 동일하지만, 위장관 흡수가 좋아서 otitis media, sinusitis, chronic bronchitis의 악화에 이용된다.

④ Anti-pseudomonal Penicillin

- G(－) rod에 대해서 항균력이 ampicillin보다 더 센 광범위 penicillin
- Enterobacter, indole(＋) Proteus, Morganella, Pseudomonas aeruginosa에 잘 듣는다.

- **Carbenicillin, ticarcillin, piperacillin** 등

⑤ β-lactam 항균제와 β-lactamase inhibitor의 복합체

- Plasmid가 β-lactamase를 만드는 *S. aureus, H. influenza, N. gonorrhea, E. coli, Klebsiella, Proteus*에는 듣지만, chromosome이 β-lactamase를 만드는 *Pseudomonas, Enterobacter, Serratia, Morganella*에는 듣지 않는다.

예 **Amoxicillin/clavulanate(Augmentin®)**, ampicillin/sulbactam(Unasyn®), **piperacillin/tazobactam(Tazocin®)**, cefoperazone/sulbactam(Sulperazone®), ticarcillin/clavulanate(timentin®)

(3) Pharmacokinetics

① 온몸에 잘 퍼지고, 반감기는 한 시간 정도로 짧다. 세포 안으로 잘 침투하지 못하며, CSF 내에서의 농도는 낮다.

② 신세뇨관에서의 상피세포로 배설되기 때문에 콩팥기능이 좋지 않을 때에는 용량 또는 투여 횟수를 조절해야 한다.

(4) 부작용

① 독성이 매우 적지만 1～5 / 10,000 정도의 비율로 **anaphylaxis 반응이 일어나며, 10%가 사망한다(예측하기 어렵고 치명적이라서 penicillin의 가장 무서운 합병증이다)**.

② Maculopapular rash, drug fever 등이 지연과민 반응으로 나타나기도 한다.

③ 기타 : diarrhea, neutropenia, hemolytic anemia, AST 상승, seizure, nephrotoxicity

(5) 내성 : *S. pneumoniae*의 경우 penicillin의 작용 부위인 PBP의 변화를 통해

2) Cephalosporin계 항균제

표 6-2 cephalosporin계 항균제 세대별 종류와 투약경로

		정주	경구
1세대	Cephalothin, **Cefazolin**, Ceftezole		Cephalexin, Cephradine
2세대	혐기균 효과 없음	Cefamandole, Cefprozil, **Cefuroxime**, Cefmetazole	**Cefuroxime**, **Cefaclor**, Cefprozil
	혐기균 효과 있음	**Cefoxitin**, Cefotetan	Cefminox, Cefmetazole
3세대	녹농균 효과 없음	**Cefotaxime**, **Ceftriaxone**, Ceftizoxime	**Cefixime**, Cepodoxime, Cefdinir
	녹농균 효과 있음	**Ceftazidime**, Cefoperazone	
4세대	**Cefepime**, Cefpirome		

(1) 작용기전

① Penicillin처럼 세포벽 합성의 마지막 단계에 작용(Gram(+) cover 기본)

② 세대가 높을수록 β-lactamase에 대한 저항력도 크다.

(2) 분류

① 1세대 : Gram(+) rod에 잘 듣는다. 2~3세대로 높아질수록 더 많은 Gram (−)균에 듣는다.

② 3세대 : Gram(+)에는 1, 2세대보다 약하지만, β-lactamase를 만드는 장내세균에도 잘 들으며, Streptococci와 Gram(−)균에는 매우 잘 듣는다.

③ 4세대

- β-lactamase에 대한 안전성이 높으며 Gram(−)균의 외막을 매우 빨리 통과한다.
- 항균력은 Gram(+)에 대해서는 cefotaxime, Gram(−)에 대해서는 ceftazidime 정도이다. *Pseudomonas*에 항균력을 가진다.

(3) 항균범위

① 1세대 cephalosporin

- Staphylococci, Streptococci 등의 Gram(+)균에 우수한 항균력(MRSA, enterococci 제외)
- Skin, soft tissue infection, UTI, pneumonia, pharyngitis, cholecystitis, **수술 전후의 창상 감염 예방에 쓰인다**.
- CSF에는 들어가지 못한다.

② 2세대 cephalosporin

- Gram(+)에 대한 항균력은 그대로 가지면서 Gram(−)에 대한 항균영역이 1세대보다 넓다.
- Enterobacter, Klebsiella, Proteus에 잘 듣지만, *Enterococci, P. aeruginosa*에는 안 듣는다.
- Mixed anaerobic infection(cefoxitin, cefotetan), meningitis(cefuroxime), community acquired pneumonia(cefuroxime)에 쓰인다.

③ 3세대 cephalosporin

- 2세대 cephalosporin보다 Gram(−)에 대한 항균력이 증가했지만, Gram(+)균에 대한 항균력은 1, 2세대보다 약하다.
- *P. aeruginosa, B. fragilis*에 **항균력을 가지는 종류(Ceftazidime)도 있다**.
- CSF 투과력이 좋다.
- *Meningitis, Klebsiella*가 원인균인 pneumonia, 복강내 감염증 등에 쓰인다.

- **Ceftriaxone-bacterial meningitis의 DOC(BBB 통과가 잘 됨)**

④ 4세대 cephalosporin

- **CSF 투과력이 좋으며, β-lactamase에 대한 저항성(S. aureus에서) 향상**
- *P. aeruginosa*에 대해서는 ceftazidime과 비슷하며, MSSA에 대해서는 cefotaxime과 비슷하다.

(4) Pharmacokinetics

① 흡수 : 종류에 따라 IV, IM, 경구 등 여러 가지 route가 있다. 그렇기 때문에 확인하고 투여해야 한다.

② 배설

- 주로 콩팥으로 배설
- Cefoperazone : 담즙으로 배설

③ 분포

- 1, 2세대는 CSF에 안 들어가고, 3세대는 CSF에 들어간다.
- 반감기는 대개 한 시간 정도이지만, ceftriaxone은 반감기가 길어서 하루에 1~2번만 투여해도 된다. 그러므로 장기간 정주 항생제 치료를 요하는 감염성 심내막염의 경우 통원 치료시 사용할 수 있다.

3) 기타 β-lactam계 항균제

(1) **Carbapenem**

① 종류 : **Imipenem, Meropenem, Ertapenem**

② 기전 : β-lactam계와 비슷하며 β-lactamase에 대한 안정성이 높다.

③ Aerobic Gram(+), Gram(−), anaerobic bacteria에 대해서 모두 항균력을 가진다.

④ **MRSA에 대한 항균력은 거의 없다고 본다.**

⑤ Imipenem/Cilastatin : imipenem이 콩팥에서 대사될 때 생기는 독성 물질의 생성을 억제하기 위해서 cilastatin과 1:1 혼합하여 사용한다. meropenem에 비해 용량 관련 중추신경계 합병증 발생 가능성이 높다.

⑥ Meropenem : imipenem 저항성 *P. aeruginosa*에 쓰일 수 있지만, Gram(+) cocci에 대해서는 항균력이 좀 떨어진다. imipenem/cilastatin보다 장내세균에 더 효과가 크므로 **복강내 감염**에 더 효과적이다.

⑦ Monobactam

- 종류 : aztreonam, carumonam
- 기전 : Gram(−)균의 PBP3와 결합하여 세포벽의 합성을 억제한다.

- 항균범위 : **Gram(-)균과 P. aeruginosa에만 듣는다**. aminoglycoside와 항균범위가 비슷하다. 그러나 그 외 혐기성 *Pseudomonas*와 *E. cloaca*는 **안 듣는다.**
- **다른 β-lactam계 항균제에 대한 cross sensitivity가 없어서 allergy가 있는 환자에서 쓸 수 있다.**

여기서 잠깐 !!

Extended-spectrum beta-lactamase(ESBL)

- 2 & 3세대 cephalosporin과 monobactams에 내성이 있는 경우를 말한다.
- Tx. : carbapenem계열(imipenem, meropenem, ertapenem)
- 다른 항생제에 susceptible 하더라도, 2, 3세대 세팔로스포린과 monobactam에 내성을 보이는 경우는 ESBL이고, 반드시 carbapenem으로 치료해야 합니다!

2 Glycopeptide

1) Vancomycin

(1) 기전 : **세포벽 합성 억제** → peptidoglycan 전구체의 peptidyl-D-alanine-D-alanine 말단에서 transpeptidation inhibition한다.

(2) **Gram(+) cocci**(특히 Enterococci, Streptococci, Staphylococci)에 대해서만 항균력이 있다.

(3) **MRSA에 대해서 DOC이다.**

(4) **Oral로는 antibiotic-associated pseudomembranous colitis를 치료**할 수 있고, 이외의 경우에는 대부분 IV로 사용한다.

(5) 콩팥으로 배설된다.

(6) 부작용

① **이독성과 신독성**이 있다.

② 빠른 IV시에 Red man's syndrome, pain and spasm syndrome이 생길 수 있음

③ Drug fever, allergic reaction 등이 생길 수 있다.

꼭 알아둡시다!!

Red man's syndrome

- Vancomycin을 빠른 속도로 IV하였을 때 발생하는 anaphylactoid 반응으로 IV 속도를 줄여서 투여하면 방지할 수 있다. 그러므로 Red man's syndrome이 발생하였다고 하더라도 vancomycin을 사용할 수 있다.

(7) Vancomycin에 대한 내성을 가진 균이 점점 증가하여 그 사용에 있어서 guideline이 제시되어 있다.

(8) Vancomycin의 사용에 대한 guideline

① 사용 가능한 경우

- MRSA(Methicillin-Resistant Staphylococcus Aureus)의 감염
- Penicillin 과민성 환자에서 Gram(+) bacteria 감염
- Metronidazole에 반응하지 않는 항생제 관련 colitis(PMC)
- β-lactam antibiotics에 과민성이 있는 환자가 치아 치료를 받거나 수술을 받을 때 심내막염 예방하기 위해서
- 심혈관계 수술에서의 prophylaxis(특히 β-lactam-resistant organism의 수술 후 감염률이 높은 경우)

② 사용이 부적절한 경우

- β-lactam-susceptible organism일 때
- 적절한 사용 indication 없이 경험적 항생제 사용의 경우
- Coagulase-negative staphylococcal bacteremia가 보일 때
- Routine surgical prophylaxis를 하거나 복막투석 환자에서 prophylaxis

2) Teicoplanin

Vancomycin과 비슷하며, 지용성이 높아서 조직 침투력이 뛰어나며 반감기가 길다. IV, IM 모두 가능하다.

3 Aminoglycoside

1) 종류

Streptomycin, kanamycin, **gentamicin**, tobramycin, **amikacin**, netilmicin, astromicin, dibekacin, isepamicin, arbekacin, neomycin 등

cf) Mycin은 streptomyces에서 추출된 aminoglycoside이고, micin은 Micromonospora에서 추출된 aminoglycoside이고, kacin은 kanamycin의 유도체이다.

2) 기전

세균의 30s ribosome과 결합하여 **단백질 합성을 억제**한다.

3) 항균범위

Gram(－) bacteria와 Staphylococci에 대한 항균력을 가지며, Anaerobic bacteria에 대한 항균력은 없다. Penicillin 계열과 같이 사용하였을 때에는 효과가 증가한다.

4) Pharmacokinetics

콩팥으로 배설된다.

5) 부작용

(1) **신독성**

① 대부분 non-oliguric renal failure 형태이다.

② Proximal tubule damage를 일으킨다.

③ 위험인자로는 hypovolemia, 고령, 간질환, 기존의 콩팥질환 등이 있다.

(2) **이독성**

① Vestibule, cochlea의 감각세포에 진행성 변화(**고음부터 난청이 된다**).

② 위험인자로는 장기간의 투여, 혈중농도의 상승, hypovolemia 등이 있다.

(3) 기타

① Neuromuscular blockage

② 간독성

③ 약물열(Drug fever)

4 Macrolide group

1) Macrolide

(1) 종류 및 기전

① **Erythromycin**이 대표적이다.

② 기전 : 세균의 50s ribosome과 결합하여 **단백질 합성을 저해**한다.

(2) 항균범위

① Gram(＋), Gram(－), *Mycoplasma, Chlamydia, Rickettsia, Trichomonas, Spirochete* 등 항균범위가 넓다.

② Diphtheria에도 들어서 탄저병 치료도 가능하다.

(3) 약리학

① 반감기가 한 시간으로 짧다.

② 간으로 배설된다.

(4) 부작용

① 위장장애가 있다.

② 드물게 일시적인 청력장애가 있다.

(5) 새로운 macrolide 계열

① 종류 : azithromycin, clarithromycin

② 장점 : 부작용이 적고 intracellular organism에 대한 살균력이 좋다. 반감기도 증가한다.

③ 임상효과

- **Chlamydia, Mycoplasma, Legionella, H. influenza, S. pneumonia에 의한 호흡기 감염에 효과적이다. 그래서 atypical pneumonia 치료에 사용한다.**
- **Azithromycin, clarithromycin**은 NTM 감염증에 대해서도 효과를 나타냄

2) Lincosamides

(1) Lincomycin

항균력이 erythromycin과 유사하다.

(2) Clindamycin

① 기전 : 50s ribosome에 결합하여 **단백질 합성을 억제**한다.

② Lincomycin의 구조를 변형시킨 것으로 GI 흡수가 잘 되고 항균력이 더 강하다.

③ **혐기성 그람음성, 양성균에 효과가 있다.**

④ IV, IM, 경구로 복용도 가능하다.

⑤ 부작용 : pseudomembranous colitis, 설사, 과민반응 등

3) Streptogramin

(1) Quinupristin/dalfopristin(Synercid®)

(2) 기전 : 50s ribosome에 결합하여 **단백질 합성을 억제**한다.

(3) 항균력 : *S. aureus, pneumococci, E. faecium*, 그람양성균에만 효과가 있다.

(4) IV로 주입한다.

(5) 부작용 : 관절통이나 근육통

(6) 적응증 : MRSA, VRE(*E. faecalis*에는 효과가 없음)

5 Tetracycline

1) 종류

Tetracycline, doxycycline, minocycline, demeclocycline

2) 기전

30s ribosome에 결합하여 **단백질 합성을 억제**

3) 항균력

*Leptospirosis, Rickettsia, Mycoplasma, Chlamydia, Vibrio Cholera*에 효과적이다.

4) 약리적 특성

흡수는 소장에서 일어나고 배설은 콩팥과 담즙으로 일어난다. 신부전 환자에서는 사용 금기이며, 간독성 발생도 주의해야 한다.

5) 부작용

(1) GI 증상 : 칼슘과 결합, 신생골이나 소아의 치아에 침착(소아에게 쓰지 않음)

(2) 간괴사 : 다량 투여 시 나타나며, 임산부에서 흔하다.

(3) 신독성

(4) 과민성 반응

6 Oxazolidinone(linezolid)

1) 기전

(1) 50s ribosome에 결합하여 **단백질 합성을 억제**

(2) **그람양성균**에만 항균력을 가진다.

2) 적응증

(1) **MRSA, GISA, VRE**(*E. faecium, E. faecalis* 모두에 항균력을 가짐)

(2) 내성균주에 효과를 나타내는 강력한 항균제이지만, 정균항생제로 심한 MRSA 감염증에 사용 시 효과가 떨어진다.

7 Quinolone계열 항균제

1) 종류

Nalidixic acid, **Ciprofloxacin**, Ofloxacin, **Levofloxacin**, Sparfloxacin, Gatifloxacin, Gemifloxacin, Moxifloxacin, Clindafloxacin

2) 기전

Topoisomerase(DNA gyrase)을 억제하여 **DNA 합성을 억제**한다.

3) 항균력

(1) Gram(−)균에 포함되는 **거의 모든 장내세균**, *P. aeruginosa, Hemophilus,* **Gram(−) rod에 효과적**이다.

(2) Ciprofloxacin, ofloxacin은 결핵균, 및 비정형성 결핵균에도 항균력을 보인다. *Mycoplasma, Rickettsia, Chlamydia* 등에 대해서도 항균력을 보인다.

(3) urinary tract infections, bacterial gastroenteritis, community-acquired pneumonia, enteric fever, Gram(−) organism에 의한 hospital-acquired infection에 효과적

4) 약리적 특성

대부분 GI 흡수가 좋지만 BBB는 통과하지 못함. Intracellular organism에 효과적

5) 부작용

부작용이 적으나, GI distress, CNS symptom(dizziness, insomnia), rash가 생길 수 있다. **연골 손상을 줄 수 있으므로 임산부나 17세 미만의 소아에서는 금기이다.**

6) New fluoroquinolone

(1) 종류 : levofloxacin, sparfloxacin, gatifloxacin, gemifloxacin, moxifloxacin, trovafloxacin, clindafloxacin

(2) Gram(+)균에 대한 항균력이 증가하고 혐기성 세균에 대해서도 항균력이 증가한다.

(3) 호흡기로의 침투가 좋아져서 호흡기 감염에 효과적이다.

8 Trimethoprim-sulfamethoxazole

1) 작용기전

Folate 합성 억제 : Nucleic acid 합성 단계 중 TMP은 FH2 → FH4 단계를 억제하고, SMX은 PABA → FH2 단계를 억제한다.

2) 항균력

비뇨생식기 감염, 호흡기 감염에 사용, 예방적으로 **면역저하자**(*P. carinii*), 콩팥이식 환자(UTI), *S. typhi* 보균자에게 사용한다.

3) 약리적 특성

경구로 투여하고 GI에서 빨리 흡수되며, 소변으로 배설된다.

4) 부작용

피부병변(소양증), 심근염, 콩팥기능 저하, GI 증상, 백혈구 감소, 혈소판 감소가 있으며, 임산부, 콩팥기능 저하자에게 사용 시 주의한다.

9 Metronidazole

1) 작용기전

DNA의 구조 파괴

2) 항균력 및 적응증

대부분의 **혐기성균, 일부기생충 감염,** 조직 투과력이 좋다.

→ Anaerobic infection, **pseudomembranous colitis**, amebiasis, giardiasis. bacterial vaginosis, trichomonas vaginitis 등에 사용

3) 부작용

Glossitis, stomatitis, metallic taste, GI disturbance 등이다.

07 Chapter

그람양성균에 의한 질환

Diseases caused by Gram positive bacteria

Gram 양성균은 대표적으로 *Staphylococcal, Streptococcus*가 있습니다. 가장 많은 감염을 일으키기 때문에 특이적인 양상을 잘 알아두어야 합니다.

개 요

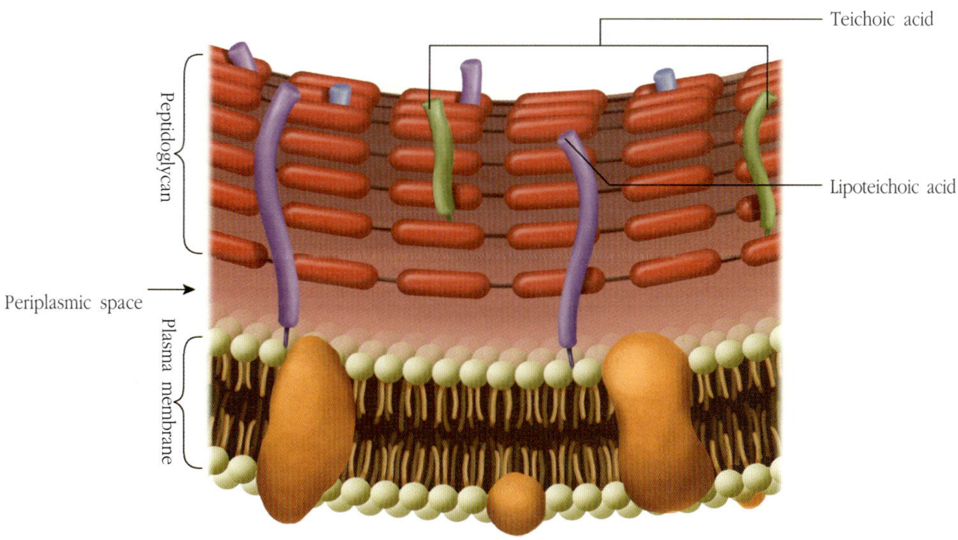

그림 7-1 Gram(+) bacteria의 세포벽

- 세포벽 : 주로 peptidoglycan층으로 구성되어 있다. 이 층이 그람염색에 의해 염색이 되는 부분으로 그람양성균은 이 층이 그람음성균보다 두꺼워 그람염색에 의하여 진하게 염색이 된다.
- 세포벽을 주로 구성하는 peptidoglycan층이 리소자임과 페니실린에 대하여 감수성을 제공한다. 즉, 리소자임과 페니실린은 이 peptidoglycan을 공격하여 그람양성균을 죽인다.

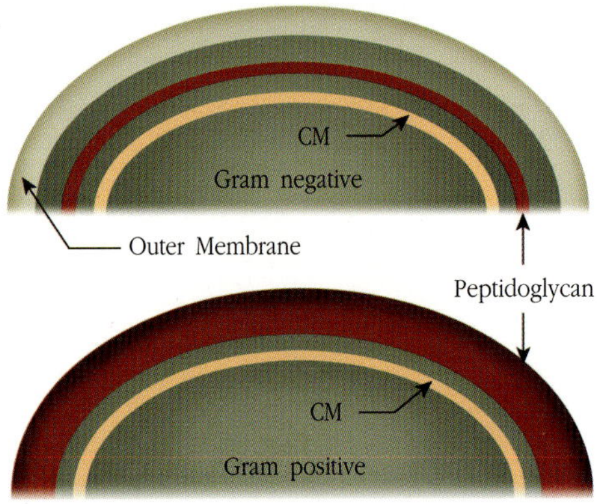

그림 7-2 그람 양성균과 음성균의 차이(CM: cellular membrane)

표 7-1 그람양성 세균의 분류

Cocci	Catalase(+)	Coagulase(+)	**S. aureus**
		Coagulase(−)	**S. epidermidis**
	Catalase(−)	**Lancefield group A**	**S. pyogenes**
		Lancefield group B	S. agalactiae
		Lancefield group C	*S. equisimilis*
		Lancefield group D	Enterococci, *S. bovis*
		Lancefield group G	*S. canis*
		Non-group	**S. pneumoniae** **Viridans streptococci** Intermedius, milleri group *Peptostreptococcus magnus****
Rods/Bacilli	Spore(+)	**Bacillus**	**B. anthracis, B. cereus**
		Clostridium*	**C. tetani, C. perfringens** **C. botulinum, C. difficile**
	Spore(−)	**Corynebacterium**	**C. diphtheria**
		Listeria	**L. monocytogenes**
		Actinomyces*	*A. israelii*
		Propionibacterium*	
		Lactobacillus*	

* anaerobe

여기서 잠깐 !!

Gram(+) cocci의 구분

- Catalase(+)면 staphylococcus, catalase(−)이면 streptococci입니다.
- Staphylococcus는 다시 coagulase 유무에 따라 분류 됩니다. Coagulase(+)인 것은 *S. aureus*이고, coagulase(−)인 것은 흔히 우리가 coagulase negative staphylococcus라고 부르는 것으로 대표적으로 *S. epidermidis*가 있습니다. 다음 flow를 봅시다.

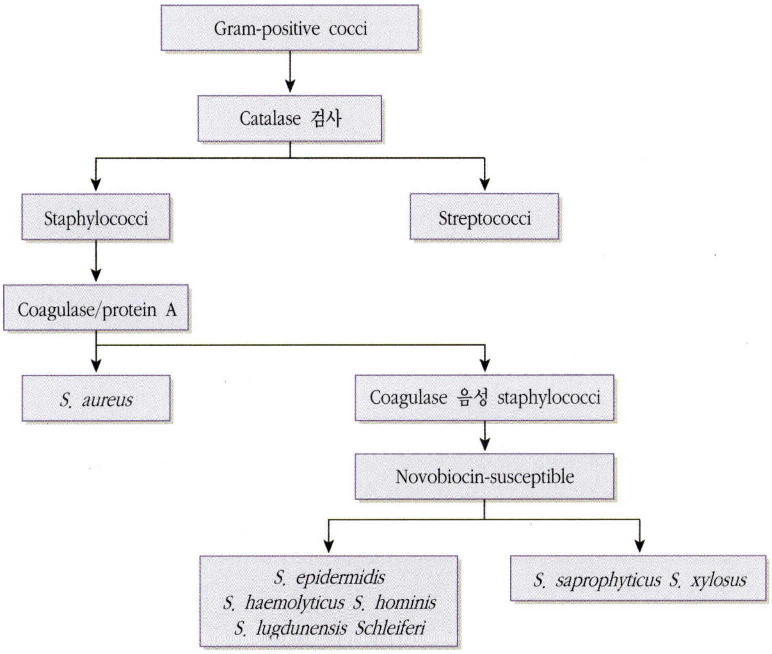

그림 7-3 Gram(+) cocci의 분류

Staphylococci(포도알균)

1 특징

G(+) cocci로 호기성 포도송이 모양균이며, 혈장응고효소(coagulase) 여부에 따라 CoNS (Coagulase negative Staphylococci)와 Coagulase 양성으로 나뉜다(*S. aureus* 등).

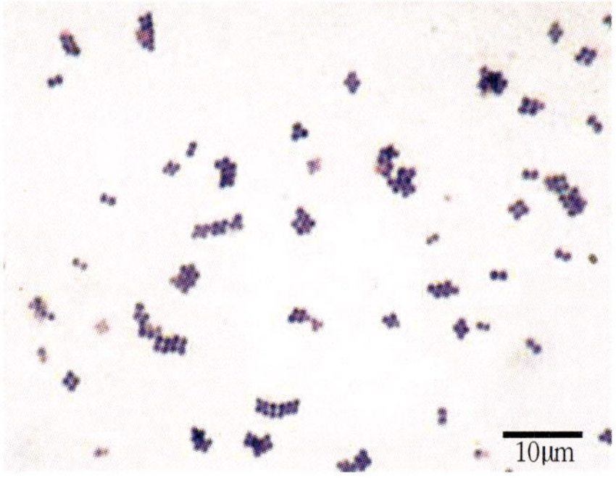

그림 7-4 *Staphylococci* 현미경 사진

2 S. aureus

1) 역학

가장 흔한 nosocomial infection이다. 혈행성 감염, 병원폐렴, 수술부위 감염 등을 유발한다.

(1) 내성

① Penicillin resistant *S. aureus*가 95%이다.

② MRSA는 병원 감염에서 상당히 많고 VRSA도 보고되었다(국내 3차 의료기관의 의료시설 관련 *S. aureus* 감염의 50% 이상이 MRSA로 추정된다).

③ **지역사회획득 MRSA 경우 4형 또는 5형 SCCmec 유전자 보유로 병원 내 분리 MRSA와 달리 β-lactam외의 항균제에 감수성을 보인다**(그러니 반드시 vancomycin이나 teicoplanin을 사용할 필요는 없겠지요).

(2) 전파경로 : 자기 몸에 colonization 되어 있는 균이 가장 흔한 원인

(3) 발병기전

① Nasal colonization : 85%가 인생에 한번 이상 비강에 보균하게 되므로 *S. aureus* 감염에 중요한 원인이 된다.

② Inoculation

normal barrier에 손상이 있어야 한다.

③ Invasion : 세포 외독소와 효소들이 관여한다.

④ Evasion of host defense mechanism : 인체내부의 방어를 피할 수 있는 능력이 있어서(미세피막 : 탐식억제를 통하여 탐식 후 세포에서 생존가능) Small Colony Variants를 만들어서 만성골수염, 혈관 내 감염시 치료가 어렵고 재발이 가능하다.

2) 임상양상

최근 혈관 내 도관 사용의 증가로 *S. aureus*에 의한 균혈증이 크게 증가하였다. *S. aureus*는 전이성 감염을 잘 일으킨다. 그래서 뼈, 콩팥, 중추신경계, 피부 등에 문제를 일으킬 수 있다. 그러므로 ***S. aureus*에 의한 균혈증 시에는 반드시 전이성 감염을 고려해야 한다.**

(1) 피부 및 연부 조직 감염 : cellulitis(봉와직염), folliculitis(모낭염), furuncle(종기), carbuncle(큰종기), impetigo, wound infection, abscess forming skin infection 등을 일으킬 수 있다.

(2) 근골격계 감염 : septic arthritis, osteomyelitis 등을 일으킬 수 있다.

(3) 호흡기계 감염 : 병원 내 폐렴, influenza 후의 폐렴, empyema 등을 일으킬 수 있다.

(4) Bacteremia와 그 합병증 : sepsis, septic shock를 일으킬 수 있다.

(5) **Infective endocarditis**의 중요한 균이다(젊은 환자가 고위험군이다).

(6) Device-related infection : intravascular catheters

(7) Invasive infections associated with community-acquired MRSA : necrotizing fascitis, necrotizing pneumonia

(8) Toxin-mediated infection : *S. aureus*는 집락화된 부위에서 이미 형성된 독소에 의하여 질환이 발생할 수 있다. 즉, **독소매개 질환일 경우 세균의 증식이나 감염 없이도 질환이 발생할 수 있다(예, 황색포도알균 독소유발 식중독, toxic shock syndrome, staphylococcal scalded-skin syndrome).**

꼭 알아둡시다!!

Toxic shock syndrome → 시험문제 출제가 의외로 잘 됩니다.

- TSST-1(Toxic Shock Syndrome Toxin-1)을 지닌 S. aureus가 원인이다.
- TSST-1은 superantigen에 속한다.
- 생리 중 고흡수 탐폰 사용과 연관성이 있으나, 이와 연관 없이도 발생가능하다.
- 증상 : 여러 장기에 이상을 나타낸다. 전신의 피부에 넓고 경계가 불분명한 홍반이 나타나며, 호전되는 시기에 손과 발을 포함한 피부가 벗겨진다.
- 진단 : 38.9도 이상의 고열, 저혈압(SBP 90 이하, 기립성 저혈압 15 이상의 차이), 전신의 발진과 desquamation 동반, 다발 장기 침범(간, 신장, 소화기계, 신경계 등) 기본적으로, 다른 질환을 배제해야 진단이 가능(drug toxicity, 가와사키병, viral exanthems, 그외 다른 균에 의한 감염 질환－홍역, 렙토스피라증 등)
- 치료 : 충분한 수액 치료를 하면서 항생제는 약 10～15일간 사용한다.

3) 진단

미생물학적인 진단으로 Gram staining과 culture, PCR을 할 수 있다.

4) 치료

(1) MSSA : penicillin, naficillin, oxacillin, methicillin

(2) MRSA : Vancomycin, Teicoplanin

(3) Vancomycin 내성균은 Linezolid나 Synercid® 사용한다.

(4) *S. aureus*에 의한 균혈증이 있는 때 심내막염 여부를 확인 후 심내막염이 없을 시 짧은 기간(2주)의 항균제 치료가 가능하나, 심내막염이 있는 경우 4~8주간의 항생제 치료 기간이 필요하다.

여기서 **잠깐 !!**

• 만약 S. aureus가 요로폐색이나 요로계 기형이 없는 환자에서 소변 배양검사상 나오게 되면 우선 검체의 오염여부 확인과 S. aureus에 의한 균혈증을 의심한다.

표 7-2 Parenteral therapy for serious infections

Sensitive(S), resistance(R)	1차 약제	2차 약제
penicillin(S)	penicillin G	nafcillin, oxacillin, cefazolin, vancomycin
methicillin(S)	**nafcillin, oxacillin**	cefazolin, vancomycin
methicillin(R)	**vancomycin**, daptomycin	linezolid, ceftaroline
Not yet known(경험적)	vancomycin, daptomycin	

표 7-3 Oral therapy for skin/soft tissue infection

Sensitive(S), resistance(R)	1차 약제	2차 약제
methicillin(S)	dicloxacillin	minocycline, doxycycline, TMP-SMX, clindamycin, linezolid
methicillin(R)	clindamycin, TMP-SMX, minocycline, doxycycline, linezolid	

여기서 **잠깐 !!**

• Oxacillin에 저항성이 있으면 MRSA로 봅니다. 설령 nafcillin 등에 감수성이 있다고 나와도 vancomycin으로 치료해야 합니다. Oxacillin에 감수성이 있으면 methicillin, nafcillin도 사용할 수 있습니다.

3 코 종기증(Nasal furunculosis)

1) 원인 : **S. aureus(m/c)**
   (1) 코털을 뽑는 경우
   (2) 더러운 손톱으로 후벼서 hair follicle에 균이 감염
2) 증상 : painful & tender
3) 치료
   (1) 국소를 깨끗이 하고 항생제 연고를 바른다(예, mupirocin).
   (2) 외부에는 냉습포 실시
   (3) 통증이 심한 경우 진통제 투여
   (4) 농양이 국소화된 경우 절개를 가하고 흡인해서 배농

4 *S. aureus*에 의한 Musculoskeletal infection

1) 전염방식
   (1) hematogenous : 가장 흔한 형태
   (2) direct innoculation(주위로부터 감염이 퍼져나가서)
2) 호발부위
   (1) Vertebral body : 성인
   (2) Metaphysis of long bone : 소아
3) 호발연령 : 3~12세 남아(특히 5세 미만)
4) 증상
   (1) 고열, 동통, 균혈증
   (2) 국소압통 후 종창 발적
5) 진단
   (1) X-ray : 10~14일 이후에 양성
   (2) Bone scan : 24~48시간에 골수염 여부를 알 수 있다.
6) 치료
   (1) Drainage of pus, necrotic tissue와 foreign body 제거
   (2) Antimicrobial agent

5 CoNS(Coagulase Negative Staphylococcus)

1) 병독인자는 적게 생성하나 인공삽입물에 쉽게 정착하여 표면에 균막을 형성하여 항균제나 인체 방어기전으로부터 보호된다.
2) 병독성이 낮아 균혈증을 잘 일으키지 않는 것으로 알려져 있어 **혈액배양에서 CoNS가 나오면 피부 등에서 오염된 가균혈성 증으로 취급한 경우가 많았다. 그러므로 무시되는 경우가 많았지만 면역억제자에서 실제 균혈증을 유발시키고 체내 인공 삽입물 연관 감염을 일으키는 것으로 알려져 현재 중요한 감염균으로 간주된다.**
3) *S. epidermidis*
    (1) 면역저하 또는 foreign device 사용 시 pathogenic!
        ① CoNS 중 인공삽입물(예, 인공심장판막) 연관 감염을 주로 일으킨다.
        ② Hospital acquired bacteremia의 가장 흔한 원인균
        ③ **Prosthetic valve replacement 1년 내 가장 흔한 원인균**
        cf. Prosthetic valve의 경우 1년이 지나면 endothelium으로 덮여서 정상인과 같이 *S. aureus*가 가장 흔한 균이 됩니다.
    (2) Nosocomial CoNS의 80% 이상이 **methicillin resistant**
    (3) Treatment
        ① **Vancomycin(80% 이상에서 methicillin 저항성 이므로)**
        ② Device(catheter) 제거
        ③ IE일 경우 : vancomycin + gentamicin
4) *S. saprophyticus* : CoNS 중 요로감염의 원인 중 중요한 병원체이다. 요로상피에 잘 부착되는 특성과 요소분해효소 분비능이 있어 다른 CoNS에 비하여 요로감염을 잘 일으킨다.

Streptococcus(사슬알균)

1 특징

긴 사슬 모양의 그람양성균이다. 혈액배지에서 자란 균집락의 용혈에 따라 다음과 같이 나뉜다.

1) 완전용혈 : β-hemolytic Streptococcus-group A, B, C, G Streptococci
2) 부분용혈 : α-hemolytic Streptococcus(Viridans Streptococcus, Streptococcus pnemoniae)
3) 용혈없음 : γ-hemolytic Streptococcus-group D Streptococci

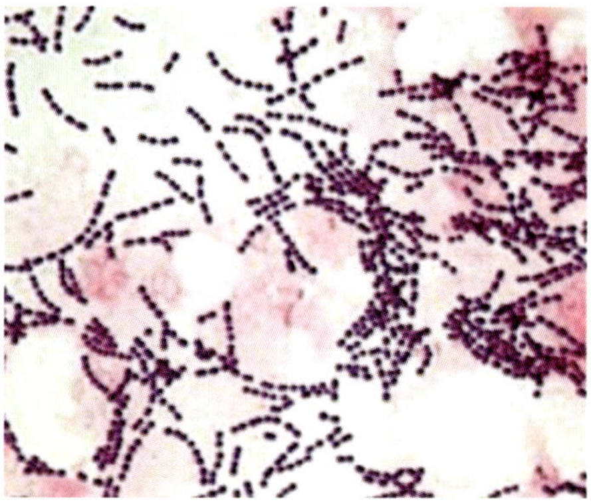

그림 7-5 *Streptococci* 현미경 사진

2 S. pyogenes

Group A Streptococcus로 인두염, 성홍열, 중이염, 부비동염, 관절염, 림프선염, 봉와직염, 골수염 등을 유발하며 사구체염, 류마티스 열의 원인이 된다.

1) 사슬알균 인두염(streptococcal pharyngitis)

(1) 원인 및 역학

① Group A streptococcus(GAS, *S. pyogenes*)

② 소아에 호발, 3세 이하나 성인에서는 드물다.

③ 세균감염성 인두염의 대부분, 삼출성 인두염의 20~40%를 차지

④ respiratory droplet에 의한 전파가 흔함

(2) 증상

① 잠복기 1~4일

② 열, 인후통, 권태감, 복부 불편감, 구토

③ 홍반, 인두 점막의 부종

④ Post. pharyngeal wall과 편도기둥(tonsilar pillar)의 화농성 삼출물

⑤ Ant. cervical LN의 압통 및 비대

(3) 합병증

① 화농성 합병증

- Cervical lymphadenitis
- Peritonsilar/retropharyngeal abscess
- Sinusitis, otitis media
- Meningitis, endocarditis, pneumonia, bacteremia

② Postinfectious syndrome

- **급성 류마티스열**(Acute rheumatic fever)
- **Poststreptococcal glomerulonephritis(PSGN)**

(4) 치료

① **화농성 합병증 & 급성 류마티스 열의 예방과 질병이환기간 단축, 타인에게 전염을 막기 위함이 주 목적**

② **Penicillin 10일간 또는 benzathine penicillin G IM 1회**

③ Erythromycin(Penicillin allergy 환자)

여기서 잠깐 !!

- 우리나라의 인두염의 약 5~15%만이 S. pyogens가 원인이므로 대부분의 인후염에는 항생제를 줄 필요가 없다. 그렇기에 대부분의 목감기에 항생제를 사용할 필요가 없는 것이다.

꼭 알아둡시다!!

알아두기! 헷갈릴 수 있어요 잘 알아두세요.

- *S. pyogenes* 감염 후 면역반응에 의하여 급성 류마티스 열과 급성 사구체신염이 발생할 수 있는데 인후염에 의한 급성 류마티스 열은 penicillin 사용으로 줄일 수 있으나 급성 사구체신염을 줄이는 데에는 도움이 되지 않는다. 급성 사구체신염은 *S. pyogenes* 에 의한 인후염과 피부감염 모두에서 기인할 수 있지만 급성 류마티스 열은 인후염에 의해서만 발생한다.

2) 연조직염(봉와염, Cellulitis)

(1) 정의 : 진피와 피하조직의 급성화농성 염증

(2) 원인

① 주로 *S. pyogenes, S. aureus*

② 감염경로

- 열상, 천자상 등의 외상, 궤양, 모낭염 등의 **선행 피부 감염증**
- 특히 다리에 발생한 봉소염은 발가락 사이에 생긴 **진균증**이 중요 역할

(3) 증상

① 가벼운 국소 홍반, 압통, 불쾌감, 오한, 발열

② 이후 홍반이 갑자기 뚜렷해지면서 주위 파급, 만지면 뜨겁게 느껴지고 손가락으로 누르면 들어간다.

③ 병변의 경계부는 얕은연조직염(erysipelas)과는 달리 융기되거나 뚜렷하지 않다.

④ 진행되면 소수포가 형성되고 중심부는 화농되어 결절처럼 되었다가 터져 고름이 나오고 피부는 괴사된다.

(4) 치료

① 1차 치료 : Nafcillin, Oxacillin

② 2차 치료 : Cefazolin, Ampicillin/sulbactam, Erythromycin, Clindamycin

※ Nafcillin, Oxacillin이 일차치료지만 Cefazolin도 많이 사용한다.

(5) 기타 피부 피부연조직 감염 : 농가진(impetigo), 단독(erysipelas)

3) 성홍열

(1) 임상양상

① 잠복기 : 1~7, 8일(평균 3일)

② Triad : 발열, 인후통, 구토

③ 발열은 갑자기 시작하여 1주 지나면 저절로 좋아지고, penicillin 투여하면 하루 내에 열이 내린다(고열은 39~40℃까지 올라간다).

④ 편도선, 인두 후부에 점액농성의 삼출액, 경부 림프선 종대를 보인다.

⑤ 혀 : 처음에 회백색으로 덮이고, 유두가 현저하다(white strawberry tongue).
→ 붉은 고기 색깔 띠고, 유두가 붓는다(red strawberry tongue).

⑥ 발진 : 특징적으로 발병 후 1~2일 안에 발생, 상부몸통으로부터 사지로 퍼지며, 손바닥과 발바닥에는 침범하지 않는다. 발생 후 6~9일 안에 소실되고, 이후 손바닥과 발바닥의 표피가 벗겨진다.

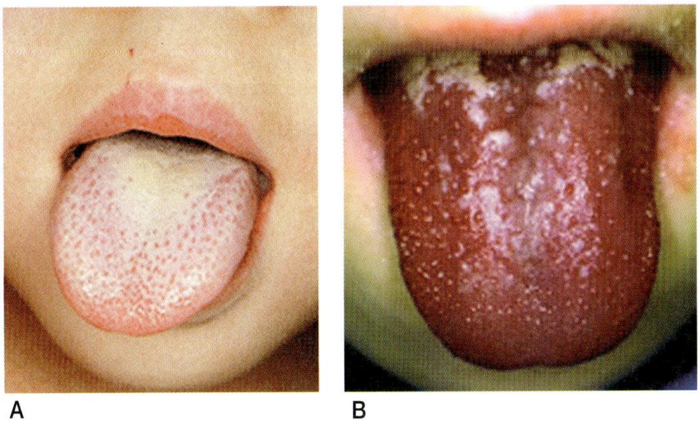

그림 7-6 A, White strawberry tongue. B, Red strawberry tongue

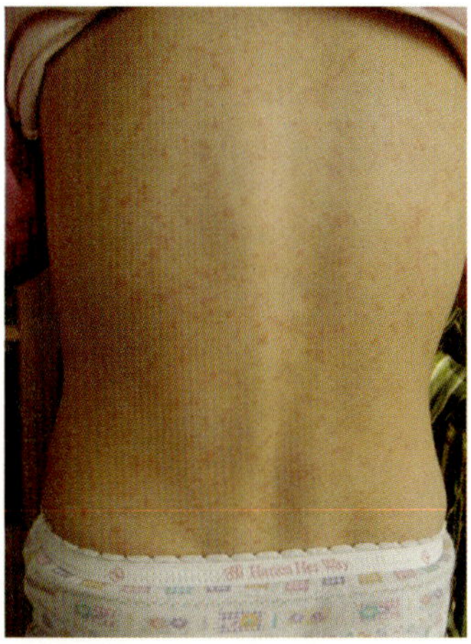

그림 7-7 성홍열시 발생하는 발진

(2) 진단

① 병력청취 : *S. pyogenes* 감염환자와 접촉력 확인 필요

② ASO 역가상승(항생제 사용 시 약화될 수도 있음) : 감염 후 수개월간 계속 상승되어 있어 최근 감염 여부 확인은 불가하다.

③ **Anti-deoxyribonuclease(anti-DNase)는 최근 감염 여부 확인 가능하다.**

④ 인후 배양 검사(표준검사) 혹은 신속 항원 검출법

(3) 치료

① 성홍열이 의심되나 모호한 증상이 나타난 경우 신속 항원 검사 후 항생제를 투여한다.

② Penicilliin, cephalosporin에 높은 감수성을 보임

③ Erythromycin, clarithromycin, azithromycin, lincomycin, clindamycin에도 감수성이 있으나 macrolide 계통의 항생제에 내성을 보이는 균주가 우리나라에 많아 사용이 적다.

4) Streptococcal toxic shock syndrome

(1) 임상양상

① 대개 국소 감염이 있는 상태에서 나타난다.

② 저혈압과 다발성 장기부전을 유발한다.

③ 사망률은 30%이다. 진행이 빠르고 치명적이므로 조기 발견이 중요하다.

(2) 진단

① 저혈압과 동반하여 콩팥기능 장애, 범발성혈관내응고증, 간기능장애, ARDS, 성홍열발진, 연조직괴사 중 2개 동반시 진단할 수 있다.

② 무균성 체액에서 *S. pyogenes* 검출 시 확진할 수 있다.

(3) 치료 : 항균제 투여와 함께 수분공급, 승압제 투여, 기계호흡 등으로 적극적 치료를 한다.

5) *S. pyogenes*의 예방

(1) 급성 류마티스 열이나 류마티스 심질환 경력의 환자에게는 장기간 항생제 투여가 필요하다.

(2) 농가진 유행 시기 감염을 감소시키기 위해서 그리고 군대와 학교 같은 집단생활을 하는 곳에서 인두염을 통제하기 위해서 예방적으로 항생제 투여의 고려가 가능하다.

3 *Pneumococci*(폐렴알균)

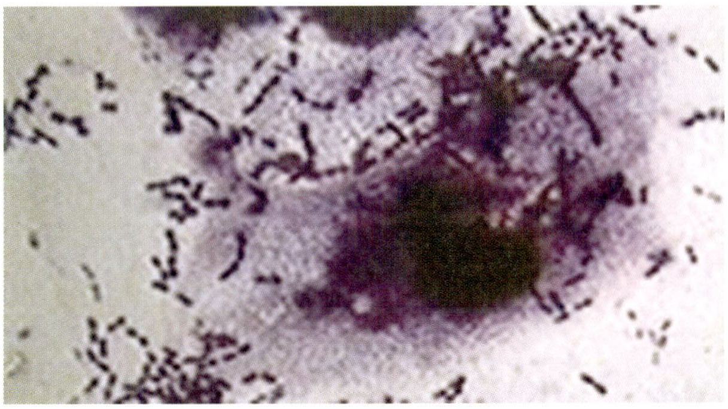

그림 7-8 *Pneumococci* 현미경 사진

1) 개요

(1) *Pneumococcus*는 *Streptococcus pneumoniae*로 그람양성 쌍구균이다.

(2) 2세 미만, 65세 이후에 발생률이 증가하며 겨울에 호발한다.

(3) **대표적인 지역사회 감염균이다.**

(4) **폐렴알균 감염의 위험인자**

① 항체형성 장애가 있는 면역기능장애

예 선천성 무감마글로불린혈증, 다발성골수종, 림프종, 만성백혈병

② 무비증(asplenia), 비장절제술 환자

③ 백혈구 수 감소 또는 기능 이상 있는 경우

④ 보체감소

⑤ 영유아, 스테로이드 투여, 영양실조, 간경화, 당뇨, 알코올중독자

⑥ 인플루엔자 감염, 흡연, 만성폐쇄성폐질환

2) 임상양상

중이염, 부비동염, 수막염, 폐렴을 일으키는 주요 병원체이다. 성인의 bacterial meningitis의 가장 흔한 원인균 성인의 지역사회획득 폐렴의 가장 흔한 원인균, empyema를 유발할 수 있다.

3) 치료

치료의 기본이 되는 항생제는 β-lactam계 항생제, 특히 penicillin이나 penicillin 내성 균주가 지난 30년간 전 세계적으로 증가되어 문제가 되고 있다[최근 아시아 연합 국제 역학기구(ANSORP) 조사에서 우리나라 penicillin 내성 pneumococci는(MIC ≥2mg/L) 55%로 보고되었다].

꼭 알아둡시다!!

Pneumococci의 penicillin에 대한 감수성 정의(MIC, μg/mL)

- ≤ 0.06 : 감수성
- 0.12 ~ 1 : 중간내성
- ≥ 2 : 고도내성

→ 수치까지 알고 있으면 더 도움이 됩니다. 감수성 수치를 적어두고 내성 여부를 판단하고 어떠한 치료를 할 수 있는가? 하는 문제도 낼 수 있습니다.

(1) 각질환별 항생제

① 폐렴 : penicillin 감수성 균주는 당연히 penicillin이 사용되며, 중간내성균은 high-dose penicillin도 사용이 가능하다. penicillin 고도내성 균주는 3세대 cephalosporin, vancomycin, newer quinolone을 사용할 수 있다.

② **수막염** : penicillin 감수성 균주는 penicillin이나 ceftriaxone 단독요법이 가능하다. 하지만 **폐렴과는 다르게 중간내성균도 high-dose penicillin으로 치료하면 안 된다**. Penicillin 내성균주는 기존 항생제 단독 치료로 치료실패의 위험이 있으므로 병용치료가 필요하다.

여기서 잠깐!!

- 입증된 병용치료로는 vancomycin+ceftriaxone or ceftriaxone+rifampin
- 신경학적 합병증 예방을 위하여 치료 초기에 가급적 항생제 투여 직전이나 동시에 dexamethasone 투여가 필요하다.
- 폐렴알균 뇌수막염 치료시에는 치료 후 24~36시간 경과하여 뇌척수액 검사를 추가로 하는 것이 반드시 필요하다.
- 수막염 부분은 완전 별표 투성이인 것은 그만큼 중요하기 때문입니다.

4) 예방

폐렴알균은 백신 접종으로 예방할 수 있다. 다당질백신(polysaccharide vaccine, 2세 미만에서는 사용 금기), 단백과 결합시킨 결합백신(conjugate vaccine)이 있다. 건강한 사람은 항체가가 감소해도 감염예방 효과가 완전히 없어지지 않지만 고령이나 면역력이 저하된 환자는 추가접종이 필요하다.

표 7-4 폐렴알균 백신접종의 적응증

백신접종	대상자
초회접종	• 65세 이상의 모든 성인 • 다음의 질병을 가진 65세 미만의 성인 뇌척수액 누수(CSF leak), 당뇨, 알코올 중독자, 간경변증, 만성 신부전, 만성폐질환, 진행성 심장질환, 다발성 골수종, 림프종, 호지킨병, HIV 감염자(CD4<500cell/uL), 장기이식환자, 만성적 스테로이드 사용자
추가접종	• 면역력에 이상이 있는 사람은 5년 이후 1회 추가 접종을 권유한다. 만성신부전이나 콩팥 증후군, 해부학적 비장 없음, 면역저하증(선천성 면역저하증, 후천성 면역저하증, 백혈병, 림프종, 다발성 골수종, 악성종양, 호지킨병, 장기이식 또는 골수 이식 상태), 항암치료, 장기적으로 스테로이드 복용자 • 65세 이전에 첫 접종을 하여 접종 후 5년 지난 65세 이상자

여기서 **잠깐 !!**

• 가능하면 다 알아두자!!!

Enterococci(장알균)

1 개요

원래 group D Streptococci로 분류되었으나 이제 다른 속으로 분류된다(1984년 이후). 사람과 일부동물의 장내집락균으로 비교적 병독성이 약해 정상인에게는 문제되지 않는다. **만성질환자, 병원 장기 입원자에게 기회감염을 일으킨다.** 기본적으로 각종항생제 내성을 가지며, 내성도 쉽게 발생한다. 1986년 유럽에서 VRE(Vancomycin Resistant Enterococci) 출현 후 세계적으로 증가하여 현재 심각하게 대두하였다.

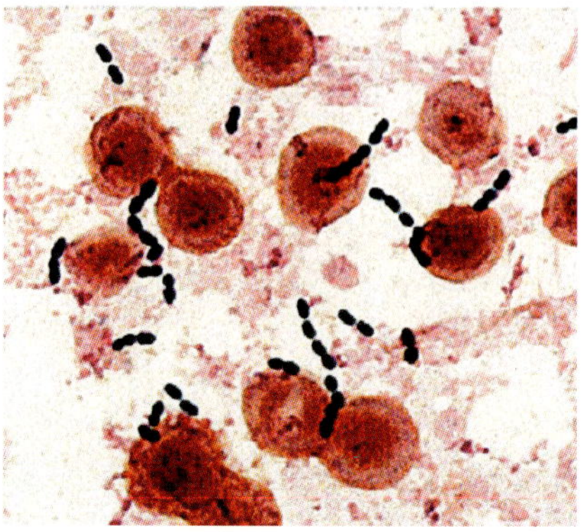

그림 7-9 *Enterococci* 현미경 사진

2 병원체

12종 이상 알려져 있다.

1) 임상분리균주

(1) *Enterococcus faecalis* : 80~90%

(2) *Enterococcus faecium* : 5~10%(빈도는 높지 않으나 상대적으로 높은 항균제 내성을 보여 임상적으로 더 중요하다)

2) 내성기전

Chromosome내의 내인성 내성기전 외 plasmid와 transposon에 의해 서로 발생한다. **VRE는 vancomycin 내성 유전자를 S. aureus에 전달하여 VRSA 출현을 야기할 수 있다.** 그래서 VRE의 중요성이 더욱더 강조되는 것이다.

여기서 **잠깐 !!**

- Enterococci의 항생제 내성기전은 매우 다양하고 복잡하여 다 알기가 힘들다. 관심이 있으면 여러 감염학 책들을 찾아보도록 하세요.

3) 역학

(1) 위험인자 : 장내 집락화, 중증기저질환, 장기입원, 이전의 수술력, 콩팥기능 저하, 호중구감소증, 간 또는 조혈모세포 이식, 혈관 및 요로도관 유치, 중환자실 입원, vancomycin 및 cephalosporin 등의 항생제 사용력 등

(2) 병원소 : VRE 감염 환자, 보균자

(3) 의료인, 침대, 매트리스, 체온계 등이 전염매개하며 수평 전파한다.

4) 임상양상

요로감염이 가장 많고, 최근에 병원내 균혈증의 원인으로 증가되고 있다. 대부분 심한 기저질환 환자에서 균혈증이 발생되면 사망률이 높다. 호흡기 감염은 드물다.

5) 진단

장기 입원 환자의 경우 단순집락형성이 흔하므로 균동정 검사 시 진성감염과 단순집락의 감별이 필요하다.

6) 치료

모든 cephalosporin에 내성을 가지므로 사용하면 안 된다(비록 감수성 검사 상 효과가 있는 것으로 나오더라도 체내에서는 효과가 없으므로 사용해서는 안 된다).

(1) Penicillin, ampicillin ± aminoglycoside

(2) Penicillin 고도내성균주는 vancomycin이나 teicoplanin을 사용한다.

(3) VRE : quinupristin/dalfopristin(E. faecalis에는 효과 없다), linezolid 사용해야 하며 Van B형 VRE는 teicoplanin도 효과가 있다.

Clostridium

혐기성 그람 양성 간균이다.

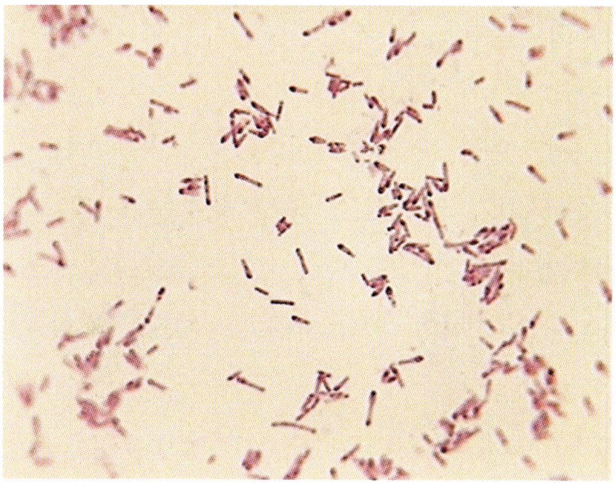

그림 7-10 *Clostridium sp.* 현미경 사진

1 Tetanus (파상풍)

원인균은 *C. tetani*이며, 강력한 단백질 독소인 tetanospasmin을 생성하여 근긴장의 증가와 연축을 일으키며 파상풍의 원인이 된다.

1) 역학

(1) 산발적으로 발생하며 면역이 없거나 부분적으로 면역이 있는 사람, 면역이 있지만 추가접종으로 적절한 면역을 가지지 못한 사람에게 발생한다.

(2) 대개 관통상, 열상, 찰과상, 화상, 동상, 중이 감염, 수술, 유산, 출산, 약물남용, 피부의 찔린 상처와 동반한다.

2) 독소의 작용기전

(1) 감염병소에서 retrograde axonal transport로 중추신경계로 도달한다.

(2) 신경접합전 말단부에서 glycine과 GABA 분비 차단하여 강직을 유발한다.

→ **Spastic paralysis(경직마비) 유발**한다.

3) 임상양상

(1) 전신형이 가장 흔하다. 이외 국소형, 두개형, 신생아형으로 구분된다.

(2) 목과 턱의 근육이 경직 → 입벌림 장애(trismus), 삼키지 못하게 됨

(3) 진행되면 경련성 근육 수축, 안면 경련 : 경련미소(risus sardonicus)

(4) 사소한 자극(빛, 소리) 에도 경련

(5) 전신 경련시 paraspinal muscle의 강직 → 후궁반장(opisthotonus) : 목과 등이 경직되어 활모양처럼 휘나, 손과 발은 비교적 보존됨(사지의 마비는 없다). 복부강직도 동반된다.

(6) 과민, 두통, 미열, 오한, 전신성 통증

(7) 감각 신경은 손상되지 않으므로 심한 통증을 느낌

(8) **의식은 이상이 없다.**

(9) 2주에 걸쳐 질병은 진행하며 수개월에 걸쳐서 회복하게 된다.

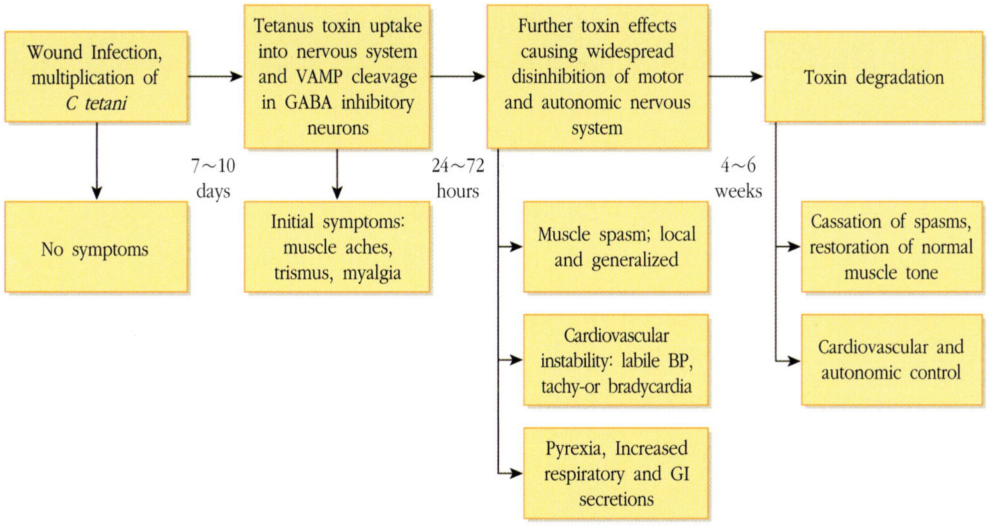

그림 7-11 Tetanus의 임상양상 진행 과정

여기서 잠깐 !!

• 시험에 보기로 잘 나오니 term을 알아두어야 합니다.

4) 진단

(1) **상처에서 *C. tetani* 배양은 도움이 안 된다.**

(2) 임상소견으로 진단하게 된다.

5) 예방

(1) 능동면역으로 파상풍 독소를 접종

(2) **파상풍에서 회복된 후에도 면역 획득되지 않으므로 능동면역 필요**(병을 일으키는데 필요한 정도의 소량의 toxin으로는 면역력이 유도되지 않음)

6) Tetanus prophylaxis

표 7-5 파상풍 백신접종의 적응증

예방접종 횟수	clean minor wound	tetanus prone wound[1]
불확실, 0, 1회, 2회	Td[2]	Td+TIG[3]
3회 이상	안 맞는다(최종접종 10년 경과시 Td)	안 맞는다(최종접종 5년 경과시 Td)

[1] Tetanus prone wound : 화상, 복합골절, 깊은 자상, 흙에 오염되거나 3시간 이상 경과된 상처, 혈행이 나쁜 경우

[2] Td : tetanus diphtheria toxoid

[3] TIG : tetanus immune globulin
상처가 24시간 이상 되지 않은 경우 TIG 맞을 필요 없다.

(1) tetanus에 대한 예방접종력을 확인 후 상처에 대한 tetanus prophylaxis를 시행
(2) Td는 3회 맞아야 함(첫 번째와 두 번째는 4~8주 간격을 두고 투여하고, 세 번째는 두 번째 주사 후 6~12개월 후에 투여)
(3) 기존의 예방접종 횟수가 3회 이상이면 기본적으로 경과관찰
(4) 최종 접종 10년(clean), 5년(tetanus prone)이 지나면 다시 Td를 접종한다.
(5) 예방접종이 불완전 할 경우는 깨끗하면 Td, 더러우면 Td+TIG를 실시
(6) 소아의 경우 DTaP를 접종(소아과 참조)

여기서 잠깐 !!

• 해리슨 19판 기준으로 성인에서는 예방접종 불확실, 3회가 안되는 경우, 마지막 접종하고 10년이 넘은 경우 모두 Td 접종 필요합니다.
• TIG의 경우에는 clean or minor wound를 제외하고는 모두 권장하고 있습니다.

7) 치료

(1) 일반적 원칙 : 독소원 제거, 독소중화, 연축방지, 특히 호흡기 보조치료가 중요하다. 중환자실의 조용한 곳에 입원시켜 자극을 최소화하고 상처를 세정하고 죽은 조직을 제거한다.
(2) Penicillin 또는 metronidazole 투여를 추천하고 있으나 역할은 불분명
(3) 항독소 TIG(Tetanus Immune Globulin) 투여 시 사망률을 낮추는데 효과적

8) 예후

(1) 사망률 : 5~35%(신생아의 경우 60% 이상)
(2) 회복되면 후유증 없다.

2 Botulism(보툴리즘)

*C. botulinum*에 의해 발생되는 강력한 단백질 신경독에 의해 발생한다. 뇌신경 침범에서부터 사지까지 말초로 진행한다. Food borne botulism, wound botulism, intestinal botulism으로 나뉜다.

1) 발병기전

8가지 독소(A, B, C1, C2, D, E, F, G)가 있으며, 이 중 A, B, E, F가 질병을 일으킨다. 신경근육 접합부에서 시냅스전 신경세포에 특이적으로 결합하여 endocytic vesicle의 신경세포 내에서 독소의 내재화 후 세포질내로 독소의 전위가 발생하고 독소에

의해 신경세포의 유출기관 구성성분의 단백분해가 일어나 아세틸콜린의 분비가 감소된다.

2) 임상양상

음식섭취 후 18~36시간 후 발생하며, 오심, 구갈, 설사, 뇌신경장애(안검하수, 동공반사저하, 동공확대, 구역반사억제), 장마비, 심한변비, 요정체 발생한다. 발열은 없으며 심박은 정상이고 감각, 의식저하는 없다. 대칭적 하향성마비와 호흡마비가 일어난다.

3) 진단

(1) 임상증상(발열이 없고, 의식이 뚜렷하나 대칭적 하향성 마비가 있는 환자)
(2) 의심되는 음식, 대변, 혈청의 toxin assay
(3) 적절한 검체로 혐기성 배양

4) 치료 및 예방원칙

(1) 보존적 치료가 중요하다(필요시 인공호흡기 치료시행).
(2) 보툴리늄 항독소 투여
(3) *C. botulinum*의 아포는 열에 잘 견디나, toxin은 열에 약하므로 끓여먹는다.

Listeria monocytogenes

여러 *Listeria* 균종 중 사람에게 감염을 일으키는 병원균이다. 그람양성간균으로 토양, 식물, 동물보유 숙주로부터 분리된다.

1 병인론

1) 식품매개 인수공통전염병이다. 주로 생야채, 생우유, 치즈, 생고기, 냉장육, 조리된 육류에서 검출되며 냉장 중에도 번식이 가능하다.
2) 세포내 병원체로 세포면역이 결핍된 사람에게 질환을 유발시킨다.
3) 위험인자로는 임신, 면역저하 환자가 있다.

2 임상양상

다른 식품매개성 병원체가 위장관 질환을 일으키는 것과 달리 수막염, 패혈증, 융모막양막염, 사산 등 침습성 증후군을 일으킨다.

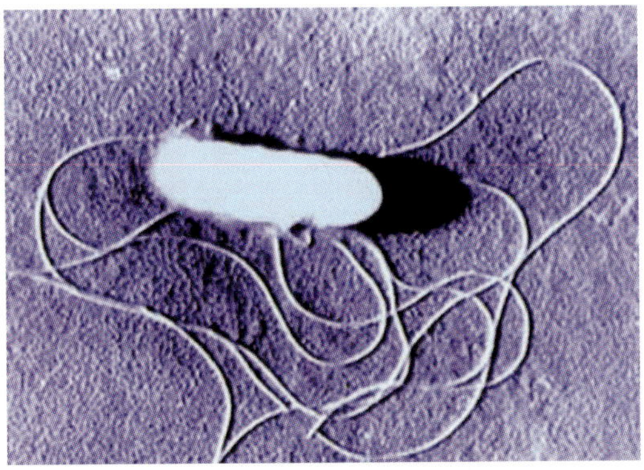

그림 7-12 Listeria 현미경 사진

3 진단

침습성 리스테리아증은 혈액, 뇌척수액, 양수 등 무균검체에서 배양 시 진단이 된다. 일반배지에서 36시간 내 잘 자란다. 혈청학적 진단은 소용이 없다.

4 치료

Ampicillin ± aminoglycoside

여기서 잠깐!!

- 임산부, 노인 또는 면역저하자에서 뇌수막염 발생 시 반드시 고려해야 하는 원인균 중 하나이며, 그람 양성 간균이라는 점을 기억하자.

08 Chapter 그람음성균에 의한 질환

Diseases caused by Gram negative bacteria

Gram 음성균은 Gram 양성균보다 상대적으로 다양한 균이 있으며, 앞에서 설명하였듯이 peptidoglycan wall이 얇다는 것이 penicillin류 항균제에 잘 안 듣는 이유가 됩니다. 각각 균의 특징과 각각의 균에 잘 듣는 항생제를 중심으로 공부하시면 됩니다.

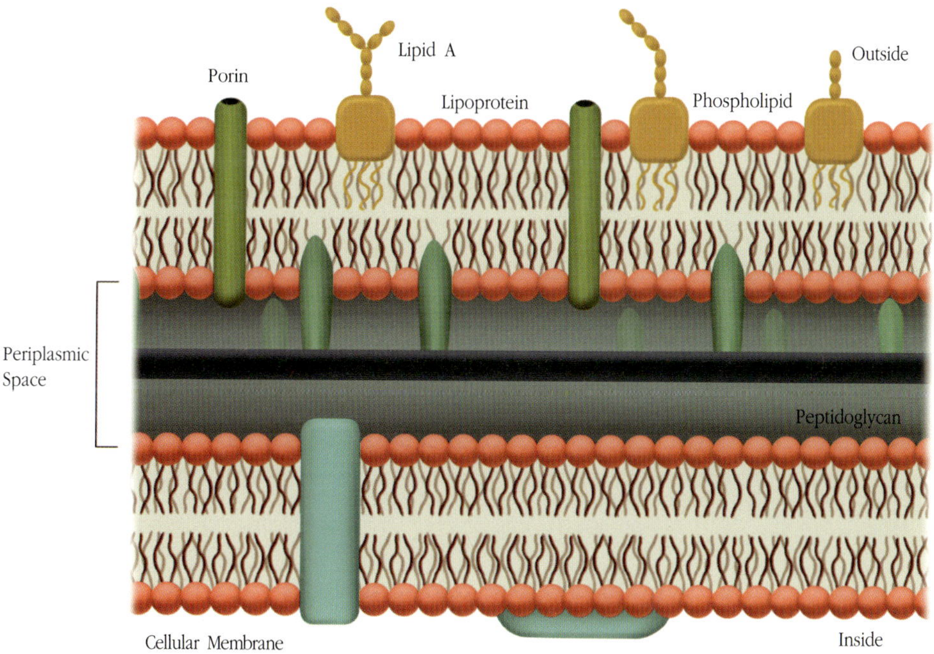

그림 8-1 Gram(−)의 세포벽

표 8-1 그람음성 세균의 분류

Classification	Family name	Genus species
Aerobic rods/cocci	**Neisseriaceae**	**Neisseria meningitidis, N. gonorrhoeae**
	Legionellaceae	**L. pneumophiliae**
	Pseudomonaceae	**P. aeruginosa**
	Moraxellaceae	**M. catarrhalis**
		Acinetobacter baumanii
	Burkholderiaceae	*Burkholderia cepacia, B. pseudomallei*
	Xanthomonadaceae	*Stenotrophomonas maltophilia*
	Brucellaceae	*Brucella abortus, B. melitensis, B. suis, B. canis*
	Bordetellaceae	**Bordetella pertussis**
	Francisellaceae	*Francisella tularensis*
Facultative **Anerobic rods**	**Enterobacteriaceae**	**Escherichia coli**
		Klebsiella pneumoniae
		Proteus mirabilis, Enterobacter cloacae, E. aerogenes
		Serratia marcescens, Citrobacter freundii, Morganella morganii, Providencia stuartii, Edwardsiella tarda
		Shigella dysenteriae, S. flexneri, S. boydii, S. sonnei
		Salmonella typhi, S. paratyphi, S. enteritidis, S. typhimurium
		Yersinia pestis, Y. enterocolitica, Y. pseudotuberculosis
	Vibrionaceae	**Vibrio cholerae, V. vulnificus, V. parahemolyticus**
	Pasteurellaceae	*Pasteurella multocida*
		Hemophilus influenzae
		Gardnerella vaginalis
Aerobic/microaerophilic, motile, helical	**Campylobacteraceae**	**Campylobacter jejuni, C. fetus, Helicobacter pylori**
Anaerobes	Bacteroidaceae	*Bacteroides fragilis, B. melaninogenicus*
		Fusobacterium

Neisseria species

피막이 있는 호기성 그람음성균이다. 배양이 어려우며 건조와 기온 변화에 약해서 검체를 체취 후 빨리 검사실로 보내야 한다. 임질을 일으키는 *N. gonorrhea*와 뇌수막염을 일으키는 *N. meningitidis*가 대표적인 병원균으로 이 두 균주에 대하여 잘 알고 있어야 한다.

1 Gonococcus(임균 감염)

여기서 잠깐 !!

• 대표적인 성병의 원인균으로 syphilis와 같이 공부해서 차이점을 알아둡시다!

1) 개요

(1) *N. gonorrhea* : Gram negative diplococci, non-motile, non-spore-forming organism

(2) 다른 neisseria처럼 oxidase positive이다. 하지만 selective media에서 배양될 수 있다는 것과 maltose, sucrose, lactose가 아닌 glucose를 사용할 수 있다는 점에서 다른 neisseria와 구별된다.

(3) 사람만이 자연숙주이다.

(4) 개발도상국에 흔하고 항생제 내성균주가 많다.

(5) 성접촉으로 전파되며 하부생식기의 점막 감염을 일으킨다.

(6) 성행위가 다양해져서 직장, 구강-인두, 결막염을 일으킬 수 있다.

(7) 여자의 경우 골반내 감염을 일으켜 불임과 자궁외 임신의 원인이 된다.

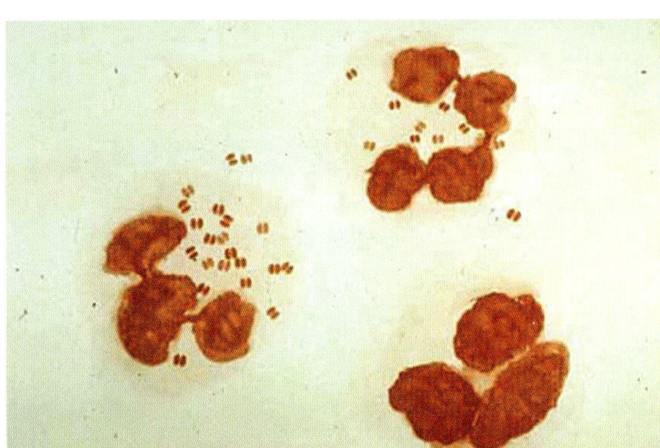

그림 8-2 Intracellular Gram negative diplococci in urethral Gram stain

2) 증상

(1) 남성의 gonorrhea : 잠복기 2~7일(더 길거나 무증상인 경우도 있다) 요도의 화농성 분비물, 배뇨장애(**without urinary frequency or urgency**)

① 급성 요도염이 가장 흔한 증상이다.

② 분비물은 처음에는 적고 mucoid 하지만 곧 많아지고 purulent 해진다.

(2) 여성의 gonorrhea : gonococcal cervicitis, gonococcal vaginitis 등

① Gonococcal cervicitis-mucopurulent cervicitis가 가장 흔한 STD이다. Candidal 혹은 Trichomonal vaginitis와 동반되어 나타날 수 있으며, 주로 cervical os를 감염시키지만, columnar epithelium이 stratified squamous epithelium을 만나는 곳에서 감염을 일으키기도 한다. Vaginal mucosa는 거의 침범되지 않으며 Bartholin's gland도 가끔 침범된다.

② 증상은 감염 후 10일 내에 나타나며, vagina으로부터의 약간의 분비물, 배뇨장애 등이 있을 수 있다.

③ 합병증

- 성교통, 하복부 및 허리 통증
- Genital tract로의 ascending infection → 급성 자궁내막염
- PID

꼭 알아둡시다!!

Fitz-Hugh-Curtis syndrome

- 나팔관을 타고 간 피막(Glisson's capsule)에 염증을 일으킨 perihepatitis
- RUQ pain이 있으면 의심해본다.

(3) Ocular gonorrhea : 눈꺼풀의 붓기, 중증의 충혈 증상, 결막부종(chemosis), 다량의 화농성 분비물

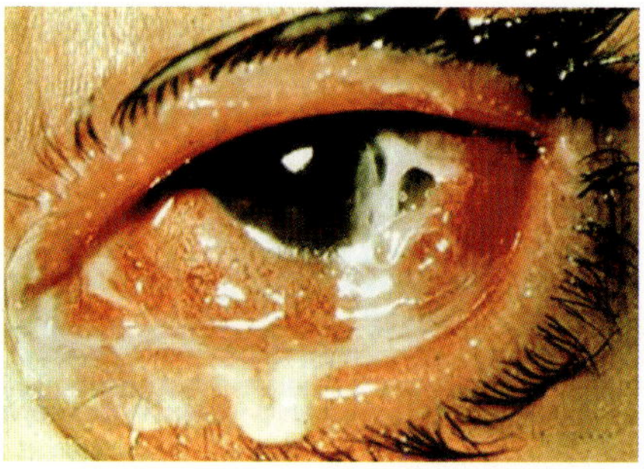

그림 8-3 임질균에 의한 안염

(4) 임균성 관절염(Gonococcal arthritis)

① Joint-localized stage with suppurative arthritis

② 주로 무릎, 손목, 발목, 팔꿈 관절에 작용한다.

(5) Gonorrhea는 대개 무증상의 보균자에 의해 전파(주로 성접촉을 통해)(∵ 증상이 있는 경우는 치료를 받게 됨) → **gonorrhea 의심 시에는 반드시 그들의 최근 sexual partner도 확인해서 경험적 항생제 사용**

(6) 남자에서 여자로 전파되는 경우가 더 흔하다. *N. gonorrhoea*에 한번 노출된 남자의 감염될 확률은 약 20%(여자는 50%)

3) 진단

(1) **그람 염색 : WBC내 intracellular G(－) diplococci,** 도말검사는 증상이 있으면 민감도, 특이도가 높지만 증상이 없는 경우 떨어진다.

(2) **배양**(gold standard) : Thayer-Martin medium 사용

(3) gonococcal Ag 검출

(4) N. gonorrhea에 대한 Ab : 과거의 gonorrhea 감염과 현재의 감염을 구분 못함 N. meningitidis에 대한 Ab와 cross-reactivity → false(＋)

4) 치료

(1) 1차 약제 : **Ceftriaxone 또는 cefixime**

(2) **C. trachomatis와 동반 감염이 흔하므로 감염이 배제되지 않았으면 → azithromycin(single dose)이나 doxycyclin(7일)을 추가**
(Quinolone을 포함한 regimen은 내성 균주의 증가로 더 이상 추천되지 않음)

(3) **모든 환자는 syphilis에 대한 serologic test와 HIV 감염에 대한 검사가 필요**

2 Meningococcus(수막알균 감염)

여기서 잠깐 !!

• 상당히 중요합니다. 뇌염형태와 sepsis의 형태 모두 알고 있어야 합니다.

1) 특징

(1) *N. meningitidis*

① **G(－) aerobic diplococci**

② Polysaccharide capsule을 가지고 있으며, 사람이 유일한 병원소이다.

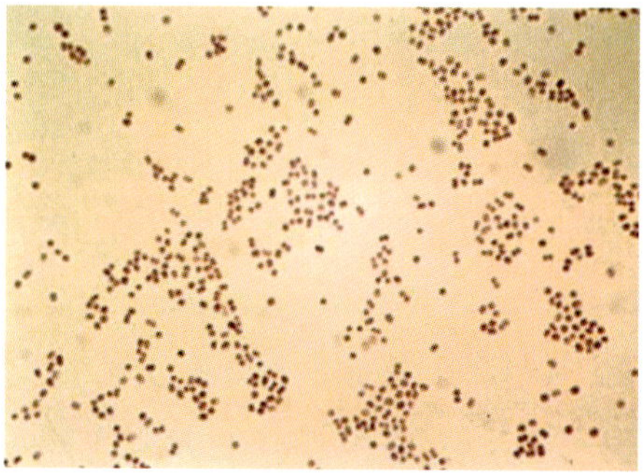

그림 8-4 Meningococcus 현미경 사진

(2) **세균성 수막염과 균혈증의 중요한 원인 중 하나**이며, 전격성수막알균혈증(fulminant meningococcemia) 발생 시 불과 몇 시간 안에도 비가역적인 쇼크가 발생하고 사망할 수 있으므로 조기 인지와 신속한 치료가 필요하다.

꼭 알아둡시다!!

전격성수막알균혈증(fulminant meningococcemia)

- 항체의존성 보체 매개성 면역의 장애 시 감염위험이 증가된다. 50% 이상의 사망률을 보이며 악화 속도가 다른 균에 비해 더 빠르다. 출혈성 피부병변과 DIC가 반드시 나타난다.
- Meningococcemia와 adrenal hemorrhage, shock을 동반하는 경우를 **Waterhouse-Friderichsen syndrome**이라 한다.
- 위험인자로는 asplenia, properdin deficiency, terminal complement component(C5~9) deficiency가 있다.

2) 역학

(1) 비인두에서 만들어진 비말이나 분비물에 의해 타인에게 전파된다.

(2) 3~9개월 소아에서 가장 호발하며, 2차 호발 연령은 10대 청소년기이다.

(3) 급성수막알균혈증의 사망률은 약 10%이며 수막염은 사망률이 1~5%이다.

3) 증상

(1) 상기도 감염

① 많은 환자들이 수막염이나 수막알균혈증의 소견이 나타나기 전에 sore throat이나 다른 호흡기 증상이 나타나지만, 실제 임상에서 meningococcal pharyngitis로 진단 내리기는 쉽지 않다.

② 성인 환자에서 더 자주 호흡기계에서 증상이 나타난다.

(2) **수막알균혈증(Meningococcemia)**

① 10~30%의 환자는 수막염의 증상 없이 수막알균혈증만 경험한다(예후 나쁜 상황).

② 열, 오한, 오심, 구토, 근육통 등을 나타낸다.

③ **피부증상이 가장 특징적** : 등이나 하지에 **발진(rash), 출혈점(petechia), Hemorrhagic bullae 형태로 진행**

④ Chronic meningococcemia

- Episodic fever, 발진, 관절통이 수주에서 수개월 지속된다.
- 발진은 반구진성(maculopapular), petechial의 형태를 띤다.
- 비장비대
- 치료를 하지 않으면 수막염, fulminant meningococcemia로 발병할 수 있다.

(3) **수막염(Meningitis)**

① 수막알균 감염자의 약 50%에서 발생하며 큰 소아와 성인 수막염의 주요 원인

② 오심, 구토, 두통, 경부 경직(neck stiffness), 기면(lethargy), 혼동(confusion) 등이 흔한 증상이다.

③ 대체적으로 수막알균 균혈증을 동반하기 때문에 petechia나 자색반 피부 병변(purpuric skin lesion)이 있을 경우 다른 병원체에 의한 수막염과 구별하는 데 도움이 된다.

④ CSF 소견은 화농성 수막염과 유사 → Gram stain으로 감별 가능

(4) 기타 증상 : 관절염, 심내막염, 결막염 등을 일으킬 수 있다.

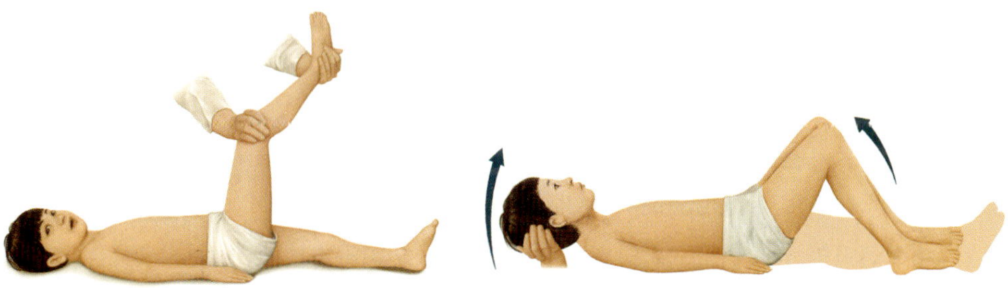

Kernig's sign   Brudzinskis neck sign

그림 8-5 Meningitis 시 physical examination

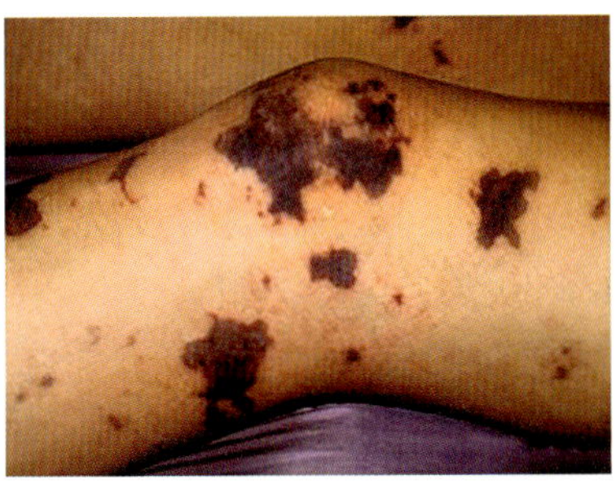

그림 8-6 Meningococcemia의 특징적 피부병변

표 8-2 뇌수막염의 원인에 따른 CSF 검사 결과

	뇌압	WBC count	protein(mg/dL)	glucose(mg/dL)
Bacteria	증가	수백 개에서 60,000개 이상, 보통 수천 개, 때로는 100개 이하(질병 초기), PML cell	100~500	5~40
Tuberculosis	증가, 진행되면 감소양상	보통 25~100개, 드물게 500개 이상, lymphocytes, 초기에는 PML	100~200	<45
Cryptococcus	증가	0~800개, 평균 50개, lymphocytes	20~500, 평균 100	평균 30
Virus	정상 또는 약간 증가	수백 개 내, lymphocytes, 초기에는 PML	정상 또는 약간 증가	정상, 25%에서 증가
Syphilis	정상	평균 500개, lymphocytes	평균100	정상
Sarcoidosis	정상 또는 다소 증가	0~100개, mononuclear cell	약간 증가	50%에서 감소
Tumor	정상 또는 증가	수백 개의 mononuclear cell과 tumor cell	많이 증가	정상 또는 상당히 감소

여기서 **잠깐!!**

• 뇌수막염의 뇌척수액 검사에 따른 감별진단은 잘 알아두어야 합니다!

4) 진단

(1) Petechia와 purpuric rash가 진단에 유용한 소견

(2) **확진** : blood, CSF, synovial fluid 등에서 *N. meningitidis*를 분리, 피부병변 검체에서도 분리가 된다.

(3) PCR은 민감도가 높으며 항생제 사용에 영향을 받지 않는다.

(4) 후두, 비인두의 specimen은 Thayer-Martin 배지에 배양함 : 후두, 비인두 검출은 보균자임을 확인할 수 있으나 전신감염을 의미하지는 않는다.

5) 치료

꼭 알아둡시다!!

Meningococcus antibiotics treatment

• Antibiotic Treatment
 – 경험적 항생제 및 1차 약제 : **3세대 cephalosporin(Ceftriaxone or cefotaxime)**
 – **Meropenem**
 – Penicillin 감수성 N. Meningitidis : Penicillin G
 – 개발도상국에서 outbreak가 발생하였을 때 : long-acting chloramphenicol in oil suspension(Tifomycin)
• 대증 요법 : hypovolemic shock이나 IICP, pulmonary edema
 → 산소, intubation, fluid, inotropics

6) 예방

수막알균 감염자와 접촉(발병률 >400배 증가)한 경우 예방화학요법으로 rifampin, ciprofloxacin, ofloxacin, ceftriaxone, azithromycin을 사용한다.

여기서 잠깐 !!

• 반드시 알아두세요!

표 8-3 Meningococcus chemoprophylaxis and vaccination

예방화학요법	예방접종
Rifampin(oral) Ciprofloxacin(oral) Ofloxacin(oral) Ceftriaxone(IM) Azithromycin(oral)	A, C, Y, W-135 vaccine(Memomune, Aventis Pasteur) or A, C vaccine New C; A, C; and A, C, Y, W-135 meningococcal conjugate vaccines

Hemophilus 감염증

1 원인균 : Hemophilus influenzae

1) Small Gram negative organism
2) 다양한 모양을 지닌다. 염색약에 의해 착색 정도가 일정하지 않아서 현미경상 pleomorphic coccobacillus로 보인다.
3) Aerobic, anaerobic 상황에서 모두 자랄 수 있다.
4) Chocolate agar에서 자란다(blood agar에서는 NAD가 없어서 못 자란다).

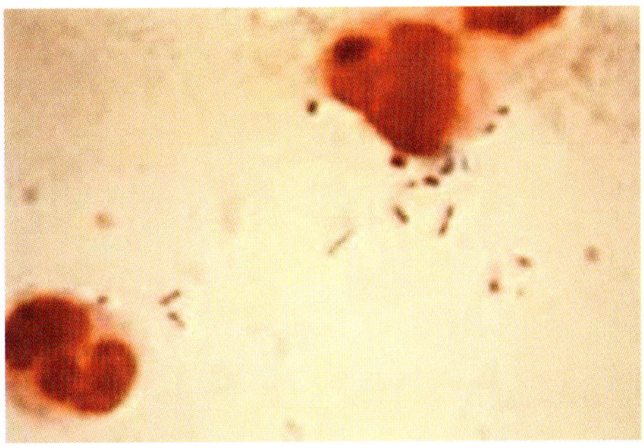

그림 8-7 hemophilus 현미경 사진

2 역학

1) 인간이 대표적인 숙주이다. 정상인의 80%가 보균자이다.
2) 전염은 airborne droplet이나 직접 접촉에 인한다.
3) Hib conjugate vaccine의 사용으로 인하여 최근 Hib infection이 급감하였다.
4) 6세 미만의 소아에서 세균성 수막염, 중이염, 폐렴의 주요 원인균이다.
5) 소아에서는 95% 이상이 H. influenza type b(Hib) 감염이나 성인에서는 약 50%에서만 피막이 있는 Hib이고 나머지는 피막이 없는 균주이다.

3 병리기전

1) Invasion과 혈행성 전염에 의해서 전신성 질환이 일어날 수 있고, 수막, 뼈, 관절에 감염이 일어난다. Type b polysaccharide capsule이 병원성을 일으키는 중요한 요인이다.
2) 이관의 점막에 국소 침범이 일어날 때에는 중이염이 발병한다. 또한 재발성 하기도 감염이 일어날 수도 있다.
3) Capsule에 대한 항체가 감염으로부터의 방어에 중요한 역할을 한다.

4 임상증상

1) Hib의 가장 무서운 감염은 수막염이다.
   (1) 2세 미만의 영아에서 호발한다.
   (2) Fever와 CNS 기능의 이상이 주 증상이다.
   (3) 합병증으로 발작, 반신불완전마비(hemiparesis) 등이 생길 수 있다.
   (4) 사망률은 5%에 이르며, 완치 후에도 영구적인 감각신경성 난청 등의 장애가 남을 수 있다.
2) 후두개염(Epiglottitis) : 급성 상기도 폐쇄 발생 시 치명적이다.
3) 봉와직염(Cellulitis) : head이나 neck에 일어날 수 있다.
4) Pneumonia : 폐렴알균, 포도알균 폐렴과 구분이 힘들다. 다른 폐렴에 비해 가슴막(pleura) 침범이 흔하다.
5) 이외에도 골수염, 화농성 관절염, 심장막염, 안와 봉와직염(orbital cellulitis), 안구내염(endophthalmitis), 요도감염, abscess, bacteremia 등이 일어날 수 있다.
6) 6세 이상에서는 Hib 감염이 드물다(∵ Protective Ab가 존재).

5 진단

1) 감염이 의심되는 환자의 가검물에서 그람음성의 짧은 막대균이 보이면 의심한다.
2) 배양을 통해 미생물을 확인하는 방법이 가장 좋다. CSF, blood, joint fluid, pleural fluid, pericardial fluid, subdural effusion 등을 배양한다.
3) 피막다당류인 PRP의 확인 : immunoelectrophoresis, latex agglutination, coagglutination, ELISA 등의 방법으로 PRP를 확인한다.
4) 중이염의 진단은 공기이경검사(pneumatic otoscopy)로 중이의 fluid를 얻어서 검사함으로써 가능하다.

6 치료

1) 수막염 : 3세대 cephalosporin(ceftriaxone or cefotaxime)이 주로 사용된다.
2) 대안으로는 ampicillin과 chloramphenicol 병합요법을 사용할 수 있다.
3) 다른 invasive infection도 위와 같은 regimen으로 치료할 수 있다.
4) 중이염, 부비동염 등은 oral antimicrobial agent로 치료할 수 있다.
5) Ampicillin 저항성 균주는 amoxicillin/clavulanate, extended-spectrum cephalosporin, macrolides(azithromycin, clarithromycin) 등으로 치료할 수 있다.
6) Fluoroquinolone은 매우 효과적인 약제이나 연골에 영향을 주기 때문에 소아나 임산부에서는 사용하지 않는다.
7) 수막염시 조기에 dexamethasone 사용이 신경학적 후유증을 감소시킨다.

7 예방

1) conjugate vaccine에 의해 Hib에 의한 invasive infection이 급감하였다.
2) 제품에 따라 2~3회 기본접종과 1회의 추가접종이 소아에게 추천된다.
3) nontypable *H. influenzae*에 대한 vaccine은 아직 없다.
4) **예방화학요법 : Hib 감염자와 밀접한 접촉을 한 경우와 Hib에 의한 수막염으로 입원한 환자는 퇴원 전 rifampin 투여가 필요하다.** 수막염 시 사용하는 항생제는 코, 인두 집락을 효과적으로 제거하지 못하므로 치료 종반에 rifampin을 추가로 사용한다.

Legionellosis(레지오넬라)

Legionella 속의 세균에 의한 감염증이다. Legionnaire's disease(재향군인병)와 Pontiac fever 2가지 임상양상을 나타낸다. Legionnaire's disease는 폐렴을 동반한 *Legionella sp.*에 의한 중증감염증이며 Pontiac fever는 급성 열성질환으로 경미한 형태의 감염증으로 self-limited disease이다.

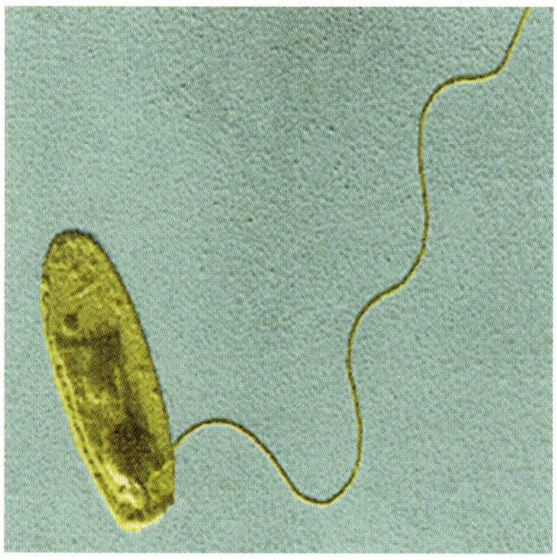

그림 8-8 *Legionella sp.*의 현미경 사진

1 특징

1) *Legionella sp.*는 호기성 그람음성간균으로 편모(flagella)가 있다.
2) *Legionella sp.* 중 *L. pneumophila*가 인체 감염의 80~90%를 차지한다.
3) Aquatic reservoir(major source) : 냉각탑, 에어컨, 가습기, 샤워기 등
4) 전파경로
   (1) 오염된 비말의 흡입
   (2) 오염된 물을 마시거나 흡인에 의해
   (3) Respiratory tract manipulations 중의 직접적인 주입
5) animal reservoir(−) : 사람이 유일한 병원소이며 사람간 전파는 없다.
6) 배양이 까다로우며 BCYE 배지에서 자란다.

2 역학

1) Community-acquired pneumonia의 2~13%, 원내 폐렴의 10~50%
2) Outbreak or sporadic, 여름철에 많이 발생

3) 제3군 법정전염병

4) Risk factor : **흡연, 만성 폐질환, 고령, 이전의 입원(퇴원 후 10일 이내), 면역저하(이식, HIV 감염, glucocorticoid 또는 TNF-α 치료)**

3 증상

1) Pontiac fever : 잠복기 1~2일

(1) 급성 발병하여 self-limiting, 감기와 비슷한 증상

(2) m/c Sx. : 권태감, 피로, 근육통

(3) 열 & 오한, 두통, 관절통, 오심, 기침, 복통, 설사

(4) **항생제 치료를 하지 않아도 며칠 뒤면 완전히 회복, 실제로 진단을 받지 않고 그냥 회복되어 모르고 지나가는 경우도 많습니다.**

2) Pneumonia(Legionnaires' disease) : 잠복기 2~10일

(1) 흔히 atypical pneumonia의 범주에 포함되나, 대개 더 심하다. 상대적으로 non-productive cough, 임상경과와 예후는 bacteremic pneumococcal pneumonia와 더 비슷하다.

(2) 비특이적 증상(abrupt onset) : 권태감, 피로, 식욕부진, 두통

→ **24시간 후 고열(>40℃), non-productive cough, 상대적 서맥**

→ pneumonic Sx.(호흡곤란, 가슴막통증)

(3) 소화기계 증상 : 오심, 구토, 복통, 설사

(4) **심한 경우 salt & water loss로 인해 hyponatremia 발생(Na^+ <131mg/dL)**

여기서 잠깐 !!

• 증례 문제에서 노인에서 또는 면역저하자에서 심한 pneumonia 증상 설명과 함께 hyponatremia 검사 소견을 보여주면 의심해봐야 하겠지요!

(5) β-lactam and aminoglycoside antibiotics에 반응하지 않는다.

(6) Chest X-ray : patchy infiltration or ill defined nodular density → bilateral lobar consolidation

(7) 합병증 : 폐농양, 농흉(empyema), 호흡 부전, shock, DIC, TTP, ARF

3) Extra-pulmonary legionellosis

심장이 가장 흔한 침범 부위이며, 이외에도 부비동염, 봉와직염, 복막염, 신우신염, 췌장염, 관절염이 보고된다(대부분은 면역저하자이다).

4 진단

1) **serology(IFA) : titer 4배 이상** 증가(diagnostic) or single titer **1:128 이상(presumptive)**
2) **culture** : BCYE agar가 가장 sensitive, 3~5일 뒤에 colony가 성장한다.
3) **staining**
   (1) **Gram's stain** : 다수의 leukocytes관찰, organism은 안 보이는 경우가 많다.
   (2) **Direct fluorescent antibody(DFA) stain** : 빠르고 특이도 높은 검사이나, 민감도는 낮다(균이 많아야 stain됨).
4) **Urinary antigen** : **urine에서 Legionella soluble Ag assay(가장 좋은 선별검사)빠르고, 방법이 쉽고, 특이도와 민감도 모두 높다.**
5) **분자생물학적 방법** : PCR, DNA probe－현재까지는 만족스럽지 못하다.

여기서 잠깐 !!

• 임상에서 감염병 진단시 소변을 이용할 경우 유용한 경우가 있는데 그것이 바로 S. pneumonia와 Legionellosis의 소변 항원 검사입니다.

5 치료

1) newer macrolide(azithromycin, clarithromycin, roxithromycin)와 quinolone(levo floxacin, ciprofloxacin, moxifloxacin)
2) alternative agent : tetracycline, doxycycline, minocycline
3) 면역저하자 또는 중증의 경우 : rifampin＋macrolide(단, cyclosporin, tacrolimus와 macrolide계 항생제는 약제 상호작용이 있어 quinolone이 선호됨)
4) 치료기간 : 10~14일(azithromycin의 경우는 반감기가 길어서 5~10일만 사용해도 충분)
5) pontiac fever : 대증적인 치료만 한다(항생제 안 씀).

08

H. pylori

소화기 부분과 연관하여 공부합시다.

*Helicobacter pylori*는 human stomach에 위치하고, peptic ulcer disease와 gastric malignancy의 발병에 중요한 역할을 한다.

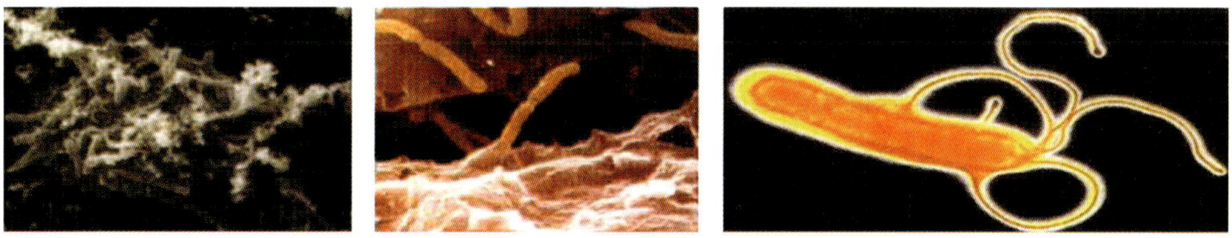

그림 8-9 *H. pylori*의 현미경 사진

1 특성

1) Gram negative, spiral, flagellated bacillus이다.
2) non-invasive하며, 위점막에 산다.
3) Spiral shape와 flagella는 *H. pylori* 에게 움직일 수 있게 해준다.

꼭 알아둡시다!!

H. pylori 가 위산을 이길 수 있는 방어기전

- Urease를 생산하여 urea hydrolysis를 하여 buffering ammonia를 생산한다. pH가 낮은 위산에서 살아날 수 있는 기전입니다.
- 점막 안에 살기 때문에 산의 직접적인 공격에서 벗어날 수 있다.

2 역학

1) 우리나라 및 개발국에서는 80%를 넘는 양성률을 가지고 있다.
2) 한번 양성화되면 음성화되는 것은 어려움
3) 위험인자로는 나이, 낮은 social-economic status, 낮은 위생상태 등이 있다.
4) 인간만이 *H. pylori*의 숙주이며, 전염은 직접적인 사람 간에 의한 전염에 의한다.

3 병리기전

1) *H. pylori* colonization은 만성 표재성 위염(chronic superficial gastritis)을 일으킨다.
2) 면역반응으로 항체의 생성(local and systemic)과 세포 매개 반응을 모두 일으키지만 균을 박멸시키는 데에는 부족하다.
3) 위염의 종류는 각각 다른 질병과 연관이 있다.
   antrum 부근의 위염은 십이지장궤양과 관련되어 있고, 위 전체의 염증은 위궤양과 adenocarcinoma와 관련되어 있다.
4) 십이지장궤양을 일으키는 과정
   Antral *H. pylori* colonization → somatostatin-producing cell의 감소 → gastrin level의 상승 → 위산 분비 증가 → protective gastric metaplasia in the duodenum
5) *H. pylori* 의 독성인자 : **CagA**, **VacA**, BabA, SabA 등

여기서 잠깐 !!

• CagA, VacA는 알아두세요! 수준 높은 시험에서 나오기도 합니다.

4 임상증상

1) 주로 위염을 일으키나, 소화성 궤양(peptic ulcer), 위선암(gastric adenocarcinoma), 위 림프종(gastric lymphoma)을 일으키기도 한다.
   (1) *H. pylori*에 의한 궤양 형성의 촉진
      ① 궤양에서 organism의 존재
      ② 궤양이 *H. pylori*가 없는 상태에서는 거의 발생하지 않는다.
      ③ *H. pylori*를 박멸하면 궤양 재발이 감소한다.
   (2) 위의 MALT(Mucosa-Associated Lymphoid Tissue)에서 발생하는 low-grade gastric B cell lymphoma의 중요한 원인이다.

여기서 잠깐 !!

• Stomach의 low grade MALToma는 cancer의 일종이지만 처음부터 항암치료를 하지 않고 H. pylori 박멸부터 시도합니다!

2) 상부위장관 증상 : 속쓰림, 구토, 복통

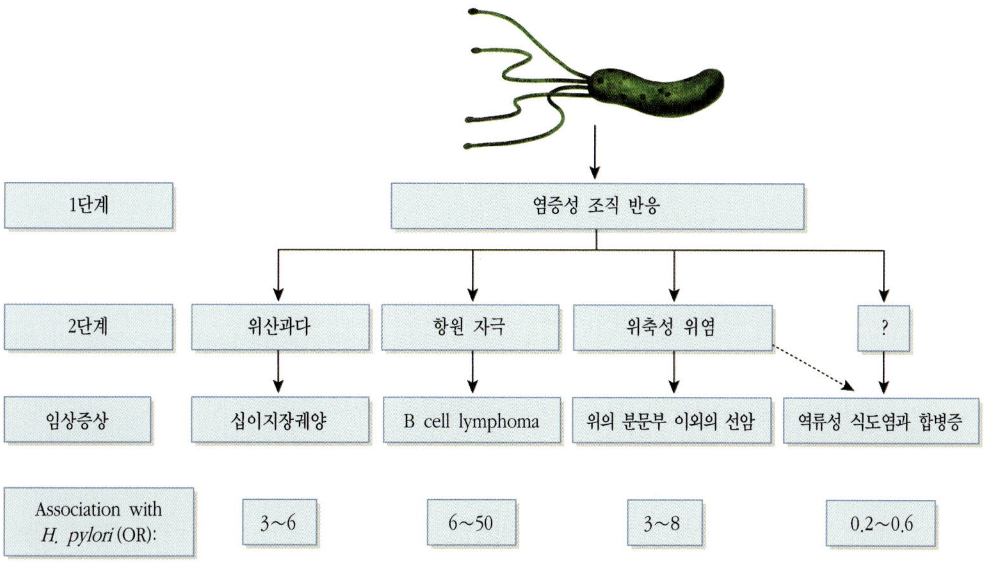

그림 8-10 *H. pylori*와 관련 질환

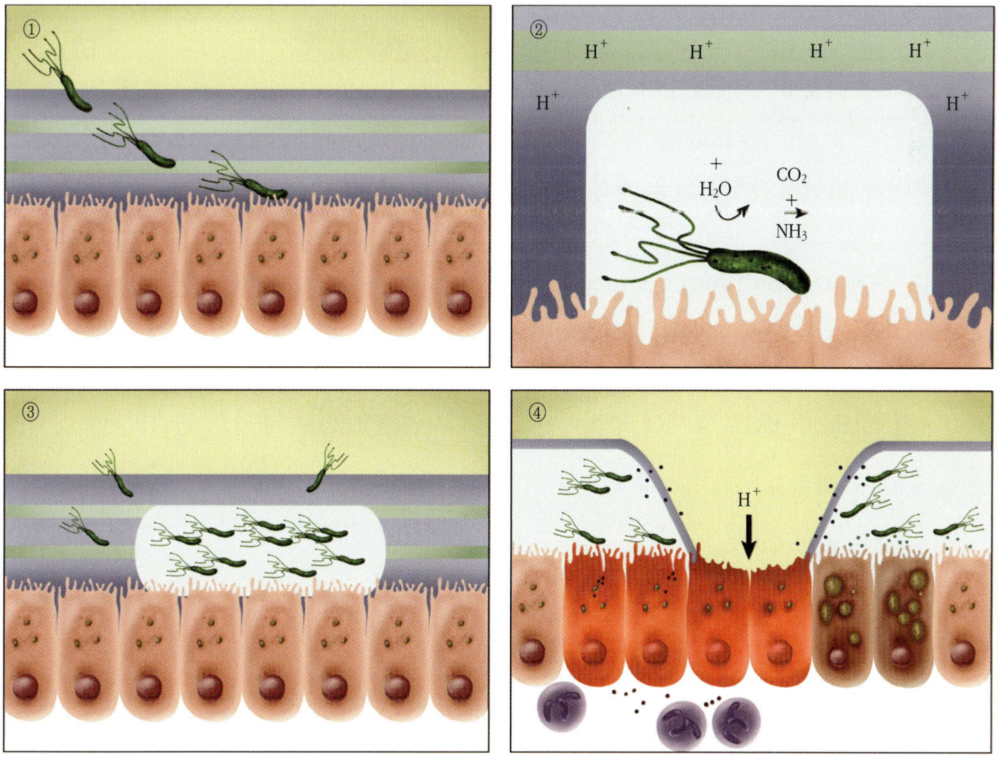

그림 8-11 Ulcer를 일으키는 기전

5 진단

1) 침습적 검사(위장관 내시경을 통한 조직 검사)
   Biopsy urease test(CLO test), histology, culture
2) 비침습적 검사 : C-urea breath test, stool antigen test, serology
   (1) **Urea breath test** : 탄소 동위원소를 이용하여 위장관 내의 *H. pylori*가 urea를 분해하는지 검사하는 방법
   (2) Stool antigen test : 대변에서 *H. pylori*의 항원이 존재하는지 확인하는 방법. 더 간편하지만 정확도가 떨어진다.
   (3) Serology : 혈액에서 *H. pylori*의 항체가 존재하는지 검사하는 방법. ELISA, immunoblot의 방법으로 IgG의 양을 측정한다.

여기서 잠깐 !!

• Urea breath test(UBT)는 추적, 관찰시 유용한 방법입니다. 소화기 부분에서도 나오지만 치료가 끝난 직후 시행하면 안 됩니다. 약제 복용이 끝나고 1개월 후 검사해야 합니다.

6 치료

1) 치료의 가장 큰 indication은 *H. pylori*-related duodenal(or gastric) ulcer 혹은 low-grade gastric B cell lymphoma이다.
2) **PPI와 항생제 병합요법을 가장 많이 사용하며, multi-therapy를 많이 사용한다.**
   (1) **3제요법(1st line)** : **Omeprazole + Clarithromycin + Amoxicillin(Metronidazole)**
   (2) **4제요법(2nd line)** : **Omeprazole + Bismuth + Tetracycline + Metronidazole**
3) 치료의 목적은 *H. pylori*의 박멸이며, 이를 위해서는 내성을 얻기 전에 효과적인 치료를 하기 위해 순응도를 높이는 것이 필요하다.
4) 1차 치료 후 UBT 검사상 양성이면 2차 약제(4제요법)로 재치료 한다.

여기서 잠깐 !!

• 약제 조합은 알아두어야겠죠!

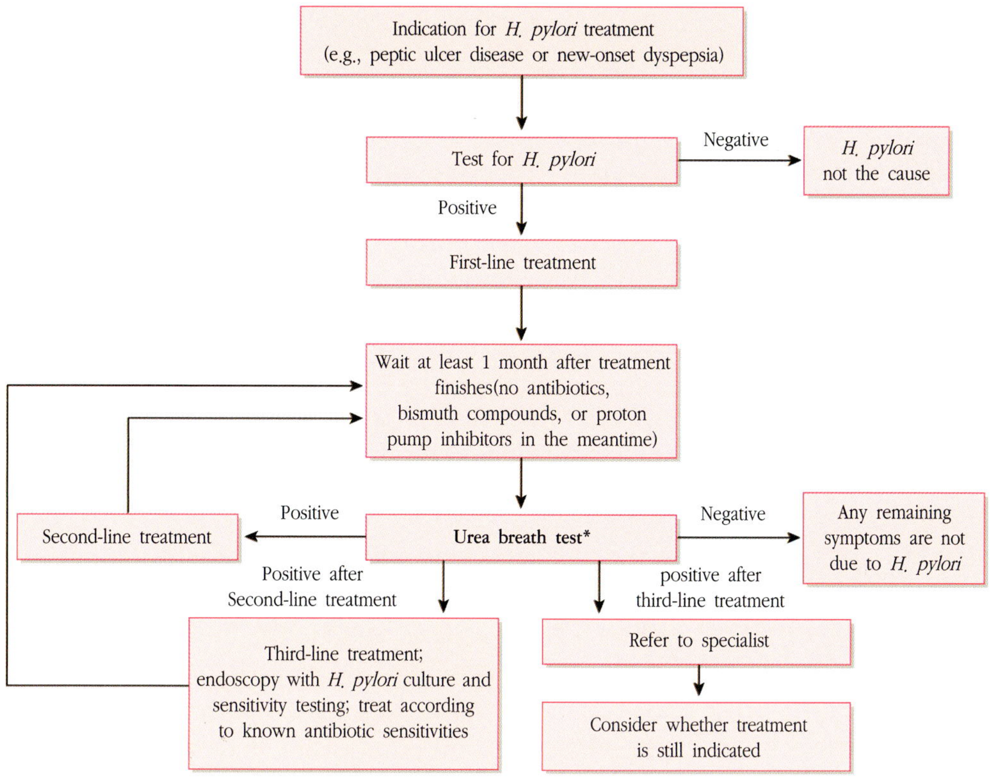

그림 8-12 *H. pylori* 감염의 관리 방법

Escherichia coli

사람의 장관 내에 기생하면서 병을 일으키지 않지만, 면역저하환자나 위장관장벽이 손상된 환자에서는 비병원성 대장균이라도 감염을 일으킨다. 장관 점막에 국한되어 감염을 일으킬 수도 있으며 전신적으로 감염이 파급되어 있어 장관감염, 요로감염, 패혈증 및 심부감염의 원인이 될 수 있다.

1 장병원성 대장균

1) Shiga toxin-producing *E. coli*(STEC) = enterohemorrhagic *E. coli*(EHEC)
2) Enterotoxigenic *E. coli*(ETEC) : 여행자 설사의 가장 흔한 원인균이다.
3) Enteropathogenic *E. coli*(EPEC) : 신생아에게 문제를 일으킨다.
4) Enteroinvasive *E. coli*(EIEC)

5) Enteroaggregative *E. coli*(EAEC) and diffusely adherent *E. coli*(DAEC)

표 8-4 장관병원성 대장균의 종류와 특징

균종	역학	임상 증후군	분자학적 특징	연관된 유전적 요소
EHEC/STEC/STEAEC	음식, 물, 사람간 접촉, 모든 연령의 사람이 가능하며 개발도상국에 많다.	출혈성 대장염, HUS **(염증성 설사)**	Shiga toxin	Lambda-like Stx1-or Stx2-encoding bacteriophage
ETEC	음식, 물, 유아, 개발도상국 여행	여행자 설사	Heat-stable and labile enterotoxins, colonization factors	병독성 plasmid
EPEC	사람간 접촉, 개발도상국에서 영아와 유아에게 호발	수양성 설사	Localized adherence, attaching and effacing lesion on intestinal epithelium	EPEC adherence factor plasmid pathogenicity island(locus for enterocyte effacement)
EIEC	음식, 물, 어린이, 개발도상국 여행	이질 **(염증성 설사)**	Invasion of colonic epithelial cells, intracellular multiplication, cell-to-cell spread	큰 병독성 plasmid에 여러 유전자가 포함되어 있다.
EAEC	음식, 물, 개발도상국 여행, 모든 연령, 선진국	여행자 설사, 급성 설사질환, 지속적 설사	Aggregative/diffuse adherence, virulence factors regulated by AggR	Chromosomal or plasmid-associated adherence and toxin genes

2 Shiga toxin producing *E. coli*(STEC)

여기서 잠깐 !!

• HUS와 연관해서 시험 문제내기 좋습니다. 중요한 내용이므로 E. coli중 가장 중점적으로 공부하세요!

1) 병인

(1) Hemorrhagic colitis와 HUS(Hemolytic Uremic Syndrome)를 유발하는 병원균

(2) 30개의 serotype 중 **O157 : H7**이 가장 중요하다(하지만 HUS를 일으키는 serotype은 O157 : H7 외에도 존재한다).

(3) Shiga toxin으로 Stx1, Stx2가 있으며 Stx2가 HUS를 일으키므로 Stx1보다 중요

2) 역학

(1) 선진국에 흔하게 나타나며, Reservoir는 소, 송아지 같은 동물들이다.

(2) 갈은 소고기가 가장 중요한 원인이며 가축의 거름에 오염된 야채와 과일, 물 등에 의해서 전염될 수 있고, 사람간의 전파도 가능하다.

3) 임상경과

(1) 잠복기는 3~4일 가량, **분비성 설사**, 장부종이 조기에 나타나고 육안으로 **혈성설사**를 확인할 수 있다.

(2) 심한 복통을 동반, **stool exam/smear 상 WBC가 관찰되나 열이 나지 않는다.**

(3) 대개 5~10일간 증상 지속 후 self limiting course를 가진다.

4) **HUS** : 어린이나 노인에서 HUS가 잘 발생하며 설사 후 2~14일에 발생

5) 배양 : Sorbitol MacConkey agar에서 가능

6) 치료 : 대증치료를 하며, **항생제 사용은 피함(균이 죽으면서 급격하게 toxin↑)**

꼭 알아둡시다!!

E. coli O157:H7에 의한 HUS(꼭 알아둡시다.)

- Shiga toxin에 의하여 vascular endothelium의 이상이 발생되어 microangiopathy가 발생 renal, cerebral damage를 일으킨다.
- 출혈성 설사 환자의 약 10%에서 발생하며 10세 미만의 소아와 노인에서 흔하다.
- 지사제 사용 시 발생할 위험이 높다. 항생제 사용시 **HUS** 발생 빈도가 증가할 수 있다.
- Fever, thrombocytopenia, renal failure, encephalopathy, microangiopathic hemolytic anemia와 같은 증상이 발생한다.
- 말초혈액도말 검사상 schistocyte 및 helmet cell 관찰시 의심할 수 있다.
- Plasmapheresis, dialysis, transfusion 등이 치료에 도움이 된다.

3 Enterotoxigenic *E. coli*(ETEC)

1) 병인

(1) 열대 혹은 개발도상국에서의 주요 endemic diarrhea의 원인균

(2) Traveler's diarrhea의 가장 흔한 원인균주

(3) Heat-labile toxin(LT-1), heat-stable toxin(STa)이 adenylate cyclase와 guanylate cyclase를 활성화시켜 장에서 fluid secretion을 일으켜서 수양성 설사와 복통을 일으킨다.

2) stool exam/smear 상 mucus, blood, inflammatory cell은 찾을 수 없고, 열도 없음

3) 치료

(1) 예방을 위한 항생제 사용은 권장되지 않음

(2) 증상은 mild~severe 다양(대개 3일 내 회복). loperamide로 증상 완화 가능

(3) 증상 초기에 quinolone, azithromycin을 투여 시 질병 기간을 단축시킴

4 Extraintestinal E. coli infection

1) 임상 양상

(1) **UTI : 가장 흔한 장외 감염**

(2) **SBP(spontaneous bacterial peritonitis), cholangitis,** diverticulitis

(3) Pneumonia(nosocomial)

(4) Meningitis(neonatal)

(5) Endovascular infection

2) 치료

(1) 각종 항생제에 대한 내성이 증가 중(ampicillin, amoxicillin-clavulanate의 내성은 이미 높다)

(2) Bactrim, 3세대 cephalosporin, Fluoroquinolone(ciprofloxacin)

(3) ESBL : carbapenem(imipenem, meropenem 등)

(4) Carbapenem에 대한 내성 시 tigecycline, polymyxin B

Klebsiella sp.

포유류의 대장과(5~35%) 구인두의(1~5%) 점막에 집락화되어 있는 경우가 많다. 폐렴, 요로감염, 복부감염, 수술창상감염, 연조직 감염을 일으킬 수 있다. *K. pneumoniae, K. oxytoca*가 사람에게 주로 질병을 유발한다.

1 폐렴

1) 병인

(1) 알코올중독, 당뇨병, 만성폐질환 등 기저질환을 가지고 있는 사람에서 호발

(2) 장기요양자나 입원환자에게 잘 발생하며, 인공호흡기가 중요한 위험인자임

2) 임상 양상

(1) 화농성 객담이 나오고 X-ray상 'air-space'가 보이는 경우가 많다.

(2) Pulmonary necrosis, pleural effusion, empyema를 유발할 수 있다.

3) 치료

(1) Ceftriaxone, levofloxacin, ticarcillin/clavulanate, piperacillin/tazobactam 등

(2) 최근 ESBL-containing strain이 증가하고 있어 항생제 선택에 주의가 필요

2 Acute endogenous bacterial endophthalmitis, liver abscess

Hematogenous spread를 통해 상기 질환도 유발할 수 있다.

Extended Spectrum of Beta Lactamase(ESBL)

중요합니다. 반드시 알고 넘어가야 합니다!

1 정의

E. coli, Klebsiella pneumoniae, Klebsiella oxytoca 등의 균이 β-lactam 계열의 항생제에 내성을 획득하기 위해서 분비하는 효소인 β-lactamase 중에서 cefotaxime, ceftazidime, aztreonam 등의 oxymino-β-lactams 항생제들을 주로 분해하는 반면 cabapenem이나 cephamycin(cefoxitin, cefotetan) 계열의 항생제에는 별 작용이 없으며, clavulanic acid에 의해 억제된다는 공통적인 특징을 가지고 있는 효소들을 통틀어서 extended-spectrum β-lactamase (ESBL)이라고 한다.

2 ESBL 생성 균주의 검출 및 항균제 감수성

1) 항균제 감수성 검사로 선별을 하고 **double disk synergy test로 확진**한다.
2) 항균제 감수성 검사에서 3세대 cephalosporin이나 aztreonam에 내성이고 cephamycin 감수성일 경우 의심해 볼 수 있다.
3) Double disk synergy test : amoxicillin-clavulanic acid에서 30mm 떨어진 위치에 3세대 cephalosporin을 놓고 비교하였을 때 amoxicillin-clavulanic acid 주변에서 억제대가 넓게 형성되는 경우 ESBL 확진이 가능하다.

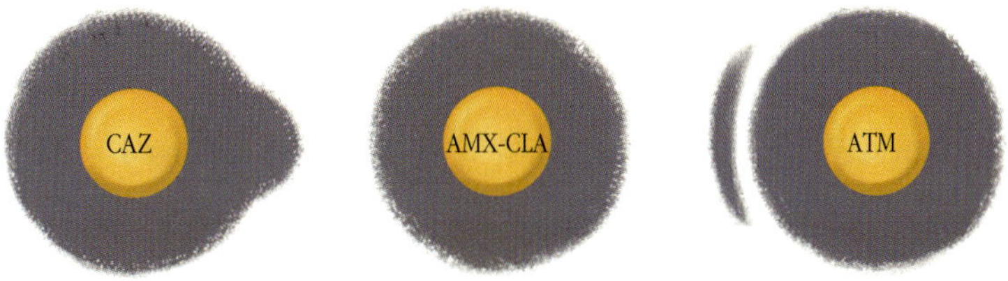

CAZ : ceftazidime, AMX-CLA : amoxacillin-clavulanic acid, ATM : aztreonam

그림 8-13 Double disk synergy test

3 위험인자

1) 입원기간이 긴 환자
2) 2세대, 3세대 cephalosporin 사용력(특히 ceftazidime)
3) 혈관 카테터, 요 카테터, 인공호흡기 사용
4) 기저 질환이 중한 경우

4 치료

1) 3세대 cephalosporin은 항균제 감수성 검사에서 MIC가 감수성 범위에 있다고 하더라도 실제로는 감수성을 보이지 않을 경우가 있으므로 사용하지 않는다.
2) cephamycin은 ESBL의 특징을 고려한다면 유용할 수 있을 것으로 생각할 수 있으나 이를 뒷받침할 수 있는 데이터가 실패한 보고들이 많아서 사용하지 않음
3) ciprofloxacin은 alternative drug으로 사용이 가능하지만 ESBL 50% 이상에서 내성을 보이므로 사용에 제약이 있다. Carbapenem이 현재 ESBL의 기본 치료 항생제

여기서 잠깐 !!

• Imipenem/cilastatin, meropenem을 사용하면 되겠죠!

Pseudomonas sp.

습기가 많은 환경에 많이 존재한다. 병원내 기회감염을 일으키는 중요한 병원균으로 감염된 환자는 **치사율이 높다. 여러 항생제에 쉽고 빠르게 내성**을 나타내기 때문에 치료에 어려움이 많다(한 가지 약제를 사용하고 있으면 질환이 회복되기도 전에 다른 항생제 내성을 가지는 균이 나타날 때도 있다. 불과 며칠 사이에 나올 수 있다).

1 Pseudomonas aeruginosa

1) G(−) rod, anaerobe, motile(fragellum이 있음), not encapsulated
2) *P. aeruginosa*가 most common
3) 배양을 하면, 청록색을 띈 pyocyanin을 생성하여 화농소가 녹색을 띄게 된다.

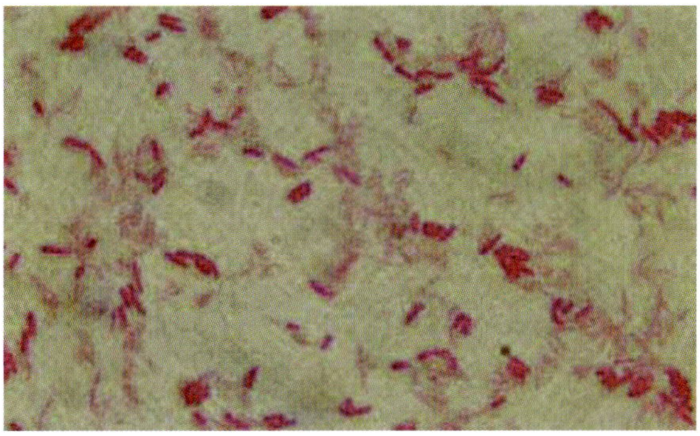

그림 8-14 *Pseudomonas* 현미경 사진

표 8-5 *Pseudomonas* 감염의 위험인자

주요감염증	위험인자
균혈증	호중구감소증, 화상, AIDS, 병원 내 장기 체류, 이전에 항생제를 투여받은 경우 등
폐렴	인공호흡기, 호중구감소증, cystic fibrosis, 만성 폐질환 등
심내막염	마약 상용자, 인공 심장판막 등
요로감염	비뇨기계 시술, 수술, 도뇨관 삽입, 하지마비, 요관 폐쇄성 병변 등
골관절 감염	마약 상용자, 당뇨병, 욕창 등
신경계 감염	신경외과적 수술, 천공성 두부 손상 등
악성 외이도염	당뇨병, 고령 등
각막염	콘택트렌즈 착용 등

2 역학

1) 건강인의 axilla, anogenital area의 skin에 존재하며 건강한 사람에서는 거의 병을 일으키지 않는다. 건강한 사람의 약 7%에서 존재한다.
2) 피부나 점막의 방어기전이 손상된 경우나 면역저하환자에서 질병을 일으킨다.
3) Antibiotics에 의해 primary infection이 소멸된 후에도 질병 유발이 가능하다.
4) 대개 hospital environment에서 감염이 발생(nosocomial infection).

3 발병기전

1) 귀, 피부, 폐, 요도에 감염을 잘 일으킨다.
2) Exotoxin 분비 : exotoxin A가 가장 강력한 toxin

3) Virulent factor : pili, flagella, LPS, type III/II secretion system, proteases, phospholipases, exotoxin A

4 증상

1) Bacteremia

(1) 사망률 : 28~44%

(2) 주로 중환자실 입원 환자에서 발생

(3) 흔한 원발부위는 비뇨기계 & 소화기계, 폐, 피부 & 연조직, intravascular foci

(4) 괴저성농창(ecthyma gangrenosum) : 주로 neutropenia, AIDS 환자에서 발생하는 질병 특이적인 소견으로 홍반에 둘러싸인 작은 출혈성 수포로 중심부 괴사가 일어난다.

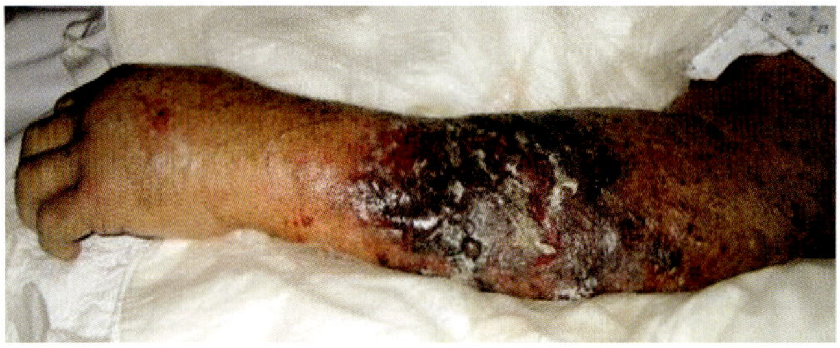

그림 8-15 Ecthyma gangrenosum

2) 급성 폐렴(Acute pneumonia)

(1) 가장 흔한 감염으로 ventilator-associated pneumonia의 원인균 중 1~2위를 차지함

(2) 수일 간 *P. aeruginosa* colonization이 확인되었던 ventilator를 사용하는 환자에서 서서히 진행하는 infiltration이 전형적임(48~72h 동안 급격히 진행하는 경우도 있음)

3) 만성 호흡기계 감염(Chronic respiratory tract infection)

낭포성 섬유증(Cystic fibrosis), 미만성 범세기관지염(diffuse panbronchiolitis), 기관지확장증(bronchiectasis) 환자에서 빈번하게 발생

4) 혈관내 감염(Endovascular infections)

주로 IV drug user에서 infective endocarditis를 유발하기도 함

5) 뼈와 관절 감염(Bone and joint infections)

흔하지 않다.

6) 중추신경계 감염(Central nervous system infections)

드물며, 대부분 외과적 수술이나 두부 외상과 관련된다.

7) 눈의 감염(Eye infections)

외상이나 콘택트렌즈에 의한다. 각막염(세균성 각막염의 가장 흔한 원인균임)은 각막의 혼탁화나 천공을 유발하고, 시력을 상실할 수도 있으므로 내과적 응급으로 간주한다.

8) 귀의 감염(Ear infections)

(1) Swimmer's ear : 소아에서 흔하며, 외이도의 습하고 연한 피부에 생긴다. 국소도포용 항생제로 치료가 잘 된다.

(2) Malignant otitis externa(necrotizing otitis externa) : inflammation이 주위조직(bone, cartilage, soft tissue)으로 확대되는 것으로 주로 당뇨가 있는 노인에서 발생한다.

9) 요로감염증(Urinary tract infections)

일반적으로 요로의 foreign body, 요로 폐색, 요로 수술의 합병증으로 발생

5 진단

배양 : 일반 배지에서도 잘 자란다(**greenish discharge**를 보인다).

6 치료

중증 녹농균 감염 시에는 감수성 있는 항생제 두 가지를 병합 투여하는 것을 권고

1) Antipseudomonal penicillin
   (1) **Piperacillin**, ticarcillin, mezlocillin
   (2) **Piperacillin/tazobactam**
2) Cephalosporin : ceftazidime, cefoperazone, cefepime(4세대)

3) Carbapenem(imipenem, meropenem), monobactam(aztreonam)
4) Aminoglycoside : **tobramycin, gentamicin, amikacin**
5) Fluoroquinolone : **ciprofloxacin**, levofloxacin(IV or PO)
6) Colistin(polymyxin B) : 최근에 다제 내성 녹농균의 중증 감염에 효과가 좋은 것으로 보고되어 사용되고 있다.

여기서 잠깐 !!

참고로 알아두세요!

• 실제로 병원에서 ICU 환자의 균검사를 하면 잘 나오는 균들입니다. 이 책에서는 자세하게 다루지는 않지만 이름 정도는 알아두어야겠지요. Pseudomonas 관련 균주인 Stenotrophomonas maltophilia와 Burkholderia cepacia 감염증이 있으며 최근 ICU에서 항생제 다제 내성균이 증가하는 Acinetobacter baumannii가(neisseriacea과) Pseudomonas와 비슷한 특징을 가지고 있습니다.

Salmonella

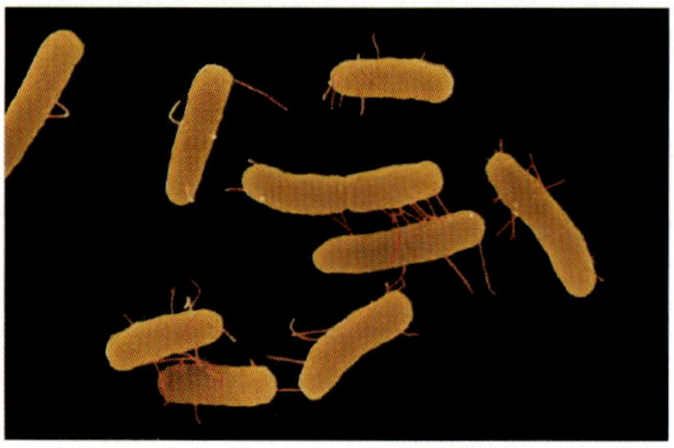

그림 8-16 *Salmonella* sp.의 현미경 사진

1 원인균

1) *S. typhi* : 장티푸스(typhoid fever)의 주 원인
2) *S. paratyphi* : 파라티푸스(paratyphoid fever)(*S. typhi*에 비해 경한 증상, 합병증↓)
3) 항원성
   (1) O antigen : LPS
   (2) Vi antigen : surface
   (3) H antigen : flagella

2 역학 : 1종 법정 전염병

1) 전파는 대개 human carrier를 통해서
   (1) 오염된 물 : m/c 경로
   (2) 오염된 음식
2) Infectious dose : 200~10^6 CFU
3) 공중위생이 향상되면 발병률이 낮아진다.
4) 날씨가 따뜻할 때 많이 나타나나, 모든 계절에서 발생이 가능하다.
5) Children, young adult에서 많이 발생

3 발병기전

1) Human carrier : **만성 보균자는 주로 여성, 담석증환자**
2) Host의 susceptibility가 높아지는 경우는 **저위산증**(PPI, 위절제술 등)에 의한 살모넬라 균의 파괴 감소, **intestinal integrity 감소, 면역억제** 등이 있다.
3) Oral ingestion → ileum, 소장 점막의 Peyer's patch를 통해 침입 → 1st bacteremia → lung, liver, spleen, BM, LN 등 RES에서 증식 → 2nd bacteremia → 전신에 퍼짐(특히 GB)
4) 증상의 발현
   (1) Reticuloendothelial tissue(liver, spleen, LN, BM)에서의 replication
   (2) 염증 세포의 recruitment

4 증상

1) 잠복기 : 3~21일(보통 2주)
2) **고열** : **continuous**하고 3~4일간 계단식으로 상승하여, 1주말경 38.8~40.5℃에 도달한다. 치료하지 않는 경우 4주 이상 지속
3) 오한, 권태감, 발한(diaphoresis)
4) **초기 설사, 진행 후 변비**로 나타나며, 복통을 동반(30~40%에서만 나타남)
5) 호흡기계 : 기침, 인후통, moist rales
6) Lymphadenopathy, **비장간비대(splenohepatomegaly)**
7) **Rose spot**(evident in~30% of patients at the end of the 1st week) : chest와 trunk에 나타나는 1~5mm 크기의 반점상 구진의 피부발진

8) **Relative bradycardia**

9) Neuropsychiatric Sx. : confusion, dizziness, Sz.

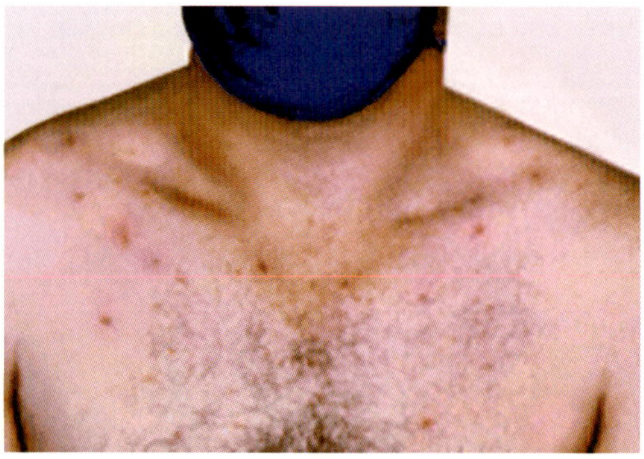

그림 8-17 Rose spot

5 검사소견 및 진단

1) 검사 소견 : 대부분 WBC 정상

(1) Normochromic, normocytic anemia

(2) Leukopenia and neutropenia(15～25% 환자에서)

(3) Thrombocytopenia → 검사소견들이 일반적인 감염과는 좀 다름

(4) Abnormal LFT

(5) BM aspiration : typhoid cell

2) 진단

(1) Isolation of *S. typhi*(**확진**) : blood(1주) → urine(2주) → stool(3주) ; BUS

① 혈액 배양 : 1주에 90%에서 양성을 보이나 3주경 50%로 감소(균 감소 및 항생제 치료의 영향)

② 골수 배양 : 항생제 사용과 무관하게 90%까지의 높은 민감도를 보임

③ Intestinal secretion culture : BM culture가 음성이더라도 양성으로 나옴

④ Stool culture : 첫 1주 동안 60～70%에서 음성을 보이나 치료받지 않은 환자에서 3주 동안 양성이 된다.

여기서 잠깐 !!

• Blood, bone marrow, intestinal secretion culture를 모두 시행 시 >90%에서 양성을 보임

(2) Serologic test(Widal test) : not clinically useful(false positive와 false negative가 높음)

(3) Others : PCR, DNA probe assay가 개발되고 있음

(4) **Chronic carrier : urine & stool에서 균이 분리됨(1년 이상)**

6 합병증

1) 폐렴(10%), 흉수(pleural effusion)
2) 신경계 : 수막뇌염(meningoencephalitis), 수막자극증(meningismus), 신경성 난청, 시신경염 등
3) 간염, 담낭염, 간 농양
4) **소화기계 합병증 : 심각한 출혈 및 장천**공(3~4주에 빈발)
   → 갑자기 혈압, 체온이 떨어지고 복통이 사라짐
5) 사구체신염, 전립선염, 신우신염
6) Hematologic disorder : leukopenia, thrombocytopenia, DIC
7) **재발 : 치료 7~14일 후 전형적 증상이 다시 나타남**
   (1) Intracellular에 생존한 typhoid bacilli의 증식 → bacteremia
   (2) 5~10%에서 재발, 기간 짧고 증상도 덜함.
   (3) 초기 치료와 동일한 항생제로 치료한다.
8) **Chronic carrier** : 치료를 받지 않은 환자 1~4%에서 발생한다.
   urine & stool에서 **1년 이상 균배출**이 일어난다. 여자, 노인, 소아, biliary tract disease 있는 경우에 가능성이 증가한다.
9) Reactive arthropathy, Reiter's syndrome

7 치료

과거에는 사망률이 15~30%이었으나, 항생제 사용 후 1% 미만으로 감소하였다.

1) 경험적 항생제 : Ceftriaxone 등 3세대 cephalosporin, Azithromycin(oral)
   (Fluoroquinolone에는 저항성인 경우가 있어 경험적으로 쓰지는 않음)
2) 1차 약제 : Fluoroquinolone(Ciprofloxacin)
3) 2차 약제 : Amoxicillin
4) MDR 또는 NAR(Nalidixic Acid-Resistant)의 경우 : Ceftriaxone, Azithromycin, 고용량 Ciprofloxacin
5) **Corticosteroid : severe enteric fever(shock, obtundation이 있을 때)에서 사용**

6) Chronic carriage

(1) Amoxicillin, TMX-SMX, ciprofloxacin, norfloxacin, 같은 경구 항생제를 4~6주간 사용한다.

(2) Biliary abnormality 있는 경우 항생제 치료와 수술적 치료(담낭절제술)가 필요하다.

표 8-6 장티푸스 환자에서의 항생제 치료

적응증	항생제 종류	경로	치료기간(일)
경험적 치료	Ceftriaxone	Ⅳ	7~14
	Azithromycin	PO	5
완전 감수성 균주	Ciprofloxacin(1차 약제)	PO or Ⅳ	5~7
	Amoxicillin(2차 약제)	PO or Ⅳ	14
	Chloramphenicol	PO or Ⅳ	14~21
	Trimethoprim–sulfamethoxazole	PO	14
다제 내성 균주	Ciprofloxacin	PO or Ⅳ	5~7
	Cefitriaxone	Ⅳ	7~14
	Azithromycin	PO	5
Nalidixic acid 내성 균주	Ceftriaxone	Ⅳ	7~14
	Azithromycin	PO	5
	High dose ciprofloxacin	PO or Ⅳ	10~14

꼭 알아둡시다!!

Non-typhoidal salmonellosis

- *S. typhi*, *S. paratyphi* 이외의 모든 *Salmonella* 감염을 말한다.
- *S. enteritidis*가 대표적이며 감염된 가축에서 유래한 음식이나 배설물에 오염된 음식을 먹으면 감염된다. 특히 감염된 닭이 낳은 계란을 익히지 않고 먹었을 때 문제가 된다(계란껍질이 문제가 아니라 내용물이 문제이다).
- 증상 : fever, watery diarrhea, abdominal pain이며 심하면 bloody stool, dysentery 발생도 가능하다.
- 진단 : stool culture, blood culture
- 치료 : 대부분 항생제 치료 없이 좋아지나 고위험군(CNS 감염 신생아, 노인, HIV 감염 등 면역저하자)은 입원 및 항생제 투여가 필요하다.
  탈수에 대한 대증치료, Ciprofloxacin 2~3일 정도 사용
- 진단 후 보건소에 신고해야 함(장관감염증은 법적 지정전염병 중 하나)

8 예방

1) 보균자와 원인을 찾아 없애는 것과 환경위생을 개선하는 방법이 있다.
2) Vaccine : Ty21a, Vi CPS, Vi-rEPA와 같은 3가지 vaccine이 있으나 현재 상업적으로 이용 가능한 것은 Ty21a와 Vi CPS 2개이다. 예전에 사용했던 whole-cell vaccine은 더 이상 허가되지 않는다.

Shigella

1 원인

1) 4가지 species가 존재한다.
   S. dysenteriae(가장 심한 증상 유발), *S. flexneri*(만성보균자 유발), *S. boydii, S. sonnei*
2) 미개발국에서 most common : *S. flexneri*
3) 미 · 영국, 선진국(우리나라도 포함)에서 most common : *S. sonnei*

여기서 잠깐 !!

• 세균성 이질을 일으키는 원인균으로 당연히 우리나라에 많은 균주를 알아야겠지요!

4) 1군 전염병에 속하는 것으로 대부분 사람 간 전파(fecal to oral route). 일부 outbreak는 오염된 물이나 음식을 통해 전파.
5) **적은 균주(100 CFU) 정도만 있어도 감염을 일으킬 수 있다.**

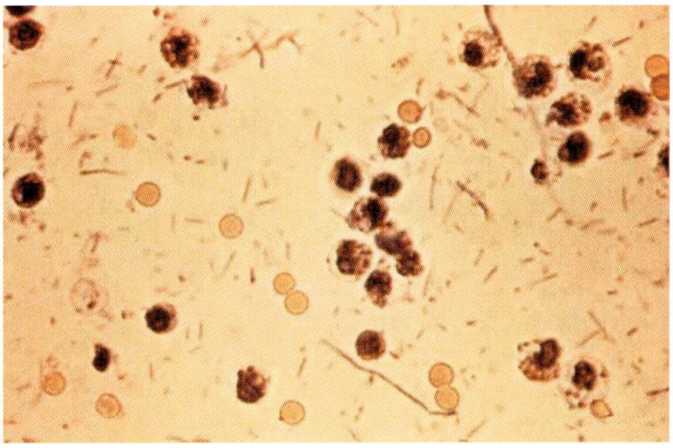

그림 8-18 *Shigella*의 현미경 사진

2 발병기전

1) Low gastric pH에 대한 저항성 → **장막 invasion** → 궤양에 의한 bloody diarrhea
2) Shiga toxin : **S. dysenteria type Ⅰ**이 생산하는 protein으로 endothelial cell을 target으로 하여 microangiopathic complication을 일으킨다.
   → hemorrhagic colitis : recto-sigmoid colon에 흔하다. HUS, TTP 등

3 증상

1) **잠복기** : 1~4일
2) 복통, 고열, 구토
3) 수양성 설사가 선행
   → 점액성의 혈성 설사로 진행(피, 고름, 점액 섞인 설사가 하루 10~30회)
4) **Tenesmus**(뒤무직) : **painful straining with stooling**
5) 장관 외 합병증
   (1) 균혈증 : 드물지만 영양실조 또는 AIDS 환자에 호발
   (2) **Hemolytic uremic syndrome(HUS)** : S. dysenteria type Ⅰ, 1주 말경(회복기)에 발생한다.
   (3) CNS 이상 : seizure, 의식장애
   (4) Reactive arthritis, Reiter's syndrome(관절염, 요도염, 결막염) : *S. flexneri* 연관, HLA-B27 양성 환자에게서 발생한다.
6) 독성거대결장증(Toxic megacolon), 장천공(Intestinal perforation)
7) *S. sonnei*는 경미한 경과를 가지고 대부분 self-limited

4 진단

환자가 혈성 설사를 보일 때 반드시 의심한다(*S. sonnei*는 혈성 설사가 드물어 다른 원인균과 감별 힘들다).

1) **Stool culture(gold standard)** : isolation of shigella
2) **Stool exam** : bloody & mucus, numerous PMN cell
3) **감별진단**
   (1) *Shigella* 외에도 *C. jejuni*, *Salmonella*, EIEC, EHEC, *Y. enterocolitica*, *E. histolytica*, CMV와 같은 inflammatory diarrhea에도 혈성 설사를 보일 수 있다.

→ Stool culture로 *Shigella*을 확인해야 정확한 진단

(2) 비감염성 질환인 Crohn's disease와 ulcerative colitis도 감별 필요

5 치료

대부분 치료 없이 1주일 내에 완화되나 중증의 경우는 항생제 치료가 필요

1) **대증치료 : fluid & electrolyte**

못 먹거나 의식상태 변화가 있거나 shock 상태인 환자가 아니면 oral hydration

2) 항생제

(1) **1차 약제 : ciprofloxacin** → 소아 30mg/kg/day를 2번에 걸쳐, 성인 500mg/day

(2) 2차 약제 : ceftriaxone, azithromycin, pivmecillinam

(3) Ampicillin, TMP-SMX, cefixime은 더 이상 추천되지 않음

3) **장운동 억제제(loperamide, atropine, lomotil)**는 피하는 것을 권장함

(1) 발열 기간 증가, toxic megacolon의 risk 증가, HUS와 관련

(2) 혈성 설사가 있는 경우 사용을 피할 것

Cholera

1 원인 및 역학

1) Vibrio : **G(−), one flagella, comma shaped bacilli**

(1) *Vibrio cholerae*(classic cholera)

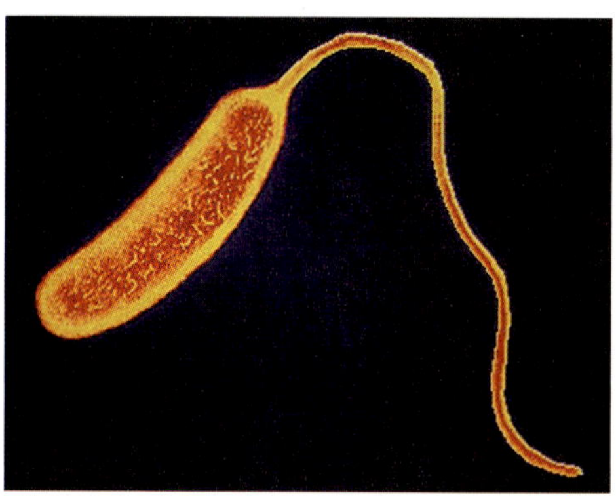

그림 8-19 Vibrio cholera의 현미경 사진

(2) *Vibrio eltor*(El tor cholera) : severe diarrhea, epidemic을 일으킨다.

(3) *Vibro parahemolyticus*

2) 동남 및 동북아시아 특히 인도, 파키스탄, 방글라데시에 많다.

3) *V. cholera*의 경우 1군 전염병으로 감염된 사람의 feces로 오염된 물, 음식을 통해 전파

4) *H. pylori*와 관련된 만성위염의 경우 위산분비저하로 인해 발생위험이 증가함

2 발병기전

1) 소장에서 증식하면서 enterotoxin 분비

2) 장독소(Enterotoxin)

(1) A subunit : stimulate adenylate cyclase → intracellular cyclic AMP↑ → 소장에서 isotonic fluid의 secretion-secretory diarrhea

(2) B subunit : intestine epithelial receptor에 결합하여 A subunit을 cytosol로 이동시키는데 작용한다.

3) **Cholera 환자의 설사성분**

(1) Isotonic, Na^{+}와 Cl^{-}의 농도는 혈장보다 약간↓

(2) HCO_3^{-} : 혈장보다 2배↑

(3) K^{+} : 혈장보다 3~5배↑

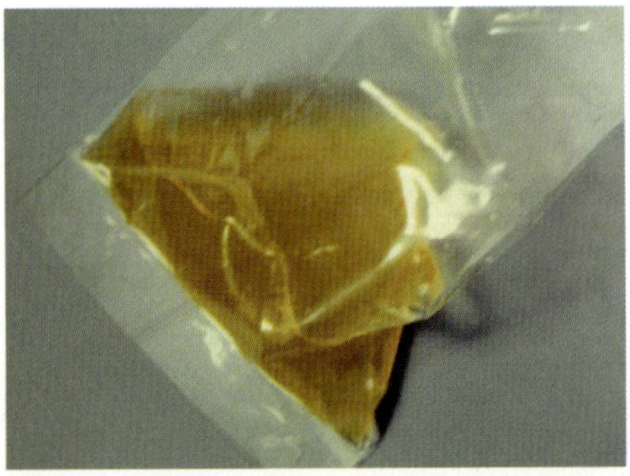

그림 8-20 Cholera 환자의 watery stool

여기서 잠깐!!

• 어떤 전해질이 얼마나 빠져나가는지 알아야 적절한 수액 치료를 하겠지요!

3 증상

1) 잠복기 : 24~48hrs
2) 수양성의 **무통성 설사(쌀뜨물 같은 설사)**의 갑작스런 시작 : 평균 2~7일간 계속되며, 치료 시 수일 내 호전
3) 대부분 **발열은 없으나**, 심한 구토와 전해질 불균형으로 인한 근육경련(muscle cramp)이 흔하다.
4) 치료받지 않을 경우 사망원인
   (1) **Hypovolemic shock**
      ① 탈수의 양이 체중의 <5% : 목마름
      ② 탈수의 양이 체중의 5~10% : 체위성 저혈압(postural hypotension), tachycardia, 피부긴장도(skin turgor) 감소
      ③ 탈수의 양이 체중의 >10% : 소변감소증(oliguria), 맥박의 약화, sunken eyes, wrinkled skin, somnolence, coma
   (2) 대사성 산증(Metabolic acidosis)(stool로 bicarbonate 소실)
   (3) ARF, 요독증(uremia)
   (4) Hypokalemia(설사로 K^+ loss)

4 진단

1) **Stool exam** : comma shaped bacilli in fresh stool(dark field microscopy 상)
2) **Stool culture** : TCBS agar(yellow colony 형성)

5 치료

1) 원칙 : **수액과 전해질의 교정이 가장 중요**
2) **경미한 경우 WHO에서 권장하는 oral rehydration solution을 사용**
3) 산증이 심한 경우(pH <7.2) → lactated Ringer's solution
4) **항생제 경구 투여** : 반드시 필요하지 않으나 **병의 증상과 경과 단축**
   (1) 1차 약제 & **임산부, 8세 미만 소아** : macrolide(erithromycin, azithromycin)
   (2) tetracycline 내성 없는 경우 : tetracycline, doxycycline
   (3) fluoroquinolone 내성 없는 경우 : ciprofloxacin

6 예방

1) **Cholera vaccine** : oral killed vaccine, oral live attenuated vaccine
2) 환경위생의 개선이 중요하다.
3) Cholera는 장상피에 부착 후 독소를 생성하므로 끓여 먹으면 예방 가능하다.

Vibrio vulnificus

비브리오패혈증, 괴저병을 일으키는 균으로 시험에 아주 자주 출제됩니다. 잘 알아두세요!

1 개요

1980년대 이후 우리나라(특히 서해안)에서 발생, **패혈증**과 **창상감염** 두 형태가 있으며, 드물게 복막염, 수막염, 심내막염 등도 보고된다. 5~10월에 많이 발생

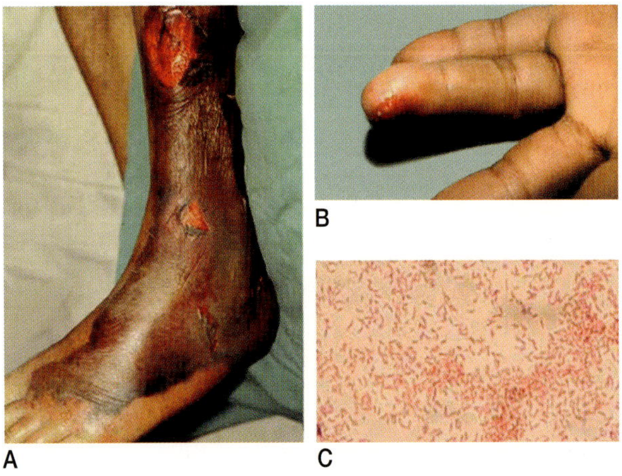

그림 8-21 **A,** Gangrenous change with hemorrhagic bullae over the leg. **B,** V. vulnificus bacteremia developed 1 day after a fish bone injury on the fourth finger of the left hand. **C,** Gram negative curved bacilli

2 원인

1) G(−), motile bacilli, lactose 분해한다.
2) TCBS 배지, 0.5% 이상 식염첨가 배지에서 배양됨

3) 따뜻한 해수에서 증식 : 추운 계절에는 갯벌에서 생존하다가 해수가 따뜻해지는 여름철에 어패류 오염 후 이를 통해 인체 감염된다.

4) 두 가지 전형적인 형태
   (1) 창상감염의 형태 : 예후가 좋다.
   (2) 패혈증의 형태 : 예후가 나쁘다.

5) 3군 전염병

3 증상

1) 패혈증

(1) 잠복기 : 2일 이내(평균 16시간)

(2) **여름철, 조개나 게, 새우 등의 갑각류를 먹은 후 24시간 이내 발생**
갑작스런 열, 오한, 근육통 → 저혈압, 패혈증, DIC로 40~50% 사망

(3) **발병 후 36시간 이내에 특징적인 피부소견(특히 하지)**
① Erythema, papule → hemorrhagic bullae → gangrenous ulcer, necrosis 심한 pain 및 부종 동반
② 매우 빠르게 진행(병원을 찾는 이유가 어패류를 먹고 2일 후에 다리가 아픈 경우가 많다).

(4) 40세 이상 남자에서 호발

(5) **대개 underlying disease 있는 사람에서 발생**
① 알코올중독, DM
② 만성 간질환(간경변, 혈색소침착증)
③ 면역기능 장애(immunosuppressive agent)
④ 만성 신부전 & hematopoietic disease

2) 창상감염

(1) 잠복기 : 4시간~4일(평균 12시간)

(2) 주로 건강한 사람의 피부 상처가 오염된 바닷물에 접촉하거나, 오염된 게나 조개껍질에 상처를 입었을 때

(3) 상처부위 발적, 종창 및 통증 → 수포, 궤양 형성 및 괴사

(4) 대개 자연 치유되나, 선행질환 있을 때 패혈증으로 이행가능

(5) 신속한 항생제 치료와 괴사조직 제거로 완치된다.

여기서 잠깐 !!

- DM이나 면역저하자가 초가을에 바닷가를 놀러가서 맨발로 바다를 들어갔다거나, 해산물을 먹고 급격하게 증상이 악화되어 왔다는 예문이 나오면 반드시 V. vulnificus를 의심해야 합니다. 시험에 이렇게 지문이 나와요~

4 검사소견

1) Leukopenia, thrombocytopenia
2) 혈액 배양
   (1) 패혈증 시 : 대부분에서(+)
   (2) 창상감염 시 : 50%에서(+)

5 진단

1) **특징적인 임상소견** : 병력+피부소견+패혈증(vibrio sepsis)
2) **확진** : 혈액 또는 피부병변에서 **균배양** → TCBS 배지에서 초록색 colony

6 치료

1) **즉시 경험적 항생제+Aggressive debridement+supportive care**
2) 항생제 : **tetracycline, fluoroquinolone, 3세대 cephalosporin**

7 예방

1) 여름철에는 어패류의 생식 피할 것(특히 기저질환 있는 사람)
2) 피부에 상처가 있는 사람은 바닷물에 들어가지 말 것
3) 가열, 완전히 익힌 후 먹는다.

09 Chapter

스피로헤타병

Spirochetes diseases

매독과 렙토스피로시스로 대표되는 spirochetes는 다른 질병에 비해 특징적인 성격이 있습니다. 매독은 성병, 선천매독 등의 문제를 일으키며, 렙토스피로시스는 임상양상이 특이한데, 같은 시기에 호발하는 Rickettsia, HFRS와의 감별진단이 중요합니다.

매 독

1 병인론

1) *Treponema pallidum*에 의한 전신 감염증

2) 전파

  (1) 직접적인 성접촉(1기, 2기, 조기 잠복 매독기 : 1회 성 접촉 시 1/3정도 전파)

  (2) 수직 감염(자궁 내 감염, 태반 통해 전파)

  (3) 드물게 키스, 수혈, 장기 이식 등

3) 잠복기 : 2~6주

2 임상양상

여기서 잠깐 !!

매독은 시기에 따라서 증상이 다르게 나타납니다.

- 환자가 어느 시기에 병원을 방문할지 모르기 때문에 각 시기마다의 임상증상을 잘 알고 있어야 환자를 찾아서 적절한 치료를 할 수 있겠지요. 그러므로 각 시기마다의 주요 소견과 특징들을 알고 있어야 합니다!

1) 잠복매독(latent syphilis)

(1) 진단

① 매독균의 혈청학적 검사(+)

② CSF 검사 정상

③ 임상 증상, 징후(−)

(2) 분류

① 조기 잠복기(early latent syphilis) : 감염 후 1년 이내

② 후기 잠복기(late latent syphilis) : 감염 후 1년 이상

(3) 후기 잠복기 매독의 경우 치료하지 않아도 임상적으로 명확한 후기 매독(3기 매독)으로 진행하는 경우는 드물다.

2) 1기 매독(primary syphilis, chancre)

(1) 병변의 fluid에서 암시야현미경(dark field microscopy)상에서 병원균이 발견

(2) Chancre(경성 하감, 굳은 궤양)

① 균이 침범하기 쉬운 곳에 생긴다.

② 주로 성기 주변에 무통성의 단단한 구진이 생긴 후, 궤양이 4~6주 지속되고 없어진다.

여기서 잠깐 !!

• Painful chancroid는 Hemophilus ducreyi 감염을 의심해야 합니다.

(3) 국소 림프절 비대

① 대개 서혜부(inguinal area)에 양측성으로 발생

② 단단하고, 비화농성, 무통성

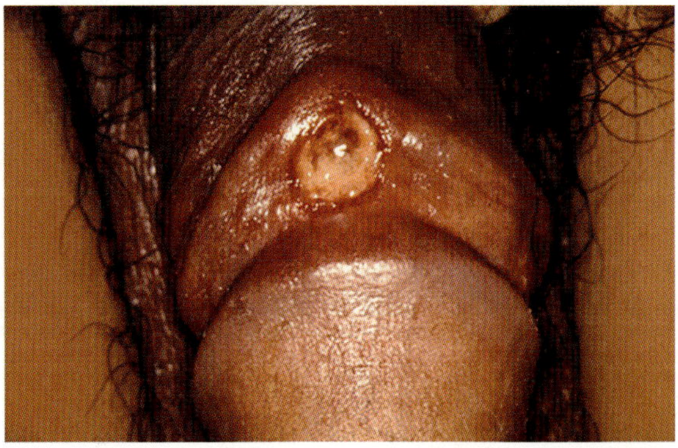

그림 9-1 매독의 chancre

3) 2기 매독

(1) 대개 chancre 소실 6~8주 후 발생한다(15%에서는 overlap하여 발생한다).

(2) 피부 점막의 병변 : 편평콘딜로마(condyloma lata)(10%), 점막반(mucous patch)(10~15%)

(3) 무통성의 전신성 림프절 종대

(4) 인후통, 열, 체중 감소, 권태감, 식욕부진, 두통, renal involvement, hepatic involvement(asymptomatic, abnormal liver function test)

(5) 병변은 대개 1~6개월 내 회복, 치료하지 않으면 잠복기로 간다.

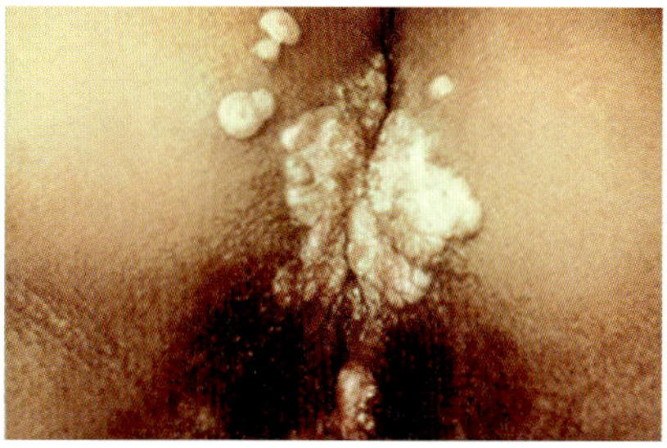

그림 9-2 매독에 의한 condyloma lata

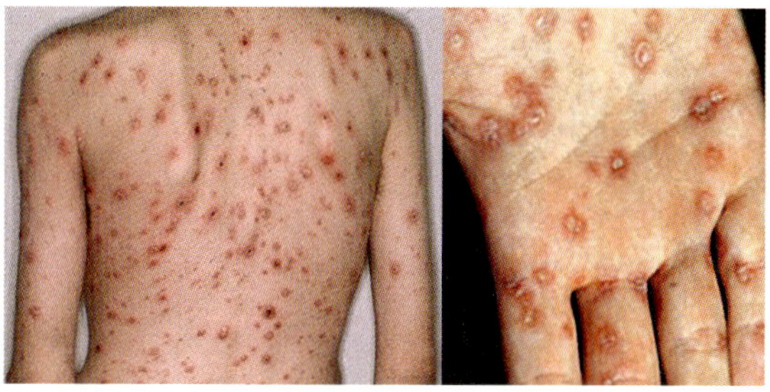

그림 9-3 Secondary syphilis

4) 신경매독(neurosyphilis)

(1) 과거에 신경매독은 3기 매독의 임상증상으로 생각

(2) 최근에는 early invasion(대개 감염 후 수 주에서 수 개월 내), 무증상 침범의 연속선상에 있다고 생각하고 있으며 때때로 early, late neurologic manifestation을 보이기도 한다.

(3) meningeal syphilis, meningovascular syphilis(endarteritis와 perivascular inflammation 후 thrombosis, infarction이 발생), parenchymal syphilis, general paresis, tabes dorsalis가 있다.

5) 3기 매독(late syphilis)

요즘은 보기 힘들다. 이 시기 전에 대부분 병원에 와서 치료를 받기 때문이다.

(1) **심혈관계 매독 : vasa vasorum의 obliterative endarteritis 발생으로 aortic insufficiency와 ascending aorta의 aneurysm이 발생한다.**

(2) 고무종(Gumma) : 치료에 잘 반응한다. 조직학적으로 육아종이다.

(3) 3기 매독은 감염성이 없다.

여기서 잠깐 !!

• 과거에는 매독을 치료하지 않고 지내는 경우가 많아서 3기 매독 환자가 많았다고 합니다. 그래서 신경매독으로 오는 사람들이 많았다네요. 원인 없이 성인기에 정신병 증상을 보이는 사람들에게 기본적으로 신경매독에 대한 검사들을 시행해야 했습니다.

3 선천성 매독

1) 임신 중 어느 시기에나 감염이 가능하다. 그러나 초기에 감염 위험이 크고, 시간이 갈수록 위험은 낮아진다.
2) 16주가 되면 태아 손상이 발생(16주 전 치료 시 fetus의 sequele가 잘 안 남는다)
3) 임상양상
   (1) 사산, 신생아 사망, 조산
   (2) Hutchinson's teeth, frontal bossing, saddle nose

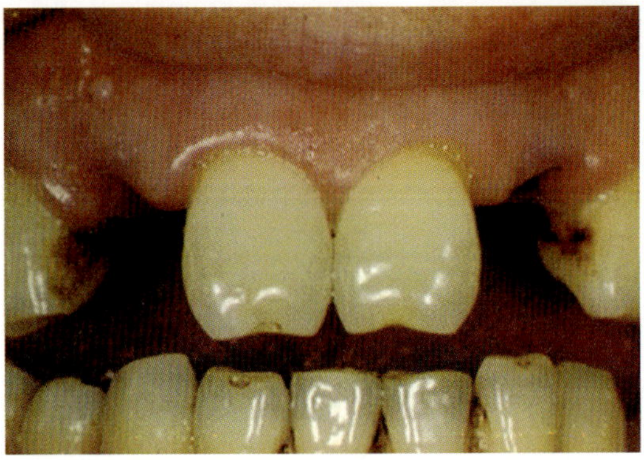

그림 9-4 Hutchinson's teeth. 앞니를 보면 가운데가 오목하게 들어가 있다.

4 진단

1) 혈청학적 진단

여기서 잠깐 !!

• 매독에서 문제를 낸다면 반드시 나오게 되어 있습니다. 꼭! 알고 계셔야 합니다.

매독에 specific하게 정확한 검사는 FTA-ABS, TP-PA, TPHA이나 추적, 관찰을 할 수 없는 것이 문제이고 **VDRL**은 매독에 specific하지 않고 false positive가 나오지만 **치료 후 추적, 관찰시 사용**하는 장점이 있다.

(1) Nontreponemal test : **선별 검사에 이용(VDRL, RPR)**

① **VDRL : 보통 감염 후 6주 후 양성을 나타내며, 정량 검사로 추적관찰에 유용**
대개 2기 매독 시 역가가 1 : 32를 초과한다.

여기서 잠깐 !!

- False positive가 나올 수 있는 경우 : drug, autoimmune disease(SLE, RA), aging, recent viral infection, immunization, genital herpes, malaria, HIV

② **RPR : 빠르고 시행하기 쉬움**

(2) Treponemal test : **specificity가 높다(FTA-ABS, TPHA, TP-PA, EIA).** : 치료 후에도 계속 양성이므로 **치료 후 추적, 관찰에 부적절**하다.
cf. EIA는 자동화가 쉬워 선별검사로도 사용된다.

(3) **신경매독의 진단** : CSF에서 WBC >5/mm^3, total prt. >45mg/dL, VDRL(+)

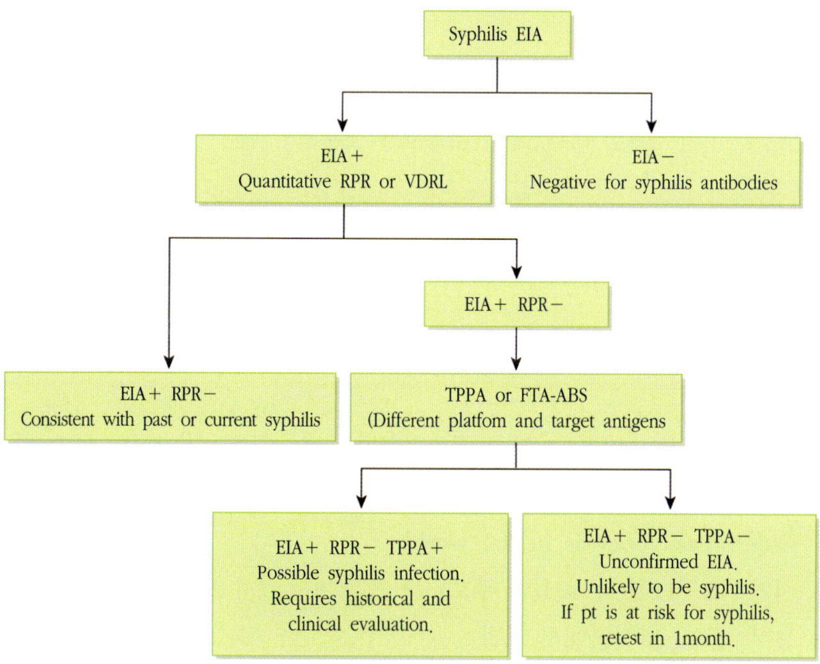

그림 9-5 EIA 선별검사의 해석 및 추가 검사

2) 미생물학적 진단

(1) 실험적으로 배양이 어렵다.

(2) 암시야 검사법(Dark field microscopic examination)

5 치료

1) 약물요법

(1) 모든 단계의 매독에 **Penicillin G benzathine**가 DOC

(2) 만기 잠복 매독에서 CSF tap 후 신경매독 (+)인 경우 **Aqueous penicillin G**

2) 추적관찰

(1) HIV 감염자가 아니라면 **VDRL 정량검사(3, 6, 12개월째)**

(2) **재치료** : 임상증상이 계속되거나 재발, VDRL이 4배 이상 지속, 치료 1일내 높은 역가의 VDRL이 1/4 이하로 감소되지 않을 때

Leptospirosis

유행성출혈열, 쓰쓰가무시와 함께 우리나라 가을철 발생 3대 열성질환의 원인이 된다. 비슷한 증상이 나타나고, 감염 경로와 발생시기도 비슷하다. 혼동하기 쉽다.

여기서 **잠깐 !!**

• 세 가지를 같이 비교하면서 공부해보자!

1 병원체

1) *L. interrogans, L. biflexa* : 인수 공통 전염병

2) 전파

(1) **widespread zoonosis in the world**

(2) **시기 : 8~11월(9, 10월에 주로)** → 농촌에서 추수철(특히 홍수 후) 호발

(3) 농부, 군인, 낚시꾼에서 호발

(4) **감염 경로**

① 설치류(쥐), **개, 소, 돼지 등** 만성 보균동물의 근위 세뇨관에 생존 → **소변 → 물, 토양 오염 → 피부상처, 결막, 점막 등 직접 접촉 통해 감염**

② 물이 있으면 수개월간 병원균이 생존한다.

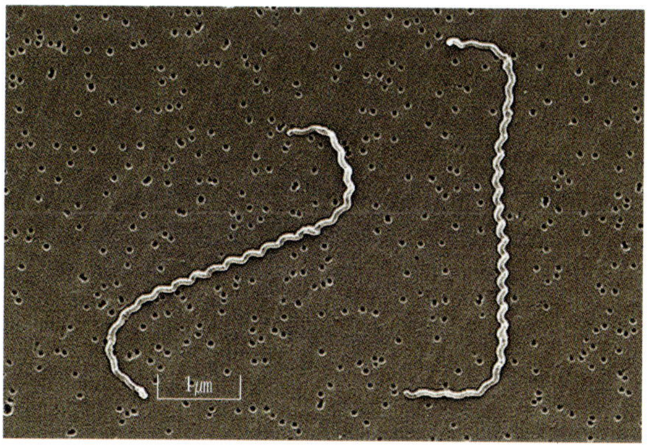

그림 9-6 *L. interrogans* 현미경사진

2 발병기전

1) skin abrasion이나 intact mucous membrane을 통해서 침범 → blood stream → spread to all parts of body
2) **혈관염**이 임상양상을 설명하는 가장 중요한 소견
3) **간** : centrilobular necrosis with proliferation of Kupffer cell
4) 신장 : interstitial nephritis, tubular necrosis, renal failure
5) **폐 : 출혈**
6) Uveitis, Meningitis

3 증상

1) 잠복기 : 1~30일(보통 1~2주)
2) 가벼운 감기 증상에서부터 치명적인 Weil씨 병까지(중증 렙토스피라증) 다양함
3) 경증의 비황달형이 대부분
   (1) 5%에서 황달, 신부전, 출혈 등을 보이는 전형적인 Weil씨 병으로 진행
   (2) **우리나라와 중국의 leptospirosis는 기침, 객담과 동반하여 폐출혈이 중요 소견)**
   → 이 중 5~10% 사망
4) **Biphasic course**
   (1) **균혈증기(septicemic phase, Leptospiremic phase)** : 3~10일
      ① Flu-like phase : 갑작스런 고열, 두통, 결막부종, 근육통 등의 증상
      ② fever with conjunctival suffusion : 가장 특징적인 physical sign
      ③ Leptospira isolated from blood, CSF, tissue

(2) **면역기(Immune phase) : 4~30일**

① 균혈증기 증상이 소실되고 1~3일 지난 후(IgM 항체 출현 시기)

② 혈액, CSF에서 Leptospira 사라짐

③ 소변, 신장에는 여전히 남아있고, aqueous humor & Circulating Ab(+)

④ 대체로 증상이 없으나 미열, 두통 등의 증상이 재발

⑤ septic meningitis, uveitis, hepatic & renal involve

4 진단

1) **세균분리** : 첫 10일간은 blood, CSF에서 검출, 2주 후~수 주간 urine에서 검출

2) **Serologic DX.**

(1) ELISA 등으로 측정, 2주째에 Ab 발견 가능

(2) 유행지역에서는 과거 감염과 현재 감염을 감별하기가 곤란. titer가 4배 이상 증가 시 진단 가능하다.

3) 선별검사

(1) macroscopic slide agglutination test

(2) microscopic slide agglutination test : 정확한 항체가와 혈청형 추정

(3) ELISA test : IgM 항체를 검출하는 데 사용

4) **진단** : 임상적으로 의심 상황+microscopic agglutination test가 1:400~1:800 이상

5) **CXR**

(1) 흉부사진상 폐병변은 임상증상 발현 후 61~90%에서 3~7일 사이에 나타남

(2) 주로 폐의 변연부에 호발한다.

(3) **다발성 소결절음영**(폐포강 내 국한된 출혈에 의한 것) → 경계가 불분명한 융합성의 전형적인 폐포성 음영

5 치료

1) 빠르게 항생제 치료 시작(그래도 발병 4일 후에 시작해야 효과적)

2) Mild case : **Doxycycline**, azithromycin, ampicillin, amoxicillin

3) Severe case : **penicillin G IV**, ceftriaxone, cefotaxime, doxycycline

4) 드물게 Jarisch-Herxheimer reaction이(→ 면역학 참조) 항생제 투여 후 수시간 동안 발생 가능하다.

6 치료

1) 장갑, 장화 착용
2) Chemoprophylaxis : doxycycline(주 1회), azithromycin(주 1~2회)
3) 그 지역의 병원균의 serotype에 맞게 animal(설치류 등)에 대한 vaccination

7 예후

1) 대부분의 환자는 회복됨
2) 노인과 Weil's syndrome의 경우 mortality 높음

PACIFIC
INTERNAL MEDICINE

10 Chapter 리케차와 미코플라즈마

Rickettsia and mycoplasma

이 장의 균들 역시 특징적인 양상으로 나타납니다. 리케차에서는 eschar가 중요하고, 마이코플라스마에서는 비전형적인 폐렴의 양상을 아는 것이 중요합니다.

Rickettsia

표 10-1 Rickettsial disease

군	질병	병원체	매개체	동물 숙주	진단방법	지리적 분포
Typhus	Epidemic typhus	R. prowazekii	이	(−)	IFA, EIA, PCR	전 세계
	Brill disease	R. prowazekii	(−)		IFA, EIA	미국 동부, 전 세계
	Murine typhus	R. mooseri	쥐벼룩, 이	쥐	IFA, EIA, PCR	전 세계
Spotted fever	Rockey mountain spotted fever	R. rickettsii	진드기(tick)	설치 동물(쥐 등)	IFA, EIA, PCR	북미, 남미
	Rickettisa pox	R. akari	진드기(mite)	집쥐	IFA	미국 동부
Scrub typhus	Tsutsugamushi fever	R. tsutsugamushi	진드기(mite)	설치 동물(쥐 등), (rodent)	IFA, EIA	한국, 중국, 동남아시아
Ehrlichiosis	Human monocytic ehrlichiosis	E. chaffeensis	진드기(tick)	사슴, 개	IFA, IH, PCR	미국, 유럽
기타	Q fever	Coxiella burnetii	진드기(?)	소, 양, 염소, 고양이	IFA, EIA	전세계

IFA : indirect fluorescent antibody assay　EIA : enzyme immunoassay
IH : immunohistology　PCR : polymerase chain reaction

1 병원체

1) G(−)의 coccobacilli
2) **obligate intracellular organism** : 인공배양 안 됨(유핵세포 내에서만 성장)
3) DNA, RNA(+), Enzyme(+), cell wall(+), 이분열 증식
4) **Life cycle** : reservoir(**rodents**) → vector(**arthropod; flea, 벼룩, 이, 진드기, 좀진드기**)
→ human infection(사람은 loose-borne typhus 말고는 incidental host임)

여기서 **잠깐 !!**

- Scrub typhus는 중복 감염이 가능하다.

2 Rickettsial ds.의 공통소견

1) 포유류를 숙주로 하는 **인수공통 감염병**으로 매개동물에 의한 전파 : **설치류(rodent)에 기생하는 이, 벼룩, 진드기 등의 arthropod에 물림 → 흡혈 통해 감염**
예외) Q fever : 주로 호흡기 통해 전파
2) **병리 → vasculitis가 주소견**
(1) 혈관의 adventitia에 염증 세포 침윤
(2) 소혈관의 endothelium 및 perivascular area에 염증(vasculitis)
예외) Q fever : granuloma
3) 증상
(1) **fever**
(2) **skin rash** : **centrifugal rash**(몸통 → 사지)
예외) Q fever : no rash, Rocky-mountain spotted fever : centripetal rash
(3) 물린 부위의 eschar(가피)
4) **Immunity** : **평생면역(+)**
예외) scrub typhus는 Ag이 다양 → 재감염가능
5) 진단
(1) **Weil-felix test** : 환자의 회복기 혈청+Proteus vulgaris Ag → 응집(교차)반응
(2) **Immunofluorescent Ab(IFA)** : acute illness시 발진 피부 병변에서 biopsy
(3) Indirect hemagglutination test
(4) Complement fixation test
6) 치료 : **Tetracycline, Chloramphenicol에 잘 듣고 투여 후 48hr 내에 해열**

3 쯔쯔가무시병(Scrub typhus ; Tsutsugamushi fever)

1) 병원체 : R. tsutsugamushi(R. orientalis)

(1) 리케차와 유사하지만 세포벽의 구성성분이 다르고, 유전학적으로 상이하여 다른 속으로 분류

(2) 원인균의 strain에 따라 antigenicity가 다름 → 두 번 이상 감염이 가능

(3) **일본에서 처음 발견(매개 충의 일본 명)** : tsutsugamushi(좀 진드기)

(4) 매개충 및 reservoir인 들쥐가 국내 숲↑ → 군인에서 발생↑

(5) **좀 진드기가 들쥐에 기생하나 우연히 사람에 기생(bite) → 흡혈 통해 감염**

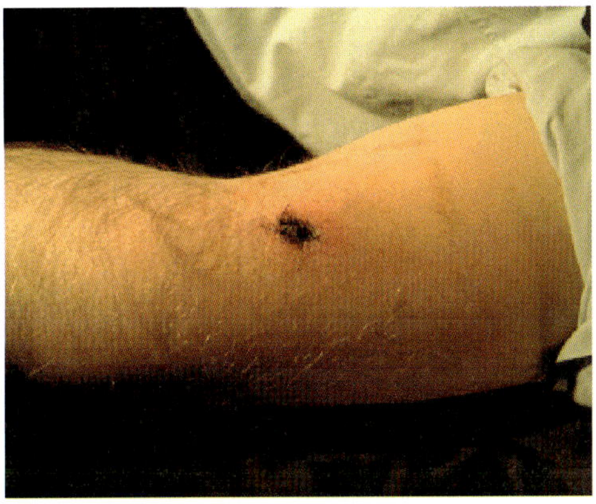

그림 10-1 Eschar

2) 역학

(1) 전국 각지에 분포

(2) 농부, 군인, 야외 활동이 많은 사람에서 9~11월에 많이 발생

(3) **잠복기** : 6~21일(대개 10~12일)

3) 임상양상

(1) 증상 : **발열**, **두통**, 발진, 근육통, 기침, 위장관 증상

(2) 징후

① **가피(eschar)** : **검은색 가피, 소양감이나 통증 없음 → 가장 특징적 소견**

② **림프절 종대** : 국소 또는 전신적으로 액와부, 경부, 서혜부에 잘 생김

③ 피부 발진 : 50% 이상에서 오며 발병 후 5~8일경에 반점구진상으로 몸통과 사지에 호발함

(3) **폐렴**, 경미한 뇌병증, 비장비대, DIC, ARDS, 심근염, 1st degree AV block

4) 진단 : Eschar 확인이 중요하며 혈청학적 검사로 진단한다.

(1) **mice를 이용 rickettsia 분리배양** : 매우 어렵다.

(2) **Weil-Felix test : 약 70%에서 OX-K(+), 특이성(−), 현재 사용 X**

(3) **Immunofluorescent Ab(IFA)** : 2주 간격을 두고 얻은 serum에서 Ab titer 4배 이상 상승시 또는 1:200 이상 상승시 확진

(4) **RBC hemagglutination test**

(5) **Complement fixation test** : 50%

(6) chest X-ray : 70%에서 이상소견 보임(대개 양측성 reticulonodular), 28%에서 pleural effusion 동반

(7) 간기능 이상, 단백뇨 및 농뇨(15~40%)

(8) 감별 진단 : HFRS, Leptospirosis, Rickettsial diseases

여기서 잠깐 !!

• Eschar 확인이 진단에 매우 중요하다! 실제 쯔쯔가무시병 의심 환자가 내원 시 어떠한 방법을 가리지 않고 eschar를 찾아야 진단이 쉽고 또한 치료도 빨리 할 수 있는데, 실상해보면 쉽지 않다. 〈그림 10-1〉과 같이 눈에 딱 보이는 데 있으면 좋겠지만 사타구니처럼 관찰하기 힘든 곳에 있을 때가 종종 있어 고생하는 경우가 많다.

5) 치료

(1) **Doxycyclin(DOC) or chloramphenicol**

(2) 내성 균주는 **azithromycin**, clarithromycin, rifampin

→ 1~2일 내에 해열, 해열 후에도 1~2일 더 사용한다(생존율 향상).

여기서 잠깐 !!

• 임산부에서는 chloramphenicol 또는 azithromycin을 투여 가능하다.

6) 예방

(1) 진드기에 물리지 않도록 주의(접촉 기피, 긴 옷), 살충제

(2) **Vaccine** : antigenicity 다양하여 실효↓(재감염 가능)

(3) 격리가 필요 없음

(4) Antibiotic prophylaxis

표 10-2 Scrub typhus vs. Leptospirosis vs. HFRS

Scrub typhus	Leptospirosis	Hemorrhagic fever
R. tsutsugamushi • transovarian infection! (유충에서 번데기로 변하는 과정에서 들쥐에 기생하다 우발적으로 사람을 문다) "bite of mite(chigger)" – person to person transmission은 없다. • **10월, 11월** • 잠복기: 9~12일	*L. interrogans* • 인수공통전염병(zoonoses) (감염이 된 쥐, 가축, 야생동물들이 배설한 소변에 오염된 물이나 토양에 노출 : 상처, 결막, 비강/구강점막) (20~40대 활동기의 성인남자가 추수, 탈곡, 벌초, 성묘, 야산작업 등의 Hx 있을 때) • **8~11월** • 잠복기 : 7~12일	Bunyaviridae, Hantavirus(genus) Hantaan virus, seoul virus • 인수공통전염병(zoonoses) (등줄쥐의 배설물이 건조되어 주로 **호흡기**로 감염되나 피부상처를 통해서도 감염된다) • **bimodal(5~7월의 소유행, 10~12월의 대유행)** • 잠복기 : 2~3주(virus)
• rash → central necrosis → **eschar** *trunk → extremities • regional LN enlargement(만지면 아파함)	• 물과 접촉한 상처 • 10%정도에서 jaundice 동반(우리나라에는 드묾)	• 안면과 목, 흉부 상부에 홍조 • soft palate, conjunctiva, axilla에 petechia
fever, myalgia, severe headache	• 가벼운 몸살증상으로부터 치명적인 Weil's ds.까지 다양 Ⅰ. 1기(패혈증기 4~7일, 1~2일간 해열기) • blood, CSF, 대부분의 조직에서 발견 • 결막부종, 독감과 같은 증상(fever, chill, myalgia) Ⅱ. 제2기(면역기) • kidney, urine에서 발견, IgM(ELISA) 생성 시작 • 주요임상형 4가지 – pneumonitis : hemoptysis. 폐출혈 interstitial pneumoniae(bilateral, 급속진행, 소실) – hepatitis – meningitis – ARF	Ⅰ. 발열기(febrile phase, 3~7일) 몸살감기증상, acute abdomen 홍조, 점상출혈, LN enlargement Ⅱ. 저혈압기(hypotensive phase, –3일) 두통, 안구통, 근육통 경감 G-I Sx↑, thrombocytopenia, proteinuria Ⅲ. 핍뇨기(oliguric phase, 3~5일) : ARF+hemorrhage+HiBP 가장 사망률이 높은 시기 Ⅳ. 이뇨기(diuretic phase, 수일~수주) Ⅴ. 회복기(convalescent phase)
• leukopenia • IFA • IIP, Weil-Felix test(OX-K)	Ⅰ. anemia, leukocytosis Ⅱ. "agglutination test" • Sx+(+) slide agglutination test – screening test • Sx+MAT 1:100 이상–정확한 항체가, 혈청형 추정 • Sx+Ab(+) / 4배 이상 증가 • isolation(Fletcher's media) : blood, CSF(1주), urine(2주) Ⅲ. chest X-ray	• IFA • ELISA
Doxycycline, azithromycin, chloramphenicol • 치료 안 하면, 2주 후 열이 떨어진다. • 항생제를 쓰면 24시간 후 열이 급격하게 떨어진다.	• 예방 : doxycycline, azithromycin + 장화, 장갑 • mild : doxycycline, ampicillin, amoxicillin • severe : penicillin G(Ⅳ), ceftriaxone, cefotaxime	각 시기에 맞는 conservative management

Mycoplasma

1 특징

1) 세포벽이 없음(세포벽에 작용하는 penicillin, cephalosporin 등에 저항을 보임)
2) 동물의 호흡기 및 비뇨생식기의 점막에서 집락화

2 Mycoplasma pneumoniae

1) 역학

(1) **aerosol을 통해 person to person 전파**
→ 학교나 군대 같은 곳에서 epidemic이 나타나지만, 대부분의 경우 sporadic하거나 가족 내에서 발생한다.
(2) **모든 연령층에 상-하기도 호흡기 증상을 일으킬 수 있으나, 5~20세가 peak**
① very young children : 대부분 상기도 증상만 존재
② children >5세, adult : 기관지염, 폐렴의 증상도 있다.
(3) **잠복기 : 2~3주**
(4) 어느 계절에도 발병하나, 가을~초겨울에 호발
(5) nonpneumonic infection도 상당히 흔함

2) 임상양상

(1) 증상은 viral respiratory infection에 비해 늦게 진행
(2) 잠복기 뒤에 발열, 전신증상, 두통, 소화기 증상, 기침이 발생
(3) 체온이 38.9℃ 이상 올라가는 경우는 드물다.
(4) shaking chill, myalgia, GI sx.은 드물다.
(5) 기관기관지염(tracheobronchitis), 폐렴(pneumoniae) 동반
(6) 인두 감염(pharyngeal infection) 및 발적은 흔함. 경부 림프절 비대는 드물다.
(7) **Chest X-ray소견은 심하지만 P/E은 정상일 수 있다.**
→ 비정형 폐렴(atypical pneumoniae)의 특징
(8) 20%에선 흉막삼출(pleural effusion) 동반 가능
(9) 호흡기 외 증상은 매우 다양
① **피부 병변** : 홍반성 반구진, 다형홍반, 결절홍반, 두드러기

② **심장 증상** : 전도장애, 심근염(Myocarditis), 심막염(pericarditis), 혈액심장막(hemopericardium)

③ **신경계 증상** : 뇌염, 무균수막염, 수막뇌염, 횡단척수염, 길랑바레 증후군

④ 관절염(medium size joint 침범), 부비동염

⑤ **cold agglutinins**(4℃에서 RBC를 응집시킴) : 용혈성 빈혈, 레이노 현상, DIC, thrombocytopenia, renal failure

(10) 겸상적혈구빈혈(Sickle cell anemia), S-related hemoglobinopathy 환자에게서 심한 경과를 갖음

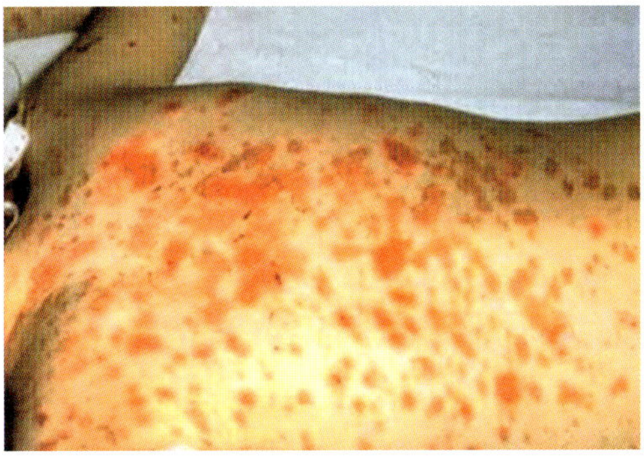

그림 10-2 *M. pneumoniae*에 의한 erythema multiform

3) 진단

대부분의 *M. pneumoniae* infection은 진단되지 않고 다른 viral respiratory tract infection과 구별이 어렵다. 대개 아픈 기간이 길거나 폐 외 증상이 발생하면 의심하게 된다.

(1) **Routine lab.**

① 대부분 정상, WBC count 약간 증가, ESR↑

② **CXR** : reticulonodular or interstitial infiltration, 주로 하엽에서

③ **sputum** : 단핵구나 다핵구는 많이 보이나, 세균이 보이지 않는 특징

④ cell wall이 없어서 gram stain으로 발견할 수 없다.

(2) **Culture**

가장 확실, 그러나 과정이 까다롭고 2주 이상의 시간이 필요

(3) **Cold agglutination test**

① RBC membrane의 I Ag에 대한 IgM Ab

② **nonspecific** 하지만, 첫 7~10일 내에 나타난다.

③ ≥1:64 or 4배 이상 증가시 의의(합당한 임상증상이 있으면서, ≥1:32 이상이면 진단에 도움)

(4) **Serologic test(ELISA)**

IgG, IgM 같이 측정함. Mycoplasma에 대한 IgM는 1년까지 유지되기도 함

(5) **PCR**

신속하고, specific한 방법으로 기도분비물에서 mycoplasma의 DNA 검출

여기서 잠깐 !!

- 해리슨 19판에서는 더 이상 cold agglutinin titer 측정을 권장하지 않음
  Culture 및 specific Ab는 시간이 걸리기 때문에 초기 치료 방침 결정에는 도움이 안됨
  → PCR과 serologic test를 같이 사용하는 것이 가장 신속하고 sensitive한 방법임

4) 치료

(1) 대부분 self-limited이며, 효과적인 항생제 사용은 질병기간을 단축시킨다.

(2) **Macrolides** : **Azithromycin,** clarithromycin

(3) **Tetracyclines** : doxycycline

(4) **Fluoroquinolones** : levofloxacin, moxifloxacin, gemifloxacin

단, ciprofloxacin, ofloxacin은 권장되지 않는다.

→ 10~14 일간 투여

11 Chapter

바이러스 질환

Viral diseases

Human herpes virus

1 종류

1) Herpes simplex virus-1 : orofacial infection, genital infection, CNS infection
2) Herpes simplex virus-2 : genital infection, orofacial infection
3) Varicella zoster virus : chicken pox, herpes zoster
4) Epstein Barr virus : infectious mononucleosis, Burkitt's lymphoma, nasopharyngeal carcinoma
5) Cytomegalovirus : congenital infection
6) Herpes simplex virus-6 : roseola infantum
7) Herpes simplex virus-7 : no human disease identified
8) Herpes simplex virus-8 : Kaposi's sarcoma

2 단순포진 감염(Herpes simplex virus-1, 2 infections)

1) 원인

(1) 단순포진 바이러스 1형 → 허리 위쪽에
① 주로 아동기에 발생하며, 구강 분비물의 접촉으로 전파된다.
② 헤르페스성 각막염, 헤르페스성 뇌염 등을 일으킨다.

(2) 단순포진 바이러스 2형(음부 포진) → 허리 아래쪽에
사춘기 이후에 발생, 생식기 분비물과의 접촉(STD)으로 감염된다.

(3) 단순포진 바이러스는 병소의 직접적인 접촉에 의해 감염되고 잠복기는 1~26일로 다양하며, 음부 포진은 성접촉에 의한다.

2) 증상

(1) 환자에 따라 무증상~다양한 증상

(2) **Primary infection** : 대부분의 경우 증상이 나타나지 않으며 단지 소수에서만 전신증상 or 심한 국소 증상 → 대개 3~4일 지속

(3) **reactivation**

① **일단 피부나 점막을 통해 인체에 감염되면 균이 소실되지 않고 병변이 소실된 후에도 계속 후근신경절에 잠재하여 있다가 어떤 유발요인으로 재발**

② 잠복 감염상태에서 면역억제제, 감염, 일광, 화상 등으로 재활성화

③ 초감염보다 병변이 국소화

④ 재발성 입술 헤르페스, keratoconjunctivitis, genital herpes, 재발성 다형홍반, 재발성 요천추 단순포진 등

(4) **Genital herpes(성기 헤르페스)**

① 생식기관 부위에 물집 및 궤양을 일으키는 가장 흔한 원인

② 며칠 내에 파열되어 까짐을 형성

③ 샅굴 림프절염을 동반

④ **동일 부위에 자주 재발하는 경향**

⑤ 일차감염의 경우 통증, 가려움증, 배뇨곤란, 질 또는 요도분비물 등의 증상 동반한 피부 병터가 2~4주 정도 지속

⑥ 이차감염의 경우 피부 병터의 범위가 더 작고 1~2주 내에 치유됨

(5) 합병증 : Herpes encephalitis : HSV-1이 대부분(95% 이상)

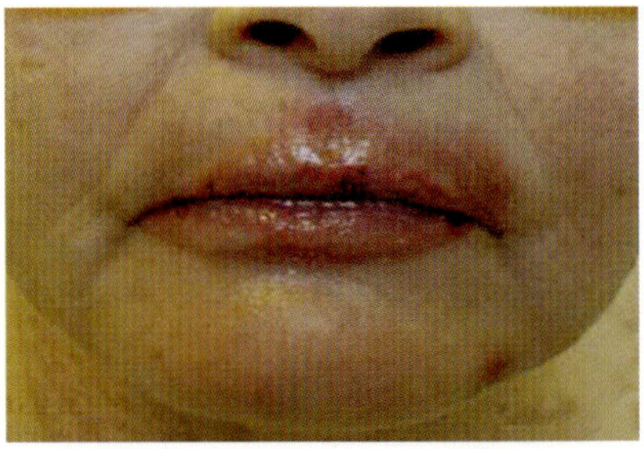

그림 11-1 입 주위에 발생한 herpes

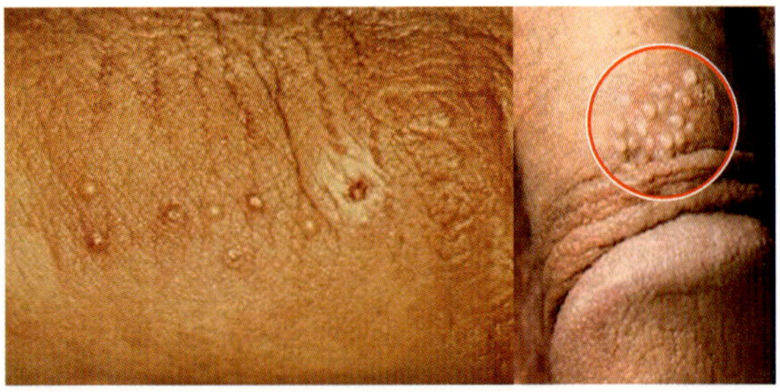

그림 11-2 Genital herpes

3) 진단

(1) 생식기 감염에서 나타나는 궤양은 눈으로 확인가능하다.

(2) **확진 : viral culture(조직배양), HSV Ag detection, HSV DNA PCR**

(3) 전자현미경으로 바이러스 입자를 검사한다.

(4) 혈청검사 : 감염초기와 회복기의 검체로 seroconversion을 증명한다.

(5) **HSV-PCR : 특히 HSV encephalitis 의심 시 CSF 검사에 유용(과거 brain biopsy 필요했으나, 현재는 CSF HSV-PCR로 대체)**

여기서 잠깐 !!

- Tzank smear : herpes simplex virus에 의한 병변 확인 검사, 이름은 알아두어야겠지요. 어느 경우에 시행하는지도 알아야 하구요!

4) 치료

(1) 감염된 부위는 이차감염을 막기 위해 깨끗하고 건조하게 유지한다.

(2) **mucocutaneous HSV infection**

① 면역저하자 : IV/oral acyclovir, famciclovir, valacyclovir

② **genital herpes** : **oral acyclovir**, famciclovir, valacyclovir

③ **oral labial herpes** : **oral acyclovir**

④ 급성 각막염 : topical trifluoroethylamine, vidarabine, idoxuridine, acyclovir, penciclovir, IFN

(3) **CNS HSV infection, visceral HSV infection(식도염, 폐렴 등)** : **IV acyclovir**

(4) **neonatal HSV infection** : **oral acyclovir**

(5) **disseminated HSV infection** : **IV acyclovir**

(6) **acyclovir-resistant HSV** : **IV foscarnet**

3 수두-대상포진 바이러스 감염(Varicella-Zoster virus infections)

여기서 잠깐 !!

- 수두(Chickenpox, varicella) : 초발 감염, 주로 소아에서 발생, 전염력이 매우 강함, 다양한 양상의 전신적인 발진
- 대상포진(Herpes zoster) : **재활성화**, 주로 성인에서 발생, 유행의 양상 없음, 한쪽에 국한된 통증과 뒤이은 수포성 발진

1) 원인

(1) 1차 감염 : **호흡기를 통해 전파**된다.

(2) 재발 : 후근신경절(dorsal root ganglia)에서 잠복해 있다가 재활성화

2) 증상

(1) 수두(Varicella, chicken pox)

① 소아에서 발생하고 전염력이 강하다.
② 잠복기는 10~21일이며, 전염기간은 발진이 발생하기 2일 전부터 피부에 딱지가 생길 때까지이다.
③ **발진의 특징은 여러 단계가 동시에 나타나고**, 경미한 발열, 권태감 동반
④ 성인기에 발병할 경우에는 폐렴이 동반될 수 있다.
⑤ 합병증으로는 2차적 세균 감염이 있다. 주로 *S. aureus, S. pyogenes*에 의한다.
⑥ 발진은 얼굴, 몸통에서 시작하여 전신으로 퍼진다.

여기서 잠깐 !!

• 가장 심각한 합병증으로 잘못하면 사망합니다. 어른이 되어서 걸리면 더 나쁜 경과를 밟는 병 중에 하나로 기억해 두세요.

(2) Herpes zoster
① 수두에 걸리지 않았던 사람에게 특히 전염이 잘 된다.
② 모든 연령층에서 일어날 수 있으나, 40~70세의 성인에게 많이 발병한다(주로 latent VZV의 **reactivation**).
③ **통증**은 피부병변이 생기기 2~3일 전에 나타남
④ **홍반성 반구진성 발진(일측성)이 생기고 빠르게 수포성 병변으로** 진행
⑤ 병변은 3~5일 동안 진행되며, 2~4주 내 정상적으로 회복된다.
⑥ 피부에 있는 감각 신경을 따라 붉은 띠 모양으로 넓게 수포가 밀집해서 나타난다.
⑦ 가슴, 배, 얼굴 등 감염된 부위에 따라 타는 듯한 통증이 있다.

여기서 잠깐 !!

• Ramsay Hunt syndrome : 제 7신경의 감염. 외이도에 통증과 수포가 있고, 편측 안면마비와 함께 혀 2/3 앞부분의 미각이 소실됨

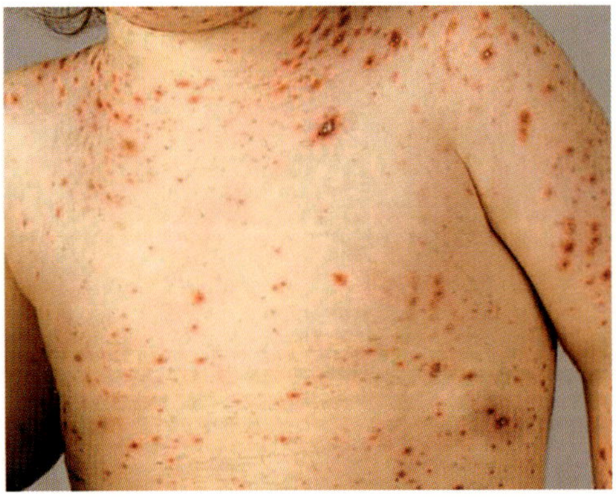

그림 11-3 수두에 걸린 아이의 발진

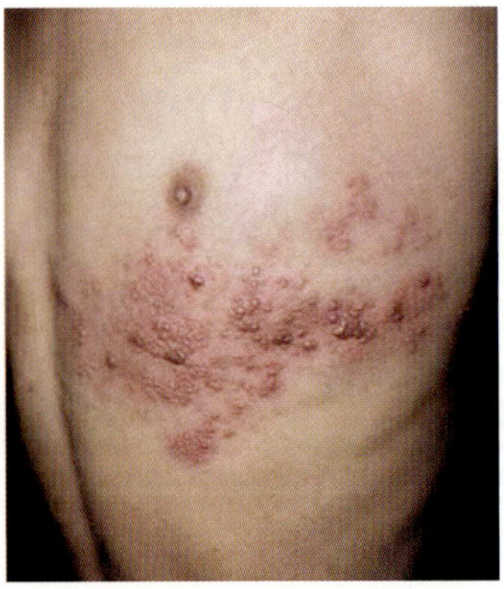

그림 11-4 대상포진

3) 진단

(1) 전형적인 임상증상으로 진단
특징적인 발진의 모양 시진(편측에 dermatome을 따라 수포성 병변 발생)

(2) 바이러스 배양

(3) 혈청검사

(4) VZV-DNA 검사, 항원 검출

4) 치료

(1) 수두

① 일반요법

- 가려움증을 없애기 위해 차가운 물로 찜질한다.
- 환자는 안정을 취하도록 해주고, 시원하게 해준다.
- 손톱을 짧게 잘라주어 긁음으로써 2차 감염이 일어나는 것을 방지해 줄 것이다.

② 약물요법

- 가려움증 치료를 위한 약물
- 스테로이드 제제(로션, 연고, 크림) : 24~48시간 내에 염증을 감소시키고, 가려움증을 제거해 준다(단, 항바이러스제 투여 없이 사용하면 안됨).
- 국소 마취제, 국소 항히스타민제(Lidocaine, Pramoxine 함유 제제는 피부에 알레르기 반응을 일으킬 수도 있다.)
- 피부 로션(자극 완화 목적)
- 열을 내리기 위해서는 아스피린 대신 아세트아미노펜(해열진통제)을 사용한다. **아스피린은 바이러스 질환이 있는 어린이에게 투여하면 Reye's syndrome(뇌염)을 일으킬 수 있기 때문이다.**
- 정상인에게 증상 나타난 후 24시간 내 **경구 acyclovir** 투여시 질병의 경과가 1일 정도 단축된다.
- 면역억제자에게는 visceral complication 감소와 disseminated disease를 막기 위해 **acyclovir IV** 제제를 사용한다(특히 골수이식 후 발생시 아주 나쁜 예후를 보일 수 있으므로 치료를 적극적으로 해야 한다).

(2) 대상포진

① 일반요법

- 찬바람을 쐬지 않음
- 목욕 시에는 수포를 부드럽게 닦음

- 상처에 반창고를 붙이지 않음
- 통증이 심한 경우 열 습포로 문지름

② 약물요법

- 약간 불편한 경우 아세트아미노펜 등을 사용
- 진통제
- 신경안정제 : 단기간 사용(amitriptyline)
- 코르티손제제
- 통증이 심할 경우(prednisolone)
- 항바이러스제 acyclovir : 질병기간 및 대상포진 후 신경통 발생 감소

4 Epstein-Barr 바이러스 감염

1) 병인론 및 역학

(1) 바이러스가 구강의 상피 및 침샘에 감염되어 침을 통해 전파한다.

(2) 대부분 성인이 되면 항체를 보유한다.

(3) 개발도상국(한국 포함)에서는 생후 3세에 대부분 항체를 보유한다(전형적 전염성 단핵구증 드물다).

(4) 타액 분비물에 의해 전파, 드물게 수혈에 의해 감염된다.

(5) 청년기(17～25세)에 초회 감염 시 50%에서 임상증상이 동반된다.

2) 임상양상

(1) 소아에서 감염되면 증상이 없거나 경하다.

(2) 청소년기에 감염되면 **infectious mononucleosis**가 나타날 수 있다.

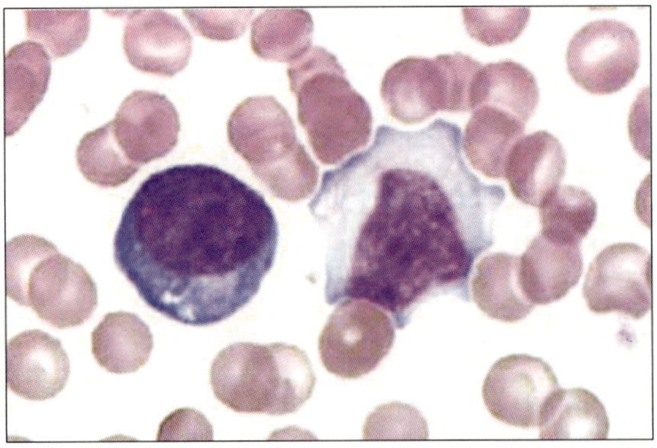

그림 11-5 Infectious mononucleosis의 atypical lymphocyte

(3) 발열, 인후통, 림프절 종대, 비장 종대, 발진 등이 나타난다.

(4) 검사소견

① 백혈구 증가증

② 비전형적 림프구 증가증

③ 간기능 이상

(5) 합병증

① 중추신경계 이상, 비장 파열, 림프절 종대에 의한 상기도 폐쇄 등이 나타날 수 있다.

② Autoimmune hemolytic anemia도 나타날 수 있다.

(6) 종양 : Burkitt's lymphoma, Anaplastic nasopharyngeal carcinoma, Hodgkin's disease, Non-Hodgkin's lymphoma(CNS lymphoma 포함)와 관련이 깊다.

3) 진단

(1) **비정형 림프구(Atypical lymphocyte)**의 확인
(침범하는 세포는 B-cell이지만 T cell reactive proliferation)

(2) **이종 항체 반응(Heterophile antibody)** : 환자 혈청 내에 양의 RBC를 응집시키는 Ab(+)로서 acute illness 후 titer 감소하여 3개월에서 1년까지 지속된다.

(3) **EBV specific antibody test에 의해 확진**

① **VCA에 대한 IgG** : 발병 초에 나타나고 이미 최고치 보인다. 항체가는 평생 동안 지속된다.

② **VCA에 대한 IgM** : 매우 의미 있는 진단적 가치, 혈청 내의 RF에 의해 가양성이 나올 수 있다. 지속기간은 몇 개월이다.

③ **Early Ag complex(EA)** : 바이러스 증식과 연관, 감염 초기부터 나타나기 시작 → 6개월 내지 수년 후에 사라진다.

④ **EB nuclear Ag(EBNA)** : 가장 늦게 나타나 영구히 지속된다. EBV 초회 감염과의 감별 및 발생 시기를 알 수 있다.

표 11-1 EBV specific antibody test

	Anti-VCA IgG	Anti-VCA IgM	Anti-EA(D)	Anti-EBNA
감염력 없음	−	−	−	−
급성 감염	+	+	+/−	−
최근 감염	+	±/−	+/−	±
과거 감염	+	−	−	+

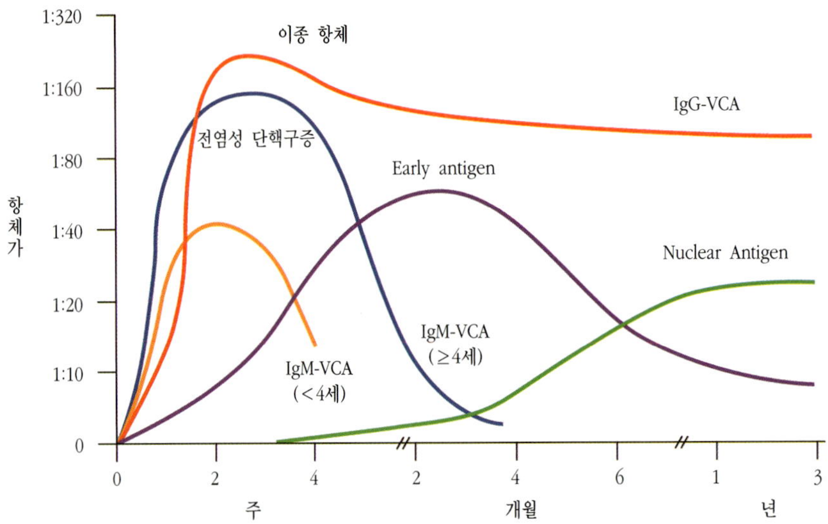

그림 11-6 EBV바이러스 감염과 항체

표 11-2 EBV 연관 질환의 혈청학적 소견

Condition	Result in indicated test					
	Heterophile	Anti-VCA		Anti-EA		Anti-EBNA
		IgM	IgG	EA-D	EA-R	
Acute infectious mononucleosis	+	+	++	+	−	−
Convalescence	±	−	+	−	±	+
Past infection	−	−	+	−	−	+
Reactivation with immunodeficiency	−	−	++	+	+	±
Burkitt's lymphoma	−	−	+++	±	++	+
Nasopharyngeal carcinoma	−	−	+++	++	±	+

VCA : viral capsid antigen, EA : early antigen, EA-D antibody : antibody to early antigen in diffuse pattern in nucleus and cytoplasm of infected cells, EA-R antibody : antibody to early antigen restricted to the cyto-plasm, EBNA : Epstein-Barr nuclear antigen.

4) 합병증

(1) 비파열

(2) **신경계 합병증** : 수막염, 뇌염, 길랑-바레 증후군

(3) 심근염 및 간질성 폐렴

(4) **혈액학적 합병증** : 용혈성 빈혈, 혈소판 감소성 자반증 및 재생불량성 빈혈

(5) **인두부, 기도폐쇄** : 부신피질 스테로이드가 유효

(6) 췌장염, 이하선염, 고환염, Reye 증후군, 지속적 중증, 치명적 감염 등

5) 치료

(1) 다음 합병증에 스테로이드로 증상 완화 가능

① 기도 폐쇄(severe tonsillar hypertrophy)

② Autoimmune hemolytic anemia

③ Severe thrombocytopenia

④ 지속적 발열

(2) **고용량 acyclovir** : 증상은 완화할 수 있으나 잠복된 바이러스의 궁극적 치료는 불가

5 거대세포바이러스 감염(Cytomegalovirus infection)

1) 특징

(1) World wide distribution(저개발국가에 많음)

(2) Communal living & poor personal hygiene : 전파 위험 ↑

(3) Virus 배출 : 모유, 타액, 분변, 소변(m/c)

(4) 한번 감염 후 평생지속 : 잠복 감염(T cell immune 저하 시 재활성)

2) 전파

(1) 타액이나 성교, 분만 시 및 모유를 통해 전염된다.

(2) 수혈로 인해 백혈구가 넘어오면서 전파될 수도 있다.

(3) Compromise of T lymphocyte mediated immunity

장기이식 받은 환자, 후천성 면역결핍증, 림프구 악성종양

3) 병원소

사람이 유일한 병원소

4) 증상

(1) **Congenital CMV infection**

① 임신 시 첫 감염된 산모에게서 태어난 환아

② petechia, hepatosplenomegaly, jaundice가 60~80%에서 나타남

③ severely infected infant의 경우 예후가 안 좋다.

(2) **Perinatal CMV infection** : 출산 시 산도로부터 감염되거나 모유 수유 통해 감염되며, 대부분 무증상

(3) **Postnatal CMV infection in normal host**

① Asymptomatic

② CMV mononucleosis : EBV가 일으키는 infectious mononucleosis와 달리 exudative pharyngitis나 cervical lymphadenopathy는 드물다(heterophile Ab.은 음성).

③ Interstitial pneumonitis, myocarditis, pleuritis, arthritis, encephalitis 등도 드물지만 가능

(4) **CMV infection in immunocompromised host**

① **Organ transplantation시에 문제를 일으키는 m/c 중요한 viral pathogen (graft loss의 위험인자),** 이식 후 1~4개월 사이

② Fever, leukopenia, hepatitis, pneumonitis, esophagitis, gastritis, colitis 등 일으킨다.

③ Primary infection이 reactivation의 경우보다 증상이 더 심하다.

④ 이식된 장기가 CMV에 취약하다(liver-hepatitis, lung-pneumonitis 잘 생긴다).

⑤ BMT환자의 15~20%에서 CMV pneumonia 발생 가능 fatal(84~88%)

(5) **AIDS 환자에서의 CMV infection**

① $CD4^+$ T cell이 50~100/uL 이하일 때 retinitis, disseminated ds. 등을 일으킴

② CMV retinitis : AIDS 환자의 10% 이상에서 발생증상−시력저하 or “floaters” hemorrhage, vessel sheathing, retinal edema

③ 기타 : CMV colitis, adrenalitis, esophagitis

5) 진단

정상인에서도 발견될 수 있기 때문에 진단이 어렵다.

(1) **Virus isolation** : CMV에 대한 세포 배양 검사로 검체를 사람 섬유모세포에 접종하여 시행(CMV 항원에 대한 monoclonal Ab를 이용함)

→ 감염된 세포에서 eosinophilic intranuclear inclusion(owl’s eye)

→ urine or saliva에서 virus분리되더라도 acute infection을 의미하지는 않음 (수개월간 지속 가능하기 때문에)

→ CMV viremia가 acute infection을 증명하기에는 더 좋은 지표

※ urine에서 분리율이 가장 높음

(2) 말초혈액 백혈구 CMV 항원(pp65), 혈액과 조직에서 CMV DNA를 검출

→ 장기이식 환자나 AIDS 환자에서 유용하게 이용

(3) **CMV DNA by PCR** : most sensitive(blood, other fluid)

(4) **Serologic test** : CFT, IFA, IHAT, ELISA(4배 이상 titer 증가 or 지속적 상승)

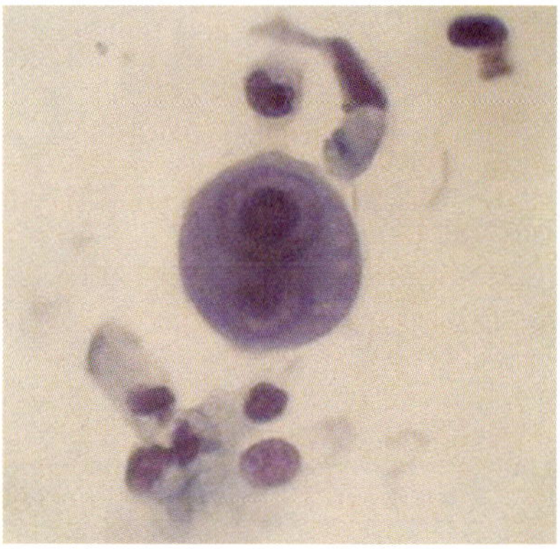

그림 11-7 CMV 감염에 의한 intranuclear inclusion(Owl's eye appearance)

6) 치료

(1) **Ganciclovir**, Valganciclovir

(2) **Foscarnet(sodium phosphonoformate) : inhibits viral DNA polymerase**
→ ganciclovir-resistant CMV에도 효과적

(3) Cidofovir : 반감기가 길어 주 1회 투여

(4) AIDS 환자는 평생 유지요법이 필요하다.

여기서 잠깐 !!

• 기본이지만 가끔씩 시험에서 물어봐요.

인플루엔자(Influenza)

1 Influenza virus

1) 항원에 따라서 A, B, C로 구분한다.
2) A형은 18개의 hemagglutinin(H), 11개의 neuraminidase(N)에 따라서 아형으로 구분한다.
3) B, C형은 구분하지 않는다.
4) 바이러스의 명명법은 '발견 장소/분리번호/분리된 연도/아형'에 따라 명명한다.
5) 바이러스는 호흡기 상피세포에 감염된 후에 세포를 파괴하고 인접 세포로 전달되는 양식으로 전파한다.
6) 8개의 분절로 된 RNA가 재조합되면서 아형변이가 일어난다.

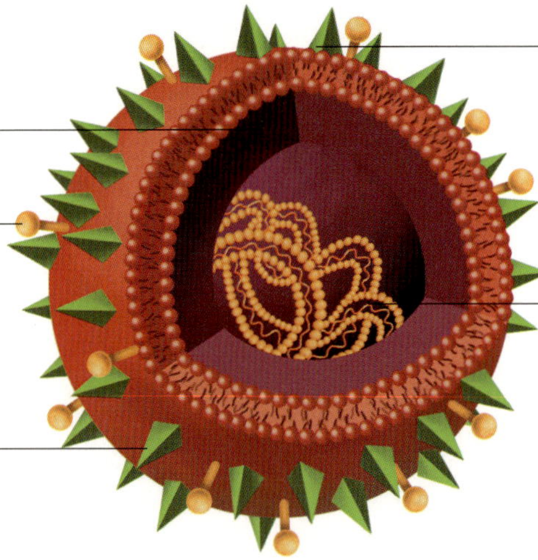

그림 11-8 Influenza virus

2 역학

1) 전파는 주로 aerosol에 의한다. 하지만 hand to hand, personal contact도 가능하다.
2) 유행
   (1) 주로 온대 지방의 겨울에 유행하며, 매년 유행하는 아형이 달라진다.
   (2) **달라지는 유행 아형은 antigenic shift, antigenic drift로 나뉜다.**
      ① Antigenic shift : H와 N의 종류가 변한다.
      서로 다른 subtype의 virus가 동시에 한 세포를 감염시키면 gene reassortment가 일어나서 전혀 다른 항원성을 가지게 되는데 이것이 antigenic shift를 일으킨다고 생각된다. Pandemic의 원인이 되며 influenza A에서만 발생한다.
      ② Antigenic drift : H와 N의 종류는 불변
      HA의 5가지 antigenic site 중 하나 이상의 amino acid substitution을 일으키도록 하는 RNA segment의 point mutation의 결과로 나타나며 influenza A, B 모두에서 발생가능하다. 77년 이후 H1N1, H3N2 subtype과 influenza B가 endemic을 일으키고 있다.

3 임상양상

1) 전신적 증상(특징적) : 갑자기 시작되는 **발열(38~41℃, 2~3일 지속)**, 오한, 두통, **근육통**, 권태감 등

2) **호흡기 증상 : 마른기침, 콧물, 코막힘, 인후통 등**

3) 전신 증상이 좋아지면 호흡기 증상이 두드러짐

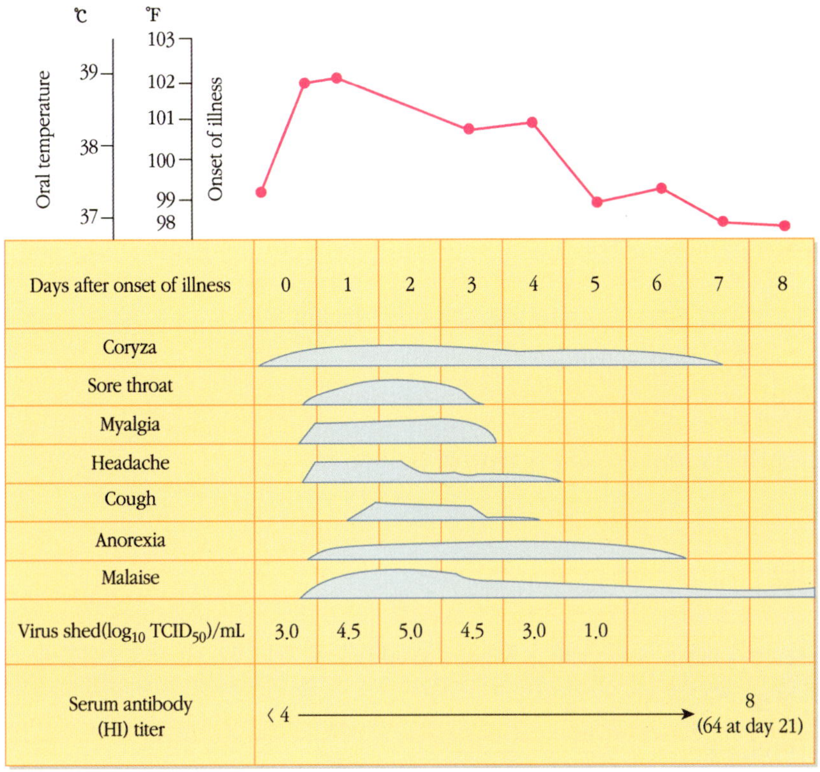

그림 11-9 Influenza의 기간에 따른 증상 변화

4 합병증

합병증 발생 고위험군은 65세 이상, 만성호흡기 및 심혈관 질환, 만성 대사질환(DM), 신기능 장애, 혈색소병증, 면역억제자, 임신, 2세 이하의 소아이다.

1) **폐렴 : 가장 흔하고 심각한 합병증**

(1) Primary viral pneumonia : 지속적인 발열, 호흡곤란, 드물지만 매우 심하다.

(2) **Secondary bacterial pneumonia**

① 2~3일 경과 후 증상 나아지다가 기침, 가래 등의 증상 출현

② *S. pneumoniae, S. aureus, H. influenzae*

(3) Mixed viral & bacterial pneumonia : m/c

2) **Reye's syndrome**

(1) 주로 소아의 influenzae B 감염에서 발생

(2) influenzae A나 수두 등에서도 발생 가능

(3) aspirin 투여 시 빈도 증가 : 급성 바이러스성 호흡기 질환에서의 aspirin 사용에 대한 경고로 발병률 감소

3) 근육염, 횡문근육염, myoglobulinemia

4) 심근염, 심막염

5) 중추신경계 질환 : 뇌염, 척수염, 길랑-바레 증후군

5 진단

1) 검체 : throat swap, nasopharyngeal wash, sputum

2) 조직 배양을 통한 isolation

3) RT-PCR

4) Immunofluoresence을 통해서 type 확인

6 치료

1) Acetaminophen : salicylate는 Reye's syndrome을 일으킬 수 있기 때문에 금기

2) **대증치료** : 수분공급과 휴식

3) **항바이러스제**

(1) **Amantadine** : influenzae A에만 효과적
발병 48시간 내 사용시 50%에서까지 증상 기간 단축

(2) **Rimantadine** : Amantadine과 효과 비슷하나 CNS 부작용 적음

(3) **Neuraminidase inhibitor** : **inhaled zanamivir, oral oseltamivir가 발병 후 48시간 내 투여 시 A, B형 모두에서 증상을 경감시킨다.** 예방도 가능하다

※ amantadine, rimantadine은 내성률이 >90%여서 더 이상 추천되진 않지만 sensitive 할 경우 사용

4) **Antibiotics** : bacterial Cx. 시 사용

여기서 잠깐 !!

• 약제의 이름은 알아야 합니다. 조류독감 및 신종플루 치료에도 사용하고 있지요.

7 예방

1) 인플루엔자에 의한 독감은 발생 후 적절한 치료가 힘들기에 예방이 중요하다.
2) **Inactivated influenzae vaccines**
   (1) 지난 시즌 유행에 근거하여 influenzae attack이 시작하기 전 매년 초가을
   (2) **계란 알레르기**가 있는 사람에게는 **금기**(vaccine을 계란 안에서 만들기 때문)
3) **chemoprophylaxis** : outbreak 동안 inactivated vaccine과 동시에 **oseltamivir, zanamivir** (influenza A, B 모두에 효과 있음) 투여(생백신의 경우 2주 후에 투약)

꼭 알아둡시다!!

Influenza vaccination indication : influenza의 Cx. 위험군은 접종 권장됨

- 4세 이하 또는 65세 이상의 건강인
- Influenza 시즌에 임신이 예상되는 가임기 여성
- 생후 6개월 이후부터 18세까지 aspirin 치료를 오랫동안 지속해야 할 경우(Reye 증후군 예방 차원)
- 천식을 포함한 만성 심폐질환자 혹은 호흡 기능을 떨어뜨리는 다른 질환이 있거나, aspiration 위험이 있는 사람
- 당뇨, 콩팥기능 장애, 혈색소병증, 면역저하자와 같이 오랜 기간 병원 추적, 관찰이 필요하거나 입원의 가능성이 큰 사람들
- 병원 근무 종사자(의사, 간호사, 간병인 등)

광견병(Rabies)

1 Rabies virus

지름 60～85nm, 길이 60～400nm인 RNA 바이러스이다. 향신경성 바이러스로 감염동물의 뇌조직 내에서 증식한다. 한 가지 혈청형뿐이며, 4℃에서 수 주간 생존하고, −70℃에서는 수년간 보존 가능하다. 자외선에 쉽게 파괴되며, 60℃에서 5분간 가열하면 사멸한다.

2 역학

감염 경로는 **감염된 분비물**을 통해서 전파된다. 감염 부위에서 국소 증식 후에 중추 신경계를 따라서 이동한다. Gray matter에 도달 후에 자율 신경계를 따라서 전신에 퍼진다.

3 증상

잠복기는 대개 1~3개월 정도이다. 전구증상이 지난 후 처음 1~2일간 침범 부위의 피부가 저리거나 쑤신다. 그 후에는 보채고, 흥분하거나 혹은 불안해하거나 우울해진다. 질병이 진행함에 따라 단지 음식이나 물을 보기만 해도 근육(특히 목의 근육)에 경련이 발생하며, 침을 많이 흘린다. 얼굴에 바람이 스치기만 해도 인후 및 경부 근육에 경련을 일으킨다. 결국에는 경련, 마비, 혼수상태에 이르며, 호흡근 마비로 사망하게 된다.

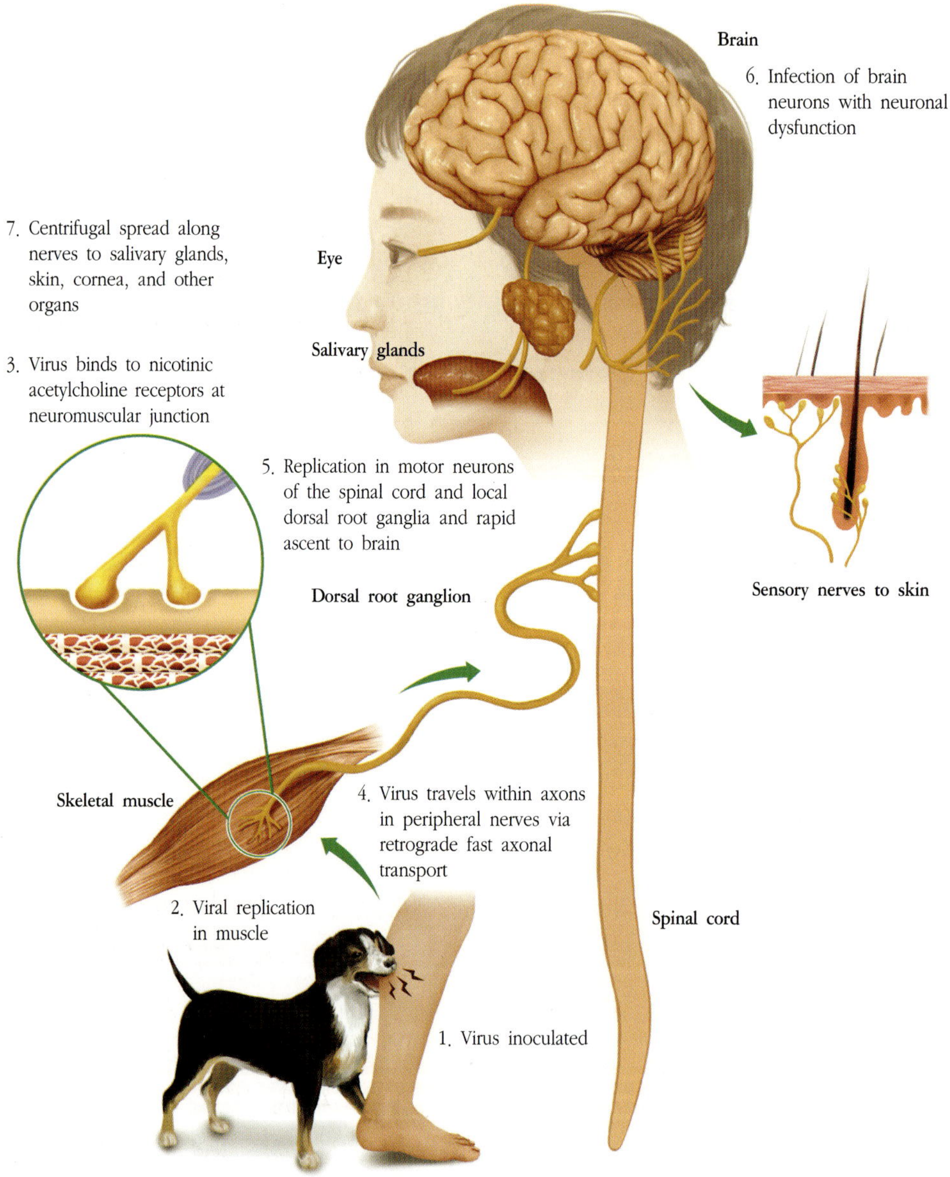

그림 11-10 광견병 발병 단계의 도식적 이해

4 진단

1) 동물에 물린 병력과 특징적 임상증상
2) 확진은 rabies specific antibody in CSF & serum
3) RT-PCR
4) 뇌의 조직표본의 신경세포 내에서 직경 2~10μm인 네그리소체(Negri body) 관찰된다.
5) MRI 촬영 시 T2 image에서 basal ganglia에 hyperintense lesion이 보일 수 있다.

5 합병증

결국에는 경련, 마비, 혼수상태에 이르며, 호흡근마비로 사망하게 된다.

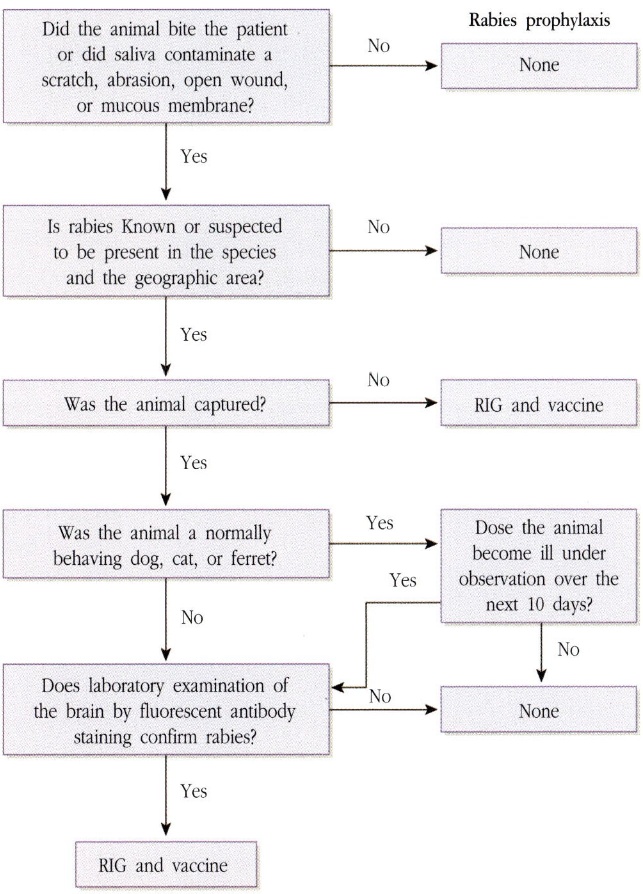

그림 11-11 Algorithm for rabies postexposure prophylaxis

6 치료

물린 상처부위를 세척하는 것이 중요하다. 사람을 문 동물(개)이 미친 것으로 판단되면 **즉시 도살하여 뇌 조직 검사**를 시행하여야 하고, **물린 사람은 면역글로불린과 백신을 투여**하여야 한다. 그러나 **개의 상태가 불명확한 경우에는 10일간 묶어두고 관찰하여 별 다른 행동의 이상이 보이지 않으면 사람에게도 별 다른 조치가 필요 없다**. 사람을 문 개가 도망을 가서 찾을 수 없는 경우에는 미친개와 같이 취급하여 필요한 조치를 수행한다.

Passive immunization : 최대한 빨리(7일 내) RIG(Rabies Immune Globulin)을 일부는 상처 주변에 투여하고 일부는 상처와 먼 부분에 vaccine과 함께 투여한다.

7 예방법

광견병 유행지역이나 광견병의 발생이 있었던 지역에서는 집에서 기르는 개라 하더라도 광견병 예방주사를 하고 야생 동물과의 접촉은 삼가는 것이 좋다. HDCA, RVA, purified chick embryo cell vaccine과 같은 3가지 form의 vaccine이 있다.

AIDS

1 정의

AIDS는 $CD4^+$ T cell count가 stage 3인 HIV 감염자를 말하거나(symptom이나 opportunistic diseases의 유무는 상관없음) 또한 HIV 감염이 있으며 clinical category C에 해당하는 환자 역시 AIDS로 진단할 수 있다.

표 11-3 연령에 따른 HIV 감염 시 $CD4^+$ T cell count 및 전체 림프구 중 $CD4^+$ T cell의 비율

Stage	$CD4^+$ T cell 검사 시 연령		
	<1세	1~5세	6세 이상
1	≥1,500 (≥34)	≥1,000 (≥30)	≥500 (≥26)
2	750~1,499 (26~33)	500~999 (22~29)	200~499 (14~25)
3	<750 (<26)	<500 (<22)	>200 (<14)

PGL : Progressive Generalized Lymphadenopathy.

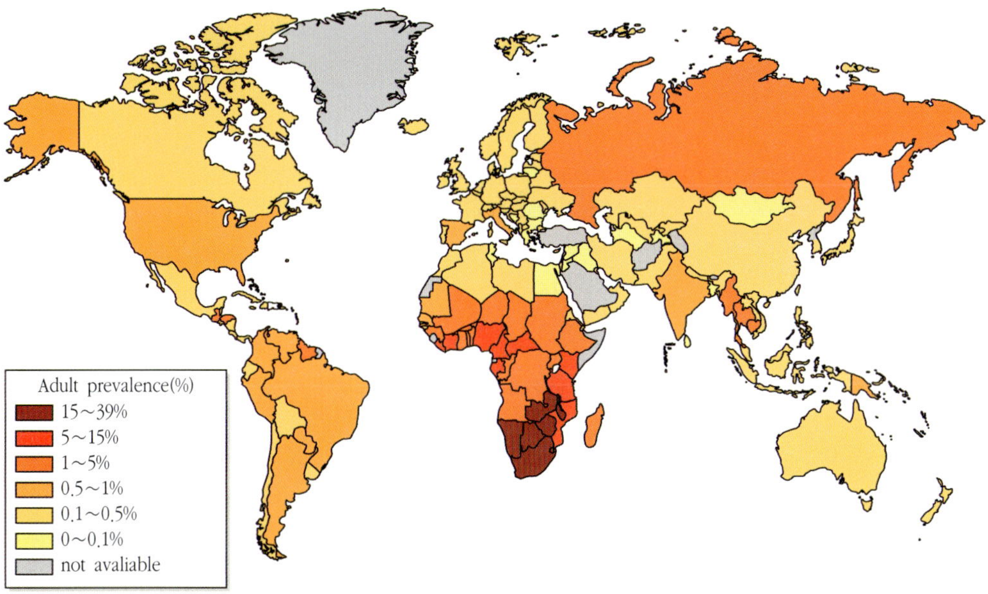

그림 11-12 AIDS 감염 분포

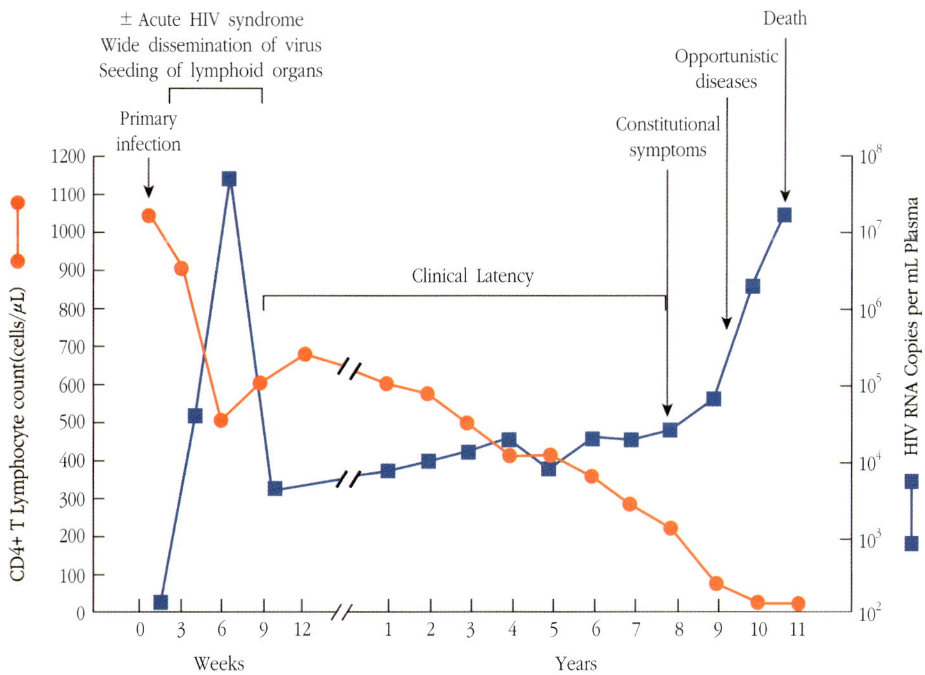

그림 11-13 HIV 감염 후 치료받지 않는 경우의 임상경과

꼭 알아둡시다!!

Clinical categories of HIV infection

1) **Category A**

Consists of one or more of the conditions listed below in an adolescent or adult(>13years) with documented HIV infection. Conditions listed in categories B and C must not have occurred.

- Asymptomatic HIV infection
- Persistent generalized lymphadenopathy
- Acute(primary) HIV infection with accompanying illness or history of acute HIV infection

2) **Category B**

Consists of symptomatic conditions in an HIV-infected adolescent or adult that are not included among conditions listed in clinical category C and that meet at least one of the following criteria: (1) The conditions are attributed to HIV infection or are indicative of a defect in cell-mediated immunity; or (2) the conditions are considered by physicians to have a clinical course or to require management that is complicated by HIV infection. Examples include, but are not limited to, the following:

- Bacillary angiomatosis
- Candidiasis, oropharyngeal(thrush)
- Candidiasis, vulvovaginal; persistent, frequent, or poorly responsive to therapy
- Cervical dysplasia(moderate or severe)/cervical carcinoma in situ
- Constitutional symptoms, such as fever(38.5℃) or diarrhea lasting > 1 month
- Hairy leukoplakia, oral
- Herpes zoster(shingles), involving at least two distinct episodes or more than one dermatome
- Idiopathic thrombocytopenic purpura
- Listeriosis
- Pelvic inflammatory disease, particularly if complicated by tuboovarian abscess
- Peripheral neuropathy

3) **Category C**

Conditions listed in the AIDS surveillance case definition.

- Candidiasis of bronchi, trachea, or lungs
- Candidiasis, esophageal
- Cervical cancer, invasive
- Coccidioidomycosis, disseminated or extrapulmonary
- Cryptococcosis, extrapulmonary
- Cryptosporidiosis, chronic intestinal(>1 month's duration)
- Cytomegalovirus disease(other than liver, spleen, or nodes)
- Cytomegalovirus retinitis(with loss of vision)
- Encephalopathy, HIV-related
- Herpes simplex: chronic ulcer(s) (>1 month's duration); or bronchitis, pneumonia, or esophagitis
- Histoplasmosis, disseminated or extrapulmonary
- Isosporiasis, chronic intestinal(>1 month's duration)
- Kaposi's sarcoma
- Lymphoma, Burkitt's(or equivalent term) / immunoblastic

• Lymphoma, primary, of brain
• Mycobacterium avium complex or M. kansasii, disseminated or extrapulmonary
• Mycobacterium tuberculosis, any site(pulmonary or extrapulmonary)
• Mycobacterium, other species or unidentified species, disseminated or extrapulmonary
• Pneumocystis jirovecii pneumonia
• Pneumonia, recurrent
• Progressive multifocal leukoencephalopathy
• Salmonella septicemia, recurrent
• Toxoplasmosis of brain, onset at age >1 month
• Wasting syndrome attributed to HIV

여기서 잠깐 !!

• 무척 많지만 AIDS 진단 시 반드시 알아야 할 것들입니다. 다 외우지 못하더라도 뭐가 어느 category에 있는지 대충은 알아야 합니다.

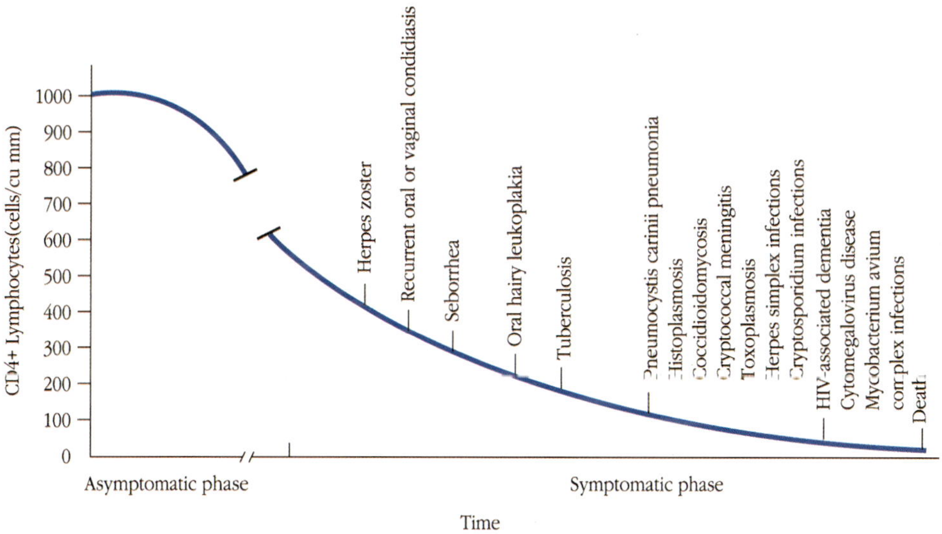

그림 11-14 CD4^{+} count와 호발 감염

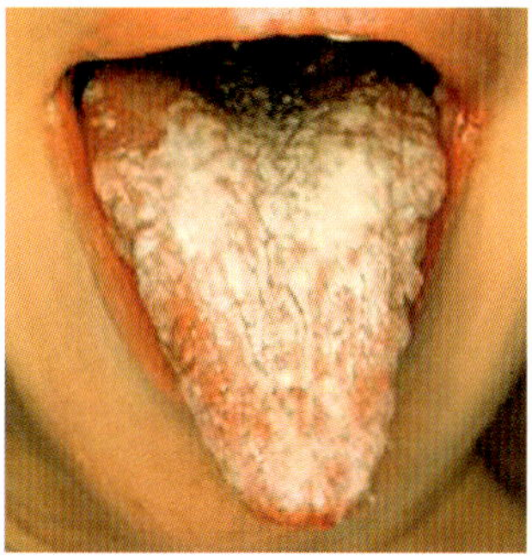

그림 11-15 구강칸디다증

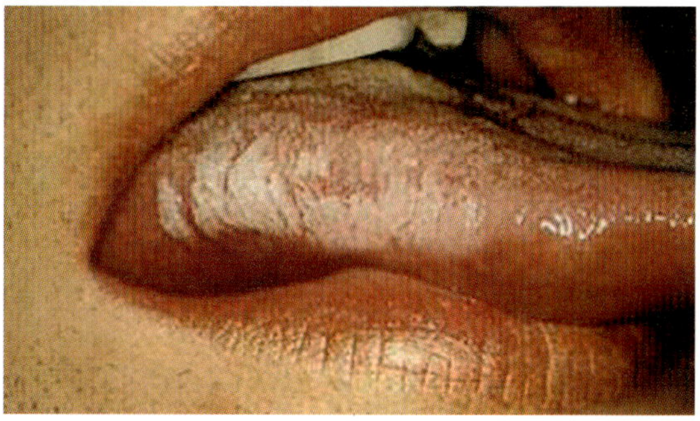

그림 11-16 Hairy leukoplakia(CDC Group IV C2)

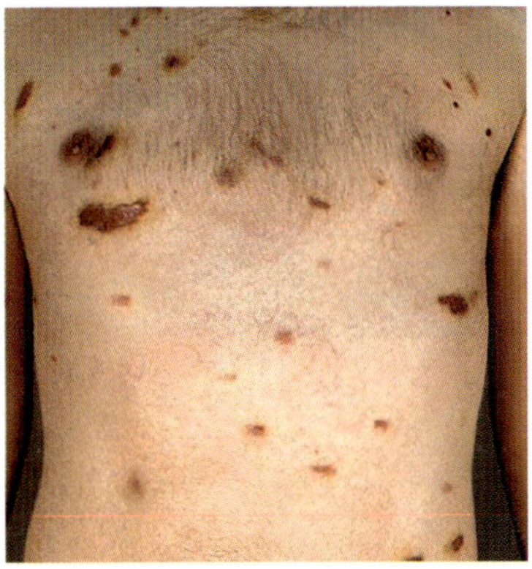

그림 11-17 peripheral bruising

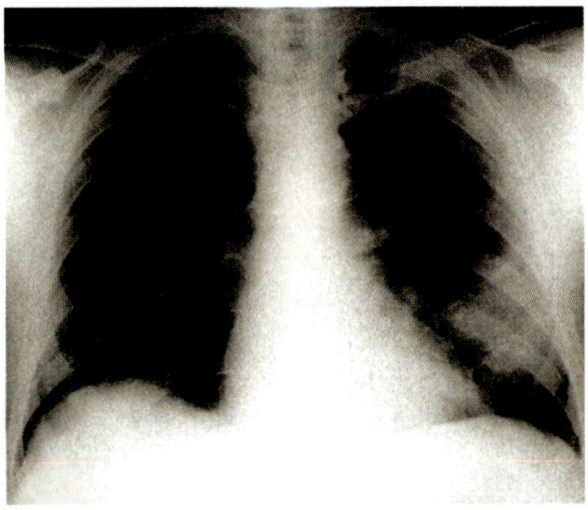

그림 11-18 Pneumocystis pneumoniae

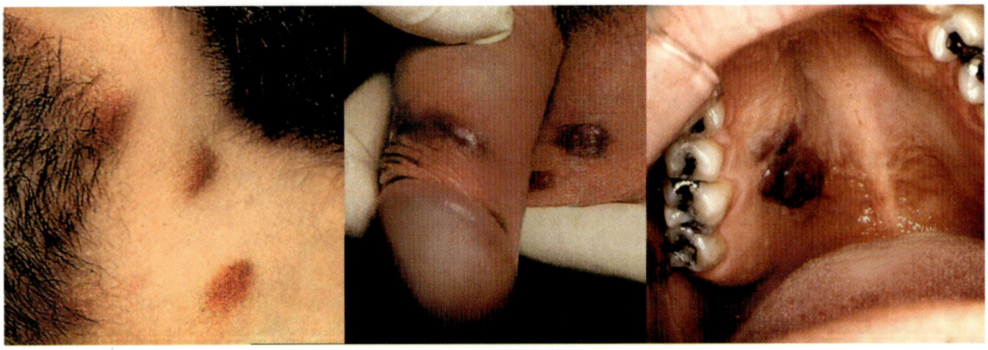

그림 11-19 카포시 육종 Kaposi's sarcoma

2 원인 및 전파

1) Etiology : Human Immunodeficiency Virus type 1(HIV–1)

(1) Lenti virus에 속하는 retrovirus의 일종

(2) Reverse transcriptase(+)

여기서 잠깐 !!

- HIV-1과 HIV-2의 genome의 차이점은 HIV-2의 경우 vpu gene이 HIV-1에 비해 부족하지만 HIV-1에 없는 vpx gene이 있다.

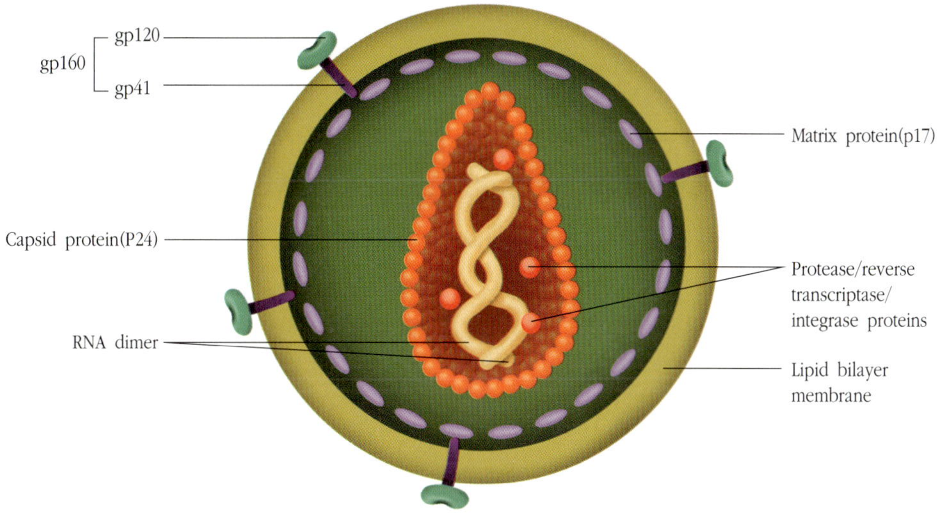

그림 11-20 HIV virus

2) Transmission

(1) **Sexual contact**

① Homosexual(USA, Europe에서 m/c cause)

② Heterosexual(developing country에서 m/c)

③ 전 세계적으로는 heterosexual이 가장 중요한 전파경로

(2) Blood and blood product

(3) **Maternal-fetal / infant transmission** : 임신이나 출산 중에 전파 혹은 모유수유 통해 전파 → AIDS는 수유 금기

(4) Health care workers & laboratory workers : via sharp object

(5) IV drug abuse

(6) Saliva(kissing), 눈물, 땀(악수), 소변, mosquito bite로는 전파되지 않는다.

(7) 같이 식사하거나, 같이 화장실/욕실을 사용하는 것 등으로는 전파되지 않는다 (면도기는 전파 가능).

여기서 잠깐 !!

- 수유를 금지하는 몇 안 되는 질환 중 하나입니다. 그러니 알고 있어야 되겠죠.
- Contaminated needle contact : 0.3%에서만 infection/mucous membrane exposure에서는 0.09%에서 감염된다. 수치도 대충 알고 있어야 합니다.

3 발병기전

1) **HIV의 주요 target : CD4$^+$ T lymphocyte**
2) Helper T cell의 수적, 질적 저하 → T4 / T8 ratio 감소
3) 전체면역계 기능에도 영향 → 기회감염, 암종 발생 증가
4) HIV의 replication에 관계되는 **co-receptor : CXCR4, CCR5**
5) 바이러스 DNA는 숙주세포의 염색체 내에 통합되어 세포 및 숙주의 생애 동안 존속 → 잠복 or 활성화되어 복제

4 진단

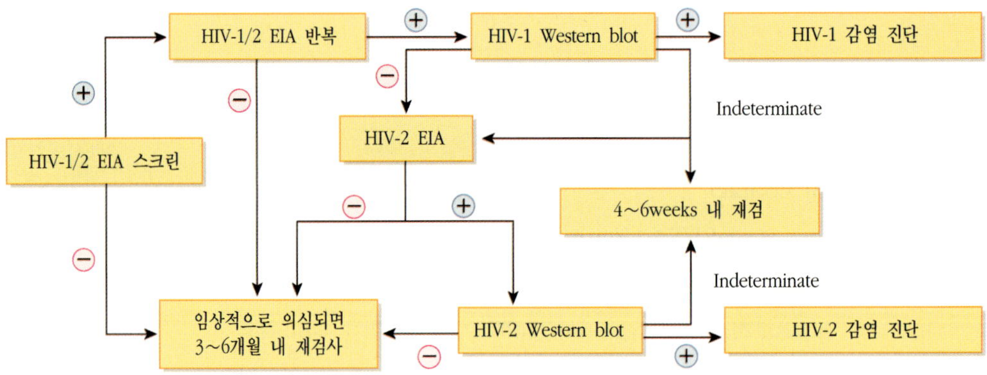

그림 11-21 HIV 감염 환자의 진단 알고리즘

1) 임상양상
2) Serologic test : HIV Ab 검사

   감염 후 3~12주 후에 나타난다(window period).

   (1) **ELISA : Screening test**
      ① Sensitivity >99.5%로 매우 민감한 검사이나 한국과 같이 유병률이 낮은 곳에서는 양성예측률↓↓
      ② 장점 : sensitive, fast, inexpensive
      ③ Indeterminate나 positive 경우 재검은 필수적이다. 이후 western blot을 시행한다.
      ④ False positive 나오는 경우 : hepatic disease, recent influenza vaccination, acute viral infection, antibody to class Ⅱ antigen, auto-antibody 존재 시

   (2) **Western blot : 항체검사법으로 confirmatory test이다.**
      ① More specific test
      ② Confirmation of positive screening test

③ HIV의 major gene인 gag, pol, env나 HIV protein인 p24, gp41, gp120/160에 대한 antibody 검출

④ ELISA 2회 양성 western blot 음성인 경우 HIV-2 검사시행 한다.

⑤ Indeterminate 결과 시 4~6주 후 재검 시행한다.

(3) p24 antigen capture assay : acute HIV syndrome 의심 시 screening test로 이용, Ab 형성 전인 window period에서도 확인 가능하다.

(4) HIV-RNA : standard serologic test로 진단이 안 될 때 시행한다. 진단, 예후 측정, 치료 시기의 결정, 치료 반응 측정 등에 중요하다.

표 11-4 직접적인 HIV 검출 검사와 그 특징

검사	기술적 측면	민감도
immune complex-dissociated p24 antigen capture assay	HIV-1 core protein 중 하나인 p24의 level을 EIA를 이용하여 측정	약 50%에서 검출, 15pg/mL이하에서는 검출도가 떨어짐
HIV RNA by PCR	Viral RNA(target amplification)으로부터 생성된 cDNA를 증폭시킴	HIV-RNA 40copies/mL까지 검출가능
HIV RNA by bDNA	Measurement of levels of particle associated HIV RNA in a nucleic acid capture assay employing signal amplification	HIV-RNA 50copies/mL까지 검출가능
HIV RNA by NASBA	Isothermic nucleic acid amplification with internal controls	HIV-RNA 80copies/mL까지 검출가능

꼭 알아둡시다!!

HIV 감염 환자에게 시행하여야 할 일반적 검사와 조치

- 문진과 이학적 검사
- 일반화학검사와 일반혈액검사
- Lipid profile과 fasting glucose
- $CD4^{+}$ T lymphocyte count
- Two plasma HIV RNA levels
- HIV resistance testing
- RPR test
- Anti-Toxoplasma antibody titer
- PPD skin test
- Mini-mental status examination
- Hepatitis A, hepatitis B, 그리고 hepatitis C에 대한 혈청학적 검사
- Pneumococcal polysaccharide 예방접종 유무
- Hepatitis A, hepatitis B에 대한 항체가 없을 경우 예방접종 시행
- Natural history와 transmission의 경로와 상담

5 AIDS 환자의 기회감염

1) Mycobacterium
   (1) Extrapulmonary Tbc가 common
   (2) M. tuberculosis : 일반적으로 anti-Tbc medication에 good response
   (3) Atypical mycobacterium : 일반적으로 anti-Tbc medication에 bad response
2) Pneumocystis pneumonia
3) Fungus : *Cryptococcus, Candida*
4) Cytomegalovirus(CMV)

여기서 잠깐 !!

- 반드시 잘 알고 있어야 하는 부분입니다.
- AIDS라는 병은 다 알다시피 면역저하가 일어나는 병입니다. 면역저하 시 문제가 되는 것은 감염, 특히 기회감염이지요. 그래서 기회감염은 AIDS 환자의 생명을 위협하는 가장 무서운 존재이므로 잘 알고 예방하는 것이 가장 좋겠지요? 그러므로 시험에서도 당연히 잘 물어보는 부분입니다. 또 공부하면 알겠지만 문제내기도 편하고 좋은 부분이지요!

6 치료 및 예방

1) AIDS의 antiviral therapy

(1) CD4 >500 : 초기, 200~500 : 중기, CD4 <200 : 말기, 대부분의 임상증상 발현기
(2) HIV 감염자에서 AIDS 환자로의 진행 지표
   ① $CD4^+$ T cell의 감소(<500)
   ② HIV-RNA copy 수(≥5,000~10,000/mL) : 하지만 $CD4^+/CD8^+$의 비율은 지표가 되지 못한다.

표 11-5 AIDS에서 기회감염의 예방적 치료

감염균	1차 치료 약제	진단기준(CD4 cell 개수)
P. carinii	TMP-SMX	<200/㎍ 또는 구강칸디다증 또는 과거 PCP 감염
MAC	Azithromycin, Clarithromycin	<50/㎍
M. tuberculosis	INH+Pyridoxine	Tuberculin skin test 양성 혹은 활동성 결핵환자와 접촉한 환자의 경우
VZV	4일 이내 VZIG IM	면역력 없는 환자가 수두환자와 접촉했을 때
Toxoplasma 뇌염	TMP-SMX	<100/㎍이면서 특이 IgG 항체(+)
Cryptococcus 뇌수막염	Fluconazole	과거 감염이 있는 경우
CMV	Ganciclovir, valganciclovir	과거 end-organ disease 있는 경우

(3) 치료방침 결정에 큰 영향을 미치는 것

① 임상증상

② 바이러스 mRNA copy 수

③ CD4 양성 세포 수

꼭 알아둡시다!!

▌HIV infection patients에서 antiretroviral therapy를 시작하는 indication

- Acute infection syndrome
- Chronic infection
  - Symptomatic disease
  - Asymptomatic disease
    CD4$^+$ T cell <500uL
    pregnancy
- Postexposure prophylaxis

(4) 초치료

① HIV-RNA titer가 낮고 CD4$^+$ count가 정상인 경우 치료를 미룰 수 있고 3~6개월 간격으로 재평가한다. 항바이러스 치료를 시작하면 거의 평생 계속해야 하기 때문에 시작 시 주의해서 여러 가지를 고려하여 결정해야 합니다.

② **3제 병용용법의 두 가지 방법**

- 2 nucleoside analogues(대개 하나는 lamivudine)+1 nonnucleoside reverse transcriptase inhibitor
- 2 nucleoside analogues+1 protease inhibitor

(5) 재치료

① 초치료 후 1~2개월 안에 plasma HIV-RNA levels이 1/10로 감소하고 plasma HIV-RNA levels이 50copies/mL로 감소하여 CD4$^+$ T cell count가 100~150/uL로 상승해야 한다. 이 조건에 만족하지 못하면 therapy regimen change의 indication이 된다.

② therapy change의 다른 indication으로는 지속적인 CD4$^+$ T cell count의 감소, 임상적으로 악화될 때, 약제 부작용, 단독요법만 사용했을 경우가 있다.

③ 치료 실패 시 3가지 약제 중 적어도 2가지는 바꿔야 한다.

④ 단독치료만 시행하였을 경우 3제 요법으로 바꾸어서 치료한다.

⑤ Drug toxicity는 대개 1~2주 내에 발생한다.

(6) 치료 중 추적 관찰은 3~4개월마다 $CD4^{+}$ T cell count, HIV-RNA level을 추적 관찰하여 치료의 효과를 판정한다. 단, regimen 변경을 고려할 경우 더 자주 검사한다.

꼭 알아둡시다!!

Immune reconstitution inflammatory syndrome → 길지만 제목을 반드시 외우세요!

• AIDS 환자에서 항레트로바이러스 제제를 투여 시 T-cell count가 회복되면서 면역력이 향상되어 오히려 임상적으로 증상이 악화되어 보이는 현상이다. 이때는 치료약제를 바꿀 필요는 없으며 NSAIDs나 steroid 등으로 대증적 치료를 시행한다. AIDS 환자에서 결핵, MAC 림프선염, PCP를 치료하는 과정 등에서도 발생할 수 있다(이러한 질병은 면역체계를 악화시킨다고 알려져 있으며 치료가 되는 과정에서 면역체계가 회복되면서 나타난다).

2) Post-exposure prevention

(1) Needle stick은 0.3%, mucous membrane exposure는 0.09%의 risk를 가진다.

(2) 상처 부위의 소독 및 처치(흐르는 물과 비누로 상처를 씻는다.)

(3) **예방적 화학요법(zidovudine + lamivudine)** : 가능한 빨리(늦어도 3일 이내에) 투여 시작, severe exposure나 virus 농도가 높다고 판단 시 3제 요법 시작한다.

(4) 혈청학적 검사 : 즉시 HIV 항체 검사(이미 HIV에 감염되어 있는지 여부를 확인), 음성인 경우(6주, 3개월, 6개월, 12개월에 항체검사 F/U)

(5) 감염 여부를 확인할 때까지는 성관계, 헌혈 등 금기

7 Acute HIV syndrome

1) Primary infection 후 3~6주 후 발생한다. HIV infection이 있는 환자의 50~70%에서 발생한다.

2) 첫 감염 후 viremia시 virus level과 이후의 질병의 경과와는 관계가 없다.

3) 증상은 주로 1주에서 수주간 지속되며, 서서히 호전된다. 이는 HIV에 대한 면역 반응의 발생과 virus level의 감소에 의한다.

4) $CD4^{+}$ T cell count의 감소와 기능 부전에 의하여 기회감염이 발생 가능하다.

5) 초기에는 모든 림프구의 감소가 일어나며 시간이 지날수록 $CD8^{+}$ 증가로 $CD4^{+}/CD8^{+}$ ratio는 역전된다.

6) 약 70%에서 lymphadenopathy가 일어난다.

7) 대개 자연적으로 회복되나 10%에서 fulminant course를 가진다.

8) 증상

Fever, pharyngitis, lymphadenopathy, headache, retro-orbital pain, arthralgias, myalgias, lethargy, malaise, anorexia, weight loss, nausea, vomiting, diarrhea, meningitis, encephalopathy, peripheral neuropathy, erythematous maculopapular rash, mucocutaneous ulceration 등과 같이 다양하게 나타난다.

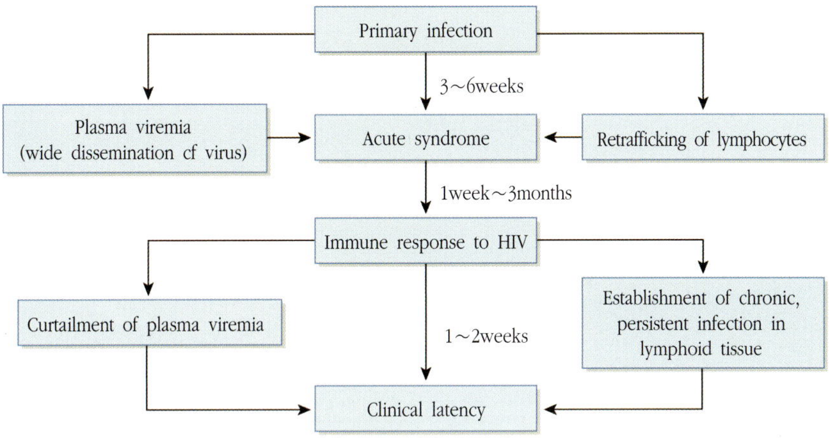

그림 11-22 Acute HIV syndrome

8 HIV와 임신

임신 초기에 transmission이 가능하지만 주로 perinatal period에 발생한다. 감염된 산모와 항레트로바이러스 치료와 출생 1주 동안 영아 치료는 HIV 전파를 효과적으로 줄인다. **모유수유로 전파될 수 있으므로 모유수유는 금기**이다.

PACIFIC
INTERNAL MEDICINE

12
Chapter

진균 감염

Fungal infections

Fungus는 앞에 나온 여러 organism과는 다르게 진핵세포에 속합니다. 진화의 정도로 보면 더 진화한 것이라고 할 수 있습니다. 감염에서 문제가 되는 fungus는 몇 가지 없으며, 특히 *Candida*와 *Aspergillus*가 중요합니다. 호흡기 내과, 산부인과, 소아과에서 심심치 않게 나오지만, 내용은 비교적 간단합니다. 게다가 항균제가 박테리아의 그것처럼 복잡하지 않으니 이런 면에서는 공부하기 수월합니다.

개 요

1 특징

1) 최근 항암요법 후의 호중구감소증, 장기이식 후의 면역억제제 투여, 광범위 항균제나 스테로이드 투여, HIV 등에 의한 면역 저하 환자 및 혈관 내 도관을 가진 환자, 비경구적 영양(Total Parenteral Nutrition, TPN)을 시행 받는 환자가 증가함에 따라서 전신성 진균증의 발생이 증가하고 있다.
2) 진균은 숙주의 상태가 정상인 경우에도 질병을 일으킬 수 있는 것과 숙주의 면역 기능이 떨어졌을 경우에 병을 일으키는 기회감염으로 나눌 수 있다. 전자에 속하는 것은 *Blastomyces, Coccidioides, Histoplasma, Paracoccidioides*이고 후자에 속하는 것은 *Candida, Aspergillus, Cryptococcus, Mucormycosis*이다.
3) 미생물학적으로 진균은 둥글며 아체형(budding)으로 증식하는 효모형이 있을 수 있고, 균사형(hypha)으로 증식하는 사상균형이 있을 수 있다. 효모형은 *Candida, Cryptococcus* 등이 있고, 사상균형에는 *Aspergillus, Rhizopus* 등이 있다. Histoplasmosis, blastomycosis, sporotrichosis, coccidioidomycosis, paracoccidioidomycosis 등을 일으키는 진균은 조직에서는 구형으로 자라지만, 배지에서는 사상균 형으로 자라기 때문에 dimorphic하다고 불린다.

4) 대부분의 진균은 두 가지 다른 포자(spore)를 형성하여 그에 따라 분류되기도 함
5) 인간에게 pathogenic한 진균은 대부분 saprophyte이다. 이들이 병을 일으키는 경로는 대부분 airborne spore가 lung이나 paranasal sinus에 도달했을 때, 혹은 hypha, spore가 skin이나 cornea로 inoculation되었을 때에 일어난다. 하지만 사람간의 전파는 매우 드문 것으로 나타났기 때문에 진균증 환자의 격리는 불필요하다.

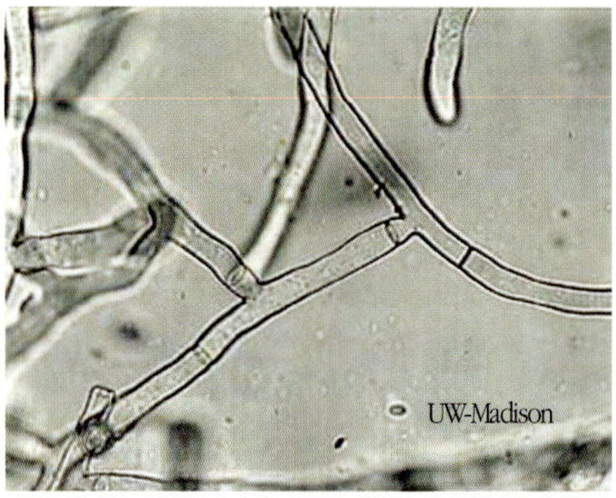

그림 12-1 Fungal hyphae

6) 진균에의 노출 후의 면역은 재감염에 대한 부분적인 면역을 가져오기도 한다. 이것은 mycosis가 endemic 한 지역의 주민은 다른 사람보다 저항성이 있다는 것으로 알 수 있다.
7) 환자의 predisposing factor도 진균 감염 진단에 큰 도움이 될 수 있다. Immunoglobulin deficiency는 mycosis에 영향을 끼치지 않지만, neutropenia는 invasive mold infection이나 deep candidiasis를 호발하는 조건이 된다. 또한 cryptococcosis, histoplasmosis, coccidioidomycosis에는 세포면역이 중요한 역할을 한다.

2 진단

진균 감염증에서 나타나는 증상이나 징후는 세균 감염증과 비교하여 별다른 차이가 없다. 따라서 임상증상으로 진균 감염증을 확진할 수 없으므로 진균 감염증을 의심하는 경우에는 진단적 검사를 시행한다. 진균 감염증의 진단에 사용되는 검사는 다음과 같다.

1) 현미경적 검사 : 직접 도말, 생검
   (1) 장점 : 빨리 진단할 수 있다. *Pneumocystis jirovecii*나 *Penicillium marneffei* 같은 특징적인 형태를 가진 진균은 현미경적인 검사로 확진할 수 있다.
   (2) 단점 : 위음성이 있을 수 있다. 배양검사보다 민감도가 낮다.
   (3) 염색법 : PAS stain, methenamine silver stain, calcofluor white stain

2) 배양을 포함한 미생물학적 검사
3) 혈청학적 검사 : 진균 항원에 대한 항체나 진균 항원을 찾는 검사법이다.
   (1) 진균 항원에 대한 항체를 찾는 검사법
   진균항원에 대한 항체를 찾는 검사법은 Histoplasma 감염증이나, Coccidioides 감염증의 진단에 사용된다. *Candida*나 *Aspergillus* 항원에 대한 항체 검사도 개발되어 있으나 진균의 집락과 감염증을 구분할 수 없다는 단점 때문에 사용되지 않는다.
   (2) 진균항원을 찾는 검사법
   뇌척수액이나 혈청에서 *C. neoformans* 항원을 찾는 검사법은 민감도와 특이도가 우수하여 임상에서 많이 사용된다.

칸디다증(Candidiasis)

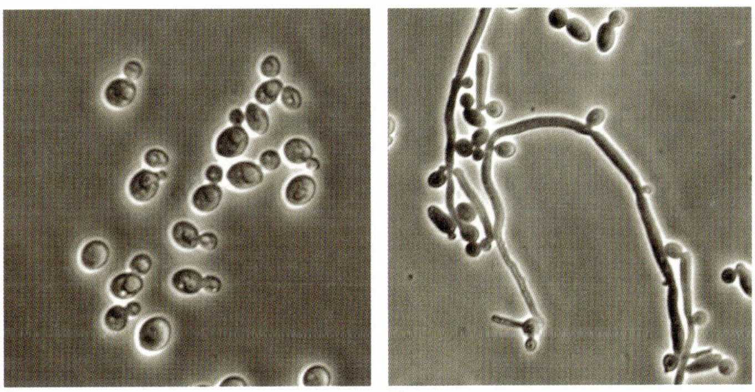

A B

그림 12-2 *Candida albicans* 현미경 사진

1 병인론

1) 원인균 : 가장 흔한 원인 진균은 *C. albicans*이지만, *C. tropicalis, C. parapsilosis, C. krusei, C. glabrata* 등이 고질병을 일으킨다. *C. albicans*는 구강, 장관, 피부, 질에 상주하는 진균이다.
2) 모든 *Candida*는 25~37℃에서 가장 빨리 증식하며, oval, budding cell의 모양이다.
3) *Candida*의 진단은 culture media에서의 증식하는 colony의 색깔로 일차적으로 구분할 수 있다. 하지만 *C. albicans*를 제외한 다른 종류는 생화학적인 검사를 통해서 확진해야 한다.

2 발병기전

1) Deeply invasive Candidiasis : 광범위 항생제의 사용에 의한 구강, 질, 대변에서의 *Candida* colonization이 상재균이 증가함에 따라 증가한다.
2) Oropharyngeal thrush : 신생아, DM, HIV, 의치
3) Vulvovaginal candidiasis : 임신 3기에 증가
4) Cutaneous candidiasis : macerated skin(기저귀 착용, 장시간 장갑 착용 등)
5) Invasive candidiasis : trauma, 수술, peptic ulcer, chemotherapy로 인한 점막의 손상으로 피부를 통과할 수 있다.
6) Deep candidiasis : Intravenous drug abuse, 3도 화상, tracheostomy, umbilical central vein catheterization.
7) 일단 integumentary barrier를 통과하면, 저체중 신생아, neutropenia 환자에서 증상이 나타난다. 혈행성 전이는 retina, kidney, spleen, liver에서 잘 나타난다.

3 임상 양상

1) 피부 점막 칸디다증

(1) 피부에 intertrigo, paronychia, pruritis ani 등을 일으킨다. 칸디다 구내염, 설염을 일으키며, 입 속에 하얀 백태가 끼기 때문에 육안으로 볼 수 있다.

(2) 칸디다 식도염이 발생하면 연하 시 통증을 호소하게 되며, 내시경을 시행하여 식도에서 백태를 볼 수 있다.

(3) vulvovaginitis도 일으킬 수 있으며, 요로 카테터를 가진 환자에서는 특히 요로감염을 잘 일으킨다.

(4) Oral thrush

① **Oral, pharyngeal mucosa에 백태**가 있으며, 통증은 없다.

② HIV 감염과 연관성이 높다.

(5) Esophageal candidiasis

① Asymptomatic 하지만, substernal pain이나 dysphagia를 일으킬 수 있다.

② 대부분 esophagus의 lower 1/3에 나타나며, 내시경상 redness, edema, focal white patch, ulcer로 나타난다.

③ 동반된 herpes virus의 진단을 위해서 biopsy이나 brushing이 필요하기도 하다. Neutropenic 환자의 일부에서는 esophageal candidiasis에서 칸디다 혈증으로 퍼질 수도 있다.

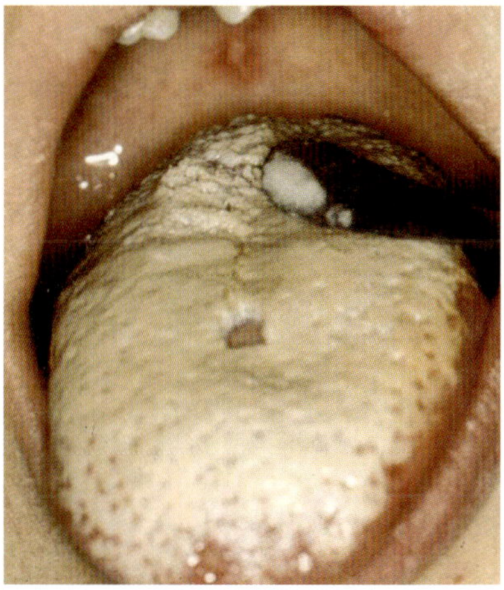

그림 12-3 Oral thrush

(6) Candidiasis in the urinary tract

① 요로폐쇄 시 cystitis, pyelitis, renal papillary necrosis를 일으킬 수 있다.

② **Urine culture에서 Candida가 발견되는 대부분의 경우에는 감염이 아니고, 단지 colonization이나 contamination이다.**

2) 칸디다혈증

칸디다혈증이 진단되면 적절한 항진균제를 투여해야 하며, 치료하지 않으면 망막염, 골수염과 같은 합병증이 발생할 수 있다.

3) 급성 파종성 칸디다증(acute disseminated candidiasis)

(1) 칸디다가 혈행을 타고 전신에 퍼져 망막, 폐, 심내막, 수막, 골관절, 피부에 감염을 일으키며, 치사율이 높다. Neutropenia가 있는 백혈병 환자에서 주로 발생하며 카테터를 가진 면역기능이 정상인 환자에서는 발생이 드물다.

(2) 이런 환자에서는 작은 erythematous papule이 피부에 발생할 수 있으며, 점점 ulcer가 될 수 있다. 병변은 통증을 동반하며, punch biopsy를 통해서 양성병변인 malassezia folliculitis와의 감별이 가능하다.

4) 만성 파종성 칸디다증(chronic disseminated candidiasis)

(1) **Chronic hepatosplenic candidiasis**라고도 불리며, 급성 파종성 칸디다혈증과는 달리 급성 백혈병 환자에서 neutropenia가 있는 환자에서 나타난다. 항암 화학요법을 시행 받은 후에 GI tract에서 과증식한 후에 portal fungemia가 되고 이어서

간과 비장을 침범한다.

(2) 백혈병 환자에서 골수 기능이 회복된 이후에도 지속적으로 발열, 우상복부의 통증, alkaline phosphatase의 상승이 있으면 의심할 수 있다.

(3) 영상학적으로는 CT, MRI, 초음파에서 multiple small abscess를 보인다.

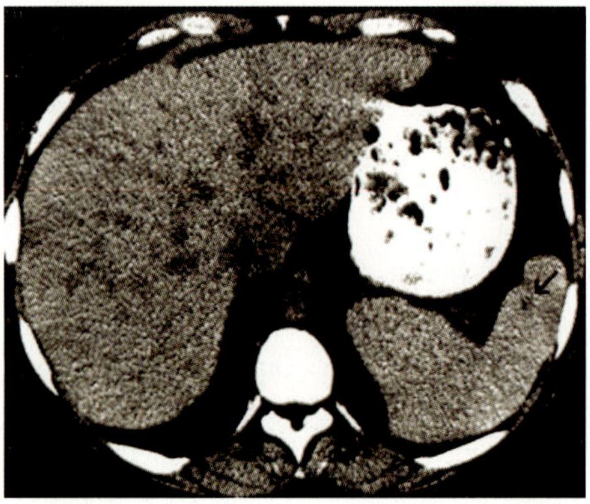

그림 12-4 Chronic hepatoslpenic candidiasis의 복부 CT 사진.
liver에 작은 저음영의 병변들이 다수 보이고 있다.

4 진단

1) 표재성 칸디다증(superficial candidiasis)

(1) 도말 검사에서 pseudohypha를 관찰하여 진단할 수 있다.

(2) 피부, 손톱 주위, 구강, 질 점막에서 smear를 할 수 있지만, 상재균이므로 이 자체가 진단을 확진하는데 이용될 수는 없다.

2) 심부 칸디다증(deep candidiasis)

(1) 혈액이나 조직에서 칸디다를 배양하거나 조직검사에서 칸디다를 증명한다.

(2) 칸디다에 대한 항원 검사나 항체 검사는 개발되어 있으나, 정확도에 문제가 있어 임상에서 사용되지 않는다.

5 치료

1) Cutaneous candidiasis

(1) 습기와 피부 마찰의 감소

(2) Antifungal agent의 topical application

2) Candida vulvovaginitis

(1) Azole 계열의 항진균제가 효과적이다.

(2) Systemic treatment 시에는 Fluconazole을 쓸 수 있지만, 임신 시에는 금기되어 있으므로 Clotrimazole을 사용하기도 한다.

3) Oropharyngeal candidiasis

HIV 양성이며 $CD4^{+}$ <100/uL인 환자에서는 Fluconazole을 사용하였을 경우에 내성이 생기는 경우가 많다. 따라서 이때에는 각각의 환자에 대해서 case by case로 치료하는 것이 필요하다.

4) Deep invasive candidiasis

Amphotericin B가 DOC이다.

5) Candida endocarditis

Long term fluconazole은 valve replacement 후에 재발을 막을 수 있다.

6) C. albicans fungemia

(1) 우선 catheter를 제거해야 한다.

(2) 항진균제로는 Fluconazole, Amphotericin B, Caspofungin을 사용할 수 있다.

(3) **C. krusei and C. inconspicua는 candidemia를 드물게 일으키며, Fluconazole에 저항성이 있다.**

표 12-1 Treatment of candidiasis

질병	1차 약제	2차 약제
Mucocutaneous		
cutaneous	Topical azole	Topical nystatin
vulvovaginal	Azole 크림 및 좌약형, Fluconazole(경구)	좌약형 nystatin
oropharyngeal	Clotrimazole	**Nystatin**
esophageal	Fluconazole, Itraconazole	Caspofungin, Amphotericin B, Micafungin
Deeply invasive		
nonneutropenic	Fluconazole, Caspofungin, Amphotericin B	
neutropenic	Amphotericin B	

크립토코쿠스증(Cryptococcosis)

1 병인론 및 역학

1) 원인균

(1) *Cryptococcus neoformans*가 원인진균이다. 출아의 형태로 증식하며, large polysaccharide capsule을 가진다.

(2) 네 가지 capsular serotype(A, B, C, D)이 있으며 대부분이 A형이다.

2) 역학

(1) *C. neoformans*는 비둘기의 분변, 토양 등에 존재한다. 고양이도 감염될 수 있지만, 사람에게의 전염은 드물며, 사람간 전염도 콩팥이식, 각막이식 등의 예외적인 경우를 제외하고는 드물다.

(2) Cryptococcosis의 가장 흔한 **유발요인**은 AIDS이다. $CD4^+$ cell이 200uL 이하일 때에 감염이 일어나며, 이것은 최근 HAART 치료법으로 유병률이 많이 줄어들었다.

(3) 우리나라에서는 콩팥이식에 의한 감염이 가장 흔하다. **만성 뇌수막염의 가장 흔한 원인 중 하나이다.**

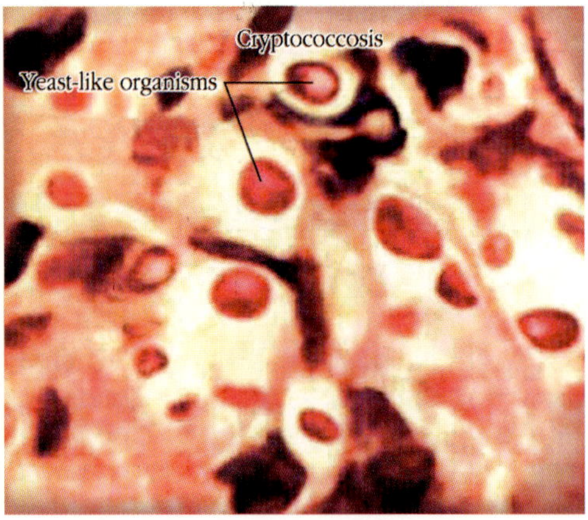

그림 12-5 Cryptococcus의 현미경 사진

2 발병기전

1) Cryptococcal 감염은 페로의 흡입으로 이루어진다. Pulmonary infection은 주로 무증상이며, 자발적으로 호전되는 경우가 많다. 일부 silent hematogenous spread으로 brain으로 갈 수 있으며, 피질의 회색질, basal ganglia, 그리고 CNS의 다른 부분에서 cluster를 이룰 수 있다.
2) 만성 감염인 경우에는 basilar arachnoiditis가 전형적이다. Lung lesion은 intense granulomatous inflammation으로 나타난다.

3 임상 양상

1) Cryptococcal meningitis

headache, fever, lethargy, sensorium deficit, memory deficit, cranial nerve paresis, vision deficit, meningismus 등의 수막염 증상이 있으며, 세균성 수막염과 달리 수 주 동안의 만성 수막염 증상을 보인다.

2) Pulmonary cryptococcosis

(1) 40%에서 chest pain, 20%에서 cough을 보인다. 발열은 없거나 있어도 미미함
(2) 가슴 X선 사진에서는 하나 이상의 dense infiltrate를 보이며, 경계는 명확하다. Cavitation, pleural effusion, hilar adenopathy는 나타나지 않는다.

3) Skin lesions

(1) Cyptococcosis 환자의 10%는 피부 병변이 있고, 이런 환자의 대부분은 파종성 감염증을 가지고 있다.
(2) 피부 병변은 처음에 작은 무증상의 papular 병변으로 시작하지만 점점 커지고 central ulceration을 보인다.

4) Cryptococcosis in AIDS patients

(1) AIDS 환자에서의 cryptococcosis는 임상증상의 부족으로 알아보기 힘들다.
(2) Headache이 90%의 환자에서 보이며, fever가 75%의 환자에서 나타난다.
(3) Blurred vision, cranial nerve palsy, lethargy, confusion sign 및 advanced infection도 나타난다. 뇌척수액(cerebrospinal fluid)의 이상도 보인다. 특히 leukocyte count <10/uL 이하와 opening pressure >250mmHg는 좋지 않은 예후인자임

4 진단

1) Cryptococcal meningoencephalitis

(1) AIDS 환자, 또는 HIV 감염자에서의 fever와 headache는 cryptococcosis, toxoplasmosis, central nervous system lymphoma의 가능성을 시사한다. 이때 MRI 소견이 비정상으로 나오는 경우는 드물며, 대부분의 병변은 C. neoformans, C. gattii에 감염된 환자가 meningitis도 있는 경우에 나타난다.

(2) AIDS가 없는 환자가 C. neoformans에 의한 meningitis를 가진 경우에는 Mycobacterium tuberculosis, Histoplasma capsulatum, Coccidioides immitis, metastatic cancer에 의한 수막염과 유사하다. 이 때 lumbar puncture가 가장 유용한 진단방법이며, india ink smear가 절반 이상의 경우에서 encapsulated yeast 형태를 보인다. 또한 뇌척수액의 glucose level은 감소되어 있고, protein은 증가되어 있다.

(3) 대부분의 환자의 뇌척수액에서 capsular antigen이 발견된다. Enzyme immunoassay가 빠르고 sensitive하지만, 위양성 때문에 문제가 된다. 하지만 serum antigen test는 AIDS 환자에서 유용하다.

2) Pulmonary cryptococcosis

(1) Pulmonary cryptococcosis는 CT에서 smooth, undefined margin을 가진 homogeneous nodule로 보인다. 드물게는 ground-glass opacification이 보이기도 한다.

(2) Sputum culture는 10%에서만 양성

(3) Serum antigen test는 1/3에서만 양성

(4) 주로 진단을 위해서는 biopsy가 필요하다.

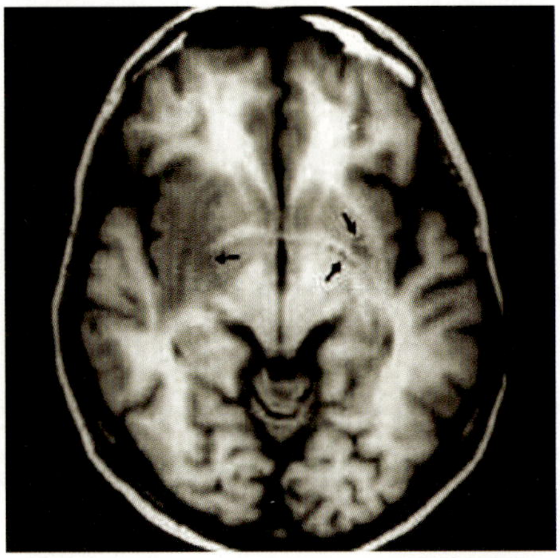

그림 12-6 Cryptococcal meningoencephalitis

3) Cutaneous cryptococcosis

(1) Cutaneous cryptococcosis은 가끔 comedo, basal cell carcinoma, sarcoidosis로 오진되기도 한다.

(2) AIDS 환자에서는 피부 병변이 multiple하게 나타나기도 하며, molluscum contagiosum과 구분이 어렵기도 하다.

(3) 염색에는 주로 methenamine silver or periodic acid Schiff, lmucicarmine이 쓰임

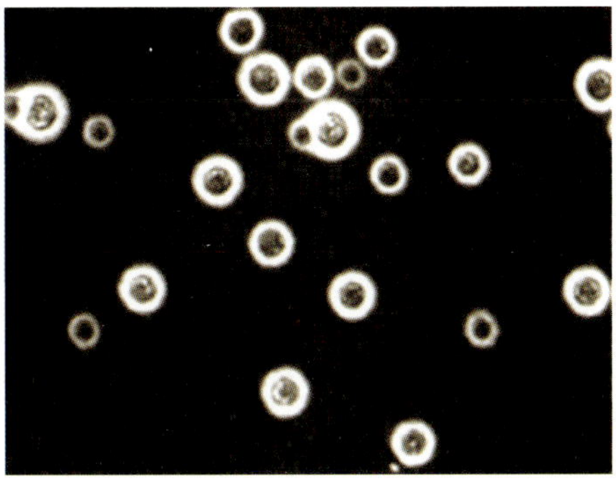

그림 12-7 뇌척수액 India ink stain상 보이는 cryptococcus

5 치료

표 12-2 Treatment of cryptococcosis

<table>
<tr><th></th><th>Pulmonary</th><th>Extrapulmonary</th><th>CNS involvement</th></tr>
<tr><td rowspan="2">Immunocompetent</td><td rowspan="2">Fluconazole(3～6개월)</td><td rowspan="2">Fluconazole(3～6개월)
보다 심한 경우 AmB(4～6주)</td><td>AmB＋flucytosine(6～10주)</td></tr>
<tr><td>Alternatives:
AmB＋flucytosine(2주) 후
fluconazole 최소 10주</td></tr>
<tr><td>Immunosuppression</td><td colspan="3">Same initial regimen except that consolidation therapy with fluconazole for prolonged period to prevent relapse</td></tr>
<tr><td rowspan="2">AIDS</td><td colspan="2" rowspan="2">Induction therapy: fluconazole(10주)
보다 심한 경우 flucytosine 추가
→ lifelong fluconazole maintenance therapy</td><td>Induction therapy:
AmB＋flucytosine(2주)
→ fluconazole(최소 10주)
→ lifelong maintenance therapy with fluconazole</td></tr>
<tr><td>Alternatives:
fluconazole＋flucytosine (6～10주)
→ fluconazole as maintenance therapy</td></tr>
</table>

AmB : Amphotericin B

아스퍼질루스증(Aspergillosis)

Fungus 중 가장 잘 알아두어야 합니다.

1 병인론

1) *Aspergillus fumigatus*가 aspergillosis 중에서 가장 흔하며, *A. flavus, A. niger, A. nidulans, A. terreus* 등도 존재한다.
2) Aspergillus는 2~4μm의 septate하는 가지를 가진 사상균이다.
3) 죽은 낙엽, 곡식, 건초더미 등의 자연에서 흔하게 자란다.

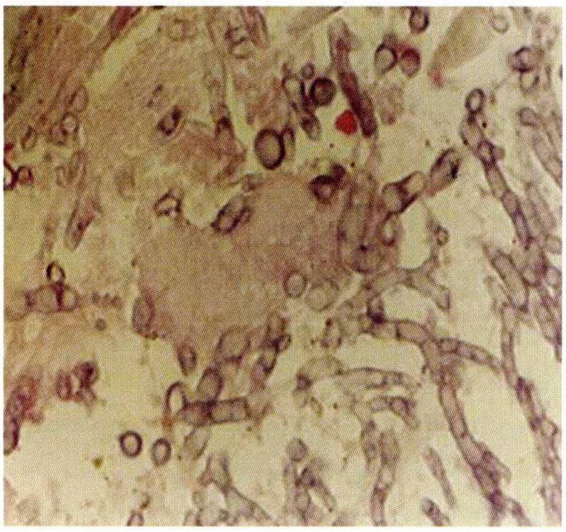

그림 12-8 Aspergillosis의 현미경적 모습

2 발병기전

1) Aspergillus의 흡입은 매우 흔한 일이지만, 질병을 나타내는 경우는 드물다. 감염의 경로는 대부분 폐침범이며, 90%에서 다음 3가지 위험인자 중에서 두 가지를 가지고 있다.
   (1) Peripheral blood의 granulocyte count <500/L
   (2) 생리학적 용량 이상의 adrenal glucocorticoid 투여
   (3) 다른 immunosuppressive drug의 투여
2) Invasive aspergillosis는 AIDS 환자의 흔한 합병증이다. 혈관 내의 hyphal invasion이 흔하며 thrombosis, necrosis, hemorrhagic infarction도 나타난다.

3) 소아의 chronic granulomatous disease에서도 invasive pulmonary aspergillosis가 일어날 수 있다.
4) 건강한 사람이 많은 양의 Aspergillus spore를 흡입하면 acute, diffuse, self-limited pneumonitis가 생길 수 있다. 이때에는 giant cell을 포함한 epithelioid granuloma가 보이며, hypha가 있는 central pyogenic area가 나타나는 것이 특징이다.
5) Aspergillus는 손상된 bronchial tree, pulmonary cysts, 기저폐질환이 있는 환자의 lung cavity에서 생길 수 있다. 이러한 hypha 덩어리(aspergillomas)는 크기가 3~4cm까지 달할 수 있으며, chest X-ray에서 보일 수 있다.

3 임상 양상

1) **ABPA(Allergic Bronchopulmonary Aspergillosis)** → 호흡기와 연관해서 공부하세요.
   (1) Asthma, cystic fibrosis가 있는 환자에서 잘 나타난다.
   (2) 천명과 가래, pulmonary infiltration, low-grade fever를 보임
   (3) 가래에서는 Aspergillus hypha, Eosinophils, Charcot-Leyden crystal이 보임

여기서 **잠깐 !!**

- ABPA는 호흡기에서 공부해서 알겠지만 aspergillosis가 원인이 되어서 나타나나 직접적으로 인체에 영향을 미치는 것이 아니라 면역학적 기전으로 질병을 일으키기 때문에 항진균제로 치료하는 것은 전혀 의미가 없다. steroid 치료를 한다! 치료로 Amphotericin B를 준다는 보기가 나오면 가차없이 틀리는 것이다.

2) **Endobronchial saprophytic pulmonary aspergillosis**
   (1) chronic cough로 나타나며 자주 객혈을 동반한다.
   (2) 선행 폐질환(tuberculosis, sarcoidosis, bronchiectasis, histoplasmosis)이 있는 환자에서 호발한다.
3) **Invasive aspergillosis** → 가장 문제가 되므로 잘 알아두어야 합니다!
   (1) 면역력이 저하된 환자에서 acute, rapidly progressive, densely consolidated pulmonary infiltration으로 나타나고, 급성백혈병, 장기이식 수혜자에서 호발한다. 감염은 직접전파 혹은 lung, brain 등의 장기로의 혈행성 전파로 퍼진다.
   (2) CT가 진단에 있어서 유용하다. 처음에는 작은 nodule로 보이다가 nodule이 커지면서 중간에 infarction이 생기고 주위는 edema 혹은 hemorrhage가 된다.
   (3) 면역력이 저하된 사람에서 Aspergillus는 피부, 작은 trauma 혹은 upper airway mucosa로 들어온다.

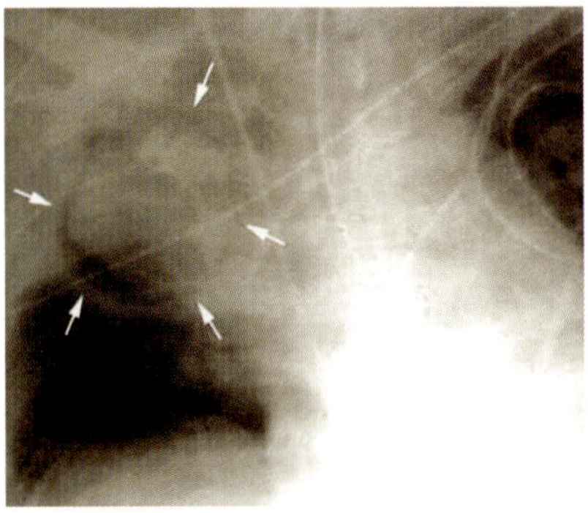

그림 12-9 오른쪽 폐에 존재하는 invasive aspergillosis

4) Aspergillus sinusitis

면역력이 정상인 사람에서의 Aspergillus sinusitis는 3가지 형태로 나타난다.

(1) Hypha 덩어리가 만성적으로 막힌 paranasal sinus에 tissue invasion 없이 나타날 수 있다.

(2) Chronic fibrosing granulomatous inflammation이 Aspergillus hypha와 같이 sinus 안에서 생기면서 orbit과 brain으로 천천히 퍼질 수 있다.

(3) Allergic fungal sinusitis를 일으킬 수 있다.

5) HIV 환자에서의 Aspergillus

(1) 주로 lung에 나타나며, fever, cough, dyspnea로 나타난다.

(2) $CD4^+$ cell count는 주로 <50/uL로 나타난다. 이들 중 대략 반이 neutropenia가 있거나 최근에 glucocorticoid 치료를 받은 과거력이 있다.

(3) 경계가 뚜렷하고 괴사된 조직에 hypha가 있거나, ulcer가 trachea와 major bronchi에서 생긴다.

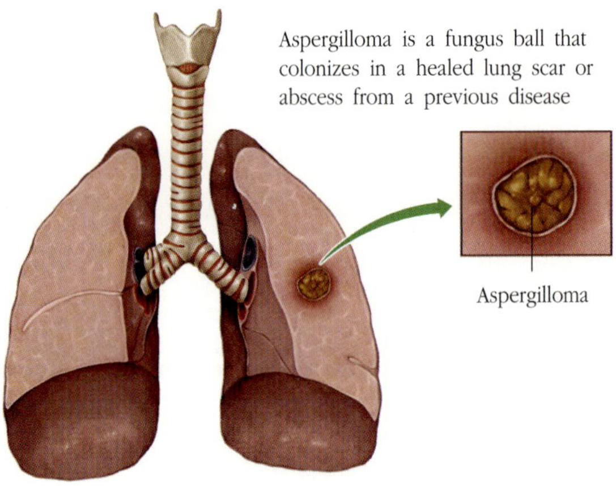

그림 12-10 Lung Invasive aspergillosis의 모식화 그림

4 진단

1) Sputum에서 Aspergillus를 분리하거나 sputum, bronchoalveolar lavage fluid에서 hypha가 관찰되는 것은 endobronchial colonization이나 감염을 의심하게 한다.
2) Neutropenic 환자이거나 hematopoietic stem-cell transplant recipient 환자에서 분리된 Aspergillus는 invasive aspergillosis를 시사한다. 특히 진행된 AIDS, fever, cough를 보이고, respiratory secretion에서 Aspergillus가 분리되는 환자에서는 즉각적인 bronchoscopy가 필요하다.
3) Lung, nose, paranasal sinus, bronchi 등에서 invasive aspergillosis를 진단하는 데에는 biopsy가 필요하다.
4) Blood culture가 양성결과로 나오는 경우는 드물며, 조직학적으로 Aspergillus hypha가 보일 수 있지만, 확진과 종 구분을 위해서는 culture가 필수적이다.
5) Aspergillus antigen test(galactomannan)는 culture보다 신속하고 민감한 검사이다.

5 치료 및 예후

1) Fungus ball에 의한 severe hemoptysis가 있는 환자는 lobectomy가 필요하다. 하지만 남은 lung의 기능이 좋지 않으면 부작용이 나타날 수 있다. Bronchial arterial supply를 막기 위한 embolization을 시도하기도 한다.
2) 항생제 사용
   (1) **Invasive aspergillosis** : **voriconazole(3개월~수 년)**
   2차 약제로 AmB, caspofungin, posaconazole, micafungin을 사용할 수 있다.
   (2) **Chronic & allergic forms of aspergillosis** : **oral itraconazole**
   (3) **Chronic cavitary pulmonary aspergillosis** : oral itraconazole, life-long Tx.
3) **수술**은 maxillary fungal ball, single aspergilloma, bone이나 heart valve, sinus를 침범한 invasive aspergillosis, allergic fungal sinusitis의 경우 시행한다.
4) 예후는 면역력이 저하된 환자나 neutropenia 환자일 때에 불량하다.

털곰팡이증(Mucormycosis)

1 병인론

1) 원인균

(1) Rhizopus, Rhizomucor, Cunninghamella이 주로 mucormycosis를 주로 일으키는 종이지만, Apophysomyces, Saksenaea, Mucor, Absidia도 일으킬 수 있다.

(2) 넓은, septum이 없는 hypha를 가지고, 불균등한 반지름(6~15μm)을 가지고 있다.

(3) 감염된 조직에서 배양하기 힘들지만, 한 번 자라면 매우 급속한 속도로 증식한다.

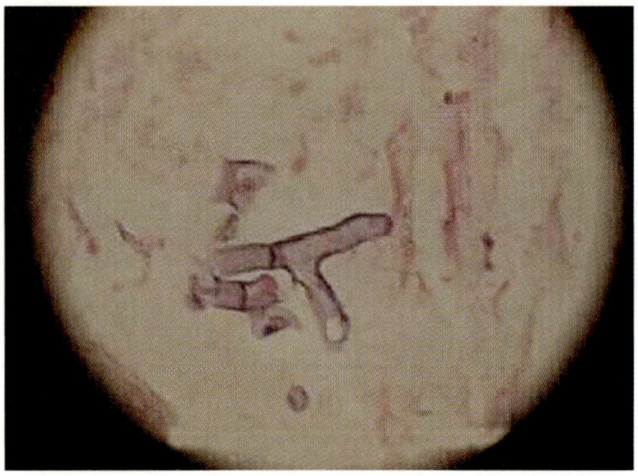

그림 12-11 Mucormycosis 현미경 사진

여기서 잠깐 !!

• 사진으로 Aspergillus와 감별할 줄 알아야 한다.
• Aspergillus는 가지의 각도가 Mucormycosis보다 예각을 가진다.

2) 역학

Rhizopus와 Rhizomucor는 부패한 조직, 당이 많은 음식물에서 자랄 수 있다.

2 발병 기전

1) Mucormycosis는 드물며 기저 질환이 있는 경우에 잘 발병한다.

2) 조절되지 못한 DM의 경우 paranasal sinus나 코에서 생길 수 있다.

3) Organ transplantation을 받았거나 hematologic malignancy가 있거나 deferoxamine therapy를 오래 받은 환자는 sinus나 lung에 잘 발병한다(Deferoxamine은 진균이 사

용할 수 있도록 철을 chelation시킨다).

4) Gastrointestinal mucormycosis는 uremia, severe malnutrition, diarrhea 등에서 나타날 수 있다.

5) 감염은 자연에서 시발하고, 사람간 전염은 없다.

3 임상 양상

1) Nose와 paranasal sinus에 발병하는 mucormycosis

(1) 특징적으로 Low-grade fever, dull sinus pain, nasal congestion, bloody nasal discharge을 보이고, 이어서 double vision, increasing fever, obtundation을 보인다.

(2) 검사상 unilateral한 ocular motion의 감소, chemosis, proptosis를 보인다.

(3) 감염된 쪽의 nasal turbinate는 dusky red 하거나 necrotic하다.

(4) Ophthalmic artery에 진균이 침범하면 실명으로 이어질 수 있다.

(5) Frontal lobe에 직접 침범하면 coma가 생길 수 있다.

(6) 초기 증상은 bacterial sinusitis와 유사하다.

(7) 치료를 하지 않으면 며칠에서 몇 주 사이에 환자가 사망할 수 있다.

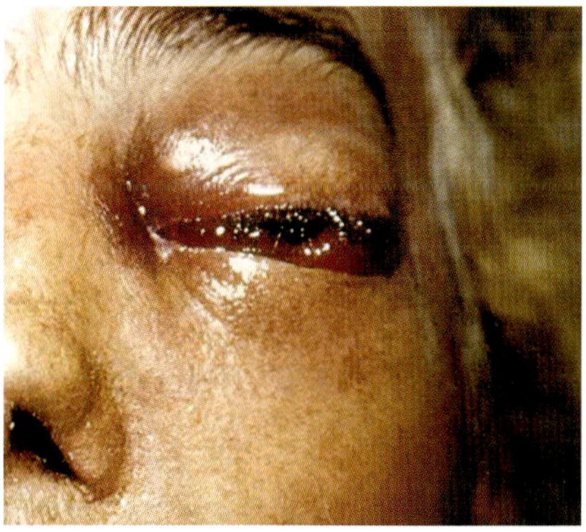

그림 12-12 Mucormycosis에 의한 sinusitis로 인한 소견

2) Pulmonary mucormycosis

(1) High fever를 동반한 진행하는 심한 pneumonia 소견을 보인다.

(2) Cavity가 생기고, necrotic center가 생길 수 있다. cavity가 hilum 근처에 있으면 치명적인 hemoptysis가 생길 수 있다.

(3) 혈행성으로 brain, lung으로 퍼질 수 있다.

(4) 2주 이상 동안 환자가 생존하는 경우는 드물다.

3) Gastrointestinal invasion

(1) 하나 이상의 ulcer로 나타나며, perforation을 잘한다.

(2) 혈행성 파종은 gastrointestinal tract, lung, paranasal sinus 모두에서 가능하며 때에 따라서는 원인을 찾을 수 없는 경우도 있다.

4) Primary cutaneous inoculation

드물지만, burn eschars, 저체중 신생아, 면역결핍환자에서의 minor trauma에서 볼 수 있다.

4 진단

1) CT와 MRI는 수술 전에 sinusitis의 범위를 측정하는데, 그리고 수술 후에 F/U을 하는데 유용하다.
2) CT는 bony erosion을 보는데 더 유리하고, MRI는 frontal lobe이나 carotid artery로의 침범을 더 잘 보여준다.
3) Lung이나 craniofacial structure의 진단은 biopsy와 조직학적인 검사로 가장 정확하게 진단할 수 있다.
4) 조직을 갈은 후에 wet smear를 이용하여 빠른 진단을 할 수 있다.
5) 혈액이나 뇌척수액의 배양은 음성이다. 반면 lung에 병변이 있는 경우에는 sputum에서 진균이 양성으로 나올 수 있다.

5 치료

1) DM 환자의 관리와 면역억제제의 사용 감소가 mucormycosis의 치료에 도움이 된다.
2) Craniofacial lesion의 debridement가 중요하다.
3) IV amphotericin B는 craniofacial mucormycosis에서 확실한 효과가 증명되었고, 다른 mucormycosis에서도 사용되어야 한다.
4) Paranasal sinus의 내시경 검사가 질병의 진행을 관리하는데 도움이 된다.
5) **Voriconazole과 itraconazole은 도움이 되지 않는다.**
6) 절반 정도의 환자에서 적절한 치료를 할 경우에 완치가 가능하다.
7) Primary cutaneous lesion의 경우 debridement와 성형수술이 필요하기도 하지만 예후는 좋다.
8) 반면 deferoxamine을 사용한 환자, pulmonary, gastrointestinal, disseminated mucormycosis 환자의 경우에는 예후가 나쁘다.

Pneumocystis jirovecii

주로 *P. jirovecii*에 의한 pneumonia가 문제가 되므로 여기에서는 주로 *P. jirovecii* pneumonia에 대하여 다루겠습니다(참고로 *P. jirovecii*는 human을 침범하고, *P. carinii*는 rat을 침범).

1 병원체

1) 박테리아가 아니라 원충류에 속한다. 그래서 fungus part에서 논의가 된다.
2) 대부분 **장기이식환자, AIDS 환자와 같이 면역저하자에게 문제를 일으킨다.**
3) 발달단계 : trophic form, trophozoite, cyst, precyst 형태가 있다.

2 역학

1) 대부분 유년기에(3~4세) 이미 노출되어 있다.
2) 질병발생은 reactivation에 의하여 발생하는 것으로 생각된다.
3) 공기를 매개로 전파되며 집단유행도 가능하고, 사람간 전파도 가능하다.

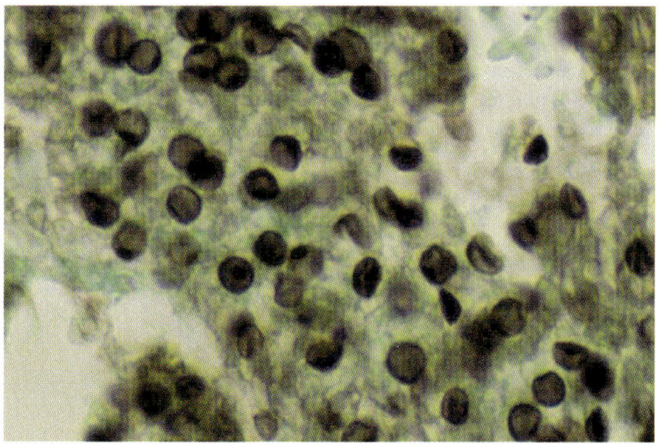

그림 12-13 *P. jirovecii*의 Gomori's methanamine silver stain 현미경 사진

3 병인론

1) 정상인에서는 alveolar macrophage와 cytokine과 같은 여러 면역체계에 의해 *P. jirovecii* 감염으로부터 보호된다.
2) 세포성면역, 체액성면역에 이상이 있는 사람에게 문제가 된다.

3) Risk factor : $CD4^+$ T cell count가 200 이하인 AIDS 환자, steroid 사용자, 이식환자, 세포독성약제 사용자, 선천성면역이상자, 심한 영양결핍자, lymphoreticular malignancy 환자 등
4) 진단을 위해 시행한 **BAL fluid에서 IL-8, neutrophil 증가 시 severe disease 의미**한다.

4 임상양상

1) dyspnea, fever, non-productive cough와 같은 호흡기 증상이 발생
2) HIV 환자의 경우 유병기간이 길고 증상이 경하다.
3) 치료시 사용하는 steroid를 줄일 경우 증상이 심해지는 경우가 있다.
4) Hypoxia에 의하여 tachypnea, tachycardia, cyanosis가 나타나더라도 청진 소견은 정상인 경우가 많다.
   → Pneumocystis pneumonia(PCP) 환자의 경우 청진소견을 너무 믿으면 안 된다.
5) 대부분의 환자에서 oral thrush가 관찰된다. oral thrush가 있다고 해서 무조건 *P. jirovecii* 감염을 의심하는 것은 절대 안 되겠지만 의심이 가는 환자에 있어서 oral thrush를 관찰시 진단에 좀 더 도움이 될 수 있다.
6) ABGA 소견이 매우 중요하다. PaO_2 <80mmHg, (A-a)DO_2 >15, DL_{CO} 감소, 이 중에서 **DL_{CO} 감소 소견이 가장 중요하다. DL_{CO}가 80% 이상이면 P. jirovecii 감염을 거의 배제할 수도 있다.**
7) LDH 증가 소견이 나타나나 특별하지 않다.
8) Chest X-ray상 perihilar부터 병변이 양쪽 폐로 퍼져 나가는 butterfly interstitial infiltration 소견이 보인다.
9) Gallium scan 양성 소견을 보인다.

5 진단

확진은 histopathologic staining
1) 병원체의 발견이 가장 중요하므로 의심 시 bronchoscopy를 시행한다.
2) Bronchoscopy를 시행하여 BAL fluid를 얻어 검사하는 것이 가장 중요하다.
3) Sputum induction으로 나올 수 있으나 sensitivity가 떨어진다.
4) BAL fluid를 **Gomori's methenamine silver stain, toluidine blue stain, Wright Giemsa stain을** 하여 병원체를 발견할 수 있다.
   → Stain 방법을 반드시 알아두세요.

5) BAL fluid의 monoclonal antibody를 이용한 immunofluorescent stain이 도움이 된다.
6) DNA amplification by PCR은 infection과 colonization을 구별하지 못함

6 치료

1) Trimethoprim-sulfamethoxazole(Bactrim)이 gold standard이다.
2) Pentamidine을 severe case에서 사용할 수 있으나, 부작용이 크다(nephrotoxicity, hypotension, hypoglycemia 등).
3) Trimetrexate는 투약시 leucovorin과 함께 투여해야 한다.
4) Clindamycin, primaquine 동시 투여
   → 한 가지씩 투여하면 효과 없다.
5) Severe *P. jirovecii* 감염으로 hypoxia가 심할 때는 반드시 corticosteroid를 함께 투여해야 한다. 왜냐하면 치료 초기시 조직반응으로 병변이 더 악화되고 hypoxia가 더 심해지기 때문에 corticosteroid를 동시에 투여해서(72시간 내) 조직반응을 억제시켜야 한다.

7 예후

Poor prognostic factor

1) Arterial oxygen pressure <70mmHg
2) Alveolar-arterial oxygen gradient >35mmHg
3) Increased neutrophil count >5%, IL-8 level in BAL fluid
4) Serum LDH >500IU/dL
5) Diffuse alveolar damage
6) Reduced albumin level
7) Extensive infiltration on chest X-ray
8) Interstitial fibrosis and edema on biopsy

PACIFIC
INTERNAL MEDICINE

13 Chapter

원생동물 감염

Protozoal infections

감염의 마지막입니다. Amebiasis는 소화기 내과 간농양에서 한 번 더 등장합니다. Malaria는 국제 시대가 되면서 다시 그 중요성이 커지고 있지만, 특이한 임상양상을 띠고 있어서 진단이 어렵지는 않습니다.

아메바증(Amebiasis)

1 정의

이질아메바에 의한 감염을 의미한다.

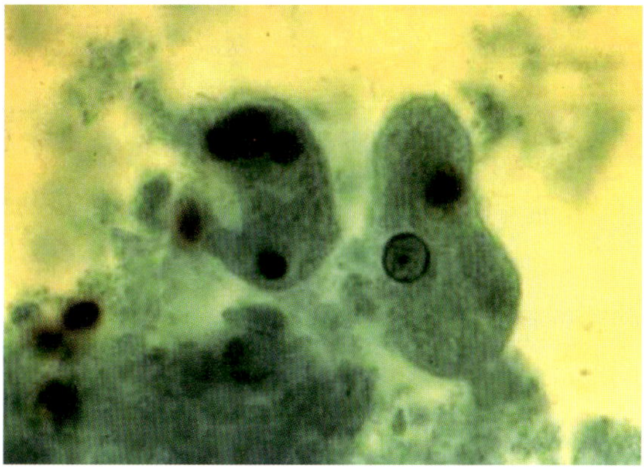

그림 13-1 Ameba의 현미경적 모습

2 분포

사람 사는 곳 어디서든지 그 감염자가 보고되고 있다.

3 형태 및 감염경로

생활사에서 두 가지 형태가 있다. 영양형과 cyst가 있으며, 영양형은 생존여건이 불리하게 될 때 내용물을 배출하고 두터운 막을 가진 저항성인 cyst로 변하여 대변에 섞여 외계로 배출된다.

1) 영양형

(1) 크기 : 10～40μm

(2) 급성기 대변 또는 아메바성 농양으로부터 검출, 내형질과 외형질로 구분되어 보이며, 외형질은 위족(pseudopodium)을 수시로 내어 움직이기 때문에 전체적으로는 부정형

2) Cyst

(1) 크기 : 5～20μm

(2) Cyst가 음식물에 따라 소화관으로 들어오면 위액, 장액 등 소화액의 영향을 받아 cyst 막이 소화, 파열 이와 동시에 핵을 중심으로 세포질도 분할되어 4개의 아메바로 되면서 회장을 지나 대장에 이른다. 대장 점막 상피층에 정착하면서 영양형으로서 직접 분열 번식한다.

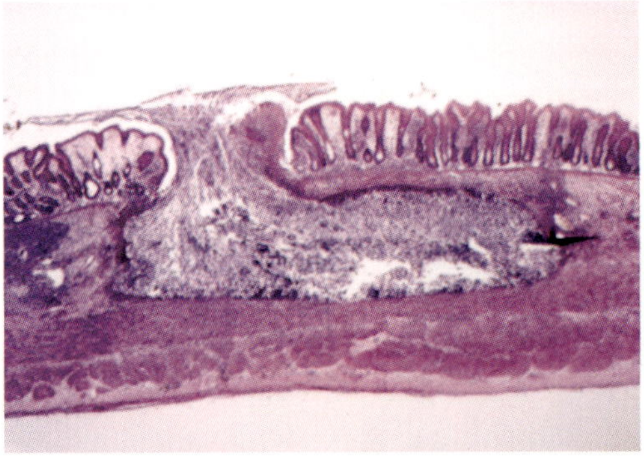

그림 13-2 *E. histolytica* flask-shaped intestinal ulceration

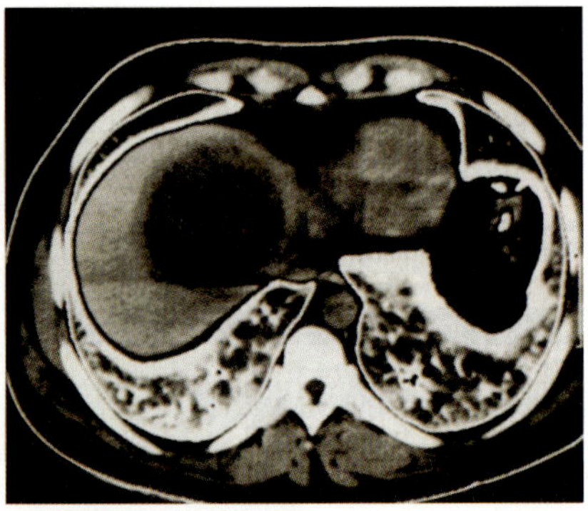

그림 13-3 Large amebic abscess in the liver

4 장외아메바증

장점막층 기생 아메바가 혈관이나 림프계를 따라 문맥 또는 대 순환계에 수동적으로 들어가면 신체 내의 타기관에 이르러 정착, 번식하면서 병변을 일으킨다. 뇌, 폐, 간, 비장, 생식기, 피부층 등에 전이된 아메바는 주변 조직을 파괴하면서 농양(abscess)을 형성하는

데 문맥과 직접 연결된 간은 가장 많이 침범되는 기관이다.

5 증상

1) 잠복기

감염되어도 증세 없이 경과할 수도 있다.

2) 급성이질

(1) 특유 증세로 mucoid bloody stool과 tenesmus

(2) 하복부 동통

(3) 발병 초기에는 미열

(4) 점혈이 섞인 대변의 양은 극히 소량이며, 생선 내장 썩는 냄새가 난다.

3) 만성이질

(1) 변비, 연변, 복부 팽만감, 하복부의 둔통, 식욕감퇴 또는 항진

(2) 두통, 불면증, 정신력 둔화

4) 장외 아메바증

아메바성 복막염, 맹장 주위염, 장판의 육아종, 폐농양, 뇌농양 등 장소에 따라 일으키는 징후는 다르겠지만, 병리학적으로 염증과 궤양, 농양 등의 소견을 보이는 점은 공통된다.

6 진단

1) 이질아메바 검출

대변검사에 의한다. 활발히 움직이는 위족과 세포질 내의 탐식된 적혈구. 아메바증이 만성화되면 cyst 배출이 늘어난다. cyst의 4개의 핵은 주요 감별 요점이 된다. 간농양은 되도록 농양 주변 조직에 근접한 부위에서 천자법으로 검체를 채취

2) 혈청학적인 방법

보체결합반응, 젤 확산법, 간접혈구응집법(IHA test), 간접형광항체법(IFA test), 아메바제동반응법(AI test), ELISA법

3) 초음파진단법, 방사성동위원소법

간 농양 등 장외 아메바증에서 비활동부위(defect area 또는 cold area)를 증명함으로써 보조적 진단에 도움이 된다. 농양 부위의 크기, 치료 경과의 판정 등에도 유용하며, 위치가 확정되면 천자법으로 농을 흡출하여 기생충학적 검사를 한다.

7 감별진단

소화기 질환 : 대장염, 직장암, 일본주혈흡충증, 발란티디움성 이질, 분선충증, 만성충수돌기염, 식물과민증 기타 전염성 및 기생충성 질환

8 치료

1) 점액성 혈변 등 아메바 감염 증세가 나타나면 먼저 안정과 food restriction 한다.
2) 화학요법제
   항균제 사용 : nitroimidazole계 약품

9 예방

Cyst 보유자의 색출과 치료를 시행한다.

말라리아(Malaria)

→ 앞에서 여행자 의학에서 나왔었죠. 앞부분을 다시 한 번 참조해서 공부하세요.

1 정의

말라리아는 Plasmodium 속에 속하는 단세포 기생동물인 원충이 적혈구와 간세포 내에 존재함으로써 일어나는 질병이다. 새나 쥐 등 동물계에서 기생생활을 하고 있는 이 원충의 종류는 많이 알려져 있으나, 이 중 4종의 원충만이 사람에 기생한다.

1) *Plasmodium falciparum*(열대열원충)은 열대아시아, 아프리카, 중남미
2) *P. vivax*(삼일열원충)는 열대지역과 일부 온대 지역
3) *P. ovale*(난형열원충)는 주로 서아프리카
4) *P. malaria*(사일열원충)는 일부 지역에 국한해서 존재한다.
5) 이 4종의 원충 중 *P. falciparum*과 *P. vivax*가 전체 말라리아의 95%를 차지한다.

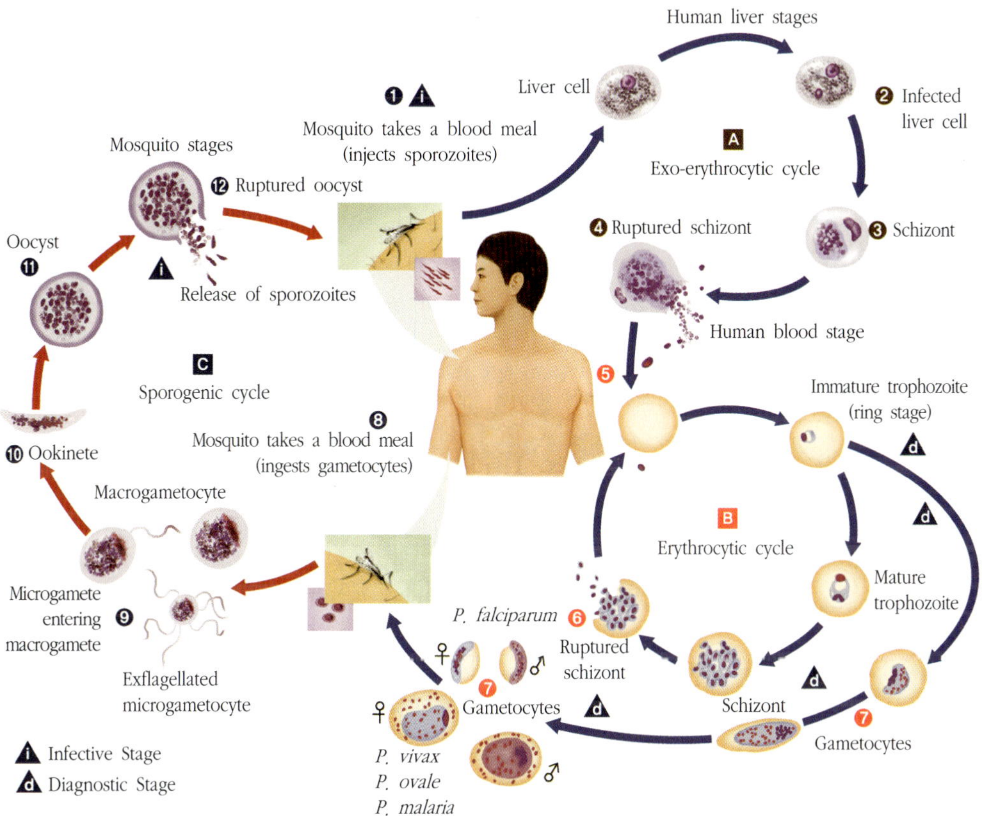

그림 13-4 말라리아의 생활사

2 임상적 특징

1) 잠복기

말라리아 원충은 Anopheles 속의 모기의 암컷에 의해서 전파된다. 원충에 감염된 모기에 물린 시각과 그 결과 말라리아에 감염된 사람이 발열하는 시각 사이의 시간이 잠복기이다. *P. falciparum*의 잠복기는 약 11일, *P. vivax*와 *P. ovale*는 약 14일, *P. malaria*는 3~4주이다.

2) 일반적인 증상

(1) 말라리아의 3대 증상 : 발열, 빈혈 및 비종대

(2) 발열발작은 한기, 서기, 발한기로 구분

① 갑자기 shaking chill을 수반하는 체온상승이 특징적이다.

② 1시간 정도의 한기에 이어서 체온이 39~41℃로 올라간다.

③ 3~6시간 후에는 침구나 옷을 적실 정도로 심한 땀이 난 다음 열이 떨어진다.

④ 발병 초기에는 매일 발열하나, 그 후 48시간(삼일열말라리아와 난형열말라리아)마다 또는 72시간(사일열말라리아)마다 발열

(3) 말라리아에서 일어나는 빈혈

① 적혈구에 침입한 원충의 종류에 따라 정도가 다르다.

② 열대열말라리아에서는 대량의 적혈구가 일시에 파괴되므로 빈혈이 심하다.

③ 빈혈의 유형은 용혈성이며 헤모글로빈 수치가 급격히 떨어진다.

④ 빈혈이 심한 환자에서 hematocrit치가 20% 이하로 떨어지면 교환수혈이 필요하다.

3 치료 및 예방

1) Severe and complicated malaria의 일반적 관리

(1) 말라리아 원충이 즉시 검출되지 않을 때에는 우선 혈액도말표본을 만들어 놓고, 임상소견을 기초로 우선 항말라리아 약제의 투여를 시작한다.

(2) 약물치료는 비경구적(정주·근주)으로 하며, 약제를 삼킬 수 있게 되면 즉시 경구적 치료로 돌아간다.

(3) 약 용량은 mg/kg 체중을 근거로 산출해야 하므로 환자의 체중 측정이 중요하며, 특히 소아의 경우 매우 중요하다.

(4) 만일 중환자실(ICU)이 있다면 중환자실에 입원하고, 수액 정주를 한다면 수분공급이 지나치거나 모자라지 않도록 fluid balance 유지에 각별히 주의

(5) 혈당 수준의 신속한 처음 측정과 저혈당증을 자주 monitoring하는 것은 매우 중요하다. 저혈당증이 나타나면 포도당이 주어져야 한다.

(6) 의식상실 환자는 면밀한 간호를 받아야 한다.

(7) 도뇨(catheter)는 필요 없게 되거나 무뇨시에는 즉시 빼내야 한다.

(8) 원충 치료와 임상적 치료의 효과는 수시로 점검되어야 한다.

(9) 합병되는 염증을 찾아 관리해야 한다.

(10) 체온, 호흡회수, 혈압, 의식 혼탁도, 기타 vital signs는 규칙적으로 측정

(11) 병리시험검사는 hematocrit, 혈당, 요소 또는 creatinine 및 전해질의 규칙적 측정을 포함하여야 한다.

(12) 망막 출혈의 여부를 아는 것은 진단과 예후를 아는데 매우 중요하므로 안전검사가 시행되어야 한다.

(13) 항경련제의 투여, 예를 들어 phenobarbital sodium 10~15mg/kg의 근주를 잊지 말도록 할 것, 위장출혈의 위험을 증가시키는 약제(aspirin, corticosteroids)의 투여를 가급적 피할 것이다.

2) 약물요법

(1) “benign” malaria(*P. vivax, P. malariae, P. ovale*)는 oral chloroquine으로 치료한다.

→ chloroquine 내성 *P. vivax*의 endemic area인 인도네시아, 파푸아뉴기니는 다음의 두 가지 요법 중 선택

① quinine sulfate + doxycycline

② mefloquine

(2) Falciparum malaria

① 약제 내성의 출현을 막기 위해 combination therapy를 한다.

② 1st line : artemisinin 유도체 + slower-acting antimalarial drug

③ 2nd line

- artesunate or quinine + doxycycline or clindamycin
- atovaquone-proguanil

(3) 환자가 항말라리아제 복용 후 1시간 내에 vomiting을 할 경우 동일 용량으로 다시 복용한다.

(4) 치료 시작 후 48시간에 parasitemia가 입원 시의 25% 미만으로 감소하지 않거나 7일 이후에도 parasitemia가 지속되면 약제 내성으로 생각하고 약제를 변경해야 한다.

(5) Radical treatment

*P. vivax, P. ovale*의 경우 간에 잠복상태로 존재하는 hypnozoite가 reactivation됨으로 인해 재발할 수 있으므로 14일간 primaquine을 복용한다.

(6) Malaria relapse의 경우 1st attack시의 치료를 따른다.

(7) 임신 중 chloroquine은 안전하게 사용할 수 있으나 radical treatment를 위해 primaquine을 사용해서는 안 된다(임신 동안 chloroquine prophylaxis를 유지하고 출산 후 primaquine 치료).

3) 예방

(1) 모기에 물리는 횟수를 줄이는 방법이 가장 중요하다.

(2) chemoprophylaxis → 〈표 13-1〉 참조

표 13-1 Drugs used in the prophylaxis of malaria

Drug	Usage	Adult dose	Comments
Atovaquone/ proguanil	Chloroquine 또는 mefloquine 내성 P. falciparum	1 adult tablet (경구)	말라리아 지역에 여행하기 1~2일 전부터 그 지역을 떠난 후 7일까지 매일 복용
Chloroquine	Chloroquine 감수성 P. falciparum or P. vivax	300mg of base 주 1회(경구)	말라리아 지역에 여행하기 1~2주 전부터 그 지역을 떠난 후 4주까지 복용
Doxycycline	Chloroquine 또는 mefloquine 내성 P. falciparum or P. vivax	100mg(경구)	말라리아 지역에 여행하기 1~2일 전부터 그 지역을 떠난 후 4주까지 매일 복용(8세 미만의 소아와 임산부는 금기)
Hydroxychlo roquine	Chloroquine의 alternative로 사용	310mg of base 주 1회(경구)	말라리아 지역에 여행하기 1~2주 전부터 그 지역을 떠난 후 4주까지 복용
Mefloquine	Chloroquine 내성 P. falciparum	228mg of base 주 1회(경구)	말라리아 지역에 여행하기 1~2주 전부터 그 지역을 떠난 후 4주까지 복용(심장 전도계의 이상이 있는 사람은 추천되지 않음)
Primaquine	P. vivax의 예방, P. vivax와 P. ovale의 재발 방지를 위해	30mg of base (경구)	말라리아 지역에 여행하기 1~2일 전부터 그 지역을 떠난 후 7일까지 매일 복용 (G6PD1 결핍이 있는 사람에서는 금기)

톡소플라즈마증(Toxoplasmosis)

1 생활사와 형태

1) 종숙주인 고양이의 각종 조직세포와 체액 등에서 발견된다.

2) 생활사

(1) Schizogony의 생활사 중에 oocyst가 형성

(2) 대변과 함께 외계로 배출된 oocyst는 2개의 sporocyst로 분열

(3) 3~4일 지나면 sporogony에 의하여 sporocyst 내에 4개의 sporozoites가 형성

(4) 감염 가능한 oocyst로 성숙

(5) Oocyst를 중간숙주가 섭취, 장관 내에서 sporozoite가 분리된 후 뇌조직 등에 침입하여 cyst를 형성한다.

3) 중간숙주로 : 마우스, 개, 돼지, 소, 양, 조류, 사람 등

4) 인체감염은 고양이 변의 오염과 육류의 생식 등, 모체의 태반을 통한 선천성 감염

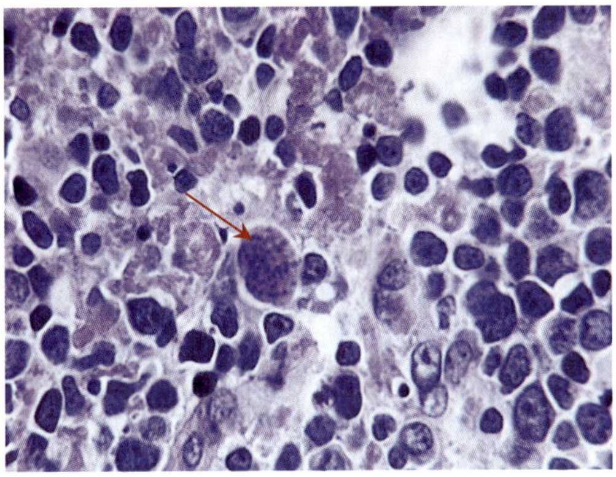

그림 13-5 Toxoplasma gondii의 조직 내 사진. 충체는 화살표가 가리키고 있다.

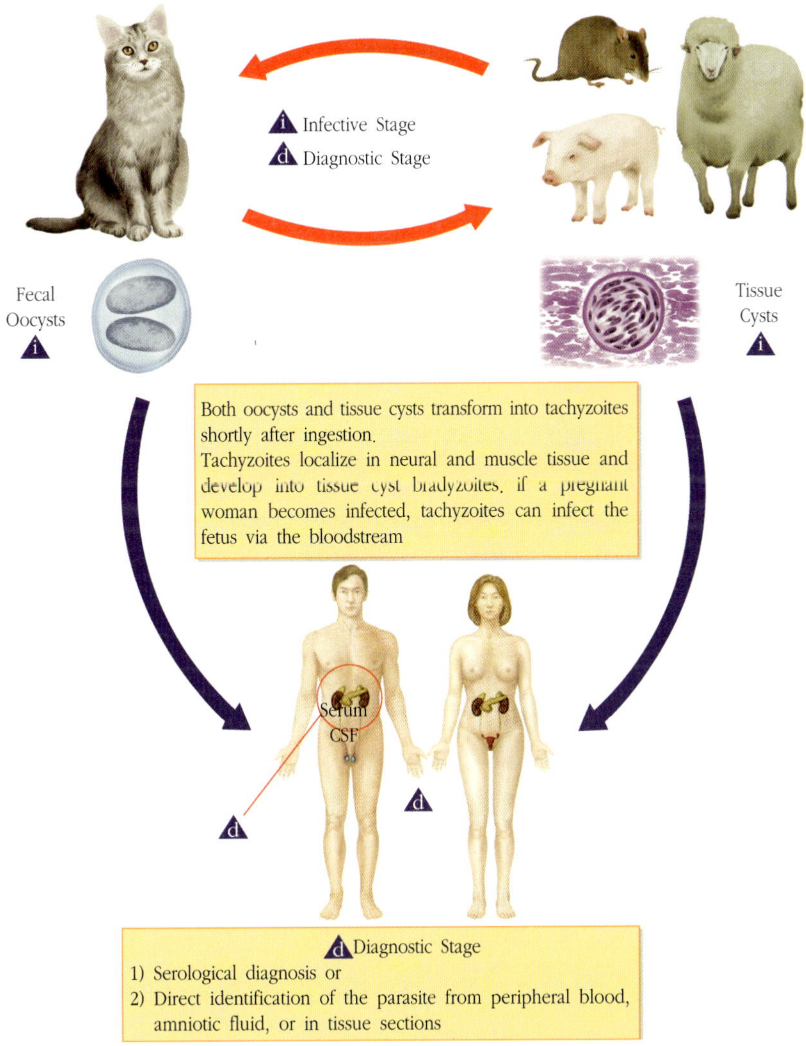

그림 13-6 Toxoplasma의 감염경로와 진단 시기

2 인체감염경로

1) 후천성 감염

(1) 식육 중에 들어있는 cyst나 외계에 분산하여 흙이나 식품 중에 섞여 있는 oocyst의 경구섭취를 통해(식육에서 가장 관계가 깊은 것은 불충분하게 조리된 돼지고기)

(2) 고양이 분변에서 유래한 oocyst는 외계에서 장기간 생존－토양, 음료수 및 음식물을 매개로 인체에 감염된다.

2) 선천성 감염

본충에 감염된 임산부에서 태반을 통하여 태아에 감염된다.

3 진단

1) 급성시기

혈액, 골수, 뇌척수액, 췌장 또는 병소조직에서 충체발견이 가능하며, 아급성기에는 뇌실에서, 만성기 중추신경계, 안부, 폐, 골격근, 심근 등에서 발견이 가능하다고 하나 실제로는 충체 발견이 어렵고 난점이 많다.

2) 현미경 검사

혈액, 객담, 체액, 조직으로 도말표본을 작성, Giemsa 염색하여 검경한다.

3) 동물접종 검사

마우스와 같은 동물의 복강 등에 가검물을 주사 감염시키고 1주 후에 복수를 채취 염색 검경하며 뇌, 폐, 콩팥 등에서도 도말표본 검사한다.

4) 색소시험(Sabin–Feldman dye test)

급성기 진단에 적용되는 방법 : 감염 후 2~4주 지나면 검사 응용이 가능하다. 위양성 반응이 없는 가치 있는 방법이다.

5) 보체결합 반응

시기적으로 색소시험보다 늦은 감염 4주 이후부터 나타난다. 말라리아, 파동편모충, 살모넬라, 결핵 등과 교차반응이 나타난다.

6) 피내반응

원충의 항원을 피내주사하면 tuberculin과 같은 반응이 나타나며, 감염 후 상당시일이 지난 다음에도 검사응용이 가능하나 순수항원 제조의 난점 등이 있다.

4 예방

1) 돼지고기 등의 생식이나 불완전 조리 후의 섭식은 피함
2) 조리 중 칼이나 그릇 등을 매개로 다른 식품에 부착해서 섭취되는 위험을 고려
3) 고양이 분변 중의 oocyst는 산이나 알칼리에도 저항성이 강하고, 물속이나 습기 있는 흙에서 수개월 동안 감염성을 유지하고 있으므로 주의를 요한다.
4) 임산부에서 초감염은 태아로 이행할 가능이 있으므로 고양이 사육을 피하는 것이 좋다. 그 외의 동물에 의한 감염은 아직 잘 모르고 있는 실정이므로 임산부는 다른 동물과의 접촉도 피하는 것이 좋다.

P A C I F I C
INTERNAL MEDICINE

참고문헌

- 결핵의 진료지침. 대한 결핵 및 호흡기학회. 2013.
- 송인성 역. 상부위장관내시경. 대한의학서적.
- 이우주. 영한·한영 의학사전, 3rd edition.
- 지제근. 대한의사협회 의학용어에 따른 지제근 의학용어사전, 1st edition. 아카데미아.
- Arend, Armitage, Clemmons, Drazen, Griggs, LaRusso. Cecil Medicine, 23rd edition. Elsevier Saunders.
- Beauchamp, Evers, Mattox. Sabiston Textbook of Surgery, 18th edition. Elsevier Saunders.
- Berek. Berek & Novak's Gynecology, 4th edition. Lippincott Williams & Wilkins.
- Fauci, Braunwald, Kasper, Hauser, Longo, Jameson, Loscalzo. Harrison's Principles of Internal Medicine, 19th edition. McGraw Hill.
- Guidelines for the Management of Adults with Hospital-acquired, Ventilator-associated, and Healthcare-associated Pneumonia, Am J Respir Crit Care Med Vol 171. pp.388～416, 2005.
- IDSA/ATS Guidelines for CAP in Adults. CID 2007:44
- IDSA Guidelines for Aspergillosis. CID 2008:46
- Peter Libby, Robert O. Bonow. Braunwald's Heart Disease: A Textbook of Cardiovascular Medicine. Elsevier Saunders.
- Schwartz. Principles of Surgery, 8th edition. McGraw-Hill.

PACIFIC
INTERNAL MEDICINE

가

나

다

아

B

D

E

F

I

J

K

S

U

V

W

X

Y

Z

기타

7
Vol

PACIFIC INTERNAL MEDICINE

알레르기 류마티스 감염

1판 발행 2009년 2월 10일
2판 발행 2010년 2월 25일
3판 발행 2013년 2월 15일
4판 발행 2016년 1월 7일

편저자 안 지 원 외
발행인 이 웅 현
발행처 **퍼시픽북스**
서울시 중구 충무로 29 아시아미디어타워 501호
TEL. 02-2272-7766(代) / FAX. 02-2272-7166
E-mail: papu77@daum.net

ISBN 978-89-6130-862-5
set ISBN 978-89-6130-863-2

정가 Volume 7 20,000원
Set(1~7) 123,000원